A. Petrov

Die Erschaffung der Welt
Rette die Welt in Dir

Die Verwertung der Texte und Bilder, auch auszugsweise, ist ohne Zustimmung des Verlags urheberrechtswidrig und strafbar. Dies gilt auch für Vervielfältigungen, Übersetzungen, Mikroverfilmung und für die Verarbeitung mit elektronischen Systemen.

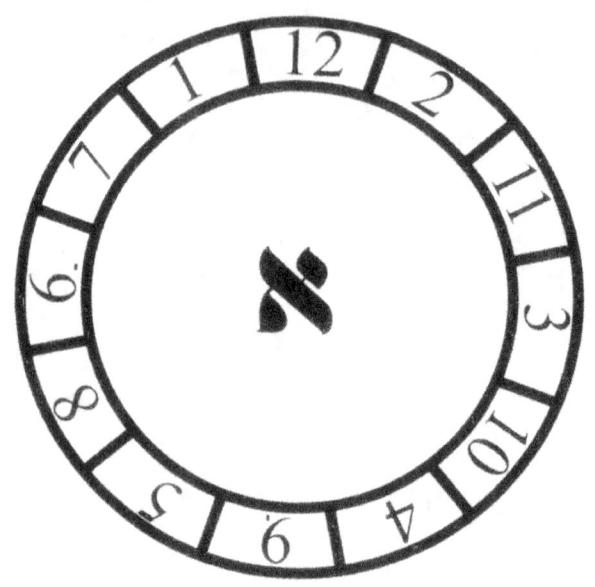

Arcady Petrov

Die Erschaffung der Welt

Rette die Welt in Dir

Jelezky Publishing UG, Hamburg 2011

Jelezky Publishing UG, Hamburg 2011

Copyright © der russischen Originalausgabe: Arcady Petrov, Moskau
Deutsche Erstausgabe, März 2011 (1. Auflage, Band 2)
© 2011 der deutschsprachigen Ausgabe
Dimitri Eletski, Hamburg (Herausgeber)
Übersetzung: dm-LINGUA, www.dm-lingua.de
Auflage: 01.03.2011 10000 Exemplare

In der Antike behauptete man, dass die Welt auf drei Elefanten steht oder auf drei Säulen, wie es in der jüdischen Kabbala heißt. Das, worauf die Welt steht, kann man als Wale, Elefanten oder Säulen bezeichnen; das Wesen bleibt dasselbe. Es geht nicht um Tiere, sondern um die rechte und die linke Hemisphäre des Gehirns, um das Rückenmark, um die Möglichkeit ihres harmonischen Funktionierens auf der Basis des BEWUSSTSEINS, natürlich des göttlichen.

Die linke Hemisphäre manifestiert ihre logischen Funktionen durch die wissenschaftliche Weltanschauung. Die rechte - durch das intuitive Erfassen der Wahrheit und die religiöse Wahrnehmung der Welt. Auf den ersten Blick sind sie unversöhnliche Gegner. Doch sieht man genauer hin, so sind sowohl das Kauderwelsch atheistischer Anschauungen als auch die Forderungen nach der „Opferung der Vernunft", die das Publikum in Erstaunen versetzen, einfach zwei extreme Ausprägungen einer natürlichen Grundlage des Lebens. Und solange sich die linke Hemisphäre am Spiegel der eigenen Reflexion stößt und keine Möglichkeit hat, den GRAT zu überwinden, der die Welten teilt, wird sie vom Atheismus reden, von den physikalischen Grundlagen der Welt, von Geschwindigkeiten, die die Lichtgeschwindigkeit nicht übersteigen können, von Raum und Zeit als Milieu unserer Existenz, ohne zu begreifen, dass sie im Verhältnis zum BEWUSSTSEIN DES SCHÖPFERS sekundär sind, der all das in der Welt geschaffen hat, und zu dem sie sich verhalten wie die Wirkung zur Ursache.

© Петров А.Н., 2005

© Культура, 2005

ISBN: 978-3-9811098-8-7   © Томилин А., оформление, 2005

DIE ERSCHAFFUNG DER WELT

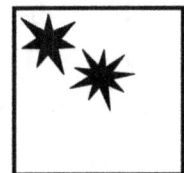

Rette die Welt in Dir

Vorwort

Wir sind aus solchem Stoff wie Träume sind.

(William Shakespeare)

Das Buch, das Sie in den Händen halten, ist der zweite Teil einer geplanten Trilogie. Der Titel „Rette die Welt in dir" bestimmt in vielerlei Hinsicht seinen Inhalt. Ziel des Buches sind Methoden und Technologien, die Erschließung des Hellsehens durch geistige Aspekte der Selbstentwicklung, eine positive Steuerung der Ereignisse des eigenen Lebens. Wie im ersten Buch gibt es auch hier zwei Erzählebenen: die alltägliche, irdische, und die feinmaterielle, die gleichsam in einer der unseren parallelen Welt stattfindet, von deren Existenz die Mehrzahl der Menschen nicht einmal etwas ahnt.

Das Hellsehen kann sich durchaus auch bei der Lektüre dieses Buches erschließen, da hier, wie auch im ersten Buch, „Rette dich", die Erfüllung des Willens einer höheren Vernunft enthalten ist, die aus einer anderen Dimension der Realität heraus wirkt und durch Worte die Energie eines höheren Lebens ausstrahlt.

Albert Einstein hat mathematisch bewiesen, dass im Universum nur zwei Realitäten existieren, die Materie und die Energie. Um aber die vollkommen offensichtliche Tatsache zu erklären, dass es auf der Welt eine solche Erscheinung wie das BEWUSSTSEIN mit seiner nicht weniger offensichtlichen Fähigkeit gibt, vernünftig auf die verschiedensten Interaktionen zu reagieren, kommen wir nicht ohne die dritte globale Realität, die Information, aus. Doch sowohl die Materie als auch die Energie und die Information sind ihrerseits verschiedene Zustände einer gewissen omnipräsenten Substanz, die die esoterischen Wissenschaften als GEIST, SEELE, BEWUSSTSEIN bezeichnen.

Diese Substanz gibt sich in unserem Raum nur durch indirekte Spuren höherer Steuerungstechnologien zu erkennen. Eben diese omnipräsente Substanz verbindet sämtliche Ereignisse von Ursache und Wirkung unserer Welt und generiert Matrizenstrukturen beliebiger materieller Körper.

Besonders hervorgehoben werden soll hier der enge Zusammenhang der Begriffe des BEWUSSTSEINS und der INFORMATION. Im Prinzip ist das Bewusstsein das regulierende Organ, das die Interaktion des Organismus mit der Substanz der Welt realisiert. Es widerspiegelt die gesamte Realität der Welt in einem beliebigen Raum, zu einem beliebigen Zeitpunkt. Das Sein mit dem Wissen, das bewusste Sein. Daraus folgt, dass das ÜBERBEWUSSTSEIN die höchste Form der Konzentration und Entwicklung einer Information ist, die es verarbeitet und auf die es reagiert.

Natürlich entsteht keine neue Theorie aus dem Nichts. „Für einen Menschen, der ausreichend mit der Geschichte der Philosophie und der Geschichte der Entwicklung des menschlichen Wissens vertraut ist, wird es immer offensichtlich sein, dass die grundlegenden Magistralen der Wissenschaft in historisch ferner Zeit gelegt wurden... Wenden wir uns jetzt etwa nicht Ägypten, Babylon, Indien oder China zu auf der Suche nach dem elementaren Ausdruck irgendeines Gedanken, jenes Kerns desselben, der weit in die Jahrhunderte zurückreicht und uns gegenwärtig eine reiche Blüte beschert?",schrieb vor einigen Jahrzehnten Alexander Tschischewski („Der kosmische Puls des Lebens", Moskau, 1995,

Seite 33). Dieser Gedanke findet sich in der einen oder anderen Form in verschiedenen Variationen bei vielen ernsthaften Denkern. „Allein der Zweck der Erkenntnis als Orientierung in der Welt bleibt bei all dem ein und derselbe: im Neuen und Unbekannten die Wiederholung des bereits Bekannten und Gewohnten zu finden und es nur als „scheinbar" Neues wahrzunehmen, als „Variante" eines uns im Wesentlichen bereits vertrauten Themas". (S. L. Frank, „Schriften", Moskau, 1990, Seite 187). „Das Neue ist niemals unerwartet." (D. S. Lichatschow „ Die Vergangenheit für die Zukunft", Moskau, 1985, Seite 515).

Daher nehmen wir die Lehren von der Natur des Bewusstseins, der Seele und des Geistes nicht als abstrakte Disziplinen wahr, sondern als reale Möglichkeit der Menschheit, eine neue Stufe der Evolution zu erklimmen. Sich, wie gesagt, real, physisch zu erheben, indem man schon auf somatischer Ebene die Möglichkeiten der Selbstheilung, der Selbstregulierung sowie des Einflusses auf physische Prozesse erwirbt. Die Erschließung des Effekts des Inneren Sehens, des steuerbaren Hellsehens, das ist schon keine Utopie mehr, sondern Realität der Gegenwart. Es sind nicht nur Einzelpersonen und auch nicht Hunderte, die beginnen, über diese neuen phänomenalen Möglichkeit zu verfügen, sondern Tausende, ja Zehntausende. Die Möglichkeit, durch materielle Barrieren hindurch zu sehen, wird heute nicht nur in wissenschaftlichen Laboratorien festgestellt, sondern sogar im Guinness-Buch der Rekorde. In unserem Zentrum für Bioinformationstechnologien ist das alltägliche Realität, ich würde sogar sagen, ein normaler technologischer Vorgang.

Die Tatsache, dass das, was in früheren Jahrhunderten mystisch und okkult war, heute jedem zugänglich und wissenschaftlich erklärbar wird, zeugt von einem gewissen geistigen Aufstieg der Menschheit. Davon, dass sie endlich reif ist für eine konstruktive, kreative Aneignung dieses

Wissens.

Man ist auch zu einem neuen Verständnis des Menschen, seiner psychophysischen Struktur, seiner Persönlichkeit gekommen. Es war in der Tat ein wenig nützlicher und segensreicher Zustand, als jede Wissenschaft ihren „eigenen" Menschen als Forschungsobjekt hatte. Die Anatomen hatten den einen, die Psychologin einen anderen, die Physiker einen dritten... und außerdem gibt es da noch die Genetik, die Medizin, gibt es die Religion, politische Doktrinen, und jede von ihnen hat den Menschen für sich in Anspruch genommen. Dabei gibt es doch nur einen Menschen! Und die kompetente Steuerung des eigenen Organismus, der eigenen Persönlichkeit, muss er auf einem allgemeineren, qualifizierteren Niveau aufbauen. Und dabei kommt man ohne die Verbindung des lebenden Organismus mit den Kräften und Prozessen der ganzen Erde und, darüber hinaus, des Kosmos nicht aus.

Die Welt ist buchstäblich überfüllt mit Tatsachen und Zeugnissen eines komplizierteren Aufbaus unseres Seins, als wir es gewohnt sind anzunehmen, wobei dieses Sein höchstwahrscheinlich nicht das Bewusstsein bestimmt, sondern im Gegenteil durch das Bewusstsein bestimmt wird, genauer gesagt, durch seine Ebenen und seine Organisation. Die einen sprechen von Fügung, die anderen von Schicksal, und wieder andere behaupten, es gebe weder das eine noch das andere. Und alle haben sie Recht, denn man muss in Betracht ziehen, wer welches Bewusstsein hat.

Die Vorherbestimmtheit unseres Schicksals bestätigt in gewissem Maße der exemplarische Fall der amerikanischen Zwillinge Springer und Lewis. Aufgrund bestimmter Umstände wurden sie als Säuglinge getrennt und trafen sich erst nach 39 Jahren wieder. Dabei stellte sich heraus, dass ihre Schicksale einander ebenso ähnelten wie ihr Äußeres. Ihre Frauen hatten dieselben Vornamen: Linda in der ersten Ehe, Betsy in der zweiten. Auch ihren Söhnen hatten sie dieselben Namen gegeben: James und Alan. Mehr noch, beide Brüder fuhren Autos desselben Typs und derselben Farbe, und in ihrer Freizeit schnitzten sie Holz...

Vielleicht sagt nun jemand, dies seien zufällige Übereinstimmungen. Doch Wissenschaftler haben herausgefunden, dass eineiige Zwillinge (unabhängig davon, ob einer von ihnen in der Stadt und der andere auf dem Lande lebt, einer im Norden und einer im Süden) gleichzeitig an ähnlichen Krankheiten leiden, gleichzeitig dahinsiechen und sterben, wobei der Unterschied buchstäblich nur einige Monate beträgt.

Derartige Geschichten kann man natürlich einfach sammeln. Man kann sich jedoch auch Gedanken darüber machen, ob wir es hier nicht mit Ereignisprogrammen zu tun haben, die mit den DNA-Strukturen des menschlichen Organismus verbunden sind. Und wie hoch der Grad der Vorbestimmtheit von Ereignissen in der Dynamik ihrer Entwicklung im Zusammenhang mit den Varianten der Reaktion darauf ist.

In der Menschheitsgeschichte gibt es zahlreiche Beispiele, dass Menschen genau wussten, was mit ihnen am nächsten Tag geschehen würde.

Der ukrainische Philosoph und Dichter Hryhorij Skoworoda (1722-1794) kannte das genaue Datum seines eigenen Todes. Er war völlig gesund, als er coram publico seinen bevorstehenden Tod verkündete, Anweisung gab, sein Grab auszuheben, und am angegebenen Tag starb.

Den genauen Tag und sogar die Stunde seines Todes nannte seinen Angehörigen auch der bekannte russische Historiker Wassili Tatischtschew. Und er hat sich nicht geirrt.

Es gibt zu viele Fakten präziser Vorhersagen der Zukunft, als dass das eine zufällige Übereinstimmung sein könnte. Zumal Warnungen vor bevorstehenden Unglücken kaum jemandem helfen.

So entging auch Nero, einer der bösartigsten Herrscher aller Zeiten und Völker, seinem Schicksal nicht. Pythia, die Priesterin und Wahrsagerin hatte ihm seine Zukunft vorhergesagt: „Hüte dich vor der Zahl 73." In der Annahme, es ginge um seine Lebenserwartung, war Nero, der zu diesem Zeitpunkt 31 Jahre alt war, mit der Weissagung sehr zufrieden. Wie hätte er auch wissen können, dass diese Zahl tatsächlich ein Alter bedeutete, jedoch nicht das seine. Und dass kein Jahr vergehen sollte, bis er starb und die Verschwörer den 73-jährigen Galba auf seinen Thron setzten.

Umsonst waren auch die Bemühungen Puschkins, der sich sein Leben lang darum bemühte, dem ihm vorhergesagten Tod im 37. Lebensjahr zu entrinnen. Die Weissagung erfolgte 1817 oder 1818 durch die zu jener Zeit sehr bekannte Petersburger Wahrsagerin Alexandra Kirchhof. Sie sagte dem Dichter einen baldigen Geldsegen, zwei Verbannungen, die Heirat und die Berühmtheit vorher. Gleichzeitig erklärte sie, dass er lange leben könne, sich in seinem 37. Lebensjahr jedoch vor einem hoch gewachsenen weißhäutigen Menschen, einem weißen Pferd und einem weißen Kopf hüten solle.

Sämtliche ersten Voraussagen trafen ein, und Puschkin wartete auf die Erfüllung der letzten. In welchem Maße der Dichter an das Schicksal glaubte, wird in Folgendem deutlich: Als er sich auf das Duell mit dem Grafen Tolstoi vorbereitete, sagte Puschkin in Anwesenheit von A. N. Wulf mehrfach: „Der wird mich nicht töten, mich wird ein Flachsblonder töten, wie die Zauberin gesagt hat". Und tatsächlich, Puschkin wurde im Alter von 37 Jahren durch den flachsblonden Kavallerieoffizier d'Anthès getötet, der eine weiße Uniform trug und auf einem weißen Pferd ritt.

Ein Mensch, der in Bulgarien die erstaunliche Seherin Wanga (Ewangelia Guschterowa) aus der Stadt Petritsch besucht hatte, erzählte: „Ungefähr zwei Wochen vor dem tragischen Tod des ersten Kosmonauten Juri Gagarin sagte Wanga plötzlich: ‚Zu schade, dass Juri ein Unglück zustoßen wird'." Die Leute, die zu diesem Zeitpunkt bei ihr waren, wollten schon sofort in Moskau anrufen, um ein Unglück zu verhindern, doch Wanga hielt sie zurück: „Das bringt nichts. Darin ist nichts mehr zu ändern. Jeder geht seinen eigenen Weg. Unsere Schicksale sind vorherbestimmt." Zwei Wochen später meldeten die Medien, dass das Flugzeug, mit dem Gagarin und Serjogin einen Übungsflug absolviert haben, abgestürzt sei und beide Piloten gestorben seien.

Ein weiteres Beispiel: Kurz vor ihrem Tode warnte Wanga davor, dass Kursk überflutet werde. Man hat sie damals nicht verstanden. Man dachte, ihre Weissagung würde sich auf die Stadt beziehen. Und man hat gelacht: Woher sollte man so viel Wasser nehmen, um eine Großstadt, 1000 Kilometer vom nächsten Meer entfernt, zu überfluten? Es sollte sich herausstellen, dass diese Fröhlichkeit umsonst gewesen war. Wie auch bei dem Beispiel mit Nero war die Weissagung sehr präzise. Das Atom-U-Boot „Kursk" fand wirklich auf dem Meeresgrund sein Ende.

Deshalb versuchen sogar jene Fachleute, die die Möglichkeit, „das Morgen zu sehen" kategorisch ablehnen, dieses Phänomen zu erklären. Eine dieser Erklärungen ist die Intuition, das heißt das Vermögen des menschlichen Intellekts, die wahrscheinliche Zukunft zu berechnen. Doch das Problem besteht darin, dass nicht nur der „Homo Sapiens" über die Gabe des Vorhersehens verfügt, sondern auch weniger intelligente Lebewesen.

Bei den Seeleuten gibt es den Volksglauben, dass Ratten ein Schiff verlassen, das dem Untergang geweiht ist. Und die Praxis bestätigt das.

Hier nur ein Beispiel. Während des Zweiten Weltkrieges transportierten Schiffskonvois aus England Lebensmittel und Waffen nach Murmansk. Zwei Lastkähne fuhren in zweireihiger Marschformation mit einem Schlepper. Plötzlich kamen aus dem Laderaum des an der Spitze der Kolonne befindlichen Schiffes Bataillone von Ratten und begannen, über das Seil auf ein anderes Schiff umzusteigen. Sie stürzen sich sogar ins eisige Wasser und schwammen. Kurz darauf wurde der Lastkahn, den die Ratten verlassen hatten, von einer Fliegerbombe getroffen...

Natürlich kann man sagen, dass auch Ratten über Intuition verfügen. Doch was ist dann mit Pflanzen, die überhaupt kein Gehirn haben? Moskauer Forscher haben folgendes Experiment durchgeführt: Sie registrierten elektrische „Schmerzimpulse", die eine Geranie generierte, als man ihr mit einem Streichholz die Blätter anzündete. Wie sich herausstellte, registrierten die Geräte genau denselben Impuls zum Zeitpunkt der geplanten Wiederholungsversuche, obwohl es keinen präzisen Zeitplan für die Experimente gab...

Heißt das, dass es also doch ein Fatum oder irgendetwas anderes, das wir mit diesem Wort bezeichnen können, gibt? Denn kommende Ereignisse vorher „lesen" kann man nur dann, wenn sie bereits auf den Seiten des Buches der Schicksale festgehalten sind und nicht mehr geändert werden können. Die Natur demonstriert uns übrigens ständig dieses Phänomen, wenn die Zukunft auf die Vergangenheit Einfluss nimmt, wenn auf irgendeine Weise das „Morgen" seine Informationen an das „Gestern" weitergibt.

Andererseits kann selbst die Zukunft geändert werden, die schon Gestalt angenommen hat...

Das belegt die Praxis, die Igor Arepjew und ich haben. Menschen, die an Krebs oder Aids erkrankt sind und zu uns kommen und um Hilfe bitten, haben ihr Todesurteil bereits erhalten. Na und? Wir ändern dieses Urteil ab. Und die Menschen bleiben am Leben.

Wie wir das machen? Über die Technologien des Bewusstseins. Daraus folgt, dass die Entwicklung des Bewusstseins auf einer bestimmten Stufe dazu führt, dass der Mensch nicht mehr von den Umständen und dem Schicksal abhängt. Man kann derartige Tatsachen ignorieren, dennoch ist es besser, sich mit ihnen auseinanderzusetzen.

Russland ist die Heimat der Lehre über die Biosphäre und ihre Evolution geworden, die Umwandlung unter dem Einfluss des Menschen in die Noosphäre, die Sphäre der Vernunft. Die Namen der einen Entwickler dieses Problems sind der ganzen Welt hinreichend bekannt (Ziolkowski, Tschischenski, Florenski), andere erfreuen sich ihrer Beliebtheit bisher nur bei Enthusiasten (Nikolai Fjodorow, Alexei Lossjew, Nikolai Umow, Walerjan Murawjow, Alexander Gorski). Sie alle (und nicht nur sie allein) haben im Land eine sehr eigenständige geistige Aura geschaffen. Und es ist kein Zufall, dass viele Hellseher Russland in diesem Jahrhundert eine exklusive Bedeutung für die Welt voraussagen.

Jeder, der die Geschichte der Menschheit und auch seines eigenen Volkes studiert hat, wird verstehen, dass die alten Kenntnisse über energetische Informationsstrukturen des Menschen der breiten, massenhaften Aneignung nicht umsonst verschlossen blieben: Wie kann denn ein Mensch, der nicht das kleine Einmaleins beherrscht, die Mengenlehre oder mathematische Logik begreifen? Kann denn jemand, der nicht die Grenzen von Licht und Dunkelheit, von Gut und Böse versteht, seine übernatürlichen Fähigkeiten zugunsten seiner Nächsten anwenden? Böse Zauberer hat es nicht nur im Märchen, sondern auch im richtigen Leben gegeben. Ein einfaches Beispiel, das jedem Oberschüler verständlich ist. Vor ungefähr 160 Jahren schrieb Wissarion Belinski in einem Brief: „Die Menschen sind so dumm, dass man sie mit eiserner Hand an ihr Glück heranführen muss".

Es sind keine 100 Jahre vergangen, bis ein Plakat mit einer ähnlichen Aussage zuerst die Mauern des altehrwürdigen Kremls schmückte und dann das Tor des ersten sowjetischen Konzentrationslagers auf den Inseln von Solowki. Dieses Lager befand sich übrigens an der Stelle eines alten Klosters. Das ist doch eine höchst aussagekräftige Symbolik, nicht wahr?

Doch nicht alle sind bereit, diese Symbolik zu bemerken. Eine gewisser O. E. Baksanskij behauptet in dem Beitrag „Die psychologischen Grundlagen esoterischer Lehren", der im Sammelband „Diskurse der Esoterik" (Arbeiten des Institutes für Philosophie der Russischen Akademie der Wissenschaften, Moskau, URSS, 2001) veröffentlicht wurde: „Die kosmologischen Vorstellungen der Esoterik befinden sich in einem so deutlichen Widerspruch zu den durch die Wissenschaft gewonnenen Daten, dass das selbst für den Großteil moderner Menschen mit Schulbildung offensichtlich ist." S. 132).

Da sehen Sie, wie einfach das alles ist. Weiter führt der Verfasser aus: „Die Untersuchung esoterischer Ansichten zum Phänomen des Lebens einerseits fördert erneut ihre offensichtliche Diskrepanz mit den wissenschaftlich fundierten Daten zu Tage…" S. 133).

Das ist ein Beispiel dafür, wie eine GROSSE LÜGE geboren wird. Es wäre interessant zu erfahren, welchem Bildungsniveau O. E. Baksanskij Wissenschaftler wie C. Jung, W. Pauli, E. Schrödinger, W. Heisenberg, E. Wagner und C. Weizsäcker zuordnet. Sie alle haben die Esoterik in unterschiedlichem Maße anerkannt. Und nun hören Sie, welche „Ketzerei" David Bohm, eine der größten modernen Physiker, verbreitet: „Wir sind Teil einer unteilbaren Realität, die über die immanente Fähigkeit verfügt, Ideen über sich selbst zu formulieren, die sie in sich selbst registriert. Dieses Modell erinnert an die indische Akasha-Theorie oder an die Theorie des kosmischen Raumes, diese Substanz gilt als so fein, dass sie sämtliche Ereignisse registriert, die im Universum vor sich gehen... Analog zur Physik kann man diese Realität als BEWUSSTSEINSFELD bezeichnen. Das ist ein vereintes Feld, die geordnete und wohltuende Energie, die sich in dem Bereich zeigt, in den Physik, Psychologie und Religion vordringen."

Der hervorragende Spezialist auf dem Gebiet der Hirnforschung, der Nobelpreisträger R. W. Sperry schreibt folgendes: „Ich denke, dass das Schicksal der Menschheit und das Schicksal unserer Biosphäre völlig von den Anschauungen und Werten abhängen, die die folgenden Generationen auswählen werden (Ich hoffe, dass sie das tun werden) und in Übereinstimmung mit denen sie leben werden und von denen sie sich leiten lassen werden. Die wichtigsten Anschauungen sind nicht die, die die gewöhnlichen alltäglichen Sorgen und grundlegenden Mittel zur Existenz betreffen, sondern die religiösen, philosophischen und ideologischen Anschauungen höherer Art, diejenigen, für die Menschen leben und sterben, Anschauungen, die das Ziel und den Sinn des Lebens, den Glauben an Gott, die menschliche Psyche und ihre Rolle im kosmischen System betreffen. Die Wissenschaft geht nicht mehr davon aus, dass letztendlich alles durch ‚die fundamentalen Kräfte der Physik' gesteuert wird und dass unser Kosmos der Werte, des Bewusstseins und des Ziels beraubt ist, dass er menschlichen Sorgen gleichgültig gegenübersteht."

Im Jahr 1992 hat die Zeitschrift „Voprosy filosofii" („Fragen der Philosophie") einen Beitrag des sowjetischen Wissenschaftlers M.

Mamardaschwili (1930-1990) unter dem Titel „Der verbotene Gedanke" veröffentlicht, in dem unterstrichen wird, dass der Mensch gleichzeitig zu zwei Welten gehört, der natürlichen und der übernatürlichen. Dabei hat der Wissenschaftler die übernatürliche Welt als „bekanntes Land", als unsichtbares Geheimnis, als Heimat jedes bewussten Wesens bezeichnet, und wir alle (da wir bewusste Wesen sind) haben diese zweite Heimat. Und als geistige Wesen, als Menschen, sind wir eben ihre Bürger. Mamardaschwili vertritt die Ansicht, das übernatürliche Wesen des Menschen „materialisiere sich" in seiner Seele, und das Bewusstsein „wird in der Bedeutung verwendet, in der gewöhnlich vom Geist gesprochen wird".

Vor kurzem hat im Fernsehen die bedeutende russische Neurophysiologin, das Akademiemitglied Natalja Petrowna Bechterewa über das Überbewusstsein und Gott gesprochen.

Selbst der Begründer des englischen Materialismus, Francis Bacon, der lauthals das Prinzip der experimentellen Kontrolle theoretischer Thesen verkündete, warnte die Menschen, die ihm nahe standen, dennoch flüsternd: „Der Atheismus ist eine dünne Eisschicht, über die ein Mensch laufen kann, ein ganzes Volk aber stürzt in den Abgrund."

Sollten wirklich all diese Leute nicht über die genügende Schulbildung verfügen?

Wenn ich in meinen Büchern über meine persönlichen Erfahrungen mit dem Hellsehen berichte, bin ich mir völlig darüber im Klaren, dass viele Menschen den Inhalt dieser Bücher entweder für Fantastereien oder für Verrücktheit halten. Doch ich schreibe das deshalb, weil die Zeit gekommen ist, da bei vielen Menschen die Gene der Chromosomen zu sprechen begonnen haben, die vorher schwiegen, und sie werden gezwungen sein, den Weg der Transformation der Persönlichkeit zu gehen. Leider ist es bei uns im Land immer noch so, dass wenn ein Mensch mit Gott spricht, das ein Gebet ist, spricht aber Gott zu einem Menschen, gilt das als psychische Erkrankung. Ich befürchte, dass viele potenzielle Hellseher den Psychiatern in die Hände fallen, die leider nichts über die Seele, den wichtigsten Gegenstand ihrer Wissenschaft, wissen.

Die letzten Errungenschaften der Quantenphysik und das daraus entstandene tiefere Verständnis der uns umgebenden Wirklichkeit als vernünftiges, energetisch und informationell angefülltes Milieu haben zu der Notwendigkeit geführt, praktisches Wissen und das Können zu erwerben, mit dieser Substanz umzugehen. Diese Substanz tritt für den Forscher in Form unsichtbarer, sich selbst organisierender Strukturen auf, die in der Lage sind, jegliche, vorzugsweise die im Organismus des Menschen vorgehenden, Prozesse der Lebenstätigkeit aktiv zu beeinflussen. Denn unser Organismus stellt auf der Energie-und Informationsebene ein System des Empfangs, der Ausstrahlung und der Transformation der einen Energieformen in andere dar.

Auf diese Besonderheit des Menschen wies schon der besonders eingeweihte Zeuge Hermes Trismegistos hin, der bereits zu Lebzeiten zum Gott erklärt wurde: „Ägypten, Ägypten! Das Andenken an deine Götter wird nur in der Überlieferung erhalten bleiben, die für ferne Nachfahren nicht glaubhaft und auf einem stummen Stein festgehalten ist. Wenn die Menschen sterben, werden sich die Gottheiten stöhnend zum Himmel erheben."

Seine Gedanken über dieses Postulat des antiken Gottes, der auch als „gelehrter Mensch" bezeichnet wird, hat E. Garen in seinem Werk „Probleme der italienischen Renaissance" (Moskau, 1986) niedergeschrieben: „Das Merkmal des Menschen ist nicht so sehr seine zentrale Stellung im Kosmos wie vielmehr seine Fähigkeit, über das Reich der Formen hinauszugehen, seine Macht über die eigene Natur im Ergebnis gerade dessen, dass er keine Natur hat. Das Fehlen der eigenen Natur, das Verweilen im Zustand des Zentrums der völligen Freiheit führen dazu, dass die gesamte Welt der Formen dem Menschen so sehr unterworfen ist, dass er über sich hinauswachsen kann, entweder indem er zum Dämonen wird oder indem er sich zu einem göttlichen Wesen der höheren Vernunft erhebt.

Die erstaunliche Besonderheit des Menschen besteht gerade in dem ihm eigenen freien Verweilen im Zentrum bestimmter vernünftiger Grundlagen der Dinge. Deshalb hängen auf eine bestimmte Weise die gesamte Natur, sämtliche Wesen, sämtliche finale vernünftige Grundlagen von ihm ab. Er kann alles umdrehen, alles zerstören, genau so, wie er auch alles in freier Transformation wieder aufbauen kann. Alle Dinge sind das, was sie immer und seit alters her waren, unverändert in ihrem Zustand: ein Stein, ein Tier, eine Pflanze, ein Stern, der sich auf seiner Umlaufbahn bewegt. Der Mensch hingegen ist ein Nichts, das alles werden kann, in die Zukunft gerichtet, da sein eigenes menschliches Wesen nicht in der ihm bereits gegebenen Natur besteht, sondern in seinem Werden, in der Auswahl seiner selbst, geht er über die Grenzen des Wirklichen hinaus. Das Fehlen eines Erscheinungsbildes gibt einem die Möglichkeit, es in der eigenen Schöpfung zu finden, und diese Schöpfung ist sein Urteil für die Dinge, die Spur, die er auf der Welt hinterlässt, indem er in ihr kreativ ist, sie also umgestaltet und umformt."

Das ist eine Überlegung, die das Motto dieses Buches sein könnte!

Immer wieder finden wir in magischen Texten die Wiederholung des Sujets, dass nach dem Willen des Menschen, Adams, die Welt entweder untergeht oder neu ersteht und entweder zum Reich der Dämonen oder zum Reich Gottes wird. Diese Behauptung trägt einen ganz bestimmten Sinn in sich. Nachdem die Vorstellung über die ursprüngliche Ordnung zerstört wurde, die auch den Menschen beinhaltete und die sich zwischen dem Gesichtslosen, unterhalb des Menschlichen Befindlichen, also dem Teuflischen, und dem absolut Unendlichen, an nichts Gebundenen, also Göttlichen, erstreckte, stellte sich heraus, dass der Mensch die Formen und das Bewusstsein sowohl dafür nutzen kann, Wesen zu Gott zu erheben, als auch dafür, sie in die totale, fürchterliche, chaotischer Finsternis zu stürzen.

Der Leser wird in diesem Buch noch die Gelegenheit bekommen, Hermes Trismegistos sozusagen von Angesicht zu Angesicht zu begegnen und zu verfolgen, wie er die ihm vom Schöpfer gegebenen Möglichkeiten genutzt hat. Leider garantiert ein richtiges Verständnis nicht, dass die Handlungen den Wünschen entsprechen. Und der hohe Name Gottes entbindet einen nicht von der Notwendigkeit, eines Tages die Verantwortung für seine Taten vor dem zu übernehmen, der immer über sämtlichen himmlischen und irdischen Rängen steht, der nicht auf auf den höchsten, sondern auf den bedeutsamsten aller Namen stolz ist: Vater.

Der Mensch trägt alle Möglichkeiten in sich. Eine von ihnen ist die Möglichkeit, die geistige Welt zu sehen, die sich bisweilen außerhalb der Grenzen der gewöhnlichen Mechanismen des Sehens befindet.

Das gesteuerte Hellsehen tritt sicher in unser Leben ein. Am Baum des Lebens beginnen sich neue Zweige der Ereignisse zu entwickeln. Sie sind noch nicht ganz reif, sie fügen sich gerade erst in die Kette der Verbindungen von Ursache und Wirkung ein, doch sie sind nicht mehr abzuwenden, weil sie aus der Zukunft gekommen sind. Und in der

Zukunft ist schon alles geschehen.

Der große Avicenna, der im Mittelalter weder über moderne medizinische Ausrüstung noch über die in ihrer wissenschaftlichen Fundiertheit fantastischen Arzneimittel verfügte, brachte es in seiner praktischen medizinischen Arbeit zu Ergebnissen, die statistisch für die Mehrzahl der modernen Äskulapjünger nicht erreichbar sind. Er erklärte das Wesen seiner Technologien auf seine ganz eigene Weise und wurde nicht müde zu wiederholen, dass die Seele allmächtig sei, dass Worte, Zeichen und Symbole das wirkungsvollste Instrument in seinem Kampf gegen die Krankheiten der Menschen seien.

Wenn man das auf moderne wissenschaftliche Termini überträgt, was uns das medizinische Genius als Erbe hinterlassen hat, klingt das ungefähr so: Sämtliche materiellen Körper, einschließlich des Menschen, sind vieldimensional in ihrer Struktur und dürfen nicht nur vom Standpunkt der den Menschen zugänglichen und durch ihn erkennbaren Dimension aus betrachtet werden; außerhalb der physischen Dimension gibt es eine riesige Welt, mit der man interagieren und so letztendlich das Gewünschte erreichen kann. Man kann über die Seele, Worte, Zeichen und Symbole Einfluss nehmen.

Für die Existenz der „anderen" Welt gibt es sehr viele Zeugnisse. Im ersten Buch der Trilogie habe ich bereits über das Schicksal des letzten russischen Zaren, Nikolaus II., berichtet, wie es sich durch das Hellsehen darstellt. Es ist allgemein bekannt, dass die wichtigsten Ereignisse der Oktoberrevolution bereits viele Jahrzehnte vor dem Tod des Zaren vorhergesagt wurden. Das heißt, aus der Vergangenheit wurde die Zukunft gesehen, und zwar ausgesprochen präzise.

Der Heilige Seraphim von Sarow (1759-1833) hat prophezeit, dass „es einmal einen Zaren geben wird, der mich rühmen wird, wonach es in Russland eine große Unruhe geben wird, viel Blut wird vergossen werden, weil man sich gegen den Zaren und seine Selbstherrschaft erhebt..." Doch Seraphim von Sarow beschränkte sich nicht auf mündliche Prophezeiungen. Kurz vor seinem Tod übergab er seinen Diener Motowilow aus Diwejewo einen Brief, der mit weichem Brot versiegelt war. Der Brief war für den künftigen Zaren von Russland bestimmt! Seraphim sagte dabei seinen Diener: „Du wirst es nicht erleben, aber deine Frau wird erleben, dass die ganze Zarenfamilie nach Diwejewo kommt. Sie soll ihm den Brief übergeben..." Genau so kam es. Im Sommer 1903 fand in Anwesenheit der Zarenfamilie die feierliche Enthüllung der Reliquien des Seraphim von Sarow statt, woraufhin sich Nikolaus II. nach Diwejewo begab. Hier wurde ihm auch der Brief ausgehändigt. Die Tochter des Klostervorstehers von Diwejewo hat bezeugt, dass Nikolaus II., nachdem er den Brief gelesen hatte, bitterlich weinte.

Der russische Zar hatte allen Grund zu weinen. Im Brief des Heiligen fand er die Bestätigung für eine andere Prophezeiung, einen Brief des Mönchen Abel aus dem Alexander-Newski-Kloster aus dem Jahre 1801. Gemäß dem Testament Abels sollte der Brief nach 100 Jahren, am 12. März 1901, geöffnet werden. An diesem Tag besuchte Nikolaus II. mit seiner Frau die Stadt Gattschina, wo das Sendschreiben aus dem vorigen Jahrhundert in einem besonderen Schrein aufbewahrt wurde. Sie lasen es. „An Nikolaus den Zweiten, den Heiligen Zaren, der Hiob dem Langmütigen gleicht. Gegen eine Dornenkrone wird er die Zarenkrone eintauschen, er wird von seinem Volk verraten werden wie einst der Sohn Gottes. Es wird einen Krieg geben, einen großen Krieg, einen Weltkrieg... durch die Lüfte werden die Menschen wie Vögel fliegen, unter Wasser werden sie wie Fische schwimmen, mit übelriechendem

Schwefel werden sie beginnen, einander auszurotten. Der Verrat wird wachsen und sich mehren. Am Vorabend des Sieges wird der Zarenthron fallen... Der Bauer wird von Sinnen mit der Axt die Macht an sich reißen, und es wird eine wirklich ägyptische Finsternis eintreten..." Wie wir sehen, wurden wohl auch hier hundert Jahre zuvor der Erste Weltkrieg und die Oktoberrevolution vorausgesagt... Sie wurden vorausgesagt mit der größtmöglichen Genauigkeit, die dem Bewusstsein von Menschen zugänglich ist, die niemals Flugzeuge, U-Boote und chemische Waffen gesehen haben.

Der Zar hat diese Weissagungen sehr ernst genommen. Einmal wurde bei einem Palastfest eine der Kanonen für die Salutschüsse zufällig mit scharfer Munition geladen. Bei dem Schuss mähte das Geschoss die Flaggen und die Spitze des Zeltes ab, in dem sich der Zar befand. Der Monarch zeigte keine Regung. Seine Selbstbeherrschung erklärte er mit dem kurzen Satz: „Es ist noch nicht an der Zeit." Übrigens wurde durch den Schuss ein Gendarm getötet, der denselben Familiennamen trug wie der Zar: ROMANOW War das etwa wieder eine einfache Übereinstimmung?

Die Wissenschaft kann diese Zeugnisse des Auftauchens einer anderen, höheren und allmächtigen Vernunft in unserem Leben bis heute nicht erklären.

Kann man es auch als Zufall ansehen, dass als (nach der Beschreibung der Ereignisse unseres ersten Buches „Rette dich") in der feinmateriellen Welt das Armageddon geschah, an dem in der 17. Legion der Macht der letzte russische Zar Nikolaus beteiligt war, genau zu dieser Zeit im Patriarchat der orthodoxen Kirche die Frage über seine Kanonisierung als Heiliger Großmärtyrer entschieden wurde und genau zu dieser Zeit in Twer, der einzigen Kirche Russlands, die den neuen Märtyrern geweiht ist, ein Zeichen erschien? Ein Zeichen, das es in der gesamten Geschichte der Orthodoxie nicht gegeben hatte. Vier Bildnisse der heiligen Gottesmutter und drei Kruzifixe waren gleichzeitig auf einmal mit Myron bedeckt.

Am 22. Juli, drei Tage nach dem Begräbnis der Reliquien des Zarenpaares und der Nachkommen des Zaren, war das Bild der heiligen Mutter Gottes Mystische Rose mit Myron bedeckt. Zu Maria Entschlafen begannen das Bild der Gottesmutter Unbefleckte Empfängnis und anschließend die Kreuzigung, sich mit Myron zu bedecken. Der Herr schickte sein Zeichen nicht in eine wohlriechende Kirche zwischen goldene Lampen und Lüster, sondern in das halbverfallene, halbverfaulte Haus einer der Ordensschwestern der Kirche. Doch wie es manchmal so ist, große Heiligtümer werden nicht gleich zur allgemeinen Pilgerstätte. Zunächst sind sie den Zweifeln und auch dem Widerstand seitens der Machthaber und auch des Klerus unterworfen. Erst einige Jahrzehnte später erinnert man sich an sie, wenn von der ursprünglichen Gnadenfülle nur noch eine kaum wahrnehmbare Spur übrig ist.

Dieses Zeichen war nicht für die Kirche allein bestimmt, sondern für ganz Russland und für jeden von uns. Und auch wenn ich persönlich meine eigene Meinung bezüglich der Mittlerrolle der Kirche zwischen Gott und den Menschen habe, muss ich anerkennen, dass dieses Zeichen mehr ist als die Nachgiebigkeit der höheren Vernunft an religiöse Vorurteile der Verehrung von Bildnissen und nicht der lebendigen Gottheit selbst.

In der orientalischen Philosophie wird behauptet, die Realität lasse sich nicht ausdrücken, nicht begreifen und nicht beschreiben. Daraus folgt zumindest, dass wir nicht in der Realität leben, auch wenn wir unser Sein als real empfinden, wir irren uns, wenn wir meinen, dass wir die Wahrheit sehen, obwohl allen bekannt ist, in welchem schmalen Spektrum elektromagnetischer Wellen unsere Sehnerven Signale aufnehmen.

Nicht von ungefähr hat Einstein dazu geschrieben: „Stellen Sie sich eine ganz platte Wanze vor, die auf der Oberfläche einer Kugel lebt. Diese Wanze kann über analytischen Verstand verfügen, kann Physik studieren und sogar Bücher schreiben. Ihre Welt wird zweidimensional sein. Gedanklich oder mathematisch kann sie sogar begreifen, was die dritte Dimension ist, doch sie kann sich diese Dimension nicht anschaulich vorstellen. Der Mensch befindet sich in derselben Situation wie diese unglückliche Wanze, mit dem einzigen Unterschied, dass der Mensch dreidimensional ist. Mathematisch kann sich der Mensch die vierte Dimension vergegenwärtigen, doch vorstellen kann er sie sich nicht. Für ihn existiert die vierte Dimension nur mathematisch. Sein Verstand wird keine Vierdimensionialität erreichen." (53. S. 131).

Doch, wie sagte ein Petersburger Wissenschaftler so schön: „Ich möchte keine Wanze sein, nicht einmal mit analytischem Verstand."

Das Buch, das sie in den Händen halten, könnte man völlig zu Recht „Buch des Wissens vom Schöpfer" betiteln. Das, worüber hier berichtet wird, ist keine Science-Fiction, sind nicht die Träume eines Schriftstellers über irgendeine mögliche Zukunft, sondern die Realität, die durch unzählige notariell ausgefertigte und ordnungsgemäß registrierte Gutachten bestätigt wird.

Einer der Helden des Buches ist das Akademiemitglied Grigori Petrowitsch Grabovoi, ein in Russland außerordentlich bekannter Mensch. Über ihn sind schon viele Bücher und Artikel geschrieben worden. Doch von der Seite, die in diesem Werk von ihm gezeigt wird, hat ihn noch niemals jemand gesehen.

Das Phänomen des Akademiemitgliedes Grabovoi passt überhaupt nicht in das Prokrustesbett der orthodoxen Wissenschaft. Er behauptet nicht nur, dass es im Universum verschiedene Realitäten gibt, darunter auch geistige, nicht sichtbare, sondern er demonstriert auch überzeugend, wie sie unser Leben beeinflussen. Die Materialisierung und Dematerialisierung von Gegenständen, die Telepathie, die Heilung unheilbar Kranker, darunter auch Krebs-und Aidskranker und schließlich die Auferweckung Verstorbener, die in Anwesenheit von Fachleuten stattgefunden hat, die Regeneration fehlender Organe, die direkt im Operationssaal vollzogen wurde, das sind keine Hirngespinste von Menschen mit überreizter Vorstellungskraft, das ist die alltägliche Arbeit dieses erstaunlichen Menschen, der nicht danach strebt, ins Fernsehen zu gelangen, der sich nicht bemüht, einen ungesunden Rummel um seine eigene Person zu veranstalten. Grabovoi schafft einfach eine neue Wirklichkeit in einem Wissensgebiet, in dem Wissenschaft und Religion einander nicht gegenüber stehen in dem sinnlosen Streben nach der Monopolstellung ihres Anspruches auf die Wahrheit, sondern wo sie diese mit gemeinsamen Anstrengungen erreichen.

Es ist zu bemerken, dass die Entstehung einer neuen Weltanschauung - gleichzeitig einer wissenschaftlichen und religiösen - keine einzelne und auch keine Grundfrage der Philosophie ist, sondern das Problem der Suche nach einem alternativen Entwicklungsweg der Gesellschaft, nach dem Überleben der Menschheit.

Eine solche Entwicklung der Ereignisse ist natürlich nicht allen recht. Einige Wissenschaftler, die nicht wissen, wie sie sachlich antworten sollen, ergehen sich in Sticheleien. Sie bilden die öffentliche Meinung. Die Zeitung „Komsomolskaja prawda" druckt übrigens ständig in der letzten Spalte astrologische Vorhersagen und geizte nicht mit einer

Doppelseite für ein Telefongespräch mit den Akademiemitgliedern der Russischen Akademie der Wissenschaften Krugljakow und Ginsburg. Beide Wissenschaftler sind Kernphysiker, das heißt sie stehen in der Wissenschaft wohl an vorderster Front. Dennoch sind ihre Überlegungen sehr alltäglich.

Besonders nahmen sie sich die Entwickler der Theorie der Torsionsfelder A. E. Akimow und G.I. Schipow vor, indem sie sinngemäß fragten, was für physikalische Spinnereien denn diese Mitglieder nicht legitimierter Akademien von sich gäben. Außerdem würden sie noch staatliche Gelder zum Fenster hinauswerfen. Da stellt sich die Frage, womit sich denn die „legitimierten" Akademiemitglieder ihr Leben lang beschäftigt haben. Es ist seit Langem bekannt, dass Wissenschaft die Befriedigung der eigenen Neugier auf Staatskosten ist. Und jede ernsthafte Erfindung benötigt für ihre Ausführung immense Anstrengungen und finanziellen Aufwand.

En passant stichelten sie auch gegen Grigori Grabovoi. Nicht genug, dass sie ihn der Zusammenarbeit mit dem Sicherheitsrat und der Administration des Präsidenten der Russischen Föderation bezichtigten (wem hat man sich da nur anvertraut!), sie haben auch noch seinen Namen verballhornt. Mehrmals stand dort gedruckt: Grobovoi.

Bereits Lew Tolstoi erklärte einen derartigen Positivismus: „Die Vertreter der modernen Wissenschaft sagen sehr gern feierlich und voller Sicherheit: Wir erforschen nur Fakten, wobei sie sich einbilden, dass diese Worte irgendeinen Sinn hätten. Es ist überhaupt nicht möglich, nur Fakten zu erforschen, weil die Fakten, die durch uns zu erforschen wären, eine unendliche (im wörtlichen Sinne) Vielzahl darstellen. Bevor man Fakten erforscht, muss man eine Theorie haben, auf deren Grundlage die Fakten erforscht werden, es werden also aus der unendlichen Vielzahl die einen oder anderen Fakten ausgewählt." (Gesammelte Werke, Bd. 25, S. 355).

Aber das ist es ja gerade, dass die Ideen und Theorien von Grabovoi Krugljakow und Ginsburg und unsympathisch sind, deshalb operieren sie mit anderen Fakten, die zu der Sache selbst nur einen höchst mittelbaren Bezug haben. Und ist es wirklich wichtig für die Menschheit, dass Grigori Petrowitsch die Mitarbeiter des Sicherheitsrates der Russischen Föderation berät? Wäre es nicht er, wurde es ein anderer tun. Aber die Regeneration von Organen und die Auferweckung – das ist ein einzigartiger, epochaler Durchbruch. Und es ist durchaus möglich, dass er ohne Grabovoi viele Jahre später gekommen wäre. Und außerdem nicht in Russland.

Verwunderlich ist die Arroganz einiger Wissenschaftler in Bezug auf die Geschichte der eigenen Wissenschaft, erstaunlich die Selbstsicherheit, mit der sie annehmen, dass die Fehler, die irgendwann von irgendwem bei der Bewertung der Vollständigkeit von Theorien gemacht wurden, die letztendlich bei weitem nicht so vollständig waren, sich nicht wiederholen könnten. So sind sogar die alten Beschuldigungen und selbst die Worte, mit denen sie ausgedrückt werden, dieselben wie heute: Leibniz, der empört war über Newtons Theorie der Erdanziehungskraft, beschuldigte diesen, eine „mystische Fernwirkung" der Physik anzunehmen.

Und was soll man tun mit der Meinung so international anerkannter Gelehrter wie William Thomson: „ Die Unmöglichkeit der Urzeugung (damit meint er das Universum) ist zu jeglicher Zeit als ebenso feststehend anzusehen wie das Gesetz der Erdanziehungskraft." Oder nehmen wir Sir Isaac Newton, der mit den größten Gelehrten aller Zeiten in einer Reihe steht. Er hat den binomischen Lehrsatz bewiesen, die Differenzialrechnung erfunden, die Bewegungsgesetze der klassischen

Mechanik beschrieben und das Gesetz der Erdanziehungskraft entdeckt. Dabei hat er niemals etwas veröffentlicht, was nicht durch Versuchsergebnisse oder anschauliche geometrische Konstruktionen gründlich belegt worden wäre.

Wenden wir uns jedoch seinen zahlreichen Notizen und Tagebüchern zu, die Newton überhaupt nicht vorhatte zu veröffentlichen, werden wir mit dem Bild eines Menschen konfrontiert, der nichts gemein hat mit dem uns so vertrauten Porträt des großen Gelehrten, des Verfassers der „Philosophiae Naturalis Principia Mathematica". Sir Isaac war Alchimist. Er suchte nach Methoden zur Transmutation von Elementen, zur Herstellung des Steins der Weisen und eines Lebenselixiers. Aus den Tagebüchern und Aufzeichnungen Newtons erfahren wir von seinen Versuchen zur Auslegung der Offenbarung des Johannes, mit deren Hilfe er hoffte, die Geheimnisse des Universums zu entschlüsseln. Übrigens trug auch seine wissenschaftliche Arbeit in gewissem Maße „magische" Züge: Die Lösungen für Probleme kamen intuitiv über ihn, die Form logischer Beweise gab er ihnen erst nachträglich.

Der nicht weniger bedeutende Albert Einstein wich auch immer wieder vom positivistischen Weg ab und verfiel in mystische Ketzerei, wenn er behauptete: „Es gibt keinen logischen Weg zur Entdeckung von Grundgesetzen. Es gibt nur den Weg der Intuition, die mit einem gewissen Gefühl für die Ordnung hilft, die sich hinter der äußeren Sichtbarkeit befindet." Ähnliche Zitate könnte man bis zur Unendlichkeit anführen.

„Alles, was durch eine Erfahrung festgestellt wurde, durch ein Experiment und eine Beobachtung, kann keinen höheren Anspruch erheben als auf die Wahrscheinlichkeit einer wahrhaftigen Schlussfolgerung. Diese Wahrscheinlichkeit kann so hoch sein, wie sie will, aber niemals zu einem Dogma werden... Die Dialektik lässt wahrhaftiges Wissen zu, ermöglicht es aber niemals, genau zu zeigen, welches Wissen tatsächlich wahrhaftig ist", schrieb S. W. Meien. „Die so genannten ‚Universalgesetze' der Natur sind keineswegs universell und sind lediglich eine Reflexion eines bestimmten Weltbildes."

Doch das ist die Meinung von Wissenschaftlern, deren Autorität in der Welt ungleich höher ist als die des Akademiemitgliedes Krugljakow, von dem bei Weitem auch nicht alle Physiker im eigenen Lande schon gehört haben.

Wann immer jemand öffentlich seinen Anspruch auf die objektive Wahrheit in einem wissenschaftlichen Disput kundtut, könnte ich Tränen lachen. Denn es gibt den Physikern unbekannte Konstanten des Weltalls. Es kann einfach nicht sein, dass es diese in der Unendlichkeit des Universums, die selbst eifrige Materialisten anerkennen, nicht gibt.

Denn noch vor nicht allzu langer Zeit haben die Wissenschaftler einhellig behauptet, dass es im uns umgebenden Kosmos kein Leben gibt und kein Leben geben kann. Jetzt behaupten sie ebenso einhellig, dass es Leben gibt. Sie hätten sich eben aufrichtig geirrt, doch die Zeit habe ihnen die Augen geöffnet. Und ist die Kybernetik eine „Parawissenschaft"? Mit welchem blinden Eifer haben die Inquisitoren der Akademie sie in Stücke gerissen. Jetzt sitzen sie ruhig an ihren Computern, hämmern auf der Tastatur herum und haben den eigenen Obskurantismus wohlweislich verdrängt.

Doch die Welt ist eine andere geworden. Der Schöpfer hat etwas in ihr verändert, aber einige haben das nicht bemerkt.

Derjenige, der die Wahrheit sehen kann, beherrscht das Hellsehen und befindet sich in der Gegenwart. Derjenige, der das Hellsehen steuern kann, ist schon in der Zukunft, in der Vergangenheit und wo immer es ihm beliebt. Von einem beliebigen Punkt in Raum und Zeit aus kann er sich in das Geschehen einmischen, aktiv werden und die Verantwortung für die Entwicklung des Ereignisses übernehmen, in das er sich einmischen möchte. Das ist die Schöpfung: die gemeinsame Kreativität beim Schöpfen. Mag sie auch klein und unbedeutend sein und sich nur an einem Zweig des Lebens vollziehen, doch das ist schon ein Zugang dazu, womit sich der Schöpfer selbst befasst. Ihr, die ihr nach seinem Bild und ihm ähnlich geschaffen wurdet, seid im Verlauf einer langen Evolution endlich zu der Möglichkeit gekommen, ein Ereignis von jener Ebene aus aufzubauen, wo es noch nicht passiert ist, vom Beginn seiner Entwicklung an und sogar vor diesem Beginn. Auch das ist eine Technologie vom Schöpfer.

Ihr, die ihr nach seinem Bild und ihm ähnlich geschaffen wurdet, müsst in der Lage sein, nach seinem Bild und ihm ähnlich zu steuern. Gott hat in dieser Welt wie ein Gärtner gewirkt. Er hat den Baum des Lebens gepflanzt, hat ihn gegossen und gepflegt, trockene Äste abgeschnitten und ihm geholfen, sich gesund zu entwickeln. Das war sein Traum, seine Vision, die er mit Hilfe des Geistes aus sich selbst hervorgebracht hat. In diese Welt ist Gott wie ein Künstler gekommen. Mit Hilfe von Licht und Farben hat er seinen Traum auf Flächen und Volumina des Raumes übertragen. Er hat uns die Möglichkeit gegeben, unseren Kräften entsprechend an seinem Baum des Lebens die Zweige unseres eigenen Geschlechts, unserer Schicksale, unserer Wünsche und Visionen zu entwickeln.

So hat sich in der Unendlichkeit die Zeit gebildet und in der Zeit der Raum, weil er zuerst um seines Traumes willen als Geist aus seiner Seele herausgetreten ist, auch wenn er sich in der physischen Welt auf die pulsierende Form des Weltalls beschränkt hat.

Er hat uns erlaubt, unsere Zukunft zu sehen (weil der Traum die

Technologie des Schöpfers in der Schaffung der Zukunft ist) und Ereignisse zu gestalten, indem wir mit Hilfe der Analyse die Vektoren der Schöpfung durch die Entwicklung des Ereignisses selbst verfolgen. Er hat es uns entgegen unserer Trägheit, unserer Dummheit und unserem Egoismus gelehrt, gelehrt und wieder gelehrt. Und in dem Maße, wie das Licht der Seele und des göttlichen Geistes immer tiefer in die Dunkelheit unseres persönlichen Egos eingedrungen ist, erhöhte sich in jedem von uns die Fähigkeit, die Linie der Schöpfung zu verfolgen und ihr zu folgen wie dem rettenden Faden der Ariadne im gefährlichen Labyrinth der eigenen Unvollkommenheit. Was seht ihr darin: einen Weg oder die Vision der Angst, die die Dunkelheit in der Dunkelheit geschaffen hat? Werdet euch darüber klar! Und bei einer richtigen Entscheidung wird sich euch die Zeit als System der Verbindungen zwischen Räumen unterwerfen, wo die Übertragung von Informationen mit Hilfe der Energie des Geistes und ihre Transformation in den Objekten der Welt über das Bewusstsein vollzogen wird.

Die Welt, in der wir leben, ist psychophysisch. Und sämtliche Verbindungen des Kosmos sind auf den Menschen ausgerichtet. Deshalb seien Sie aufmerksam. Wenn jemand die unausweichliche und endgültige Zerstörung der Erde prophezeit, fragen Sie sich: Warum tut er das? Die Antwort wird sich unausweichlich einstellen: um die notwendige Reihe der Ereignisse der Zukunft durch Tod und Angst zu bekommen.

Doch sobald wir unser Verhältnis zu unserem Platz und unserer Rolle in der Welt verändern, wird sich auch die Welt unumkehrbar verändern.

Jeden Tag sehen wir im Fernsehen Katastrophen, Kriege und Morde. Dadurch wird unser Bild von der Gegenwart geformt, durch die Angst wird der Sektor der Zukunft geschaffen.

Der Vater hat uns gelehrt, Welten zu schaffen, in ihnen Gärten des

Lebens anzulegen und alles zu pflegen, was sich vervollkommnen und wachsen möchte. Wenn Sie davon träumen, das zu tun, wenn Sie bereit sind zu lernen, wenn Sie keine Schwierigkeiten fürchten, wird dieses Buch Ihnen helfen.

Wenn Sie aber keine Eile haben, wenn Sie sicher sind, dass es besser ist zu warten, um keinen Fehler zu machen, werden Sie immer von den Mondphasen beherrscht werden.

Gerade der Mensch ist durch seine zweiseitige Natur - der Körper von Mutter Erde, das Leben vom Vater, dem Kosmos - in der Lage, die Natur zu verstehen und den Himmel zu lieben. Gerade in ihm können sie die Harmonie ihrer Existenz finden, gegenseitige Kränkungen vergessen und elterliche Versöhnung erreichen. Und er als Sohn ist verpflichtet, alles zu tun, was in seiner Macht steht, damit die Harmonie zwischen Himmel und Erde wiederhergestellt wird.

Kapitel 1

Das Jahr des Millenniums, ein Jahr der Umbrüche. Wer hätte ahnen können, dass ich einige Monate vor Beginn des dritten Jahrtausends gemeinsam mit meinem Freund Igor Arepjew zum unmittelbar Beteiligten so ungewöhnlicher und grandioser Ereignisse werde. Ich hatte ein Gefühl, als ob ich auf einmal aus Versehen eine unsichtbare Linie überschritten hätte und so in ein ganz anderes Universum gelangt wäre, wo Mythen, Legenden und Sagen Realität geworden waren, die gewohnte Wirklichkeit aber nach und nach vor meinen Augen dahin schmolz.

Die globalen Veränderungen wurden von einer ungewöhnlichen Erscheinung begleitet: Im Jahre 2000 gab es sechs Sonnenfinsternisse. Diese sonderbare Zahl im Code meines Schicksals, die ich infolge feinmaterieller Auseinandersetzungen und Konflikte von einer Sechs in eine Neun verwandeln konnte (ich habe darüber im vorangegangenen Buch „Rette dich" berichtet), ist das wirklich eine zufällige Übereinstimmung?

In den Verlauf der Ereignisse hinter dem Spiegel wurde ich zuerst unbewusst, später jedoch sehr bewusst involviert. Und das, was ich kennen lernte, zeugte zweifellos von einer geheimnisvollen Interdependenz des irdischen Menschlichen und des göttlichen Himmlischen.

Die ungewöhnlichen Erscheinungen begannen 1996 mit mir vorzugehen. Vorher hatte nichts in meinem Leben auf sie hingedeutet. Ich habe Bücher geschrieben und ein zweibändiges Werk über Fjodor Tjutschew herausgegeben. Ich war Geschäftsführer: das Museum in Muranowo habe ich einige Jahre geleitet, bis es für eine Restaurierung geschlossen wurde, dann war ich Leiter des Verlages „Kultura". Und genau zum Jahresanfang 1996 wurde ich als Direktor des Verlages „Chudoschestwennaja literatura" berufen, in der für diesen berühmten Verlag schlimmsten Zeit, im Jahr der endgültigen Pleite und des irreversiblen Bankrotts.

Einige Monate später wurde ich krank. Es war eine durchaus schwere Krankheit. Meine Nieren versagten. Man schlug mir vor, die linke Niere zu entfernen.

Im Krankenhaus hatte ich meine ersten Visionen. Es war kein Traum, sondern eine Erscheinung, als ob in meinem Kopf ein hervorragend gemachter Film ablief. Das Bild war sehr scharf, besser als auf einem Fernsehbildschirm. Es war ein Film über das Leben Christi. Es kam noch besser. Meine Genesung ging auf einmal sehr schnell. Die Frage einer Operation erledigte sich wie von selbst. Die Thematik der „Filme" wurde immer breiter gefächert. Und ich begriff, dass sich irgendjemand mit meinem Schicksal befasst, mich zu etwas Neuem führt, einer mir bisher unbekannten Aufgabe.

Selbst bei einem dokumentarischen Werk ist eine Nacherzählung eine recht undankbare Sache. Deshalb sollte der neugierige Leser doch lieber mein erstes Buch zur Hand nehmen. An dieser Stelle möchte ich nur von zwei bedeutsamen Begegnungen aus der Vergangenheit berichten. Vor vier Jahren kam Igor Arepjew zu mir, ein Milizoffizier aus dem Gebiet Orlow. Er erlernte die Weisheit des Hellsehens erstaunlich schnell, und jetzt sind wir immer zusammen. Die zweite Begegnung fand mit Grigori Grabovoi statt, einem seit Langem bekannten Hellseher. Grigori Petrowitsch ist viele Jahre jünger als ich, doch über die Gabe des Hellsehens verfügt er seit seiner Kindheit. Er hat Igor und mir viel Wertvolles beigebracht und ist immer bereit zu helfen, wofür ich ihm besonders dankbar bin.

Unser Zentrum für Bioinformationstechnologien, in dem wir Patienten helfen, die mit der Schulmedizin nicht geheilt werden können, etabliert sich und gelangt zu Autorität. Wir gewinnen neue Erkenntnisse und verfügen über immer mehr Möglichkeiten. Es werden immer mehr Fragen, und die Gedanken streben ruhelos danach, das Geschehen zu erklären, ohne einfachen alltäglichen Belegen zu vertrauen. Es ist tatsächlich so, dass unser Wissen einer Kugel gleicht: Je größer ihr Volumen ist, umso mehr Berührungspunkte hat sie mit dem Unbekannten, Unerforschten. Und ist es überhaupt erforschbar?

Mit wem haben wir es in jener virtuellen Welt zu tun, wer verhilft uns zu diesen unschätzbaren Erkenntnissen und erzählt uns von den Geheimnissen der Welten? Einige von ihnen haben das Aussehen von Menschen, doch ich ahne, dass es nicht immer Menschen sind, sondern gewisse Wesen. Im Unterschied zum Menschen sind sie nicht so multifunktional, ihre Bestimmung ist recht begrenzt. Für uns oder überhaupt? Wer sind sie – Persönlichkeiten, Überpersönlichkeiten oder die Verkörperung von Ideen?

Alle Philosophen kennen die Regel, die „Ockhams Rasiermesser" genannt wird: „Entitäten dürfen nicht über das Notwendige hinaus vermehrt werden." Das heißt, Begriffe, die auf ein intuitives Wissen zurückgeführt werden können und nicht im Versuch nachzuweisen sind, müssen aus der Wissenschaft entfernt werden. Doch Igors und meine Gefühle, Erlebnisse und selbst körperlichen Schmerzen sind vorhanden, sie begleiten uns, und wir erhalten sie in einer anderen, der Mehrheit unbekannten Welt. Und schließlich ist da unsere Erfahrung bei der Heilung, die einem keine medizinische Hochschule gibt. Da sind unsere telepathischen Gespräche nicht nur untereinander, sondern auch mit unseren Patienten, mit den Schülern, die ebenfalls die Fähigkeit des steuerbaren Hellsehens erlernen. Sie sind nicht in jenen Welten gewesen, doch eignen sie sich erfolgreich die Kenntnisse an, die wir ihnen geben. Natürlich sind die letzten Generationen der Menschen recht unbedarft beim Erkennen der unsichtbaren Welt. Ich war einer von ihnen: ein Atheist, ein Skeptiker, ein Romantiker auf dem Niveau der klassischen Poesie. Und das betrifft nicht nur den Okkultismus und die Esoterik, sondern auch den christlichen Glauben, der auf einem zu alltäglichen, rituellen Niveau wahrgenommen wird, an der Sonnenwende religiöser Feiertage. Ich habe versucht, die Wahrheit in alten Büchern zu finden, war aber wenig erfolgreich. Immer wieder dieselbe Vermehrung von Wesen ohne Notwendigkeit, ein Spiel mit Termini. Noch mehr habe ich mich über eine menschliche Vorliebe gewundert, die vor mehr als 100 Jahren der Schriftsteller Wsewolod Solowjow in seinem Roman „Die Magier" definiert hat: „Diese Hirne, die von der Gier nach dem Wunderbarem beherrscht sind und in der für uns zu hohen und großartigen Reinheit und Einfachheit der christlichen Lehre keine Befriedigung ihrer Gier finden konnten, sind zu den antiken und mittelalterlichen Träumereien zurückgekehrt, haben die Reste antiker Geheimwissenschaften hervorgeholt und sich angeschickt, das geheimnisvolle Antlitz der Isis zu enthüllen." Die Freimaurer und Rosenkreuzer, die Illuminati und Satanisten, die Theosophen und andere, die die antike Weisheit gesucht haben. Jetzt weiß ich, dass sie an der falschen Stelle suchen. Bereits Kant hat erkannt, dass es zwei Vorurteile gibt: an nichts zu glauben und alles zu glauben, worüber gemunkelt wird. Übrigens war der oben erwähnte Solowjow einige Jahre mit der Begründerin der Theosophie Helena Blavatsky befreundet, dann aber war er von ihrer Lehre enttäuscht und schrieb ein vernichtendes Buch „Die moderne Isispriesterin". Während er Helena Blavatsky persönlich eine Vielzahl ungewöhnlicher Fähigkeiten zuerkannte, bewies er die völlige Substanzlosigkeit des theosophischen Anspruchs auf die Wahrheit und wohltätige Wunder.

Doch leider gibt es in der Gesellschaft immer mehr Mitmenschen, die um jeden Preis auf ein Wunder aus sind, als unermüdliche Gärtner, die geduldig den Baum des Lebens pflegen.

Ist das, was Igor und mir in diesem und im vergangenen Jahr passiert ist, ein Wunder? Und vielleicht haben wir Menschen uns einfach zu früh etwas auf unserer Allwissenheit eingebildet? Oder wie Augustinus von Hippo sagte: „Wunder widersprechen nicht den Gesetzen der Natur. Sie widersprechen nur unseren Vorstellungen von den Gesetzen der Natur."
Die Wissenschaft erklärt uns zum Beispiel, dass Pflanzen ihrer Entwicklung durch den Prozess der Photosynthese sichern. Doch setzen Sie ein Korn in absoluter Finsternis, und Sie erhalten einen Schößling, vielleicht einen mickrigen, schwachen, aber ohne jede Photosynthese. Das heißt, es gibt noch irgendeine andere Energie, die das Wachstum gewährleistet.

Und das Sehen? Man versichert uns, dass wir mit den Augen sehen, einer eigenständigen Anlage zur Aufnahme visueller Informationen. Doch es gibt auch Methoden, die erfolgreich funktionieren und die durch die Aktivierung von zwei Sehknötchen im Nackenteil der Hemisphären des Gehirns selbst Menschen helfen, die von Geburt an blind sind, ein alternatives Sehen zu erlernen. Und dabei sehen sie alles genauso wie normale Menschen, in Farbe. Sie können Bücher lesen und fernsehen. Ohne jegliche Zäpfchen und Stäbchen, die nach den allgemein üblichen biologischen Erkenntnissen im Sehapparat für die Farbe zuständig sind. Verwirrt darüber, dass sie keine durch und durch materialistische Erklärung für das Phänomen des Lebens geben können, sind selbst solche Wissenschaftler wie der Direktor des Institutes für Geochemie und analytische Chemie der Russischen Akademie der Wissenschaften, das Akademiemitglied E. M. Galimow: „Die Molekularbiologie und die biochemische Logik sind nicht in der Lage, den Konflikt zu überwinden zwischen der Notwendigkeit, gleichzeitig ein Enzym zu haben, das die Synthese des Informationsmoleküls (DNA oder RNA) steuert, und diese Moleküle selbst, die die Enzymsynthese codieren, die ihre Synthese steuert. Für die Physik ist das Problem des Lebendigen etwas, das sich in einem unbequemen Verhältnis zu ihren Grundgesetzen befindet. Das Problem wird dadurch verschärft, dass Geologen und Planetologen praktisch keine gesicherten Fakten haben, die die Situation betreffen, die auf der frühen Erde herrschten. Die praktische Geologie beginnt mit dem Gesteinsalter von 3,5-3,9 Mrd. Jahren, während das Alter der Erde 4,56 Mrd. Jahre beträgt Auf der Erde fehlen materielle Belege der Prozesse, die im Zeitraum von 500 bis 700 Mio. Jahren ihrer Anfangsgeschichte stattgefunden haben, wenn man einzelne Zirkonkörner nicht rechnet, die 4,2 und sogar 4,4 Mrd. Jahre alt sind.

Die Wissenschaft und die Religion schlagen ihre eigenen Lösungen vor. Doch die Suche geht weiter, denn der Gläubige möchte seine Überzeugungen durch wissenschaftliche Logik untermauern und der Wissenschaftler durch den Glauben. Für mich als Wissenschaftler ist die Ausgangsposition die wissenschaftliche Evolutionstheorie. Dennoch befriedigt mich die vom modernen Darwinismus vorgeschlagene Erklärung der Evolution durch natürliche Selektion nicht. Die Theorie der natürlichen Selektion hilft nicht zu begreifen, wie das Leben entstanden ist. Der Darwinismus schlägt gleichsam einen ausgeklügelten Mechanismus vor, mit dessen Hilfe das (auf welche Weise auch immer) entstandene Leben evolutioniert, ungeachtet dessen, dass blinde Kräfte der Natur in der entgegengesetzten Richtung wirken." (Das Phänomen des Lebens. Moskau, Editorial URSS, 2001, S. 5)

Was sagt uns das? Dass Wissenschaftler recht erfolgreich die Formen der Natur kopieren. Doch alles, was sie entdecken, gibt es bereits im Kosmos.

Hier ein Werbetext für einen landesweit bekannten Illusionisten, der Beherrscher des Übersinnlichen und Magier, Heiler und Wahrsagerinnen entlarvt: „Er fängt einen Pfeil, der in einer Entfernung von zehn Metern aus einem Bogen abgeschossen wurde. Er lenkt ein Auto mit verbundenen Augen und schießt nach Gehör (und trifft!). Er kann sich vom Hören bis zu 30 Telefonnummern, 40 vollständige Namen und 100 willkürlich wiedergegebene Töne merken. Mit Hilfe des kombinatorischen Denkens kann er schneller fünfstellige Zahlen addieren und zweistellige Zahlen in die dreizehnte Potenz erheben, als es ein Mensch mit einem Taschenrechner kann. Er kann mehr als fünf Handlungen innerhalb einer Minute gleichzeitig ausführen und innerhalb derselben Minute die fünfzehnte Etage erklimmen oder sich fünf Minuten unter Wasser befinden."

Dabei geht es um Juri Gorny. Weiter heißt es über ihn:

„Juri Gorny hat 1965 die Kunst psychologischer Etüden begründet und als Genre etabliert, als Möglichkeit des konzentrierten Ausdrucks von Gefühlen, Emotionen, Sinneswahrnehmungen und Gedanken mit dem Ziel, auf die Wahrnehmungsorgane anderer Menschen Einfluss zu nehmen. Eine derartige Richtung war so ungewöhnlich und attraktiv, so schwer zu erklären und so wenig erforscht, dass das Land von einer ganzen Welle von Zauberern erfasst wurde, die das Übersinnliche beherrschten. Mit den Jahren hat Gorny, der den Heilern den Weg bereitet hatte, sie auch selbst überführt." Doch wie sagte ein herausragender Brückenbauer, der Held einer Erzählung von Tschechow:

„Es ist eigenartig, ich, der Erfinder einzigartiger Bauwerke, bin völlig unbekannt, doch die Mädchen von zweifelhaftem Ruf, die auf meiner Brücke fotografiert werden, kennt die ganze Welt."

Nun, dass gerade Juri Gorny den Heilern den Weg bereitet hat, ist eine eindeutige Übertreibung. Man kannte sie auch vor 1965 schon. Und wie Juri Gorny all das Ungewöhnliche tut, worüber die Zeitungen schreiben, war bis vor kurzem tatsächlich ein Buch mit sieben Siegeln. Denn auch der Meister selbst hat im Grunde niemanden jemals etwas erklärt und wollte allem Anschein nach auch nichts erklären. Er hat seine Errungenschaften leider nur durch das Prisma der persönlichen Prominenz und des eigenen Ruhms betrachtet. Also genau so wie jener Brückenbauer. Vielleicht ist jetzt die Zeit gekommen, denjenigen zu entlarven, der selbst entlarvt hat?

Denn so lange werden die Fähigkeiten, die das Publikum in Erstaunen versetzen, mit zwei Worten definiert: gesteuertes Hellsehen. Und das ist ganz genau dasselbe, womit, wenn auch weniger erfolgreich, die „Zauberer und Beherrscher des Übersinnlichen" zu operieren versuchen. Nur sind ihre Fähigkeiten dürftiger und ihr schauspielerisches Können weniger ausgeprägt. Das ist übrigens auch die Erklärung dafür, warum in Anwesenheit von Gorny sämtliche Experimente zum Übersinnlichen nicht klappen: Er löscht einfach die Fähigkeiten schwächerer Hellseher. Er ist stärker, und er schließt ihre Wahrnehmungskanäle. Konkurrenten kann er nicht gebrauchen.

Dabei möchte er überhaupt nicht darüber nachdenken, dass die Entwicklung des gesteuerten Hellsehens Millionen Menschen ihre Gesundheit zurückgeben könnte. Dass sie die Möglichkeit bietet, die Menschheit aus dem gefährlichen Fahrwasser der technogenen Entwicklung herauszuziehen.

In unserem Zentrum aber können Tricks wie die, die Gorny vorführt, schon siebenjährige Kinder ausführen: sie schießen treffsicher mit verbundenen Augen auf Luftballons, lesen und merken sich Zahlen. Es liegt ihnen fern, hinterher die Vertreter vom Guinness-Buch der Rekorde, die Presse oder das Fernsehen anzurufen, sie schnallen einfach ihre Ranzen und Rucksäcke um und gehen zu ihrem Unterricht in die normale Schule. Die Kinder schämen sich, vor ihren Schulfreunden mit ihren ungewöhnlichen Fähigkeiten zu prahlen; sie fürchten, anders zu sein als die anderen.

In dem Beitrag von A.W. Bobrow „ Die Feldkonzeption des Bewusstseinsmechanismus" („Bewusstsein und physikalische Realität", Bd. 4, Nummer drei, 1999, Seite 48) wird eine sehr interessante Auswahl ungewöhnlicher Ereignisse und Tatsachen angeführt, die sich auf das so genannte „Sprachsyndrom" beziehen.) Hier sind einige von ihnen:

„– Im Jahr 1987 hat der Rentner G. S. Smirnow im Gebiet Tula am Tag nach einem kräftigen Schlag auf den Kopf begonnen, fließend Deutsch zu sprechen, das er früher überhaupt nicht beherrschte;

– im Jahr 1992 hat ein Mädchen aus Jaroslawl nach einer überstandenen schweren Krankheit auf einmal Sumerisch gesprochen, das im 3. Jahrtausend vor unserer Zeitrechnung existierte;

- in Moskau hat eine 70-jährige Patienten nach einem überstandenen Schlaganfall ihre Muttersprache vergessen und begonnen, sich auf Hebräisch auszudrücken, das sie in der Kindheit sprach;

– der Rentner S. P. Perow begann, als er nach einem Autounfall wieder zu sich kam, Altfranzösisch zu sprechen;

– ‚Mondsüchtige' schalten im Schlaf und Medien während einer spiritistischen Sitzung leicht auf Fremdsprachen um, die sie im Normalzustand nicht beherrschen. So hat das Medium Laura Edmonds aus Amerika, ohne eine andere als ihre Muttersprache Französisch zu beherrschen, bei derartigen Séancen leicht und fließend zehn verschiedene Sprachen gesprochen und sogar auf Italienisch, Hindi, Deutsch und Polnisch gesungen, und das alles unbewusst und ohne ein Wort davon zu verstehen;

– Emilia Tolmadge, ein Mädchen aus den USA, dass nicht eine einzige Note kannte und niemals auch nur eine Melodie gespielt hatte, schrieb plötzlich Noten auf und spielte hervorragend ein Musikstück auf dem Klavier;

– der 27-jährige deutsche Monteur Thomas B. hat am Morgen nach einem abendlichen Streit mit seiner Ehefrau begonnen, Russisch zu sprechen, und seine Muttersprache Deutsch völlig vergessen. Der Unterricht bei einem Lehrer blieb erfolglos: Thomas erwies sich als ‚sprachunbegabt' und vergaß immer wieder sofort alle deutschen Wörter".

Die orthodoxe Psychophysiologie ist nicht imstande, diese Phänomene zu erklären, und schweigt sie tot oder verwirft sie als nicht existent. Ebenso werden ungeachtet der eindeutigen, ins Auge springenden Fakten andere Besonderheiten der Mechanismen des Denkens und des Gedächtnisses abgelehnt: ihr Umfang und ihre schnelle Wirksamkeit.

So tauchte zu Beginn der achtziger Jahre in den Massenmedien folgende Informationen auf: Eine Frau aus Indien namens Shakuntala Devi, die nur wenig gebildet war, hat mit der Genauigkeit bis zur Einerstelle die 23. Wurzel aus einer 201-stelligen Zahl berechnet, wobei sie 10 Sekunden schneller war als einer der komplexesten Computer der USA, UNIVAC 1108. Dabei behauptete sie, dass sie nicht wisse, wie das gemacht wird. Wissenschaftler haben ausgerechnet, dass, wenn man annimmt, dass die Lösung einer solchen Aufgabe durch den Computer und die indische Frau durch denselben Algorithmus erfolgt, ohne auf das Speichervermögen zurückzugreifen, ein Mensch bei einer Taktfrequenz von zehn MHz im Computernetz für die Lösung dieser Aufgabe nicht weniger als acht Tage und Nächte brauchte. Und wenn man berücksichtigt, dass während der Lösung einer solchen Aufgabe der Mensch neben dem Denkprozess mehrfach auf sein Gedächtnis zurückgreifen und eine riesige Menge digitaler Informationen speichern und abrufen muss, so steigt die Komplexität dieser Arbeit ins Unermessliche. Wie hätte einer der Helden von Anton Tschechow gesagt: „Das kann nicht sein, weil das niemals sein kann." Aber es ist so! Hier einige Beispiele aus dem Guinness-Buch der Rekorde:

1995 hat Hirokoen Goto aus Tokio aus dem Gedächtnis eine Zahl mit einer Genauigkeit bis 42.195 Zeichen aufgesagt. Dieser Rekord wurde im Tokioter Rundfunkzentrum festgehalten.

- Alexander Keigh Eightgen aus Neuseeland hat in zwei Sekunden das Quadrat der Zahl 57.586 ausgerechnet.
- Der Holländer Willem Klein hat in 48 Sekunden zwei neunstellige Zahlen miteinander multipliziert
- Bhandatta Vissitabm Vumsa hat 1994 16.000 Seiten buddhistischer kanonischer Texte auswendig aufgesagt.
- Jan Christian Smates (Südafrika) hat im fortgeschrittenen Alter 5000 Bücher auswendig gelernt.
- Dave Faroy (USA) hat sich 1996 die zufällige Abfolge 52 gemischter Kartenstapel (2704 Stück) gemerkt, nachdem er nur einen flüchtigen Blick darauf geworfen hatte.

Und das alles, obwohl die schnelle Wirksamkeit der neuronalen Netze, die durch die Durchlaufzeit durch die Nervenfasern des Wirkungspotenzials und die Zeit der der synoptischen Übertragung begrenzt ist, die Möglichkeit ausschließt, die gestellten Aufgaben in der angegebenen Zeit zu lösen.

Zahlreiche Untersuchungen haben gezeigt, dass zum Zeitpunkt der „Rechnung" das Gehirn eines solchen Menschen nicht aktiv ist, das heißt dass er in Wirklichkeit nicht rechnet. Wo her kommt dann aber das richtige Ergebnis? Die Menschen, die auf diese Weise rechnen, behaupten, dass sie die Antwort auf einen imaginären Bildschirm sehen und einfach ablesen.

So ist also Juri Gorny nicht als Einziger zu Ungewöhnlichem fähig. Etwas anderes ist, warum er seine Geheimnisse und seine Technik nicht preisgeben möchte.

Es ist eine seltsame Zeit des Umbruchs. Eine Krise der Verbindungen, der gegenseitigen Beziehungen, der Interaktionen. Einerseits steigt auf der Welt die Zahl von Menschen mit Defiziten – Drogensüchtigen, Alkoholabhängigen, Schizophrenen – bedrohlich an. Andererseits kommen Kinder auf die Welt, die mit verbundenen Augen lesen können, die Ereignisse sehen, die in einer Entfernung von Hunderten von Kilometern von ihnen passieren, und die sich untereinander mit Hilfe der Telepathie verständigen. Noch vor kurzem gingen unerschütterliche materialistische Symbole vor unseren Augen zugrunde, und die Köpfe der Menschen sind angefüllt von Hypothesen über die gar nicht weit entfernte Zukunft, die einem Science-Fiction-Szenario ähneln.

Aus irgendeinem Grund möchten viele über übersinnliche Fähigkeiten verfügen, und dabei wäre es wünschenswert, dass sie nicht ständig von Konkurrenten umgeben wären. Nach dem Motto: Ich bin als Einziger einzigartig, und andere braucht es nicht. Um demiurgische Qualitäten zu erwerben, sind einige Wissenschaftler bereit, sich auf die „Vervollkommnung" ihres Körpers und Geistes durch Computer und Mechanismen einzulassen. Selbst in der öffentlichen Presse werden

Projekte diskutiert, bei denen einem Menschen Chips ins Gehirn eingesetzt werden, die sein Speichervermögen erweitern. Im September 2001 hat bei einer wissenschaftlichen Konferenz in der englischen Stadt Sheffield Kevin Warwick, Professor an der University of Reading, verkündet, dass er an sich selbst einen Mikroschaltkreis testet, der in seinen Körper eingepflanzt wurde und ihn zu einem übersinnlichen Supermedium macht. Warwick ist überzeugt, dass er mit Hilfe seines Gerätes anderen Menschen Gedanken und Gefühle telepathisch übermitteln kann.

Eine seltsame Situation. Das heißt, die moderne Wissenschaft hält das Übersinnliche für eine völlig gesetzmäßige Erscheinung, wenn es mit Hilfe von Chips, Schaltkreisen und Computern realisiert wird. Und sie lehnt es ab, wenn sie neben dem Gehirn keine Hilfsmittel dafür sieht.

Einmal konnte ich im russischen Fernsehen mit dem bekannten Moderator der Sendung „Das Offensichtliche und das Ungewöhnliche", dem Akademiemitglied Kapiza, sprechen. Als er sah, wie drei meiner Schülerinnen mit verbundenen Augen ganz ruhig jeden zufällig ausgewählten Zeitungstext lasen, den die Moderatorin der Fernsehsendung „Guten Tag", Jana Tschernucha, aus einem Stapel zog, der neben ihr lag, wurde er so unruhig, dass er noch im Studio begann, sowohl die Moderatorin als auch mich und die Mädchen einer heimlichen Verschwörung zu bezichtigen. Und obwohl er selbst die Beobachtungsmethode ausgewählt hatte, die nach seiner Meinung jegliche Möglichkeit eines mutwilligen Betruges gegenüber ihm als Augenzeugen ausschloss, bestand er, obwohl er keine Anhaltspunkte für eine Fälschung hatte, dennoch darauf, dass das nicht möglich sei.

„Ich weiß nicht, wie ihr das macht", gab er zu. „Doch auch die Hütchenspieler auf dem Bahnhof manipulieren ihre Becher so geschickt, dass niemand den Betrug bemerken kann."

Das ist also der gesamte Gedankengang des bekannten Wissenschaftlers. Obwohl der Vergleich mit den Hütchenspielern eindeutig hinkt: Dort kommt es auf die Redaktionsschnelligkeit der Zuschauer an. Er hätte auch darüber nachdenken können, dass er ganz gewöhnliche Schülerinnen vor sich hatte – Kinder. Wann hätten sie einen Betrug erlernen sollen, um den sie selbst Juri Gorny beneiden könnte? Sie haben schließlich Eltern, Freunde, Bekannte. Hätten sie irgendetwas Ähnliches von Hütchenspielern gelernt, hätten es alle gewusst. Außerdem kann man in den ein bis zwei Monaten, die sie zum Unterricht zu uns ins Zentrum gekommen sind, solche Tricks nicht erlernen. Und es würde ihnen dort auch niemand beibringen. Würden wir so etwas lehren, hätte das Zentrum eine ganz andere Bekanntheit. Aber warum rechtfertige ich mich überhaupt?

Herr Kapiza hätte sich besser der Worte seines Vaters erinnern sollen: „Die Wissenschaft ist das, was nicht sein kann, und das, was sein kann, ist Technik." Auf einem anderen Blatt steht, dass Technologien nicht nur eine Beziehung zur Materie, sondern auch zum Bewusstsein haben können.

Ich bin mir sicher, wenn man Herrn Kapiza ein Gerät zeigt, das das tun kann, was ihm die Kinder vorgeführt haben, wird er die gesamten Geschehnisse nicht nur mit Vertrauen, sondern auch mit Interesse betrachten.

Doch worüber sollte man sich wundern? Akademische Grade und Abschlüsse sind kein Freibrief, kein Patent für die Beherrschung der Wahrheit. Unser mechanisiertes Zeitalter beeinflusst auch unser Denken. Und nicht nur der Mensch steuert die Maschine oder das Gerät, auch sie steuern den Menschen.

„Die Natur gestattet nicht,
ihre Schönheit zu enthüllen,
und mit Maschinen wirst du ihr nicht entlocken,
was dein Geist nicht zu ahnen vermag",

heißt es in einem Gedicht des großen Philosophen Wladimir Solowjow, des Bruders des oben erwähnten Wsewolod Solowjow.
Wahrscheinlich wäre Herr Kapiza dem Geschehen im Studio auch mit Vertrauen und beruflicher Neugier begegnet, hätte er nicht irgendeinen Schriftsteller Petrow, sondern einen angesehenen Vertreter eines prestigeträchtigen Forschungsinstitutes oder Konstruktionsbüros vor sich gehabt, dann hätte das Kastendenken der Wissenschaftler Wirkung gezeigt. Das ist eigentlich auch richtig: Schließlich gibt es rundherum viele Dahergelaufene und Scharlatane. Doch solche „Außenseiter" in der Wissenschaft waren auch Watt und Faraday, Polsunow und Edison, Kolumbus und Galilei. Und erst unser großer Autodidakt Ziolkowski! Erst von der Sowjetmacht wurde er anerkannt, und zwar nicht so sehr in der Wissenschaftswelt wie durch den Staat, und auch das etwas einseitig. Man klopfte ihm auf die Schulter, gab ihm einen Orden, nahm seine wichtigste Idee, um sie für den Staat zu nutzen, und sein gesamtes sonstiges Erbe wurde für lange Zeit vergessen. Übrigens beachten der Staat und seine Geheimdienste in sämtlichen Ländern die inoffizielle Wissenschaft wesentlich intensiver als die Akademien der Wissenschaften. Wahrscheinlich aus Gründen des Selbsterhaltungstriebes.
Denn nicht um irgendeiner zweifelhaften Berühmtheit willen bestehen wir auf der Glaubwürdigkeit psychophysischer Effekte. Darum geht es nicht. Es geht darum, dass die Menschheit im Laufe ihrer Geschichte zu

viele Fakten und Belege angesammelt hat, die im Rahmen traditioneller wissenschaftlicher Konzeptionen keine Legitimation finden. Doch wir haben unsere eigene Erfahrung. UNSERE EIGENE! Deshalb bekräftigen wir: Hinter dem Horizont der gewöhnlichen Wahrheiten verbirgt sich viel Unerkanntes. Und dieses Unerkannte kann nützlich, ja sogar unerlässlich sein für die weitere evolutionäre Entwicklung der Menschheit.

Sowohl in meinem vorangegangenen Buch als auch im vorliegenden widme ich der traditionellen, der „hohen" Wissenschaft viele Seiten. Warum? Gerade die Protagonisten der traditionellen Wissenschaft haben viele Jahrhunderte lang das kollektive Bewusstsein der Menschheit geprägt, gerade ihretwegen gibt es auf unserem Planeten so viel Leid, in globaler Hinsicht wie auf der Ebene persönlicher Schicksale. Deshalb müssen all jene, die in die tatsächliche Lage der Dinge eingeweiht sind, unermüdlich Alarm schlagen, die Weltanschauung und die Psychologie der Menschen in eine andere Richtung lenken – vom mechanischen Wissen zum universellen, vom Egoismus zur allgemeinen Liebe zur gesamten Natur, zu allem, was uns der Schöpfer gegeben hat.

Ja, die Trägheit des Denkens ist eine große und gefährliche Macht. Wie sagte der berühmte amerikanische Schriftsteller James Galperin im Scherz: „Die Leute haben sich in den Kopf gesetzt, dass der Mensch sterblich ist, so sterben sie also aus Trägheit."

Und Galperin hat absolut Recht. Der Mensch muss tatsächlich nicht unweigerlich sterben. Die Bezugnahme auf die Irreversibilität des Todes ist nur so lange reell, solange das gesellschaftliche Bewusstsein diese traurige Unwiederbringlichkeit zulässt. Wenn aber die Menschen aufhören zu denken, dass der Tod unausweichlich ist, wird es ihn einfach nicht mehr geben. Schließlich haben einige von ihnen bereits die Möglichkeit zugelassen, ohne Zuhilfenahme der Augen zu sehen, nur durch die Entwicklung des alternativen Sehens, und schon hat es geklappt. Sie haben geglaubt, dass man telepathisch miteinander kommunizieren kann, und die Zeitungen sind übervoll von Mitteilungen über erfolgreich durchgeführte Versuche im so exotischen Bereich der Telekommunikation. Und was ist mit der Heilung durch Übersinnliches? Wem und was muss man heute mit dem Fakt ihres Vorhandenseins in der Realität beweisen?

Wenn die Menschen an ihre Vergangenheit appellieren und aus ihr zahlreiche Beweise dafür schöpfen, dass diese oder jene paranormalen Erscheinungen grundsätzlich nicht möglich sind (wie das Akademiemitglied S. P. Kapiza), vergessen sie das einfache und für alle verständliche Wort „Evolution". Schließlich konnten auch die Vorfahren der Menschen bei Weitem nicht alles, wozu der moderne Mensch in der Lage ist. Es brauchte einige Zeit, bis Autos, Computer, Fernseher, Atomreaktoren und Raketen entstanden.

Manchmal zeigt uns die Linguistik die Mechanismen der Wahrnehmung und der Interaktion mit der Realität auf.

In der Sprache gibt es drei Modi der Verben: den Indikativ, den Konjunktiv und den Imperativ. Sie entsprechen genau den Ebenen des alltäglichen Bewusstseins. Im Indikativ widerspiegelt sich das, was in der Realität stattgefunden hat, was in ihr geschehen ist, geschieht oder geschehen wird. Das ist eine reflektierende Modalität, die Wirklichkeit des Faktes, sie ist auf eine bestimmte Weise mit der Realität koordiniert und befindet sich mit ihr in einem Verhältnis gegenseitiger Abhängigkeit. Auf dieser Grundlage hatte übrigens das Akademiemitglied S. P. Kapiza seinen Dialog mit den Beteiligten der Fernsehsendung aufgebaut. (Natürlich nur in diesem konkreten Fall.)

Der Konjunktiv beschreibt eine wahrscheinliche Situation, die Möglichkeit, dass eine bestimmte Erscheinung oder ein Prozess geschehen können, dass die eine oder andere Tatsache in der Realität stattfinden kann. (Es ist unwahrscheinlich, aber möglich.) Die Position der Moderatorin der Fernsehsendung „Guten Tag", Jana Tschernucha - das ist die mentale Modalität, die Sphäre des freien Gedanken.

Der Imperativ ist der Ausdruck eines Subjektes für seinen eigenen Willen oder einen Wunsch, dass das jeweilige Ereignis stattfinden möge. Hier haben wir den Modus des Voluntativs vor uns, der eine Rückkopplung zwischen der Sprache und der Realität voraussetzt.

In ihrem Wesen widerspiegeln diese drei Bewusstseinsebenen die Dreidimensionalität des Raum-Zeit-Kontinuums unseres Seins. Deshalb ist vom Standpunkt des Bewusstseins, das über die Fähigkeit der Spiegelreflexion der Realität verfügt, unsere Welt dreidimensional und durch die Grenzen dieser Ebenen der Wahrnehmung und des Bewusstseins bestimmt. Doch auch sie widerspiegeln ihrerseits bestimmte globale Etappen der Evolution. In die erste Ebene ist die Ebene des Wassers (des Reflexionsspiegels). Das Leben ist im Ozean entstanden. Auf dieser Ebene gibt es weder einen Konjunktiv noch einen Imperativ, hier herrscht der Indikativ: die Wogen branden, die Sonne scheint, die Korallen wachsen. Dann entsteht die zweite Bewusstseinsebene, die Ebene der Amphibien. Hier kommt der Konjunktiv ins Spiel: Man müsste etwas fressen, jetzt mache ich das Maul auf, und vielleicht gerät mir etwas hinein.

Die dritte Ebene ist der Mensch, der bereits die zwei vorangegangenen Ebenen enthält und die nächste, die mit der Entwicklung des physischen Körpers und des Denkapparates verbunden ist, erreichen muss. Und hier kommen der Wille und die Verfügungsgewalt hinzu: ich will, ich wünsche, ich befehle.

Der Übergang in die vierte Dimension, in den Imperativ der Schöpfung, hängt mit der Entwicklung unseres Gehirns und unseres Bewusstseins zusammen. Zu Heiligen Dreifaltigkeit (Seele, Geist, Bewusstsein oder auf einer anderen Ebene Information, Energie, Reflexion in der Materie), auf deren Grundlage die Welt erschaffen wurde, kommt noch etwas hinzu: die Freiheit der Persönlichkeit, die über Entwicklungsmechanismen zu erreichen ist, und die Harmonisierung der rechts-und linkshemisphärischen Prozesse im Gehirn. Und kein zusätzlicher Vektor, weder der Zeit noch des Raums, kann in der Wirklichkeit etwas verändern, weil das Bewusstsein das reflektierende System (der Wasserspiegel) der informationellen Kodierung, sowohl aus dem Kosmos, als auch von den DNA-Ebenen ist.

Wenn Sie in höhere Dimensionen vordringen wollen, müssen Sie erreichen, dass der Raum des Weltalls Ihrem Bewusstsein adäquat wird oder umgekehrt. Und dann, und wirklich erst dann, erscheint der Imperativ der Schöpfung. („ Und Gott sprach: Es werde Licht! Und es wurde Licht.") Nach diesem Bewusstseinszustand streben alle. Doch nicht alle erreichen ihn.

Mitte des Jahres 2000 gab es in Russland ein wenig beachtetes, doch außerordentlich wichtiges Ereignis. Im St. Petersburger Zentrum „Gehirn" der Russischen Akademie der Wissenschaften wurde unter Leitung des korrespondierenden Akademiemitgliedes Medwedew ein Gutachten über die Möglichkeit erstellt, äußere visuelle Informationen ohne Zuhilfenahme der Augen zu erhalten. Das Verfahren der Begutachtung wurde im Fernsehen übertragen. Das Mädchen Katja, deren Augen gegen die Aufnahme sensorischer Informationen durch eine lichtundurchlässige Plastikmaske isoliert waren, die ihr gesamtes Gesicht bedeckte, las dennoch voller Elan die auf einem Computerbildschirm angezeigten Texte. Die Mitglieder der Kommission veränderten mehrmals den Inhalt des auf dem Monitor Angezeigten, doch das Ergebnis war dasselbe: Das Mädchen „verhaspelte sich" beim Lesen nicht ein einziges Mal. Über die Ergebnisse dieser Untersuchungen berichteten die wissenschaftlichen Akademiezeitschriften und die Zeitschrift „Nauka i Schizn" („Wissenschaft und Leben").

Auch in unserem Zentrum kann man, wie ich bereits erwähnte, solche Kinder antreffen. Wir bringen ihnen nicht extra bei, mit verbundenen Augen zu lesen. Das kommt bei ihnen ganz von selbst, als Ergebnis der Persönlichkeitsorientierung auf das Spiel.

Doch es geht nicht darum, wie so etwas zu erreichen ist. Vertrauen Sie mir, es klappt ohne besondere Anstrengungen. Wichtig ist etwas anderes, nämlich dass es vom Standpunkt der orthodoxen Wissenschaft völlig unerklärbar ist. Wenn man von den darin herrschenden Vorstellungen ausgeht, ist ein solches Ergebnis grundsätzlich unmöglich. Doch dennoch ist es erreichbar, es wurde von einer akademischen Kommission festgehalten und anerkannt. Mehr noch, es ist mehrfach reproduzierbar.

Der Kosmos bedeutet Ordnung. Diese Ordnung, die nach unten auf die atomare oder zelluläre Ebene reflektiert wird, oder im Gegensatz dazu von den subatomaren Ebenen nach oben steigt, strukturiert und reflektiert unser Bewusstsein gleichzeitig. „Denn die Weisheit dieser Welt ist Torheit vor Gott"; hat der Apostel Paulus unversöhnlich gesagt. Doch der heilige Petrus korrigierte sanft: „Fügt eurem Glauben die Erkenntnis hinzu".

Einstein hat einmal ironisch gesagt, dass wenn der Betrachter gemäß der Quantentheorie das Betrachtete erschafft oder teilweise erschafft, eine Maus das gesamte Universum verändern kann, indem sie es einfach ansieht.

Der große Wissenschaftler kam der Wahrheit näher denn je. Wenn er nur das Wort „Maus" durch das Wort „Mensch" ersetzt hätte, hätte er leicht aus der Sackgasse der eigenen logischen Aporien herausgefunden.

Warum kann der Mensch das, was Mäusen nicht gegeben ist? Weil er nach dem Bild Gottes erschaffen wurde und ihm gleicht. Weil er als einziger das Potenzial der Form und des Inhaltes hat, auf die Raum und Zeit ansprechen.

Das Weltall wurde durch den Schöpfer geschaffen, und nur sein Wort: „So sei es!" ist der Maßstab für Recht und Gesetz. Der Mensch aber, wie der sich im Ergebnis seines evolutionären Entwicklungsweges bereits dem in ihm angelegten Ideal der göttlichen Menschlichkeit nähert, kann schaffen und, mehr noch, schafft auch schon das Betrachtete, indem er das Universum verändert. Doch um die Welt zu verändern, muss man über die Grenzen der etablierten Vorstellungen hinausgehen. Und das ist nicht einfach. Viele Menschen sind bereit, an Ort und Stelle zu sterben, wenn sie behaupten: „Das kann nicht sein, weil das niemals sein kann." Sie haben offensichtlich die traurige Lehre der französischen Akademie der Wissenschaften vergessen, die im achtzehnten Jahrhundert ein (vom modernen Standpunkt aus) absurdes Verdikt darüber erlassen hat, dass Apparate, die schwerer sind als Luft, nicht fliegen können. Unter jenen, die dieses Verdikt indiziert haben, waren große Leute, doch irgendjemand hat ihre Worte zum Glück eher für Ambitionen gehalten, die den Verstand beleidigen, als für die Stimme der Vernunft selbst. Im Ergebnis durchziehen Flugzeuge und Raketen den Himmel, also genau solche Apparate, die schwerer sind als Luft und die nach Meinung der führenden Akademiemitglieder kein Recht hätten zu fliegen.

Diese seltsame, doch weit verbreitete Haltung ehrwürdiger

Akademiemitglieder und sonstiger gelehrter Männer hat Ziolkowski in dem wenig bekannten Artikel „Motoren des Fortschritts" eingehend untersucht. „Es scheint natürlich, dass über Erfindungen und Entdeckungen zu richten den Wissenschaftlern vorbehalten ist. Doch das sind Menschen, die ihre gesamte Energie für die Wahrnehmung der Wissenschaften verbraucht haben, Menschen, die aus diesem Grund müde und nicht aufnahmefähig sind und ihrem Wesen nach (…) über eine schwache kreative Ader verfügen." Im Weiteren analysiert Ziolkowski die Argumente und Aufhänger der Finsterlinge. Und er schlussfolgert: „Ständig werden alte Hypothesen verworfen und die Wissenschaft perfektioniert. Und immer behindern das die Wissenschaftler am stärksten, weil sie bei dieser Neuausrichtung am meisten verlieren und leiden."

Erbarmungsloser hat Nikolai Gumiljow von jenen gesprochen:

> *„Wie ein Hund muss er verteidigen*
> *Den über Jahre erworbenen Namen."*

Wiederholen wir noch einmal die von Einstein fast erratene Wahrheit: Der ERKENNENDE und das zu ERKENNENDE können nicht voneinander getrennt werden. Im UNIVERSUM, das durch den SCHÖPFER erschaffen wurde, gibt es einfach keinen Blick, der niemandem zuzurechnen ist. Die ältesten Bücher der Welt, die immer noch kaum jemand lesen kann, legen davon Zeugnis ab. Zitieren wir die Anfangsworte der Schöpfung, die in der Bibel festgehalten sind:

„Im Anfang war das Wort,
Und das Wort war bei Gott,
Und das Wort war Gott."

Der mehrdimensionale Inhalt der oben angeführten Zeilen kann im Moment nur ausgehend von dem durch die Menschheit erreichten Niveau ihrer gesellschaftlichen Wahrnehmbarkeit betrachtet werden. In diesem Fall sind das WORT und GOTT zwar identisch, doch trennbar. Daraus folgt: das WORT, GOTT und dass sie TRENNENDE sind ein Teil der Trias, die die Welt erschafft, eben jener Heiligen Dreifaltigkeit, durch die alles „angefangen hat zu sein…" und „Fleisch geworden ist…".
Wenn man sich bemüht, dieses göttliche Wort durch das Hellsehen zu erfassen, dann sehen wir, so merkwürdig das auch sein mag, ein physikalisches Atom – ein Proton und die darum kreisenden Elektronen. Das Proton ist die Wurzel des materiellen physikalischen Wortes. Und wenn man sich darauf konzentriert, kann man auch etwas völlig ungewöhnliches sehen: Das ist nicht nur ein Energieklumpen und nicht nur ein Tunnel zwischen den Räumen, sondern auch ein gewisses Steuerpult. Es ähnelt einer sphärischen Konstruktion, die im Inneren nach dem Prinzip des Zauberwürfels konstruiert ist. Man betrachtet es von der einen Seite, zum Beispiel vom Bewusstsein aus, und liest die Sequenz: Evolution, Zivilisation, Intelligenz. Betrachtet man dieselbe Sequenz von der anderen Seite, sieht man Religion, Wissenschaft, Kultur. Das ist er, der Blick in die Wurzel. Und was für eine Wurzel! Doch auch hier sind die Rätsel noch nicht zu Ende, hier beginnen sie erst. Man markiert auf der einen Seite einen Sektor, der durch das Wort „Individualität" bezeichnet ist. Man dreht ihn herum. Und dort ist derselbe Sektor schon mit dem Wort „Persönlichkeit" bezeichnet. Und

wenn man in die Mitte hinein schauen kann, kann man dort auf dem mittleren Würfel lesen: „individuelle Persönlichkeit". So ist es also, das Proton. Ein Rätsel und nicht mehr. Die modernen Nanotechnologien können sich also erst einmal ausruhen.

Wenn wir davon sprechen, dass „im Anfang das Wort war", dann betrachten wir die linguistische Ebene des Denkens, die zur demiurgischen Steuerungsstruktur gehört. In diesem Fall müssen wir berücksichtigen, dass es gewisse Informationsbereiche gibt, deren Eigenschaften sich voneinander unterscheiden. Zum Beispiel die destrukturierte, passive Information, die den verstreuten Buchstaben des Alphabetes ähnelt.

Buchstaben sind Informationsträger, das ist unbestritten. Doch ebenso einleuchtend ist auch, dass sie nur dann einen gewissen Sinn, einen Wunsch oder ein Ereignis reflektieren, wenn sie auf eine bestimmte Weise angeordnet sind. Die Buchstaben selbst fügen sich nicht zu Worten und Sätzen zusammen, dafür bedarf es bestimmter Instrumente. Etwas muss in diesen Informationsbereich eindringen, die Buchstaben zu Worten zusammenfügen und die Kraft besitzen, sie aus dem passiven Informationsbereich in den aktiven zu versetzen, wo sie das Wesen ihrer Existenz erhalten, also von virtuellen zu realen werden.

Dieser Prozess wird sehr anschaulich durch die Physik illustriert. Wir haben zum Beispiel eine strukturierte materielle Partikel, klein und unteilbar, das Atom. In der Form, in der wir sie kennen, erforschen und nutzen, ist das schon ein Wort. Es ist materialisiert und in unserer Welt entwickelt, wir können es benutzen, Ergebnisse erzielen, indem wir es mit anderen Atomen verbinden, Moleküle gewinnen, jegliche nötige Stoffe, darunter auch Stoffe nicht natürlicher Art.

Doch das Atom besteht auch aus irgendetwas. Diese Grenze, wo das Strukturierte in das Unstrukturierte übergeht und umgekehrt, ist der energetische Raum, der die Welten trennt: die sichtbare, also die physische, von der nicht sichtbaren, geistigen.

Wenn man also sagt, dass „im Anfang das Wort war", so meint man einen sehr konkreten Sinn einer demiurgischen Technologie, die es ermöglicht, Ereignisse jedes beliebigen Komplexitätsniveaus zu steuern. Wie wird zum Beispiel das Periodensystem der Elemente gebildet? Alles beginnt mit einer einzigen Partikel, einfach und unteilbar, mit dem Proton, das heißt mit dem Wasserstoffkern. Um das nächste Element zu erhalten, braucht man eine Synthesereaktion: Das Proton muss sich mit einem anderen Proton verbinden, wobei das Gesetz der Kernkraft dem entgegensteht. In diesem Fall, unter den Bedingungen des siedenden Sonnenplasmas, in dessen Inneren auch Zyklen von Kernumwandlungen stattfinden, wirft ein Proton ein Positron ab, also ein positiv geladenes Elektron, und wird zu einem elektrisch neutralen Neutron. Im Neutron sind plus und minus ausgeglichen. Das heißt, etwas Positives hat einen Überschuss an Positivem aus sich herausgelöst und ist gleichsam positiv und negativ gleichzeitig geworden, hat eine innere Harmonie erreicht. So eine Partikel fällt schon nicht mehr unter das Gesetz der Kernabstoßung der gleichnamig aufgeladenen Partikel und verbindet sich frei mit einem anderen Proton. Es entsteht ein schwerer Wasserstoffkern. Dann kommt noch ein Proton hinzu, und es entsteht ein neues Element: leichtes Helium. Dann verbinden sich zwei Kerne dieses neuen Elementes miteinander, und es entsteht Helium.

Die Trias der Schöpfung, deren Wirkungen wir in der Natur der Sonne versucht haben zu begreifen, findet ihre verkleinerte, doch präzise Kopie in der Welt der Chemie. Wenn wir uns auf die organische Chemie beschränken, erkennen wir, dass (neben der Omnipräsenz des Wasserstoffes) drei schöpferische Grundlagen sehr eindeutig und einfach durch drei Elemente vertreten sind: Kohlenstoff als aktive Grundlage, Stickstoff als neutralisierende und Sauerstoff als passive.

Wenn wir die Welt durch das Prisma unserer vorgefassten Meinungen betrachten, das heißt jener Theorien und Erklärungen, die wir aus der Vielzahl des Wissens ausgewählt haben, die, wie es uns scheint, die Realität am adäquatesten abbilden, werden wir die objektive Wahrheit niemals sehen. Vergessen wir doch nicht, dass der Mensch überhaupt nur innerhalb eines sehr beschränkten Spektrums elektromagnetischer Wellen fähig ist, Informationen visuell wahrzunehmen. Er kann zum Beispiel mit seinem Sehvermögen keine Röntgenstrahlen oder überhaupt radioaktive Strahlungen ausmachen.

Wenn wir den wahren Weg nicht kennen (und ihn kennt nur derjenige, der bereits jene Ereignisse geschaffen hat, die mit uns vor sich gehen), so beobachtet unser Bewusstsein in diesem Fall eine Illusion von der realen Welt, genauer gesagt, einen Spiegel, der das tatsächliche Bild des Weltalls und unseres persönlichen Seins verzerrt. Das heißt genau das, wovon hier die Rede war: Der BETRACHTER schafft das zu BETRACHTENDE. Und weiter hängt alles vom Bewusstsein ab, was für ein Bewusstsein hat der Betrachter? Ein gewöhnliches, ein erweitertes, ein wahrhaftiges?

Um diese Behauptung nicht unbegründet stehen zu lassen, bringe ich ein neues Beispiel. Wahrscheinlich haben Sie den Film „Der weiße Hai" gesehen, in dem es um einen riesigen Hai geht, der Menschen frisst. Es ist anzumerken, dass es sehr wenig Fakten darüber gibt, dass diese Meeresbewohner Menschen tatsächlich angegriffen haben. Doch die Macher des Films hatten sich nicht zum Ziel gestellt, historisch glaubwürdig zu sein, sie hatten andere Aufgaben. Und die haben sie hervorragend erfüllt. Menschen, die Strände besucht haben, waren voller

Psychosen und Neurosen über die hypothetische Gefahr, die durch die Eindrücke von dem Film ausgelöst waren.

Und plötzlich trafen aus der ganzen Welt, von allen Kontinenten, Mitteilungen über eine beispiellose Zahl von Haiangriffen auf Badende ein. Obwohl es, bevor der Film in die Kinos gekommen war, keinerlei Besorgnis erregende Statistik über derartige Zwischenfälle gegeben hatte. Sogar Peter Benchley, der Verfasser des Buches, wäre fast gestorben, als er dem Angriff eines grimmigen Highways von zwei Metern Länge ausgesetzt war.

Können Sie sich vorstellen, was geschehen war? Das Bewusstsein der Menschen hat schaurige Szenarien des Zusammentreffens mit den Meeresraubtieren in den Raum projiziert. Und der Raum hat reagiert, er hat im Bewusstsein der Tiere Programme eines neuen Verhaltens vervielfältigt.

Offensichtlich müssen wir alle unser Verhältnis zu unserem Platz und unserer Rolle in der Welt verändern.

Um die Wirklichkeit richtig zu sehen, muss man zumindest das Folgende wissen: Sämtliche Theorien moderner Wissenschaftler stützen sich auf die Grundlage des Lebens und nicht das Leben auf die Grundlage der Theorien. Dabei steht das Leben nicht still, es verändert sich, es verändert sich in Übereinstimmung mit bestimmten Programmen der höheren Vernunft. Es verändert sich gerade auf der Grundlage des kollektiven Bewusstseins, das sich von jenem Wissen aus nähert oder entfernt, dass der VOLLKOMMENE MENSCH verkörpert. Die Menschheit hat ihm einen Namen gegeben: SCHÖPFER. Wie auch denen, die SEINEM WEG folgen.

Zuerst malt Raffael ein Gemälde. Und erst danach erklären Tausende von Kunstwissenschaftlern, wie er das gemacht hat. Doch selbst wenn er die künstlerischen Methoden des Genies gründlich studiert hat, ist niemand von ihnen in der Lage, etwas Ähnliches zu schaffen.

Der Hauptfehler der orthodoxen Wissenschaft besteht genau darin, dass sie die methodische Unvoreingenommenheit, die Unabhängigkeit des Verlaufs eines Versuches von der Persönlichkeit des Experimentators zum Prinzip erhoben hat. Doch eine solche Unabhängigkeit gibt es grundsätzlich nicht. Denken wir noch einmal an den Film „Der Weiße Hai" und noch an Tausende andere ähnlicher Fälle, die der Wissenschaft hinreichend bekannt sind. Doch gerade die Voreingenommenheit des Experimentators ist das wichtigste Ereignis jedes Versuches, das Phänomen unserer Wahrnehmung. Eine andere Sache ist, in welchem Maß sich die Voreingenommenheit des Subjektes auf die Objekte auswirkt. Das hängt bereits in entscheidendem Maße davon ab, wie die Möglichkeiten des persönlichen Bewusstseins und des gesamten inneren Mikrokosmos des Menschen beherrscht werden, das heißt es ist das Ergebnis einer langen evolutionären Entwicklung, und zwar nicht in einem Leben, sondern in einer ganzen Reihe von Wiedergeburten.

Sehen wir uns also die Grundkonstanten des Weltalls an, auf denen das uns bekannte biologische Leben aufgebaut ist.

Die ersten Stufen der Jakobsleiter, die den Menschen zu wahrhaftigem Wissen führen, liegen in den Bereichen des BEWUSSTSEINS. Geben Sie acht, dass wir nicht von einem Bereich, sondern von vielen sprechen. Das heißt von einer Struktur, die ihre eigene Organisation hat und mit dem planetaren Informationsnetz verbunden ist. Sowohl die Erde als auch der Mensch sind Objekte der Struktur und der Ebenen des gesamten Weltalls. Deshalb nehmen sie ständig Informationen auf, geben sie weiter und generieren sie, da diese Informationen ihre Lebenstätigkeit und die evolutionäre Entwicklung gewährleisten. Dass die Welt der Informationen, wie sich herausgestellt hat, über die Grenzen der bekannten physischen, materiellen Welt hinausgeht und gleichzeitig ihr Fundament, ihre Wände und ihr Dach ist, das heißt von allen Seiten die Quäntchen der strukturierten Substanz umschließt, verändert das Bild von der allgemeinen Beschaffenheit der Welt grundlegend. Die Materie, die im physischen Universum nur einen unbedeutenden Teil ausmacht, ist ein besonderer Spiegel, der feine Informationsprozesse reflektiert, die in der Unendlichkeit des Kosmos auf der Makroebene und der Mikroebene ablaufen.

Auch der Mensch ist in gewissen Grenzen ein solcher Spiegel. Eingeweihte Leute wussten und haben verstanden, was sich hinter dem alltäglichen Sinn der Worte verbirgt. Wenn wir im ersten Buch Mose, der Genesis, lesen: „Die Erde aber war wüst und wirr, Finsternis lag über der Urflut, und Gottes Geist schwebte über dem Wasser", nehmen wir lediglich den äußeren Sinn der Wörter war.

Doch es gibt noch eine andere Wahrnehmungsebene. „„Die Erde aber war wüst und wirr." Das heißt, die Erde war noch nicht materialisiert, sie befand sich in einem anderen Informationsraum, am Anbeginn allen Anbeginns, noch nicht durch Gottes Gedanken befruchtet. „Gottes Geist schwebte über dem Wasser." Das Wasser ist der Spiegel des Bewusstseins. In diesem Satz geht es um das Verfahren der Aufzeichnung des grundlegenden Programmes der weiteren Evolution und Entwicklung eines neu geschaffenen kosmischen Objektes auf seinen materiellen Träger.

Auf diese Weise gibt es einen Sinn des Satzes, der vom Standpunkt des kollektiven Bewusstseins aus der buchstäbliche ist. Es gibt einen zweiten, verborgenen, genauer gesagt, bereits entdeckten. Und es gibt noch zwei, über die es zu früh wäre, jetzt zu sprechen, weil jeder dieser

Sinne gleichzeitig eine Technologie der Schöpfung ist. Und noch dazu eine demiurgische.

Dabei hat dieser Prozess viele Ebenen. Und das, was auf der einen Ebene des Weltalls gemäß der religiösen Tradition als Throne, Kräfte und Mächte bezeichnet wird, heißt auf einer anderen Ebene Seele, Geist, Bewusstsein. In unserer physischen Welt dagegen werden bereits andere Begriffe verwendet: Information, Energie, Materie. Deshalb behaupten wir auch, dass Raum und Zeit eine Projektion des Bewusstseins sind, das heißt die Materialisierung erfolgt über die Reflektion von Wellenprozessen der geistigen Welt durch das Bewusstsein.

Das Akademiemitglied Grigori Petrowitsch Grabovoi , einer der wenigen, der über wahres Wissen verfügt, schreibt in seinem Buch „Die Auferweckung von Menschen und das ewige Leben – von nun an unsere Realität!" (Moskau, Verlag A. W. Kalaschnikow, 2001) über diese göttliche Technik: „Wenn Sie das, woran Sie denken, mit dem, was in der äußeren, scheinbar objektiven, Realität geschieht, in Verbindung bringen, und wenn Sie das auf der Handlungsebene in Verbindung bringen, dann können Sie Objekte materialisieren..." Verstehen Sie?

Eigentlich sind all diese Kenntnisse und Technologien in der DNA-Struktur jedes Menschen verankert. Und von Zeit zu Zeit werden sie an sein Bewusstsein weitergegeben, das seinerseits das Laryngal- und Sprachzentrum einschaltet und mit dem Ruf „Heureka!" das Universum von dem jeweiligen Ereignis in Kenntnis setzt.

In der Antike behauptete man, dass die Welt auf drei Elefanten steht oder auf drei Säulen, wie es in der jüdischen Kabbala heißt. Das, worauf die Welt steht, kann man als Wale, Elefanten oder Säulen bezeichnen; das Wesen bleibt dasselbe. Es geht nicht um Tiere, sondern um die rechte und die linke Hemisphäre des Gehirns, um das Rückenmark, um die Möglichkeit ihres harmonischen Funktionierens auf der Basis des BEWUSSTSEINS, natürlich des göttlichen.

Die linke Hemisphäre manifestiert ihre logischen Funktionen durch die wissenschaftliche Weltanschauung. Die rechte - durch das intuitive Erfassen der Wahrheit und die religiöse Wahrnehmung der Welt. Auf den ersten Blick sind sie unversöhnliche Gegner. Doch sieht man genauer hin, so sind sowohl das Kauderwelsch atheistischer Anschauungen als auch die Forderungen nach der „Opferung der Vernunft", die das Publikum in Erstaunen versetzen, einfach zwei extreme Ausprägungen einer natürlichen Grundlage des Lebens. Und solange sich die linke Hemisphäre am Spiegel der eigenen Reflexion stößt und keine Möglichkeit hat, den GRAT zu überwinden, der die Welten teilt, wird sie vom Atheismus reden, von den physikalischen Grundlagen der Welt, von Geschwindigkeiten, die die Lichtgeschwindigkeit nicht übersteigen können, von Raum und Zeit als Milieu unserer Existenz, ohne zu begreifen, dass sie im Verhältnis zum BEWUSSTSEIN DES SCHÖPFERS sekundär sind, der all das in der Welt geschaffen hat, und zu dem sie sich verhalten wie die Wirkung zur Ursache.

Nicht nur die Science-Fiction-Schriftsteller sprechen von den übersinnlichen Fähigkeiten des Menschen. Der weltbekannte Professor Hawking, zweifellos einer der schillerndsten Wissenschaftler der Gegenwart, fordert die Menschen auf, sich vorzubereiten: „Der Mensch muss sich als Art vervollkommen, seine eigenen intellektuellen und physischen Fähigkeiten umwandeln. Denn er muss in einer immer komplexer werdenden Umwelt existieren und neuen Anforderungen gerecht werden. Er muss ein Übermensch werden. Natürlich sagen viele, dass Genexperimente an Menschen verboten werden müssen. Doch ich glaube nicht, dass irgendjemand wirklich imstande ist, sie zu stoppen. Genetische Experimente an Pflanzen und Tieren sind schon aus ökonomischen Erwägungen erlaubt, und irgendein Schlauberger wird bestimmt nicht zurückschrecken und versuchen, sie am Menschen durchzuführen. Irgendwann irgendwo wird irgendjemand auf jeden Fall einen neuen, besseren Menschen erschaffen."

Man fragt sich, was der Schöpfer darüber denkt. Derjenige, der seine eigene vollkommenste Schöpfung, den Menschen, geschaffen hat. Vielleicht haben gerade die seltsamen Gedanken des Wissenschaftlers, die Schöpfung des Schöpfers zu verbessern, ihn in seinen heutigen, nicht beneidenswerten körperlichen Zustand versetzt wie schon viele vor ihm? Stephen Hawking ist bereits seit vielen Jahren an den Rollstuhl gefesselt. Er ist an der so genannten amyotrophen Lateralsklerose erkrankt.

Alles begann 1995 und entwickelte sich in mehreren Etappen. Zuerst erkrankte Hawking an Lungenentzündung. Dann wurde er operiert. Nach einem Luftröhrenschnitt sprach er nicht mehr und verlor die Möglichkeit zu kommunizieren. Freunde entwickelten für ihn ein Computerprogramm zur Kommunikation, das direkt in seinen Rollstuhl installiert wurde. Er unterhält sich mit Hilfe des Computers mit den Leuten und schreibt Bücher: ebenfalls mit Hilfe des Computers. Es liegt mir fern, in diesem Punkt Schadenfreude zu empfinden. Mehr noch, ich fühle mit diesem genialen Menschen. Und noch mehr: Ich bin bereit, ihm zu helfen, diese Krankheit loszuwerden, die ihn zur Unbeweglichkeit und Stummheit verdammt, wie Igor Arepjew und ich es schon mehrfach getan haben. Dafür ist von seiner Seite nicht viel nötig: Er muss nur eine solche Chance ernst nehmen, sein Gebrechen loszuwerden.

Dennoch schadet es dabei auch nicht, sich Gedanken zu machen: Sind die falschen Gedanken nicht vielleicht der wahre Grund für den falschen körperlichen Zustand? Denn die falsche Orientierung des Bewusstseins führt zur Verzerrung der Welt der Existenz, zu ihrem Krankheitsbild, zu einer anschließenden Reflexion über den Wasserspiegel (das Bewusstsein) in die innere Welt, also in den Organismus, wo Krankheiten entstehen.

Die Evolution ist die schwierige Leiter der menschlichen Entwicklung und des Findens Gottes im Menschen. Gottes in sich selbst. Seit Igor Arepjew und ich das Hellsehen bei uns entdeckt haben, ist unser Leben nicht leichter geworden. Im Gegenteil, es ist schwerer geworden. Jetzt sehen wir aktuelle Ereignisse nicht mehr so wie früher; Verbindungen und Abhängigkeiten werden deutlich, die wir früher nicht bemerkt und daher bei der Entscheidungsfindung ignoriert haben. Das Problem besteht nicht darin, dass jetzt mehr Faktoren zu berücksichtigen sind, als wir früher beachtet haben. Das Problem besteht darin, dass wir jetzt wissen und, mehr noch, mit eigenen Augen sehen, dass die Welt kein zufälliges Resultat der eigenen Entwicklung ist, sondern ein völlig gesetzmäßiger Prozess der Evolution des Universums, der strikt nach einem Plan verläuft, in genauer Übereinstimmung mit der Idee dessen, der diese Welt erschaffen hat und den die Menschen, die seine unsichtbare Anwesenheit in unserem Sein intuitiv erahnen, mit dem allumfassenden Wort Vater bezeichnen.

Wir haben nicht verborgen, was wir gesehen haben. Dennoch habe ich von einem Freund, der Wissenschaftler und von Hause aus Mathematiker ist, zu hören bekommen: „Wenn es an Fakten fehlt, beginnt die Fantasie zu arbeiten." Hinter dieser lapidaren Formulierung verbarg sich eindeutig ein zweiter, als Vorwurf gemeinter Sinn: Einbilden kann man sich alles Mögliche, doch welchen Bezug hat das zum realen Leben?

In seinem Leben war es offensichtlich auch so. Doch in unserem Leben war alles anders.

Eines Tages, Ende August 2000, habe ich ferngesehen. Und plötzlich wurde der Bildschirm schwarz. Ich begann, zwischen den Programmen hin und her zu schalten – überall dasselbe Bild. Mein erster Gedanke war: Das ist bestimmt wieder irgendein Putsch von irgendeinem Komitee für den Ausnahmezustand. Doch dann ergoss sich vor meinen Augen die Röte eines fernen Feuers. Igor, der, immer wenn er nach Moskau kam, in meinem Haus wohnte, war zu diesem Zeitpunkt draußen im Garten. Ich ging hinaus in den Garten, um dieses ungewöhnliche Ereignis mit ihm zu besprechen. Ich fand ihn in der Nähe des Pavillons, doch er wusste anscheinend schon, was ich ihn fragen wollte.

„Was ist, siehst du das Feuer?", fragte Igor.

„Ja.

„Geh mal ins zweite Obergeschoss und sie in Richtung des Fernsehturms in Ostankino", riet er mir.

„Ostankino brennt?", fragte ich den Freund und begriff sofort alle kommenden Unannehmlichkeiten eines Lebens ohne Fernsehen.

„Es brennt", bestätigte er. „Kabel haben sich entzündet. Es gibt sehr viel Rauch. Dieser Rauch lässt einen nicht atmen, er raubt einem die Luft."

„Warum haben sich die Kabel entzündet?", fragte ich, denn ich wusste, dass Igor in der Analyse einer jeden Situation über das Hellsehen wesentlich besser ist als ich.

„Weil in der feinmateriellen Welt wieder ein Konflikt tobt. Dieses Mal ein sportlicher. Zuerst haben die Dunklen ein Tor geschossen, dann haben sie ein Tor hereinbekommen", antwortete er mir geheimnisvoll. (Für den Leser, der das erste Buch nicht kennt: „Die Dunklen" oder „die aus Mohair" nennen wir unter uns die dunklen Mächte, die sich dem Schöpfer entgegenstellen.)

„Was für ein Tor?" Ich verstand ihn nicht ganz. Obwohl ein Fußballspiel in Bezug auf den Brand im Fernsehturm Ostankino tatsächlich in einer geheimen Abhängigkeit stehen kann. Zumindest in einer solchen Beziehung wie Annuschkas Sonnenblumenöl zur Tragödie mit der Straßenbahn an den Patriarchenteichen in Bulgakows berühmtem Roman „Der Meister und Margarita".

„Weißt du wieder nicht, was du tust?", fragte mich der Freund mit einer gewissen Zweideutigkeit in der Stimme.

Ich vermute irgendwelche feinmateriellen Ereignisse, die die Tendenz haben, selbst wenn sie mit unserer Beteiligung erfolgen, diese Beteiligung in der gewöhnlichen, materiellen Welt, nicht immer deutlich zu machen.

„Was für ein Fußballspiel? Wer misst sich mit wem und um welchen Preis?"

„Eine gute Frage", lobt mich Arepjew. Und er hilft mir weiter: „Frage noch nach dem Spielstand."

„Ja, wenn du ihn kennst, sage mir auch den Spielstand", stimme ich ihm zu.

Igor weiß, dass ich wesentlich schlechter sehe als er und dieses Defizit des inneren Sehens durch Intuition wettmache. Deshalb spielt er manchmal mit mir Katz und Maus. Doch dieses Mal nutzte er seine Vorteile im Wetteifer der Charaktere nicht gegen mich aus.

„An der obersten Spitze der feinmateriellen Ebenen spielt sich schon seit mehreren Tagen etwas wie ein Fußballspiel ab oder, genauer gesagt, Wettkämpfe darum, wer wen wohin abdrängt. Der Spielstand ist eins zu eins."

„Was ist das für ein Fußballspiel?"

„Ganz oben, auf der obersten Fläche, haben sie das Spielfeld und die Tribünen eingerichtet. Auf der zentralen Tribüne sind die Friedensrichter.

Du und ich, wir sind die Hauptschiedsrichter. Außerdem gibt es noch Vertreter der Hellen und Vertreter der Dunklen. Es sind jeweils drei. Dort ist Kyrill. Er ist sehr aufgeregt und geschäftig. Wir sitzen in der Mitte der Tribünen."

„Als Hauptpersonen? Warum?"

„Ja, wir sind die Hauptpersonen. Weil wir das Armageddon gewonnen haben."

„Warum hast du gesagt: so etwas wie ein Fußballspiel? Was soll diese Unbestimmtheit?"

„Jede Seite sieht das Geschehen auf ihre Weise. Die Dunklen denken, dass sie Fußball spielen. Und der Ball, mit dem sie spielen, das ist die Erde, das Bewusstsein der Menschen, ihre Seelen. Und ein Tor haben sie auch schon geschossen. Allerdings nicht ganz fair. Ihre Vertreter rufen Gemeinheiten, sagen vor, wohin sie die Pässe spielen sollen, und der Schiedsrichter auf dem Feld tut, als würde er es nicht bemerken."

„Und wie nehmen die Hellen das alles auf?"

„Sie weigern sich, das als Fußballspiel zu betrachten. Denn in Wirklichkeit ist es auch kein Fußball. Der Mensch und seine Seele sind für die Hellen kein lebendes Fleisch, sondern potenzielle Erlöser."

„Und was ist in der Wirklichkeit mit diesem Spielfeld, dem Ball und dem Spiel?"

„Dieses Feld ist der gesamte Raum des Weltalls. Die physische Welt (also die Welt, die durch den Spiegel des Bewusstseins reflektiert wird) und die nichtphysische Welt (mit der unser Bewusstsein nur über die Intuition, das Hellsehen und Träume interagiert). Die Grenze zwischen den Dunklen und den Hellen sind die Menschen, die das Hellsehen beherrschen. Sowohl die Dunklen als auch die Hellen sehen sich die Orientierung der Seele an. Das ist die Kennziffer für den Spielstand. Jeder

Spieler ist eine große Menge von Menschen und ihrem Bewusstsein, die er vertritt. Jeder befindet sich in seiner Mannschaft auf der Position, die er auf der Erde erhält, abhängig vom evolutionären Status."
„Also abhängig davon, welche Möglichkeiten die Seele im Verlauf der menschlichen Evolution dem Bewusstsein übertragen hat", beende ich bereits mit der Stimme der Intuition Igors Gedanken.
„Ja", bestätigt er. „Es gibt auch keinen Ball als solchen. Das sind alles die Phantasien der Dunklen. In Wirklichkeit versuchen die Spieler die Energie, die Kraft und den Raum auf die fremde Seite abzudrängen. Wer schiebt wem mehr Licht oder Dunkelheit zu? Doch das geschieht alles über die Menschen. Hier hängt alles von der Reaktionsschnelligkeit ab, davon, wer sich schneller in Raum und Zeit orientiert, wer durch den Umfang seines Wissens schneller reagiert. Doch alle Handlungen erfolgen über Menschen. Neid, Betrug, Gewalt, Heuchelei, Stolz, Gier – alle negativen Eigenschaften werden von den Dunklen genutzt, damit der Mensch den Weg nicht sieht und kein wahrhaftiges Wissen erwirbt."
„Sie spielen gegen die Regeln, schießen ein Tor, und wir reagieren nicht?" In meiner Frage schwingen Unverständnis und Empörung mit.
„Sie werden trotzdem nicht gewinnen. Ein Gegentor haben sie schon kassiert", entgegnet Igor. „Aber eigentlich hast du Recht, man muss sie in ihre Schranken weisen."
Jetzt sehe ich das auch. Die Tribünen, die Dunklen, wie sie wüten. Sie sind sich sicher, dass sie nicht bestraft werden, dass sie siegen und dadurch viele Positionen des Armageddons zur Disposition stellen werden. Kyrill ist unter ihnen. Er erklärt zwei anderen Teufeln, die ihrer Größe nach sehr viel darstellen, dass er Igor und mich demoralisiert hat, dass wir uns schlecht in dem Geschehen orientieren können und nicht begreifen, was wirklich auf dem Spielfeld passiert. Die Teufel sind

zufrieden. Sie lächeln Kyrill gnädig an. In diesem Moment steht Igor auf. Augenblicklich stoppt das Fußballspiel.

Ich stehe neben meinem Freund auf. Mit einer Geste ruft Igor den Schiedsrichter vom Spielfeld zu sich. Dieser tritt sofort auf uns zu. Er sieht eigenartig aus: von der einen Seite ein Mensch, von der anderen irgendeine Energie, die in die Sphäre eingeschlossen ist. Und zwar eine Energie, in der Licht und Dunkelheit vermischt sind. Aus diesem Grund sollte der Schiedsrichter objektiv sein. Fehlt es ihm an Objektivität, kann er aus der obersten Liga der Schiedsrichter ausgeschlossen werden. Deshalb ist er sehr verschreckt. Igor wendet sich höflich, aber streng an ihn:

„Sie müssen objektiv sein. Es gibt Regeln, die nicht wir uns ausgedacht haben. Eigenartig, dass Sie sie vergessen haben. Doch wir alle hier leben nach ihnen. Sie wurden vom Schöpfer aufgestellt."

‚Wann hat er es geschafft, sich hier so einzuleben?', denke ich bei mir, ohne meinen Mitstreiter zu unterbrechen.

„Und niemandem ist es gegeben, diese Regeln zu brechen. Die Rechtfertigungen, dass Sie etwas nicht gesehen hätten, etwas verpasst oder nicht gewusst hätten, werden von jetzt an nicht mehr akzeptiert."

Ich sah, wie sich mit dem weiteren Fortschreiten des Monologs von Igor die Gesichter der Teufel verfinsterten. Und wie umgekehrt Hoffnung die Gesichter der Hellen erleuchtete.

„ Sie haben genügend Instrumente, Kräfte, Visionen und Mächte, um eine objektive Analyse des Geschehens vorzunehmen", fährt Igor fort. „Und wenn Sie sich von jetzt an nicht an die Regeln halten, werden Sie abgelöst und verlieren alle Ihre Privilegien. Sie sollen Ihre Meinung haben und unabhängig sein. Ansonsten, das wiederhole ich, werden Sie abgelöst. Und Sie wissen, dass wir dazu befugt sind."

Nach diesen Worten wandte sich Igor den Dunklen zu, und sein auch zuvor nicht besonders gnädiges Gesicht nahm einen noch stärkeren Ausdruck von Strenge an.

„Ebenfalls nach den uns vorliegenden Regeln warnen wir die Vertreter der dunklen Mächte, dass sie vom Spiel ausgeschlossen werden können." Der Schiedsrichter hatte alles richtig verstanden und stellte den Dunklen zwei Strafkarten aus. Die Teufel schwiegen finster, widersprachen aber nicht.

Wir verließen den Modus des Hellsehens. Igor war immer noch sehr ernst. Das, was in der feinmateriellen Welt vor sich ging, beunruhigte ihn. Er begriff, dass das Geschehen sehr ernsthafte Folgen haben konnte. Und es konnte kaum sein, dass dieses eigenartige Fußballspiel und der Brand im Fernsehturm nicht zusammenhängen. Über das Fernsehen wurde immer sehr viel Desinformation und negativer Einfluss transportiert. Besonders in der letzten Zeit. Rund um das Fernsehen hat es immer sehr viel Schmutz gegeben. In den geschickten Händen von Managern, Politologen, PR-Leuten und Chaosmachern (um den bildhaften Ausdruck meines Freundes, des Schriftstellers Juri Poljakow, zu benutzen) und ähnlicher Könner des Bildschirms hat sich das Fernsehen zu einem mächtigen Instrument der Zerstörung des öffentlichen Bewusstseins entwickelt. Darüber wurde in diesen Tagen viel in der Presse geschrieben.

Wir haben diese Enthüllungsberichte gelesen und unser normales Leben weiter gelebt, das angefüllt war von Gut und Böse, von Heiligem und Verwerflichem, wo alles unnormal war, über Grenzen hinausging und weit entfernt war von Harmonie und Zweckmäßigkeit. Doch bei all dem wussten wir schon, warum, wie und wozu das eine oder andere geschah. Wir wussten nun, was der Vater machen wollte. Und wer ihn daran hinderte. Und wie die Menschen, die Gottes Absicht nicht begriffen, ihr eigenes Leben verpfuschten und verdarben und es in die Hände von Götzen gaben, die das Ergebnis ihrer eigenen Willenlosigkeit waren.

* * *

Wir sind wieder bei Grigori Petrowitsch Grabovoi. Es sind viele Leute da, im Empfangszimmer, im Korridor und sogar auf der Straße. Es ist acht Uhr abends, und sieht man sich die Besucherzahl an, stehen ihm noch ungefähr drei Stunden Arbeit bevor. Wann ruht er sich eigentlich aus? Und wenn wir mit Grigori Petrowitsch sprechen, erinnere ich mich immer an diese Menschen im Nebenzimmer, an ihre schweren Krankheiten. Und ich versuche, besonders lakonisch zu sein. Heute arbeiten wir wieder mit den Auferweckungstechnologien.

„Im tiefsten Inneren seiner Seele weiß jeder, dass sowohl das ewige Leben als auch die Auferweckung möglich sind", lenkt Grabovoi zum wiederholten Male Igors und meine Aufmerksamkeit auf die Tatsache, die auf der Ebene des alltäglichen Bewusstseins recht prosaisch wahrzunehmen ist.

Warum wiederholt er das? Was heißt „im tiefsten Inneren seiner Seele"? Bedeutet es eine gebräuchliche idiomatische Redewendung oder den Zugang dazu, was normale Menschen nicht sehen oder nicht sehen wollen? Der Mensch hat so leistungsfähige technische Geräte geschaffen: Elektronenmikroskope, Teleskope. Er möchte wissen, andere Galaxien und Welten sehen. Und auf einmal erklingt das Wort „Seele". Und niemand von uns möchte auch nur einen Moment darüber nachdenken, wo sie denn ist, diese Seele. Wie ist sie? Wie funktioniert sie? Haben alle eine Seele?

Man kann sich noch irgendwie vorstellen, was sich hinter den Begriffen „Verstand", „Vernunft", „Bewusstsein" und „Intellekt" verbirgt. Aber die Seele! Der Geist! Sie sind nach wie vor ein Buch mit sieben Siegeln. Vielleicht gibt es sie auch gar nicht? Eine Ephemeride, mehr nicht...

Doch warum sprechen die Menschen seit Jahrtausenden immer wieder vom Geist und von der Seele? Sie bitten, man solle nicht in sie dringen, ihre Seele in Ruhe lassen, sie nicht quälen. Und Grigori Petrowitsch setzt auch noch hinzu:

„Wenn wir nicht in der Lage sind, das Bewusstsein zu erweitern, um die Welt auf der Ebene der Seele wahrzunehmen, wird die Auferweckung für viele Menschen nur etwas rein Symbolisches bleiben."

„Aber die Tatsachen von Auferweckungen wurden doch schon publiziert, Sie schreiben darüber in Ihren Arbeiten", lenke ich seine Aufmerksamkeit auf die reale Massenwirksamkeit des Themas der Auferweckung. Mich als Schriftsteller beschäftigen derartige Nuancen der öffentlichen Reaktion auf die wundertätige Praxis von Grigori Petrowitsch nicht weniger als die Technologie selbst. „Denn würde man im zentralen Fernsehen die Begegnung von Außerirdischen mit der Verwaltung des autonomen Bezirkes der Tschuktschen zeigen, wären dort schon am nächsten Tag Tausende Korrespondenten aus der ganzen Welt", füge ich hinzu.

Grigori Petrowitsch lächelt bitter.

„Bei den meisten Menschen ist die Wahrnehmung von der Welt einfach transformiert. Es scheint ihnen, dass sie frisch und munter sind, etwas machen, etwas zu Ende bringen. Zum Teil ist es wirklich an dem. Doch in ihren Augen haben sie gleichsam stark verdunkelte Kontaktlinsen. Sie wissen nur nichts davon und denken, dass die Welt wirklich so ist, wie sie sie sich vorstellen. Umso mehr, als sie sich von Zeit zu Zeit mit anderen Menschen über irgendwelche Tatsachen der Wahrnehmung austauschen und diese als ihren eigenen Beobachtungen adäquat empfinden. Uns schränkt das Modell des dreidimensionalen Raumes und der linearen Zeit ein. Diese wissenschaftliche Tatsache ist im Prinzip ein Mechanismus der Selbstbeschränkung. Der Mensch weiß, dass er in einer dreidimensionalen Welt lebt, dass er sterblich ist, dass er Krankheiten ausgeliefert ist und dass das nicht nur auf ihn zutrifft, sondern auf alle Menschen. So entsteht ein kollektiver Traum des Bewusstseins, und eine Einzelheit des Weltalls ersetzt das wahre Bild vom Universum. Obwohl heute viele bedeutende Wissenschaftler der Welt anerkennen, dass es nicht möglich ist, dass der Kosmos und das Leben aus sich selbst heraus entstanden sind und sich entwickelt haben. Doch sie fürchten sich, den nächsten logischen Schritt zu gehen.

Wenn Grigori Petrowitsch spricht, sind seine Worte von der Übertragung ganzer Informationsblöcke, die in Form von Sphären formiert sind, in unser Bewusstsein begleitet. In der Sphäre sind auch die begrifflichen Texte und die Bilder eingeschlossen. Eine jede dieser Sphären kann zu einem ganzen Buch über die Auferweckung entfaltet werden.

„Sie wollen sagen, dass die Unsterblichkeit ein Akt der Zustimmung der Menschen zum ewigen Leben, zum Nichtsterben ist. Das heißt das kollektive Bewusstsein soll die Tatsache der Unsterblichkeit akzeptieren, und dann wird sie aus dem Bereich der Hypothese in den Bereich der Realität verschoben?"

„Richtig", bestätigte Gregori Petrowitsch. „Ein Akt der kollektiven Zustimmung. Denn der gesamte Raum des Universums ist eine Projektion des Bewusstseins. Deshalb muss man das Standardverfahren des Zugangs zu Informationen beherrschen und sich über Archivierungspunkte im Raum in das Kosmische Internet einschalten."

Das Kosmische Internet. Vor einigen Jahren habe ich diese Definition zum ersten Mal in meinem Buch „Der Schlüssel zum Überbewusstsein" verwendet. Dann habe ich sie Grigori Petrowitsch geschenkt. Es sieht so aus, als hätte sich der Terminus eingebürgert. Doch außerdem gab es in dem Buch noch folgende Worte: „Die Schaffung der Noosphäre durch den Menschen hat schon begonnen. Die Zeit ist nicht mehr fern, da der Mensch einen neuen Rang erhält, den Rang eines Bürgers des Universums. Auf diese Ehre und diese Verantwortung muss man vorbereitet sein."

Und so sitzen wir also zu dritt und besprechen Projekte, die vom Standpunkt des so genannten normalen Menschen aus völlig verrückt sind: die Auferweckung, die unsterbliche Existenz, die gleichzeitige Existenz in zwei oder mehreren Räumen.

Ich habe in meinem Leben sehr viele Bücher gelesen, und zwar aus den verschiedensten Wissensgebieten. Der Inhalt der meisten von ihnen hat sich an der Oberfläche meiner Aufmerksamkeit nicht besonders lange gehalten, sondern sich irgendwo in der Tiefe der geheimen Speicher des Gedächtnisses festgesetzt. Manchmal sind die einen oder anderen Stellen des Gelesenen wieder in meinem Bewusstsein aufgetaucht. So ist mir auch jetzt aus irgendeinem Grund Ray Stanford wieder in den Sinn gekommen, genauer gesagt, ein Ausspruch von ihm: „Die Planeten sind für die Zivilisationen dasselbe wie die Flüsse für den Lachs, nämlich Laichplätze. Wenn wir erwachsen werden, müssen wir ins Meer des Kosmos hinausziehen und unseren Platz im Raum einnehmen."

„Achtet auf die folgende Feinheit", macht uns Grigori Petrowitsch aufmerksam. „Wenn vom Standpunkt der Erkennung der Welt die Notwendigkeit entfällt, eine Phase des Bewusstseins zu entwickeln, die der Aufspaltung der physikalischen Materie entspricht, verschwindet der Tod, der Tod wird unnötig."

Wir verstehen, was Grabovoi uns sagen will. Doch verstehen ihn auch seine Wissenschaftlerkollegen? Danach zu urteilen, dass die Laboratorien von militärischen und Energiebehörden der verschiedensten Länder immer noch mit die Aufspaltung von Atomkernen beschäftigt sind und die Biologen sich immer mehr auf Untersuchungen einlassen, die mit gefährlichen genetischen Operationen an den Chromosomen von Zellkernen verbunden sind, verstehen sie ihn wohl nicht allzu gut.

In einigen geheimen Laboratorien werden bestialische Experimente am genetischen Apparat des Menschen durchgeführt, zum Beispiel die Vermischung von menschlichen Chromosomen mit den Chromosomen eines Schweins. Wenn diesen so genannten Wissenschaftlern eines Tages wirklich etwas gelingt, ist es eine fürchterliche Vorstellung, welche Monster die Erde bevölkern werden.

Derartige Fakten zeigen in aller Deutlichkeit, dass die alte Magie und Zauberei überhaupt nicht gestorben sind, dass sie nicht aufgegangen sind in Zeitströmen, die in die Vergangenheit gehen, sondern dass sie sich wohlbehalten in den modernen Forschungsinstituten niedergelassen haben. Mit Hilfe des der Natur mit Gewalt und Folter abgetrotzten Wissens beeilt sich der Mensch, die wachsenden Probleme seiner Existenz in der Welt zu lösen, ohne zu begreifen, dass er im Grunde durch einen derartigen Umgang mit der höheren Vernunft des Universums seine ohnehin nicht beneidenswerte Situation nur verschlimmert.

Ich erzähle Grigori Petrowitsch und Igor von diesen Gedanken.

„Die Wissenschaft schätzt ihr eigenes Potenzial entschieden zu hoch ein", stimmt Herr Grabovoi mir zu. „Die Wissenschaftler konstatieren, dass der Mensch sein Gehirn nur zu höchstens fünf Prozent ausgelastet. Doch auch diese Zahl ist sehr hoch gegriffen. Der Mensch hat praktisch noch gar nicht damit angefangen, sein Potenzial zu nutzen. Sie ahnen nicht einmal, dass der Einfluss des Menschen in der äußeren Welt nicht von trügerischen Errungenschaften der Wissenschaft abhängt, sondern von der Entwicklung der inneren Welt.

Grigori Petrowitsch spricht in diesem Fall von der geistigen Entwicklung. In der letzten Zeit neigen Igor und ich immer mehr zu dem Gedanken, dass die Faktoren des egozentrischen Denkens, die sich in der gesellschaftlichen Entwicklung als eigenständige Wege realisieren, gerade durch diese Isolation, Eigenständigkeit und Vereinzelung den Menschen zu einem Zustand der Disharmonie bringen, der dem Chaos der Desintegration vorausgeht. Die Geschichte der Evolution auf der Erde ist, wie der Astrophysiker Josef Schklowski in einem seiner letzten Beiträge geschrieben hat, ein Friedhof der Arten. Die Störung der Harmonie, das heißt der Fähigkeit zur Kooperation, zum Aufbau von Verständnis zwischen den Menschen, das die gesellschaftlichen Widersprüche ausdrückt, führt uns alle in die bevorstehende evolutionäre Sackgasse.

Doch wie weit sind die theoretische Überlegung, dass es notwendig ist, sich an die rettenden Regeln zu halten, und die praktische Anwendung des Erkannten in unserem alltäglichen Leben voneinander entfernt. Selbst in diesem Moment, während wir zu dritt unsere eigentlich konstruktiven und zweifellos humanistischen Pläne für die Arbeit zur Heilung von Menschen, zur Regeneration von Organen diskutieren, tobt oben in der feinmateriellen Welt wenn auch keine kriegerische, so doch eine höchst erbitterte Auseinandersetzung um die Vorherrschaft der eigenen Ansichten beim Verlauf der irdischen Entwicklung.

„Es steht schon zwei zu eins für die Hellen", teilt Igor auf einmal mit, als hätte er sich auf die Welle meiner Überlegungen eingestellt.

Grigori Petrowitsch sieht ihn einen Moment lang verständnislos an, als hätte dieser unerwartete Themenwechsel unseres Gesprächs ihn aus dem vorher erdachten Konzept gebracht. Doch plötzlich, als er die Information über das Ereignis telepathisch gelesen und sofort auf die oberste Fläche der Steuerungsebenen der Erde gegangen war, hielt er sich gern an den neuen Kurs unserer derzeitigen Beschäftigung.
„Tatsächlich, zwei zu eins, doch die Dunklen haben das Tor nicht fair geschossen. Erinnert ihr euch, wie sie euch mit Kyrills Hilfe in Migens Lager gelockt haben?"
„Ja", bestätigten wir einhellig das bekannte Ereignis.
„Kyrill wollte Igor mit einem Messer in den Finger stechen. Unten haben sie zu diesem Ereignis ein Dokument ausgetüftelt, doch es fehlte ein Blutstropfen, eine DNA-Spur, mit der die Persönlichkeit identifiziert wird", fügte ich noch anklagendes Pathos hinzu. Und ich weitete das Thema aus, in dem ich fortfuhr: „Jetzt sind wir die Schiedsrichter bei diesem Spiel. Igor wollte das unfaire Tor annullieren, hat aber den Spielstand gelassen, wie er war", sagte ich, wobei ich mich nicht so sehr über den Freund beklagte, sondern eher über die nach meinem Empfinden verpasste Gelegenheit zur Wiederherstellung der Gerechtigkeit lamentierte.
„Ja", bestätigte Grigori Petrowitsch. „Ihr hättet das Tor annullieren können. Doch ich habe so ein Gefühl, dass sie ihre zweifelhafte Errungenschaft noch sehr bereuen werden."
„Soll es so bleiben, wie es war", stimmte Igor zu. Und ich widersprach ihm nicht. Bei unseren feinmateriellen Abenteuern war sein Part immer der schwerste, deshalb hatte sein Wort für mich sehr viel Gewicht.
„Ihr seid nicht nur die Schiedsrichter bei dem Fußballspiel", präzisierte Grigori Petrowitsch auf einmal. „Seht genau hin. Auf der Tribüne seid

ihr die Friedensrichter, auf dem Feld die Trennlinie und gleichzeitig Spieler. Als Spieler habt ihr keinen besonders hohen Status. Aber das ist jetzt der Fall. Bald wird es sich ändern. Und das Tor, das die Dunklen jetzt für ihre Errungenschaft halten, heißt im richtigen Leben Gaunerei, jemandem ein Bein stellen."

„Es sieht so aus, als würde sie das wenig beunruhigen", seufze ich bitter, denn ich fürchte, dass der instabile Spielstand in diesem feinmateriellen Wettkampf zu apokalyptischen Folgen auf der Erde führen kann.

Doch Grigori Petrowitsch bemerkt meine Besorgnis.

„Nach dem Armageddon ist der Raum auf jene umorientiert, die die Wahrheit sehen, und nicht auf jene, die sich mit Lügen darum reißen, ihr Ziel zu erreichen", erklärt er die allgemeine Situation. „Das wird jetzt in immer größerem Maße spürbar werden, sowohl im persönlichen Leben als auch im gesellschaftlichen."

„Andere Zeiten sind gekommen, andere Namen aufgetaucht", zitiere ich Jewtuschenkos bekanntes Gedicht halb im Scherz und unterstütze die angenehme Wendung der planetaren Ereignisse. „Und was wird mit diesen kleinen Königen?"

„Sie müssen sich entscheiden. Sonst sind sie auf der Erde nicht mehr ganz im Bilde dessen, was vor sich geht. Hier, in der physischen Welt, sind sie Diener des Teufels. Aber den Teufel selbst gibt es nicht mehr. Sie sind in einer zweideutigen Lage: Nach dem Gesetz der Trägheit vollbringen sie entsprechend ihren Programmen und Pflichten infame kleine Taten, doch der Tag ist nicht mehr weit, an dem sie dafür zur Verantwortung gezogen werden. Ich beziehe mich wieder einmal auf den euch bekannten Dämonen Kyrill. Schließlich hat er nicht umsonst gesagt, er sei der allerallerletzte seines Geschlechts Erinnert euch, welches Entsetzen in seiner Stimme lag, als er das zugegeben hat. Ein drittes Mal hat also niemand niemandem von ihnen versprochen. Es ist sehr gut möglich, dass ihr Leben auch gänzlich beendet wird. In jedem Falle läuft es darauf hinaus, wenn sie sich nicht rechtzeitig besinnen. Immerhin verfügen sie über keine geringen Fähigkeiten. Sie können Menschen heilen, ihnen helfen. Der Vater ist gnädig. Es gibt natürlich eine Chance. Doch werden sie den Weg zum Herzen des Schöpfers sehen?

* * *

Der feinmaterielle Wettkampf der dunklen und hellen Mächte ging ein paar Tage später mit dem sagenhaften Spielstand von drei zu eins zu Ende. Die Dunklen haben verloren. Und wenn man danach geht, wie kalt sich die zwei hohen Vertreter der Dunklen von Kyrill am Ende des Spiels verabschiedet haben, erwarten ihn nicht gerade rosige Zeiten. Denn er hatte garantiert, dass Igor und ich destabilisiert sind, dass wir die Orientierung verloren haben und nicht in der Lage sind, bei dem Spiel richtige und gerechte Schiedsrichterentscheidungen zu gewährleisten. Und nun ist es so gekommen, dass die Dunklen, außer dass sie verloren haben, auch alle gelben Karten ausgereizt haben. Nach den Bedingungen des Wettkampfs gab es davon fünf. Und sie für die Zukunft zu bewahren wäre, wie sich später herausstellte, für beide der Seiten sehr wichtig gewesen.
Jetzt kann man im Kampf gegen die Dunklen ohne Vorwarnungen vorgehen. Die Zeit der Vorwarnungen ist vorbei.
Die Hellen haben keine ihrer Strafkarten genutzt. Sie haben fair gespielt. Und es gab noch ein fiktives Tor, das im Raum stand. Es ist eigentlich anerkannt worden, doch es war ein Lippenbekenntnis. Das Papier wurde

nicht unterzeichnet. Ein Wort bedeutet natürlich auch einiges. Doch die himmlische Kanzlei fordert eine Bestätigung. Woher soll man sie nehmen? Die aus Mohair sind nach unten gelaufen. Dort war alles in Aufruhr – das Eingeständnis ist tatsächlich da, das Papier aber nicht. So, wie es auch früher nicht da war. Sie ahnten, dass sie selbst in die Grube gefallen waren, die sie Igor und mir gegraben hatten. Doch wie sie wieder herauskommen sollten, wussten sie nicht.

Sie ruderten zurück: Ja, natürlich, wir haben uns geirrt, soll doch der Spielstand drei zu null sein, wir möchten das Unrecht an euch wiedergutmachen.

Doch Igor setzte wieder einmal, ohne zu lächeln, eine offiziell strenge Miene auf.

„Nein, nein, nein", lehnte er die Großzügigkeit unserer Gegner böswillig ab. „Der Betrug soll euch bleiben, und die Papiere werden wir nicht unterzeichnen. Ihr versteht selbst: Wie man in den Wald hinein ruft, so schallt es heraus."

Ich habe damals noch nicht ganz begriffen, wohin die eigenartige Situation mit dem Tor führen würde, das es einerseits gab und andererseits auch wieder nicht. Doch als ich sah, dass diese Unbestimmtheit die gehörnte Bevölkerung der unteren Ebenen schon sehr aus der Fassung bringt, habe ich mich sofort mit der Position meines Freundes solidarisiert.

„Wie man in den Wald hinein ruft, so schallt es heraus", kommentierte ich demonstrativ für die zwei hochgestellten Teufel, die mit Kyrill gemeinsam das Spiel verfolgt hatten, Igors und meine gemeinsame Entscheidung. Kyrill stand in diesem Moment abseits, und in seinem Gesicht war das gesamte Ausmaß der Verzweiflung zu erkennen. Er hatte schon begriffen, womit das alles für ihn, den allerallerletzten seines Geschlechts, enden konnte. Millionen Jahre einer recht unbeschwerten

Existenz in der Vergangenheit, die schnelllebigen Tage des irdischen Lebens in der Gegenwart, und in der Zukunft... Doch gerade die Zukunft konnte er nicht durchschauen. Und die Kälte der Ewigkeit griff bereits nach seinem schwarzen Herzen.

Nach den Bedingungen des Spiels hatten Igor und ich als Sieger das Recht, jeden beliebigen Zug zu machen. Ein für die Dunklen trauriges Kriegsgesetz trat in Kraft: Sobald man bei einer Gesetzesverletzung erwischt wurde, folgte ein Urteil. Und wie das aussehen würde, konnte niemand vorhersagen.

* * *

Manchmal bitten wir die Schüler des Zentrums für Bioinformationstechnologien, sich ihre vergangenen Leben anzusehen. Das ist eine in jeder Hinsicht sehr nützliche Beschäftigung. Es braucht Können, wenn man seine Aufmerksamkeit auf die Vergangenheit konzentriert, sie genau beschreibt und erkennt, trotzdem eine feste Verbindung mit der Gegenwart hält, wenn man in sich geht und nicht seinen realen Standort vergisst. Diese Zeitreisen lösen immer einen großen Enthusiasmus aus. Denn der Held nicht fiktiver Geschichten, sondern eigener Leben zu sein, wenn man konsequent sämtliche Reinkarnationsstufen durchläuft, heißt, extreme Emotionen zu erfahren. Es stimmt, bei diesen Reisen kann man in schwierige konkrete Situationen geraten, die mit Gefahren verbunden sind: mit Schlachten, wenn Sie ein Krieger waren, mit Krankheiten, mit Gewalt. Und obwohl alles in der Vergangenheit und nicht in der Gegenwart geschieht, ist die Glaubwürdigkeit dieser Bilder so hoch, dass einige Menschen die Orientierung verlieren und Episoden aus früheren Leben so erleben, als fänden sie in Echtzeit statt.

Deshalb begleiten wir unsere Schüler immer auf deren Zeitreisen und helfen ihnen aus schwierigen Situationen heraus, wenn diese auftreten.

Doch einige unserer „erfahrenen" Schüler greifen zu der so genannten kreuzweisen Durchsicht ihrer Inkarnationen. Sie in diesem Moment zu beobachten ist wie eine kostenlose Komödie: Man kann Tränen lachen, und es ist kein bisschen bitter.

So wollten Sergej und Juri sich über einige ihrer früheren Leben klarwerden. Sie setzten sich nebeneinander, denn sie sind Freunde. Sergej beginnt, in der Vergangenheit seines Kompagnons herumzuwühlen. Das ist eine sehr ungewöhnliche Handlung: das Schicksal und das Leben nicht auf dem Bildschirm eines Fernsehers zu sehen, sondern im Bewusstsein eines anderen Menschen und aus dem Gesehenen das Wichtigste herauszufiltern, das Beobachtete genau mitzuteilen.

Sergej senkte den Kopf, so war es für ihn bequemer.

„Das ist das Alte Rom. Ich sehe Häuser, Gebäude. Viele Menschen sind unterwegs. Ich sehe dich", teilt er freudig mit, denn nun hat er die Spur. „Du siehst wie ein Krieger aus. Ja, du warst ein Krieger."

Juri richtet sich auf, er ist stolz, dass er den recht prestigeträchtigen Status eines römischen Legionärs hat.

„Du bist gerade nicht beschäftigt, du faulenzt. Du hast irgendwelche löchrigen Ledersandalen an und ein kurzes braunes Gewand aus grobem Stoff, mit einem Ledergürtel. Puh, wie du riechst!", verzieht Sergej auf einmal leidend das Gesicht. „Wascht ihr euch dort überhaupt nicht?"

Juri wird verlegen.

„Vielleicht bin ich gerade auf einem Kriegszug, wo soll ich da Wasser hernehmen?"

„Was für ein Kriegszug! Ich habe doch gesagt, du faulenzt. Auf deinem

Schoß hast du ein hübsches Mädchen.
Juri lächelt froh: Ein schönes Mädchen ist ein ganz normaler Vektor für die Entwicklung der Ereignisse. Doch seine Freude währt nicht lange. Sergej untersucht das neue Objekt der dunklen Vergangenheit seines Freundes eingehend und korrigiert den ersten Eindruck.
„Irgendeine Obdachlose. Und eine Diebin noch dazu."
Juri hört wieder auf zu lächeln und überlegt, wie er seinem Gegenüber die Suppe versalzen könnte, wenn er in dessen Inkarnationen wühlt. Er schweigt eine Weile, während er in die Vergangenheit schaut, und wird schließlich lebhaft, als er findet, was er gesucht hat:
„Du warst auch irgendein Krieger in Polen. Du hast mächtige Flügel auf deinem Rücken. Allerdings sind sie sehr schmutzig und abgerissen. Wer hat dich bloß so zugerichtet, mein Freund?"
Sergej überprüft sofort die Nachricht, die einen Schatten auf seinen Ruf wirft, und ist anscheinend gezwungen, sich mit diesem Fakt seiner Biografie abzufinden.
„Das ist wahrscheinlich im Kampf passiert", akzeptiert er verlegen die Wirkung des Gegenzuges.
„Da gab es aber gar keinen Kampf. Du achtest einfach nicht so auf deine Flügel, wie es sich gehört. Sie sind schmutzig und abgerissen. Wenn ich dein Kommandeur wäre…"
Juri führt das nicht weiter aus. Sergej ist verlegen und möchte eine Versöhnung.
„Ist ja gut, was ziehst du dich so daran hoch?"
Die Jungs arbeiten mit der Zeit. Sie sind nicht die ersten, die dazu fähig sind, und erst recht nicht die letzten. Platon, der die Zeit in den Visionen des Kriegers Herus beschrieben hat, der im Kampf starb, wusste sehr gut, dass sie in verschiedenen Richtungen fließen kann. „Als die

Seelen den Ort erreicht hatten, wo er einen Sonnenstrahl sah, der den gesamten Himmel und die Erde durchzog wie ein Pfeiler, der einem Regenbogen sehr ähnelte, nur heller und reiner war... dieses Licht ist ein Himmelsknoten wie die Planken eines Schiffes, da es das Firmament verankert. An den Enden dieser Verbindungen hängt die Spindel der Ananke, die alles in eine Drehbewegung versetzt." (Platon, Gesammelte Werke, Band 3/1. Moskau, 1971, Seite 449.)

Eine Welle der Spindel beinhaltet noch sieben weitere, die jeweils ineinander gelagert sind. Oben auf jeder von ihnen sitzt Sirene und gibt einen Laut in einer bestimmten Höhe von sich, alle Laute verschmelzen zu einer strikten Harmonie. Daneben sitzen, jede auf ihrem Thron, die drei Moiren, die Töchter Anankes (der Zwangsläufigkeit), die Göttinnen des Schicksals, der Gegenwart, der Vergangenheit und der Zukunft. Die Welle beschreibt Kreise, aber die Spiralen der planetaren Zeit bewegen sich in entgegengesetzter Richtung. Der Krieger Herus sieht, dass die Moire der Gegenwart die Zeit in eine Richtung dreht, die Moire der Zukunft in die andere, und die Moire der Vergangenheit dreht die Spiralen der Zeit mal in die eine, mal in die andere Richtung.

Die Tatsache, dass der gefallene Krieger die Kräfte des Universums in der Gestalt dreier göttlicher Frauen sieht, die die Spindeln der Zeit drehen, wie auch viele vor ihm, bedeutet nicht, dass diese Kräfte des Universums ein für alle Mal die festgelegte Gestalt genau dieser Heldinnen Platons haben. Für verschiedene Epochen und Kulturen ändern sich die Gestalten, sie passen sich gleichsam der Wahrnehmung der Menschen an. (Ebenso wie sich die Moiren qualitativ und quantitativ in den Interpretationen der viele Jahrhunderte alten altgriechischen Mythologie verändert haben.) Wichtiger ist etwas anderes: Der Krieger Herus hatte kaum unsere Welt verlassen, und schon gelangte er in der vorher unsichtbaren Welt sofort in ein neues Ausbildungssystem. Denn das, was man begonnen hatte, ihm zu zeigen, war wirklich eine Ausbildung, seine Vorbereitung auf die Wahrnehmung einer neuen Realität der Existenz.

Die Beschreibung der Erlebnisse nach dem Tod durch den Athener Krieger Herus erinnert an einen Lehrfilm über den Aufbau des Raum-Zeit-Kontinuums in einem dem Menschen zugänglichen Wahrnehmungsbereich.

Die Quantenphysik hat die Vorstellungen über den Aufbau des Weltalls verändert. Es wurde gezeigt, dass der Prozess der Beobachtung oder die Dimensionen die Parameter des Beobachtungsobjektes verändern und beeinflussen. Diese Tatsache ist in die Wissenschaftsgeschichte als Komplementaritätsprinzip eingegangen. Wir alle befinden uns in einem eigenartigen Kino, indem ein geheimnisvoller Quantenstrahler bereit ist, uns jede beliebige Realität anzubieten, abhängig von den persönlichen Möglichkeiten der Wahrnehmung. Die Partikel, die gleichzeitig Strahlungsquanten sind, die in sich etwas vom Standpunkt der rationalen Vernunft aus Unmögliches vereinen - die körperliche Konzentration im Raum (das Korpuskel) und die räumliche Dekonzentration (die Welle) - sind bereit, uns jeglichen Aspekt der Realität zu zeigen, den ihre Sinnesorgane wahrzunehmen in der Lage sind. Doch genau das ist das Problem: Was können Sie denn wahrnehmen?

Das Energie-und Informationsfeld des Universums hört niemals auf, sich selbst umzuformen. Menschen werden, ohne sich dessen bewusst zu sein, ständige Teilnehmer des einheitlichen informationellen Raumes. Das Bioplasma des Menschen, das aus den elektromagnetischen Schwankungen seines Körpers hervorgeht, ist, wenn es sich mit den planetaren Informationsstrukturen vereinigt, in der Lage, einen stabilen Verbindungskanal mit dem Supercomputer der Noosphäre aufzubauen.

Das, was wir als menschliche Vernunft bezeichnen, ist eine besondere Erscheinung des Raumes und der Zeit. Wir alle bestehen aus Atomen, die mindestens 5 Milliarden Jahre alt sind. (Ziolkowski hat die Atome als „Bürger des Universums" bezeichnet.) „Ein Atom ist nicht das, was in der Wissenschaft als Verbindung energetischer Interaktionen bekannt ist, sondern tatsächlich kluge Materie." Und in der Leere (wirklich der Leere?) im Inneren jedes Atoms pulsiert der Intellekt. Jede Zelle ist nichts anderes als Vernunft, die eine Interaktion einer unzählbaren Vielzahl von Bestandteilen organisiert hat. In jeder von ihnen finden in jeder Sekunde nicht weniger als 9 Trillionen Reaktionen statt.

Und unser Denkapparat kommt doch wunderbar damit klar. War nicht deshalb das Akademiemitglied Natalja Petrowna Bechterewa, die ihr gesamtes Leben der Erforschung des Gehirns des Menschen gewidmet hat, gezwungen zuzugeben: „Das Gehirn der Menschen in der Antike war im gleichen Maße wie das Gehirn unserer Zeitgenossen darauf vorbereitet, komplizierte Aufgaben zu lösen. Wie ist das zu erklären? Noch hat die Wissenschaft keine Antwort auf diese Frage. Ich würde nicht einmal die Möglichkeit einer außerirdischen Herkunft von uns ausschließen... Unser Gehirn ist zu komplex für diesen Planeten." (N. P. Bechterewa, „Der dritte Durchbruch". - Zeitung „Trud", 19. Dezember 1997)

Wenn wir uns vergangene Ereignisse ansehen, sehen wir im Bewusstsein des Menschen gleichsam mehrere parallel zueinander verlaufende Bänder, die man mit sehr großer Geschwindigkeit vor-oder zurückspulen kann. Auf jeden Fall nimmt die Mehrheit unserer Schüler im Anfangsstadium der Entdeckung des Hellsehens den Chronoprozess genau so war. Dann verschwinden die Bänder, und man kann sich einfach das ansehen, was man sehen möchte. Doch damit man es sieht, muss man viel arbeiten.

Und auch hier verbirgt sich wieder ein Hinweis: das heißt, die Bänder der Gesundheit, des Karmas, des Schicksals, der vorangegangenen Leben sind nur ein Mittelwert der gewöhnlichen menschlichen Vorstellungen in diesem „mystischen" Wahrnehmungsbereich. Und wieder treffen wir nolens-volens auf die Definition „kollektives Bewusstsein", mit seiner geheimnisvollen Rolle im Aufbau der Realität, weil wir immer wieder sehen, dass bei ein und denselben physikalischen Konstanten der Existenz verschiedene Objekte dieser Existenz eine unterschiedliche Realität haben. Die einen können die unsichtbare Welt sehen, die anderen nicht – das kollektive Bewusstsein blendet ihre Augen. Die einen hören, was ihnen die Sterne, die Planeten, die Wesen sagen, die anderen nicht – das kollektive Bewusstsein verstopft ihnen die Ohren mit störender Watte. Das kollektive Bewusstsein ist der Mittelwert der Wahrnehmung aktueller und gewesener Ereignisse durch die Mehrheit der Menschen, ein Supercomputer, dessen Matrizenstrukturen an der Erdachse über dem Nordpol und dem Südpol orientiert sind. Sein Aufbau auf der Ebene der Wahrnehmung über das Hellsehen ist im ersten Buch der Trilogie, „Rette dich", beschrieben. Doch er ist auch wissenschaftlich beschrieben, und zwar in dem Beitrag „Computer, das Gehirn und das Universum als physikalisches Problem" von A. J. Akimow und W. N. Binga (Zeitschrift „Soznanie i fizitscheskij mir", 1/1995). Die Wirkung dieses planetaren Computers ist mit der Erscheinung der Wechselwirkung von Spins und Torsionsfeldern elementarer Partikel verbunden. Die Quelle des Diffusionsfeldes sind die Drehungen des Partikelsystems oder ihre eigenen Drehmomente: die Spins. Hier ein Zitat der Autoren des Beitrages:

„Die Forschungen der letzten Jahrzehnte haben gezeigt, dass es Phänomene einer nichtthermischen biologischen Wirkung

elektromagnetischer Felder gibt. Gleichzeitig sind die Mechanismen einer solchen Wirkung nicht vollständig klar. Man nahm insbesondere an, dass die Tätigkeit biologischer Objekte für den Zustand der Spinstufen der Freiheit der Moleküle, die zu den Zellen gehören, nicht gleichgültig ist. Da die Torsionsfelder genetisch mit den Spinstufen der Freiheit verbunden sind, entsteht ein möglicher Mechanismus der biologischen Wirkung von Torsionsfeldern, vermittelt durch die Spins der Moleküle. Treten als Zellen Gehirnzellen mit einer besonders feinen Struktur auf, Neuronen, muss man natürlich annehmen, dass die Torsionsfelder bestimmte Bewusstseinsmuster induzieren werden. Wenn ihrerseits biochemische Bewusstseinsprozesse zur Entstehung bestimmter, genau diesen konkreten Bewusstseinsakten eigener geordneter Spinstrukturen führen, ist die Situation nicht ausgeschlossen, dass den Bewusstseinsmustern eineindeutig charakteristische Torsionsstrahlungen entsprechen werden. Im Rahmen der dargelegten Vorstellung ist es möglich, dass unter dem Einfluss äußerer Torsionsfelder im Gehirn, in seinen Zellen Spinstrukturen gebildet werden, die im Bewusstsein die entsprechenden Bilder und Empfindungen auslösen.

In diesem Fall kann man dem Bewusstsein seinen materiellen Träger in Form der Torsionsfelder zuordnen. Dann kann man, wenn man dann zum Problem desjenigen zurückkehrt, der mit einer Torsionsrechenmaschine operiert, die auf einem Physikalischen Vakuum aufgebaut ist, annehmen, dass das Bewusstsein des Operateurs, das durch die Torsionsfelder sichtbar wird, die Möglichkeit des direkten Zugangs des Operateurs zum Prozess der Torsionsrechenmaschine ohne Translationsperipherie bietet. Der Operateur kann sich auf der Basis eines „Durchstechens" des Vakuums mit dem eigenen Bewusstsein in eine solche Torsionsrechenmaschine ohne jegliche zwischengeschaltete Anlagen einschalten, wenn er den Torsionskanal der Information realisiert. Bei einem solchen Herangehen werden das individuelle Bewusstsein und die Torsionsrechenmaschine am Physikalischen Vakuum als einheitliches Ganzes funktionieren.

Die gezogenen Schlussfolgerungen gestatten die Annahme, dass das individuelle Bewusstsein als funktionelle Struktur nicht nur das Gehirn selbst einschließt, sondern auch das als Torsionsrechenmaschine strukturierte Physikalische Vakuum im Raum um das Gehirn herum, das heißt dass es ein eigenständiger „Biocomputer" ist.

Die dargelegten Ideen können eine eindeutige physikalische Grundlage für die Erklärung des Phänomens der perzeptiven Informationsübertragung geben."

Die Ebene des Bewusstseins ist die Ebene der Gegenwart. Doch um sich seinen Platz in der kosmischen Hierarchie richtig vorzustellen, ist dabei zu berücksichtigen, dass es auch noch das Überbewusstsein (die Monowelt der Zukunft) und das Unterbewusstsein (die Protokultur, die Vergangenheit) gibt.

* * *

Die Ereignisse, von denen in diesem Kapitel die Rede war, bedürfen der gedanklichen Erfassung, einer Schlussfolgerung. Versuchen wir also gemeinsam, das ungewöhnliche Material der feinmateriellen Ereignisse in der Interaktion mit unserem Leben, eben jenem, das wir als alltäglich bezeichnen, zu verallgemeinern. Vor ungefähr einem halben Jahrhundert, Mitte der 1960er Jahre, entdeckte Folke Skoog, Professor der Universität Wisconsin, ein Hormon namens Cytokinin, das das Programm des Lebens in Gang gesetzt hat. Die Entdeckung wurde durch die Versuche des deutschen Wissenschaftlers Kurt Mothes sowie, daran anschließend, durch andere Wissenschaftler, unter anderem auch in Russland, bestätigt. Bereits in unseren Tagen führte Olga Kulajewa, Biologin und Professorin am Institut für Pflanzenphysiologie „K. A. Timirjasew" eine Versuchsreihe durch, bei denen sie probierte, sterbende Pflanzen „mit dem Leben anzustecken". Die Versuche waren erfolgreich: Mit den Labormethoden gelang es nicht nur, einen zweiten und dritten Lebenszyklus der Pflanzen in Gang zu setzen, sondern auch einen so ungewöhnlichen Effekt zu erzielen, dass die eine Hälfte eines Blattes, in die Cytokinin eingeführt worden war, zu grünen und jünger zu werden begann, während die zweite, die nicht durch das Hormon stimuliert worden war, weiterhin alterte und starb. Die Schlussfolgerung, die Kulajewa infolgedessen zog, ist strikt und logisch: In lebenden Organismen gibt es mehrere Entwicklungs- und Existenzprogramme, sowohl minimale als auch maximale. Und die Auswahl dieser Programme kann man beeinflussen.

Leider oder, im Gegenteil, zum Glück ist der Versuch nicht gelungen, diesen Einflussmechanismus auf den Menschen zu übertragen. Irgendein von den Wissenschaftlern noch nicht entdeckter Komplex biochemischer und bioenergetischer Bedingungen behindert die Realisierung dieser Idee. Die Grenze, die das Wissen und die Erkenntnis voneinander trennt, hat standgehalten. De facto hängt das damit zusammen, dass die Zellen und der Organismus des Menschen sich von den Pflanzen durch ein bedeutend höher entwickeltes System der Informationskontrolle und Regulierung unterscheiden. Gegenwärtig sind für den Menschen mehrere Dutzend Cytokinine beschrieben, die im Organismus spezifische und vielfältige Funktionen erfüllen.

Offensichtlich hat der Mensch in seinem Wunsch, die Unsterblichkeit so leicht wie eine Grippeimpfung zu erhalten, wieder etwas falsch verstanden. Und er ist dazu verdammt, sich entweder mit dem Fehlen demiurgischer Fähigkeiten abzufinden, oder zu lernen, seine Wünsche und weltanschaulichen Einstellungen adäquat zu gestalten, das heißt so, dass die Zielstellungen dem Niveau der geistigen Entwicklung entsprechen.

Auf letzteren Umstand haben bei dem Versuch, den Tod als etwas biologisch Unabänderliches abzuschaffen, alle antiken Philosophen und religiösen Konzeptionen des Weltbildes eindeutig hingewiesen. Doch die Wissenschaftler, die mit dem unverrückbaren materialistischen Prinzip – sehen, messen, abwägen – ausgerüstet sind, haben nicht verstanden, worauf die Platons aller Zeiten und Völker hinweisen.

Wenn ich über dieses Phänomen nachdenke, erinnere ich mich ab und zu der sarkastischen Worte meines alten Freundes Wladimir Noskow:

Wir erstürmen die Wissenschaft wie mit Panzern. Wissen ist Macht!
Nur die Starken können die Massen führen.
Wir bitten eine Zeitung, dass sie
Die Idee des Weltalls in ein paar Sätzen erklären möge.
Wir sehen bis zur Wurzel. Wir suchen das Wesentliche. Bis ins Letzte
Haben wir alles in Teile zerlegt. Im Abgrund ist nichts.
Als gäbe es den Tag ohne die Nacht,
Den Kern, von nichts umgeben!
Die Zeitschriften, die sich mit Scharfsinn schmücken,
Erklären unsere Pionierarbeit zum Hobby.
Und während wir auf die Podeste klettern,
Seh'n wir den Tod mit seiner Sense plötzlich steh'n.

Und an der biologischen Fakultät der Moskauer Lomonossow-Universität wurden unter Leitung von Alexander Burlakow durch die Aktivierung von Genen und den Mechanismus der bioenergetischen Kodierung bereits Fische mit zwei, vier oder sogar sechs Köpfen gezüchtet. Es gibt Exemplare, die sechs Herzen haben oder deren Wirbelsäule an zehn Stellen gleichzeitig geteilt ist. Wobei der Initiator dieser erschreckenden Experimente ehrlich zugibt, dass er den Einflussmechanismus bislang nicht kennt. Er rechnet damit, auf diese Weise die (für wen eigentlich?) notwendige Information auf biologische Objekte zu übertragen und ihnen die im Voraus durch die Forscher einen programmierten Eigenschaften gleichsam zuzuweisen.

Um die Erscheinung komplex zu verstehen, muss man sie genauso komplex sehen können, als ein Ganzes, und nicht als durch die Mittel der modernen Diagnostik, in Sandkörner, Partikelchen und Staubkörner aufgespalten. An dieser Stelle erinnert man sich unweigerlich daran, dass der Priester Felix de Notre Dame bereits vor anderthalb Jahrhunderten in seinem Werk „Mysterium und Wissenschaft" dieselben Fragen aufgeworfen hat, die die Wissenschaftler auch heute nicht beantworten können: „Wer hat die bodenlose Tiefe eines Sandkorns vermessen? Die Wissenschaft hat das Sandkorn tausend Jahre lang erforscht, sie hat es hin und her gewendet, zerteilt es in immer kleinere Stückchen, traktiert es mit ihren Versuchen, sie quält es mit ihren Fragen, um ihm die endgültige Auflösung seines unschätzbaren Aufbaus zu entlocken, sie fragt immer wieder mit aufdringlicher Neugier: ‚Soll ich dich bis ins unendlich Kleine teilen?' Wenn sie dann über diesem Abgrund hängt, schwankt die Wissenschaft, sie stolpert: Sie fühlt sich ertaubt, es dreht sich ihr der Kopf, und sie ruft voller Verzweiflung aus: ‚ICH WEISS ES NICHT!'"

…Doch wenn Sie in dieser völligen Unwissenheit über die Herkunft und die geheimnisvolle Natur des Sandkorn verharren, welche Intuition bezüglich der Herkunft irgendeines lebenden Wesens können Sie dann haben? Vorher ist das Leben in diesem Lebewesen gekommen? Wo ist sein Anfang? Was ist das Prinzip des Lebens?"

Derartige Fragen können jeden ehrlichen Akademiker besänftigen. Unangreifbar in dem, was sie gut erforscht haben und kennen, verstummen die Experimentatoren, wenn ihnen aufgezeigt wird, dass unter dem Gebäude des Materialismus das Wichtigste fehlt: das materielle Fundament.

Und gibt es überhaupt eine Möglichkeit, das Unsichtbare zu sehen? Nicht mit Hilfe eines Elektronenmikroskops, das die feinen Prozesse auf den Ebenen der Energie und der Information fast nicht festhält, sondern komplex, mit allen gegenseitigen Zusammenhängen und gegenseitigen Abhängigkeiten. Denn das erstaunliche Phänomen des Hellsehens ist ja nicht erst gestern entdeckt worden. Sämtliche große Menschen haben es in der einen oder anderen Weise beherrscht. Jeder Mensch kann seine Fähigkeiten so weit entwickeln, dass er ein Niveau der Wahrnehmung erreicht, das höher liegt als die subjektiven Eindrücke.

Zum Beispiel der große Goethe konnte, um zu einem klareren Verständnis des Lebens der Pflanzen zu kommen, vor dem Einschlafen den gesamten Entwicklungszyklus einer Pflanze visualisieren, indem er kontinuierlich die verschiedenen Phasen von einem Samen zum nächsten Samen durchging. Mit Hilfe solcher Methoden erwarb er sich schließlich eine Vorstellung davon, wie in den einfachsten und anscheinend langweiligsten Objekten gigantische Kräfte der Natur wirken.

Man kann natürlich einwenden, wie objektiv denn sei, was die Hellseher sehen. Auf diese Frage gibt es glücklicherweise bereits eine Antwort.

Der Amerikaner Jodi Ostroy, von Hause aus Künstler, hat eine überzeugende Methode gefunden, die Objektivität des inneren Sehens zu demonstrieren. Unter einem leistungsfähigen Elektronenmikroskop wurden Schnitte biologischer Objekte angeordnet: von Blättern, Fleisch, Leder, Steinen usw. Jodi sah nicht in das Okular des Mikroskops und stellte dennoch auf Papier die kleinste innere Struktur dieser Gegenstände dar, woraufhin die Mitglieder der Kommission sich davon überzeugen konnten, dass das Wesen der Abbildung nicht um ein Jota entstellt war.

Einen ähnlichen Test durchlief auch einer der führenden Spezialisten unseres Zentrums für Bioinformationstechnologien – Igor Witaljewitsch Arepjew. Im Engelhardt-Institut für Molekularbiologie wurde Arepjew vom Gruppenleiter für molekulare und Zelltechnologien Andrej Igorjewitsch Poletajew angeboten, das äußere Erscheinungsbild einer Zellkultur menschlicher Zellen zu beschreiben, die sich in Petrischalen befanden. Nachdem der Test durchgeführt war, wurden die Abbildungen der Kultur analysiert, die unter dem Mikroskop gewonnen worden waren. Es wurde deutlich, dass der Hellseher ihre charakteristischen Besonderheiten genau vorhergesagt hatte und sich überhaupt in dem Thema auskannte. Mehr noch, aufgrund der psychophysischen Einwirkung in diesem Experiment wurden die Zyklen der Zellmitose um mehr als das Doppelte verändert (von 28 Stunden auf 12 Stunden).

Für einige orthodoxe Wissenschaftler bedeuten derartige Ergebnisse, die Grundfesten des Weltalls zu zerstören. Eines Weltalls, in dem ihnen alles verständlich war und in dem sie fast alles erklärt hatten. Doch was Sandkorn für Sandkorn, Staubkorn für Staubkorn zusammengetragen worden war, zerfiel auch wieder zu Staub, als das Unsichtbare sichtbar wurde.

Die Welt ist nicht so, wie wir gewohnt sind, sie zu sehen. Die Augen trügen uns, weil sie uns nicht alles zeigen, was man für die Suche nach der Wahrheit wissen muss. Und nicht nur die Augen. Sehen, messen, abwägen – das ist der Weg der Ameise, die sich bemüht, mit ihren Pfoten jedes Sandkorn des Planeten zu ertasten, auf dem sie lebt, um die sie umgebende Welt zu verstehen. Aber diese Welt wurde von jemandem erschaffen, und zwar zusammen mit der Ameise und dem Menschen, der es ihr in der Erkenntnis gleichtut.

Daraus folgt, dass es irgendwo ein globales Wissen darüber gibt, wie Welten, Ameisen und Menschen erschaffen werden. Und auf der Grundlage dieses globalen Wissens kann man erschaffen, korrigieren, schöpfen und jegliche Krankheiten heilen, ohne Gefahr zu laufen, neue heraufzubeschwören. Das sind keine Auswüchse überbordender Fantasie. Das ist bereits die alltägliche Realität der Informationstechnologien. In der Inhaltsangabe des Buches von G. P. Grabovoi „Das Vereinheitlichte System des Wissens" (Moskau, Verlag A. W. Kalaschnikow, 1999) steht zu lesen: „Grigori Petrowitsch Grabovoi lässt Menschen nach dem biologischen Tod wieder auferstehen, heilt Kranke vom Krebs im vierten Stadium und Aids im vierten Stadium, wenn viele Organe ebenfalls zerstört sind, er heilt auf natürliche Weise jegliche Erkrankungen. Auf diese Weise verwirklicht G. P. Grabovoi das Prinzip des Nichtsterbens als Methode zur Verhinderung der globalen Katastrophe, die die gesamte Welt bedroht. Die Durchführung eines Wiederherstellungszyklus ist selbst auf die Distanz möglich, wobei die Entfernung nicht beschränkt ist.

Zu den Programmen gehört auch die Beseitigung technogener Katastrophen, die globale Maßstäbe annehmen, sowie die Steuerung von Ereignissen, wobei sie aus dem kritischen Bereich heraus geführt werden.

Sämtliche Zyklen der Arbeiten realisiert G. P. Grabovoi, indem er seine Fähigkeiten zum Hellsehen und zur Fernsteuerung von Informationen einsetzt. Zusätzlich wird eine digitale Diagnostik durchgeführt."
Grabovoi ist habilitierter Doktor der Physik und Mathematik und auch der Biologie. Er ist kein Schamane mit einer Trommel, kein mit Ketten behängter Zauberer. Er ist derjenige, der heute eine neue Realität und eine neue Wissenschaft schafft, ohne sich der Religion entgegenzustellen. Und er schreibt:

„Ich betrachte ein äußeres Ereignis, darunter auch die Zukunft, als eine gewisse Form der Information. Die Elemente, aus denen sich die Form zusammensetzt, verflechten sich wie ein Mosaik, auf der DNA-Struktur. Wenn man die Proteinstruktur des Aufbaus der Materie (zum Beispiel die Struktur der DNA) und die Struktur, die nicht aus Proteinen besteht, wie zum Beispiel bei einem Stein, betrachtet, kann man das Gesetz ableiten, dass die Reflexion der Proteinform das Aussehen einer Schwankung einer Kristallstruktur, beispielsweise des Steines (einer nicht aus Proteinen bestehenden Form) hat. Das heißt der Schwankung eines Milieus nicht lebender Materie, vom Standpunkt des Menschen aus betrachtet. Obwohl das unter Vorbehalt zu sagen ist. Viele Menschen begreifen die Welt ‚richtig'. ‚Richtig' ist jedoch nicht eindeutig definiert, da die Standpunkte verschieden sind. Ich gehe von einer orthodoxen Definition des Lebenden und Nichtlebenden aus. Ich grenze extra bestimmte Informationsbereiche in einfachen Formen durch Begriffe ein, die gegenwärtig an allgemeinbildenden Schulen, Hochschulen und anderen Lehreinrichtungen gebräuchlich sind. Deshalb berücksichtigen einige von mir eingeführte Begriffe die vorhandene Wahrnehmungsebene in assoziativer Form. Doch auf der Ebene des Geistes ist das für jeden verständlich, da die Erlösung alle betrifft.

Zweitens: **Ich vermittle Wissen auf der Ebene der Erkenntnis des Geistes.** *Ich hebe gleich ein Gesetz hervor:* **Die Strahlung der Kristallstruktur eines nicht lebenden Stoffes hat eine Vibrationsform der Information, die der Vibrationsinformation, die von Lebewesen ausgestrahlt wird, gegenübergestellt werden kann.** *Daraus folgt, dass es unumgänglich ist, zu einer Definition überzugehen, was ein Lebewesen ist und was ein nicht lebender Stoff. Im vorliegenden Steuerungssystem gibt es einen solchen Begriff nicht. Bei der Steuerung der äußeren Umwelt und umso mehr vorweg* **gibt es den Begriff der Steuerung eines äußeren Informationsobjektes, wo lediglich die Interaktion mit einem Reaktionsmilieu definiert wird. Und das System der Steuerungsschnelligkeit wird durch den Grad der Reaktion bestimmt.**"

Manch einem wird das als Unsinn erscheinen, ein anderer jedoch wird im Gegensatz dazu den deutlich vorgezeichneten Weg zur Wahrheit sehen. Warum ist eine so polare Gegenüberstellung der Schlussfolgerungen möglich? Um den oben angeführten Auszug aus dem Buch richtig zu verstehen, muss man selbst über die Gabe des Hellsehens verfügen, die leider bei den Menschen noch sehr selten ist. Wenn Sie über eine solche Gabe verfügen, ist das für Sie kein Unsinn, sondern ein Durchbruch, ein genau angegebener Ort für den Übergang zu neuen Gipfeln der Erkenntnis. Sie können es auch unterlassen, sie zu erklimmen – das ist Ihre Sache. Doch seien Sie später nicht beleidigt über diejenigen, die sich die Mühe gemacht und erreicht haben, wovon Sie immer geträumt haben: Unsterblichkeit und ein glückliches schöpferisches Leben.

Jeder Mensch weiß, dass er geboren wird, lebt und stirbt. Nur sehr wenige wissen, dass sie auf die Welt kommen, arbeiten, gehen, um zurückzukehren, wenn das nötig ist. Die Worte „geboren werden" und

„kommen", „sterben" und „zurückkehren" sind ähnlich, doch nicht identisch. Es sind zu wenige, wirklich zu wenige, die wissen, wie man den dunklen Umarmungen des Todes entrinnt, der das Gedächtnis der Inkarnation löscht, wie man das animalische Wesen des Materials überwindet, das für die Realisierung des globalen Projektes der Schöpfung (nach dem Ebenbild Gottes und ihm ähnlich) eines neuen, der höheren Vernunft verpflichteten Wesens des Universums, des Kosmischen Menschen, verwendet wurde. Ich sage Ihnen noch mehr: Es gibt nicht ein einziges Lebewesen, Mensch oder Tier, das nicht auf die Welt zurückgekehrt wäre, nachdem es sie verlassen hatte. Doch wer erinnert sich daran?

Man muss nur nicht den Tod befragen, wie die Unsterblichkeit zu erreichen ist. Der Tod wird einen belügen. Es gibt einen wesentlich besseren Lehrer, der außerdem auch wesentlich mehr weiß und jedem von uns immer unendlich nah ist – das ist unsere Seele. Das Problem ist, wie das Bewusstsein zu ihrem Wissen kommen soll, wie es ihre Stimme vernehmen und das sehen soll, was sie zeigen kann. Eben über sie, über die Seele, hat Jesus gesagt: „Wer Augen hat, wird sehen, wer Ohren hat, wird hören." Er wird sie sehen. Er wird sie hören. Er spricht über das Hellsehen, über die Möglichkeit, gleichzeitig die sichtbare und die unsichtbare Welt zu sehen, das irdische Königreich und das himmlische.

 Zugegeben, manchmal bricht sich das Wissen durch eine gewisse Spannung Bahn, die sich mit Entspannung abwechselt. Und das ist schon ein anderes Leben, eine andere Welt, Glück, Achtung, Ehre, Auszeichnungen… Doch die, die diese Orden und Meriten erhalten, ahnen selten, dass die Seele des Menschen wie eine globale Bibliothek ist, in der sich seit Langem, von Anfang an, Bände zu jedem beliebigen Wissensbereich der Vergangenheit, der Gegenwart und der Zukunft befinden. Gehen Sie hinein, wenn sie es können. Lesen Sie, wenn Sie es vermögen.

Viele moderne Wissenschaftler halten die Information für den Urquell der Welt. Dass das Universum von Information geprägt ist, wird kaum jemand bestreiten. Doch wie es ein Fehler war, an das Primat der Materie zu glauben, ist es kaum aussichtsreich, einfach die Information zu nehmen und an die erste Stelle zu setzen. Was der Urquell ist, ist für mich offensichtlich. Doch das ist nicht der einzige Urquell. Das wichtigste Prinzip des Schöpfers besagt: „Vielfalt in der Einheit, Einheit in der Vielfalt."

Und dennoch möchten wir die geistigen Instrumente zur Erkenntnis nicht den physikalischen Instrumenten gegenüberstellen, die intuitiven Kenntnisse den wissenschaftlichen Kenntnissen, weil sowohl der eine als auch der andere Weg allein ein Weg ins Nichts ist. Wir gehen davon aus, dass die reale Welt eine ständige physische Präsenz an dem einen oder anderen Punkt der Realität der Welt hat.

Was bedeutet das? Jeder der drei Grundbestandteile des Universums – die Seele, der Geist und das Bewusstsein – hat seine eigene Erscheinungsform oder, wie die Lehrer der Antike sagten, sein Haus. Doch gleichzeitig stellen sie eine unauflösbare Einheit dar. Der Begriff „Mensch" selbst ist die Addition der drei oben genannten Bestandteile. In einem geheimen Depot der Essener am Ufer des Toten Meeres wurde das „Evangelium der Welt" gefunden, in dem es heißt: „Sucht nicht das Gesetz in euren Büchern mit Schriften, denn das Gesetz ist das Leben, die Schriften aber sind tot."

Was bedeutet das in Bezug auf den Informationsbegriff? In erster Linie das, was in der persönlichen Welt des Menschen die Information ist – das Volumen des Wissens, das bei der Übertragung der Masse des

Bewusstseins in die Masse der Wahrnehmung als Resultat einer aktiven Tätigkeit des Geistes gewonnen wurde. Die Information fixiert sich in materiellen Substanzen, doch sie ist keine materielle Substanz und wird nicht mit ihnen identifiziert. Das heißt eine Information über etwas ist nicht dieses Etwas.

In jedem Informationsobjekt kann man immer den Schöpfungsbereich dieses Objektes herausstellen, der eine statische Phase der Realität ist. Und wenn sie dieses Objekt wahrnehmen, entsteht eine dynamische Phase der Realität, die auch gerade die Information aktiviert, und zwar wieder durch die Initiationen des Geistes. Jedes Objekt hat eine Reflexion im Informationsbereich, weil es einerseits gleichsam einen Spiegel physischer Art darstellt, andererseits eine geistige Natur hat, wo der Terminus „Materie" nicht mehr verwendet wird. Der Aufbau und die Entwicklung des Lebens erfolgt auf geistiger Grundlage. Die Seele, die eine universelle Ebene des Seins darstellt, wird durch die Energie des Geistes auf die Realität der physischen Ebene projiziert. Dieser Projektionsprozess ist sowohl ein Schöpfungsakt als auch/oder ein Prozess der Steuerung des durch die Schöpfung Entstandenen. Die Information ist ein Punkt der Verbindungen der Welt, die sich im Bewusstsein zeigen, das heißt eine Projektion der Seele auf die Realität der physischen Ebene. Daraus folgt, dass die Dynamik der Information die Veränderung ihres Flusses oder ihrer Form ist. Der Transformator des Raumes in dynamischen Prozessen mit der Information ist die Zeit. Das Spektrum der Aktivität der Zeit reicht von der Ewigkeit bis zur Unendlichkeit.

Der Projektionsprozess erfolgt in zwei Richtungen. Die Varianten der Realisierung auf der physischen Ebene werden im Bewusstsein fixiert und reflektiert. Entsprechen sie den oberen Matrizenstrukturen der

Seele, werden Bilder aus dem Bewusstsein mit der Kraft des Geistes auf die Ebene der Seele übertragen, wobei sie die Schatztruhe des Wissens des Universums markieren und erweitern.

Sie haben gesagt, dass Gott in jedem Menschen ist, und jetzt können wir auch folgendes behaupten: Auch wir alle sind in Gott.

Warum ist es wichtig, das zu wissen und es gerade jetzt zu wissen? Leider ist die Menschheit in ihrer Entwicklung, einer vorrangig technokratischen, zu einem globalen Einfluss auf die Umwelt gekommen. Und die Umwelt ist ein lebender Organismus, und zwar der Organismus, in dem wir existieren. Wir führen uns in diesem Organismus auf wie eine Krebszelle und begreifen nicht einmal, dass unser Lebensraum psychophysisch ist, dass er durch die allumfassende Verbindung, die er mit jedem inneren Objekt vereint, gezwungen ist, sofort adäquat zu der entstandenen Situation zu reagieren – bis hin zur Abstoßung eines Objektes, das ihn in seiner Existenz bedroht. Selbst wenn dieses Objekt der Mensch ist, das heißt die Keimzelle eines neuen Organismus im Universum. Wir sind alle nur so lange sterblich, solange unser Bewusstsein nicht aufhört, gefährliche Ideen zu initiieren, die den Organismus des Universums bedrohen, und gedankenlose Taten heraufzubeschwören, indem wir uns an unseren eigenen gedankenlosen Ideen erfreuen. In Wirklichkeit können wir nach allem, was wir ihr angetan haben, von der Natur keine Gnade erwarten. Wenn wir uns unseres Platzes, unserer Bedeutung und unserer Verantwortung bewusst werden, wird die ungünstige Periode für jeden Menschen im Einzelnen, für die Menschheit im Ganzen, vorbei sein.

Mit Hilfe des Hellsehens ist es leicht herauszufinden, dass die Ressourcen für die Funktion des Zellkernes auf tausend Jahre angelegt sind! Das heißt, die Funktion einer normalen Zelle ist für mindestens tausend

Jahre angelegt! Das ist im Prinzip ein Perpetuum Mobile. Denn die Energie der Zelle kann man wieder auffüllen und ihren Körper erneuern. Natürlich muss man begreifen, dass so ein unsterblicher Lebenszyklus durch bestimmte Bedingungen des Aufenthaltes in der EWIGKEIT abgesichert werden muss.

Warum geschieht dann das Gegenteil? Warum leben wir statt jahrtausendelang so schlecht und so kurz? Wegen der falschen Orientierung unseres Bewusstseins, wegen des Egozentrismus. Wenn der Mensch nur an sich denkt und versucht, alles nur sich selbst zu nehmen. Bisweilen klappt das. Manchmal sogar sehr lange nach den Maßstäben eines Menschenlebens. Wenn die Menschen wüssten, welchen Preis sie für ihr Streben, nur für sich selbst zu leben, bezahlen müssen! Naheliegende Analogien sind leicht zu finden. Was macht ein Mensch, wenn etwas anfängt, ihm wehzutun? Er überlegt, wie er die Beschwerden loswerden kann. Es ist gut, wenn es nicht zu radikalen Maßnahmen kommt oder der innere Sinn der verrückt gewordenen Zellen selbst nicht zu einem letalen Ausgang führt.

Die Menschen sind Egoisten, die nur für sich selbst leben – das sind die Krebszellen des Organismus des Universums. Sehen wir uns an, wie man diese parasitären Strukturen bekämpfen kann.

Eine Krebszelle unterscheidet sich von einer gesunden dadurch, dass in ihrem Kern die Struktur der Vernunft zerstört ist. Das heißt, sie denkt nicht richtig, und infolgedessen funktioniert sie auch nicht richtig. Wie sagt man im Volk: Sie hat nicht alle Tassen im Schrank oder nicht alle Latten am Zaun. Wir sehen diese Spirale. Sie ist zerknittert, abgerissen. Eine solche Zelle ist leider nicht in der Lage, etwas zu erschaffen, sie ist nur in der Lage, als Parasit von dem zu leben, was andere erschaffen haben. Sie erkrankt an Egoismus. Das kennen wir doch aus dem Leben, nicht wahr? Deshalb saugt eine solche Zelle Energie in sich auf. Und daneben gibt es noch neutrale Zellen, von denen man sagt, sie sind nicht unsere und nicht eure. Die Wählerschaft. Eine Krebszelle nutzt ihre Neutralität aus. Sie lockt sie an und zerstört die Bewusstseinsspiralen.

Was ist nun in einem solchen Fall zu tun? Eine Resektion, wie es die orthodoxe Medizin tut, eine Chemotherapie? Ich sage es gleich: Das ist der Weg vom Schlechten zum noch Schlechteren.

Igor und ich machen es anders. Wir gehen in die Krebszelle hinein, mit der die gesamte Situation begonnen hat. Der innere Teil des Kerns ist schwarz und hart wie ein Stein. Es ist schon unangenehm, ihn anzusehen, und erst recht, damit zu arbeiten. Doch es muss etwas getan werden. Wir begradigen die Spirale und beseitigen Brüche, wenn sie vorhanden sind. Wir vernichten die Aufzeichnung der Krankheit. Wir zeichnen eine Information der Gesundheit und harmonischen Entwicklung auf. Die innere Oberfläche des Zellkerns beginnt rot zu werden und sich mit Leben zu füllen. Das ist dann kein Krebs mehr, sondern ein gutartiges Geschwür. Danach wird es einfacher: zwei-drei Korrekturen, und der Mensch ist gesund. Hunderte von Menschen sind mit Krebserkrankungen zu uns gekomen, und den meisten von ihnen konnten wir helfen.

Womit beginnt eigentlich die Entstehung neuen Lebens eines Menschen, wo auch immer es sei? Mit einer einzigen befruchteten Zeile, der Zygote. Der Mensch kann klein und irdisch sein oder groß und kosmisch, der Entwicklungsprozess ist im Prinzip derselbe. Sowohl Otto Normalverbraucher als auch ein Mensch, der das Universum ist (ein gigantischer Organismus, auf dessen Existenz alle alten Religionen der Welt seit Langem unmissverständlich hinweisen), müssen sich im Prinzip gleich entwickeln. Versuchen Sie anzunehmen, dass es wirklich so ist, und Sie werden sehen, in welch erstaunlichem Maße alle wesentlichen Entwicklungsetappen des Menschen und des Universums übereinstimmen. Natürlich mit der Korrelation zum unterschiedlichen Lauf der Zeit in Organismen, deren Maßstäbe nicht übereinstimmen.

Damit es verständlicher wird, ziehen wir einen Zwischenparameter heran – die Planeten des Sonnensystems. Berücksichtigt man, dass das System sich nicht nur um sein Zentrum dreht, sondern auch nach vorn strebt, schaffen diese zwei Bewegungsparameter etwas Ähnliches wie den Plasmakörper unserer Sternenstruktur. Dabei ist jedoch zu berücksichtigen, dass niemand den gesamten Körper des Sonnensystems richtig sehen kann. Daran hindert ihn die Barriere der Raumdimension. Das Sonnensystem, so eigenartig das manchem auch erscheinen mag, existiert zum Teil in einer anderen Dimension, die der gewöhnlichen Wahrnehmung nicht zugänglich ist. Es gibt solche Geräte: Wärmebildkameras. Auf ihnen sieht der Mensch zum Beispiel wie eine Struktur verschiedenfarbiger Flecken aus. So sehen wir gewöhnlich aufgrund unserer unvollständigen Wahrnehmung unserer Sternensystem. Mit Hilfe des Hellsehens, das es ermöglicht, die Barrieren der Dimensionen zu überwinden, wird es bereits als andere Struktur, als Ensemble von Zellen, wahrgenommen. Wobei die Sonne die führende Zelle ist, die sämtliche Prozesse des jeweiligen Abschnittes des Weltalls steuert.

Nimmt man an, dass unsere Behauptung wahr ist, so wird verständlich, warum das antike Wissen die Identität dessen, was oben ist, mit dem, was unten ist, besonders unterstrichen hat. Die Welten sind wie Matroschkas ineinander verschachtelt. Und das Universum beherbergt Menschen, Planeten, Sterne und Galaxien, als wären es Atome, Moleküle, Zellen und Organe. Wir sind untrennbar miteinander verbunden und für die gegenseitige Existenz sehr wichtig, denn sie stellt im Grunde die Einheit der Vielzahlen dar, wir können nicht ohne einander, wir sind eine Einheit, obwohl wir individuell sind.

Hieraus folgen auch eine andere Ethik der Existenz und ein anderer Blick auf die Rolle der Menschheit im Schicksal des Weltalls, unseres höheren Körpers des Seins.

Was das Auseinanderdriften der Galaxien betrifft, so ist das wirklich eine Tatsache. Das ist nicht verwunderlich, wenn das Universum einatmet. Und die Galaxien können beginnen, sich anzunähern, wenn es ausatmet. Unsere Galaxis, die Milchstraße, befindet sich im Bereich des Herzens des gigantischen Menschen, der das Universum ist. Das, was uns umgibt, sind Strukturen des Herzens und der Lungen. Das Einatmen dauert viele Jahre, das Ausatmen dauert viele Jahre. Es können also noch viele Astrophysiker glänzend ihre Dissertationen verteidigen, indem sie das Vorhandensein zyklischer Prozesse in unserer Galaxis und im Universum beweisen.

Deshalb sagt man: „Wer sich selbst entdeckt hat, hat die Welt entdeckt, und wer die Welt entdeckt hat, hat sich selbst gefunden."

Niemand hat den Menschen eingeschränkt, weder der Schöpfer noch sonst jemand. Der Mensch schränkt sich durch sein Verhalten selbst ein. Und deshalb kommt es zu Aids, das die Vernunft einschläfert. Der schläferische Bewusstseinszustand hindert den Menschen am Wissen. Am Wissen über die unsterbliche Existenz.

Gottvater gibt die Idee und die Information. Gottessohn die Materie und das Bewusstsein, der göttliche Heilige Geist erfüllt alles mit Leben. Und es entsteht eine Zelle, die Grundlage von allem.

Erkennen Sie die Zelle, und Sie erklimmen eine neue Stufe Ihrer Evolution, Sie sehen die Welt nicht im schmalen Spektrum elektromagnetischer Strahlungen, sondern im göttlichen Licht völlig neuer, von Ihnen bisher nie gesehener Energien. Das was Sie sehen, ist schließlich der Tempel. Nicht der, den Menschen aus Steinen gebaut haben, sondern der, der in Ihrem Inneren ist.

Zwei globale Systeme kämpfen um die Herrschaft im Weltall. Das eine, die Ausgeburt des Egoismus des Universums, schickt Krankheiten und Illusionen des Selbstbetrugs. Es möchte den Menschen brechen, ihn von der eigenen Unvollkommenheit und Machtlosigkeit überzeugen, um ihn als willenloses Element in die Pyramide derer, die diesem System dienen, einzureihen. Das andere, das das Licht des Himmels trägt, behauptet das Gegenteil: Nichts kann einem Menschen schaden, der nach dem Ebenbild Gottes und ihm ähnlich erschaffen wurde. Selbst Raum und Zeit sind eine Konstruktion des Bewusstseins und sekundär in Bezug auf das Bewusstsein und die Seele, die potenziell Gott selbst gleich sind. Wir sind daran gewöhnt, auf zu Boden zu sehen. Wer zu Boden sieht, wird nicht stolpern. Doch wie soll man das Ziel sehen, dem man entgegengehen soll, wenn man die ganze Zeit zu Boden sieht? Wie soll man hinter dem materiellen Schleier unserer physischen Welt den Raum des Geistes und den Raum der Seele erkennen?

Und das ist auch der Weg zur Unsterblichkeit, auf dessen Gipfel der Mensch seine Macht erkennt, seine große Bestimmung, dass es im Weltall keine größeren Namen gibt, als jenen einfachen, auf den man ihm mutwillig ausgetrieben hat, stolz zu sein. Dieser Name ist MENSCH.

Nicht dem eigenen Jahrhundert die Stirn bieten,
Sondern die Stirn des eigenen Jahrhunderts sein,
Ein Mensch sein.

(Sofia Parnok)

Kapitel 2

Die Folgen des seltsamen Fußballspiels, in dem das Schicksal der Erde für die nächsten Jahrhunderte entschieden wurde, zeigten sich bald auf dem kosmischen Computer, der sich über dem Nordpol erhob. Vor allem die oberen Plattformen haben sich auf ihn ausgewirkt, die diese geheimnisvolle feinmaterielle Konstruktion abschlossen, wo die Ereignisse ebenso sehr von Menschen geschaffen werden, wie die Menschen durch die Ereignisse gesteuert werden.

Erstens wurde die Abschlussplattform sehr kompliziert. Von der Konstruktion her ist sie jetzt wie eine Teleskopantenne, bei der die äußere Hülle das innere Entwicklungspotenzial verbirgt, es gibt noch sechs Plattformen, die in der Lage sind, sich in den Kosmos hinaus zu bewegen. An ihrer Spitze sind Stufen und noch eine scheibenförmige Konstruktion, auf die man sich stellen kann und von der aus man einen sehr guten Blick hat.

Gegenüber den Stufen hängen vier Ebenen, die den vier überirdischen Richtungen des Bardo entsprechen, das Zwischenraumes, der die sichtbare und die unsichtbare Welt voneinander trennt. Diese vier Sektoren entsprechen den Elementen: Feuer, Luft, Wasser, Erde. Sie sind untereinander alle gleichbedeutend und stellen gleichzeitig einen Mechanismus und ein Symbol dar. Sieht man sie von oben an, es sind Sanduhren, so ist in den einen Uhren dunkler Sand oder dunkle Energie, in den anderen heller. Und das sind noch die Sonne und der Mond, zwischen denen ein Gleichheitszeichen besteht.

Jedes dieser Symbole ist seinerseits auch nicht eindeutig,

sondern hat innere Positionen oder Potenziale, die, wenn sie sich verändern, auch die Lage der Dinge auf der Erde ändern. Zum Beispiel wärmt die Sonne mit ihrem einen Teil, ohne zu verbrennen, und schenkt Leben wie das heilige Feuer in Jerusalem, mit dem anderen aber kann sie alles entzünden, verfolgen, bestrafen. Der Mond hat seine eigenen Mechanismen und Möglichkeiten: Er kann etwas geben, etwas nehmen. Während der Flut steigt die Geburtenzahl, und während der Ebbe ist das Gegenteil der Fall, es sterben mehr Menschen.

Versuchen wir, das Geschehene zu analysieren.

Warum befindet sich der planetare Computer über den Polen? Ich denke, das hängt nicht nur mit den Prozessen der Magnetseparation zusammen. Eine große Rolle spielt die riesige Menge Wasser und Eis im Fundament der feinmateriellen Konstruktion.

Der Nordpol ist in erster Linie Wasser an der Grenze zur Umwandlung in Eis. Ein Wassermolekül hat eine erstaunliche Geometrie. Zwei Wasserstoffatome sind auf einer Ebene gegenüber einem Sauerstoffatom angeordnet. Infolgedessen ist im Bereich ihrer molekularen räumlichen Anordnung ein Überschuss positiver Ladungen entstanden, die durch die Protonen der Atomkerne bestimmt werden. Dem Sauerstoffatom ist zum Zweck der Wiederherstellung des energetischen Gleichgewichts nichts anderes übrig geblieben, als an der gegenüberliegenden Seite seines Kerns vier Elektronen zu konzentrieren und auf diese Weise eine negative Ladung zu schaffen. Es ist eine bipolare Struktur mit dem idealen Seitenverhältnis 3:4:5 entstanden, das berühmte ägyptische Dreieck.

Auf der einen Seite, der Seite der Grundlinie, ist eine unvorstellbar große Anzahl kleiner Pyramiden, die durch die Geometrie der Formen die grundlegende statistische weitreichende Torsionsmatrix mit zentraler Symmetrie schaffen. Das ist ein System von Wellenpaketen von Elektronen und Protonen, die ineinander verschachtelt sind und sich daher selbst kompensieren. Es entsteht eine völlig geordnete Struktur, die in der Interaktion mit kosmischen Strahlungen, dem kollektiven Bewusstsein der Menschheit oder einzelner Menschen das schafft, was in der letzten Zeit als Informationsfeld der Erde definiert wurde.

Im Grunde ist das ein Supercomputer, in dem die Interaktionen vorrangig Informationscharakter und keinen energetischen Charakter haben.

Das Erstaunlichste ist, dass der planetare Supercomputer gerade im Vertrauen darauf geschaffen wurde, dass Menschen mit einem wahrhaftigen oder diesem Zustand nahe kommenden Bewusstsein auftauchen, also mit der Gabe des Hellsehens, um eine neue Evolutionsetappe der Entwicklung der Menschheit zu gewährleisten, wobei die so genannten Barrieren durchdrungen werden. Übrigens reflektieren die Bewusstseinsebenen sehr genau die Etappen der Evolution: die Barriere des Ozeans, die Barriere des Festlands, die Barriere des Himmels. Die Barrieren sind ebenso mit der Struktur des Raum-Zeit-Kontinuums verbunden. Deshalb ist der Übergang in die vierte Dimension vor allem ein Problem der Überwindung des dreidimensionalen Bewusstseinsparadigmas, der Übergang von der Welt des Körpers zur Welt der Seele.

Letzteres bedeutet nicht, wie einige Esoterikautoren behaupten, die Abkehr vom physischen Körper im Zusammenhang mit der Verlagerung des Evolutionsweges in die feinen Ebenen der Existenz. Der Körper hat die Möglichkeiten seiner eigenen Entwicklung bei Weitem nicht ausgeschöpft. Mehr noch, er beginnt gerade erst, sie zu nutzen. Doch diese Autoren haben darin Recht, dass seine weitere Entwicklung unmittelbar mit der geistigen Entwicklung, der Entwicklung der Struktur der Seele verbunden sein wird.

Und die Antithese zur sterblichen Existenz des Menschen verläuft genau in dieser Richtung, in der Richtung der Transformation niederer Formen des Seins in höhere.

Für viele Menschen ist die Seele etwas Ephemeres, Fleischloses, Irreales. Doch durch das Hellsehen, das heute schon vielen zugänglich ist, ist es nicht schwer festzustellen, dass die Seele des Menschen auch eine bestimmte Organisationsstruktur und Mechanismen zur Beeinflussung der sie umgebenden Realität hat. Und zwar sehr mächtige. Nehmen wir nur einmal diesen planetaren Computer, der sich ähnlich dem unsagbar schönen blauen Leuchten, das die Form eines Tempels hat, über dem Nordpol der Erde erhebt.

Einen derartigen Computer gibt es, wie ich bereits sagte, auch über dem Südpol. Doch da das Mutterland des Südpols von Wasser bedeckt ist, das bereits vollständig zu Eis kristallisiert ist, hat die Pyramide der Basis hier nicht das Seitenverhältnis des goldenen Schnittes. Die Energien, die über dem Südpol akkumuliert sind, sind negativ, die Formen erinnern eher an ein Schloss als an einen Tempel, und die Farbe des von ihnen ausgestrahlten feinmateriellen Leuchtens ist, wenn man sie von außen betrachtet, rot wie bei dem Planeten Mars.

Davon, dass die geistige Existenz nicht der körperlichen entgegensteht, zeugen auch antike Quellen. Folgendes sah Johannes der Evangelist auf der Insel Patmos:

„Am Tag des Herrn wurde ich vom Geist ergriffen und hörte hinter mir eine Stimme, laut wie eine Posaune. Sie sprach: Schreib das, was du siehst, in ein Buch und schick es an die sieben Gemeinden: nach Ephesus, nach Smyrna, nach Pergamon, nach Thyatira, nach Sardes, nach Philadelphia und nach Laodizea.

Da wandte ich mich um, weil ich sehen wollte, wer zu mir sprach. Als ich mich umwandte, sah ich sieben goldene Leuchter und mitten unter den Leuchtern einen, der wie ein Mensch aussah; er war bekleidet mit einem Gewand, das bis auf die Füße reichte, und um die Brust trug er einen Gürtel aus Gold. Sein Haupt und seine Haare waren weiß wie weiße Wolle, leuchtend weiß wie Schnee, und seine Augen wie Feuerflammen; seine Beine glänzten wie Golderz, das im Schmelzofen glüht, und seine Stimme war wie das Rauschen von Wassermassen. In seiner Rechten hielt er sieben Sterne und aus seinem Mund kam ein scharfes, zweischneidiges Schwert und sein Gesicht leuchtete wie die machtvoll strahlende Sonne. ... Er aber legte seine rechte Hand auf mich und sagte: Fürchte dich nicht! Ich bin der Erste und der Letzte und der Lebendige. Ich war tot, doch nun lebe ich in alle Ewigkeit, und ich habe die Schlüssel zum Tod und zur Unterwelt." (Offenbarung 1:10-18)

In dieser Vision widerspiegelt sich die Hierarchie des Sonnensystems. Die sieben goldenen Leuchter sind die sieben heiligen Planeten, die an der Steuerung unseres Raumes beteiligt sind.

Johannes der Evangelist unterstreicht selbst, dass er „vom Geist ergriffen" war. Und dabei ist er physisch am Leben geblieben.

Jetzt, und das ist besonders deutlich zu sehen, hat sich das vorher gestörte Gleichgewicht zwischen Hell und Dunkel, zwischen Plus und Minus, zwischen Gut und Böse etabliert. Die Harmonie ist der Wille Gottes, der sich nicht in Gott selbst befindet und nicht mit ihm identisch ist. Das ist zu knifflig? Das kann ich verstehen, doch es kommt wieder auf die Sichtweise an. Wenn neue törichte Handlungen der Dunklen nicht zu irgendwelchen neuen, in ihren Folgen nicht vorhersehbaren Resultaten führen, wird das Gleichgewicht erhalten bleiben, was im Prinzip die am stärksten zu befürwortende Bedingung für die revolutionäre Entwicklung ist.

Von hier aus, von oben, ist deutlich zu sehen, was sowohl auf der physischen Ebene der Erde vor sich geht als auch auf der feinmateriellen. Es sind unsere zwölf Schächtelchen zu sehen, in denen die nach Richtungen aufgeteilten globalen Kenntnisse konzentriert sind. Hier ist die siebte Schachtel, wo wir früher Menschen geheilt haben. Und etwas weiter ist jene magische, derentwegen wir fast das Armageddon zu früh in Gang gesetzt hätten.

Sehen wir uns an, wie sie wirkt, wie die Dunklen über sie die Menschen beeinflussen und ihnen aus dem Hinterhalt fürchterliche Schläge zufügen. Die letzte Definition kommt nicht von ungefähr. Eine der Funktionen der magischen Schachtel ist tatsächlich der Schlag aus dem Hinterhalt. Die Dunklen suchen in ihrer Umgebung einen Menschen aus, der zur Zielscheibe bestimmt wird, jemanden von den Angehörigen, Verwandten, Freunden, Bekannten, durch den der Schlag geplant und ausgeführt wird. Dieser Mensch ist so etwas wie ein Spiegel, der ein energetisches Informationsgeschoss aufnimmt und auf die Zielscheibe richtet. Nicht jeder Mensch ist für die Rolle des magischen Spiegels geeignet. Nur negative Taten, die im Leben vollbracht worden, geben denen aus Mohair das Recht, die eine oder andere Person in ihren Projekten zu benutzen. Ihre höllische Kanzlei sammelt minutiös Angaben über die Taten der Menschen und nutzt sie als Grundlage für ihre irdischen Manipulationen.

Jetzt ist auch zu sehen, wie ein Mensch sich durch eine magische Technologie in ein Instrument der Hölle verwandelt, das das Leben und die Gesundheit anderer bedroht. Manchmal tun die Menschen so etwas bewusst, meist aber nicht. Man gibt ihnen einfach ein energetisches

Geschoss in die Hand, das sie bei sich bietender Gelegenheit auf die Zielscheibe richten. Bis zur Ausführung der Aufgabe fühlt sich der Mensch, der als Spiegel dient, sehr schlecht und quält sich. Es schmerzt ihn der Arm, in dem er Krankheiten und negative Ereignisse mit sich trägt, die für seinen Angehörigen bestimmt sind. Es schmerzt ihn die Seele, die sieht, was vor sich geht, doch mit ihren Schreien nicht das Bewusstsein dieses Menschen erreicht.

Doch es gibt auch einen Schutz vor derartigen Angriffen. Das ist natürlich zu allererst das Wissen. Mit seiner Hilfe kann man die Situation analysieren und zum Positiven verändern. Denen aus Mohair wird es in einem solchen Fall natürlich leidtun, dass sie ihre Aufgabe nicht erfüllt haben, mehr aber nicht. Das alles wird mit den Händen der Menschen selbst getan, sie müssen auch für alles bezahlen. Doch auch das, wie sich herausgestellt hat, nur von Zeit zu Zeit. Und wie aus den aktuellen Ereignissen sichtbar wird, ist diese Zeit gekommen. Diejenigen, die das ganze Leben lang andere verfolgt und ihnen das Leben schwer gemacht haben, sind nun über Nacht selbst zu Verfolgten geworden, die zu bestrafen sind. Es ist übrigens eine ernsthafte Prüfung für die Sieger, sich extremer Maßnahmen in Bezug auf die Besiegten zu enthalten.

Doch die Veränderungen sind nicht nur mit den Ebenen und den Plattformen geschehen, es gab sie auch in unserem Schicksal. Igor und ich sind wieder in die Schule gekommen und zu Schülern geworden.

Es ist eine ungewöhnliche Schule, sie befindet sich direkt im Kosmos. In den unendlichen Weiten des Raumes hing einfach ein großer Würfel: vier Wände an den Seiten, ein Fußboden, eine Decke. Außen die schwarze Unendlichkeit mit verschiedenfarbigen Streifen von Sternen, Sternbildern, Galaxien. Unter dem Würfel ist der Abgrund.

Der energetische Torus herunterkommender Ströme beginnt direkt unter der Ebene der seltsamen himmlischen Einrichtung. Innen ist das Mobiliar einer gewöhnlichen Klasse, einer gewöhnlichen Schule. Drei Bankreihen. Rechts fünf, links fünf und fünf in der Mitte. Die zehn äußeren Bänke sind besetzt.

    Die Klasse ist der Anlaufpunkt. Rechts gibt es eine Tür für den Ausgang, links ebenso. In der Mitte gibt es keine Türen, nur eine Schultafel. Doch als Tafel kann man sie nur unter Vorbehalt bezeichnen. Dort ist ein Raum, und er ist höchst gefährlich. Doch dort ist auch das Wissen. Der Lehrer hat gesagt, dass niemand von dort zurückgekehrt. Die Tafel ist wie ein Grat – wer sie überschritten hat, kann auch in den Abgrund fallen. Und aus diesem Abgrund ist, wie gesagt, noch niemals jemand zurückgekehrt. Deshalb ist auch niemand anzutreffen, der freiwillig einen Platz in der Mitte einnehmen würde. Das sind hier alles keine einfachen Leute; rechts sind die hohen Ränge der Dunklen, links der Hellen – Engel und Erzengel. Von vierzehn Schülern sind nur zwei Menschen – Igor und ich. Wir stehen im Gang und wissen nicht, wohin wir uns setzen sollen.

Plätze gäbe es eigentlich: einen rechts und einen links. Doch wir wollen zusammenbleiben. Wir halten uns an den Händen wie Kinder. Wir haben drei Kärtchen, mit denen wir in die Schule hineingelassen wurden. Sie sind alle hell. Eine jedoch ist wohl nicht so ganz gültig. Es ist dieses Tor, das wir den Dunklen mit Worten zuerkannt, doch nicht durch eine Unterschrift bestätigt haben. Da stehen wir nun und müssen uns doch setzen. So haben wir uns also an einen freien Tisch in der Mitte der Klasse gesetzt. Sofort erhob sich in den anderen Reihen ein Raunen. Nicht mit der Stimme, sondern mit den Gedanken, die wir bereits gelernt hatten zu lesen.

„Die sind doch verrückt, sie haben sich über den Abgrund Da'at gesetzt. Jetzt können sie die Klasse weder nach rechts noch nach links verlassen. Sie hätten doch den Tisch umstellen können."

Igor und ich sehen uns an.

„Bleiben wir hier?", fragt er.

„Was du machst, mache ich auch", antworte ich.

Für mich aber denke ich: ‚Es kommt, wie es kommt. Grigori Petrowitsch hat uns beigebracht, dass man aus jeder Lage heraus die Ereignisse steuern muss. Und je ungünstiger die Bedingungen sind, umso wertvoller ist die Erfahrung, die man dabei gewinnt. Denn wenn es einmal klappt, klappt es immer.'

Der Lehrer erschien, ein strenger Alter mit einem finsteren Blick. Er sah uns alle aufmerksam an. Er sah nicht ins Gesicht, sondern ins Innere derer, die gekommen waren, um höheres Wissen zu erlangen.

„Nur einmal in zweitausend Jahren kommt man in diese Klasse, um zu lernen", begann er den Unterricht. „Diejenigen, die rechts sitzen, und diejenigen, die links sitzen, haben das Recht, die Ausbildung abzubrechen, wenn sie merken, dass sie nicht genug Kraft haben, um ihren Weg zu höherem Wissen fortzusetzen. Sie können zu den Türen hinausgehen, die ihr rechts und links sieht. Diejenigen, die in der Mitte Platz genommen haben – damit meinte er eindeutig Igor und mich –, haben nicht das Recht, die Ausbildung abzubrechen und die Klasse zu verlassen."

Bei diesen Worten stockte mir natürlich das Herz im Leibe. Nach außen hin erschienen Igor und ich aber weiterhin ungerührt. Der Alte machte eine kleine Pause und, nachdem er den kleinen inneren Kampf analysiert hatte, den wir in uns ausfochten, zog er eine Schlussfolgerung.

„Euer Mut ist lobenswert. Doch mit Mut allein ist es hier nicht getan. Ihr braucht auch Wissen, um diese Klasse zu absolvieren und eine weitere Stufe zum Schöpfer zu erklimmen. Gott ist mit euch…"

„Und wir sind mit ihm", antworteten wir gemeinsam, gut aufeinander eingespielt.

Der Alte ging an die Tafel. Sofort kam Leben in die Tafel, kleine Feuer leuchteten auf, und wie auf dem Bildschirm eines Fernsehers erschienen Schemata, Zahlen und Worte.

„In diesem Unterricht geht die Erkenntnis in Wissen über", begann der Lehrer seine Vorlesung. „Hier beginnt der Weg, doch wer von euch weiß, wohin er führt? Hier, in diesem Raum, in dem ihr sitzt, gibt es in Wahrheit nicht nur einen, sondern viele Räume. Vielleicht zehn, vielleicht auch hundert. Doch wer von euch sieht etwas anderes als die Wände, die euch von vier Seiten umgeben?" Er schwieg und gab so den Schülern die Möglichkeit zu antworten, doch niemand ergriff die Initiative.

„Warum lernen Helle und Dunkle in einem Raum? Wenn sich die Spirale der Evolution gerade unter der Einwirkung zweier entgegengesetzter Kräfte am effektivsten entwickelt. Doch haben diejenigen ihre Aufgabe richtig verstanden, die vom Schöpfer zur Steuerung der Kräfte zugelassen wurden? Warum gibt es auf der Erde jetzt eine so bedrohliche Situation? Sie ist schließlich nicht irgendeiner der Planeten des Weltalls. Hier ist der Thron des Schöpfers und daher auch das Zentrum von allem. Warum habt ihr, die ihr auserwählt und mit Kräften ausgestattet wurdet, statt euch um die harmonische Entwicklung dessen, was eurer Obhut anvertraut worden war, zu kümmern, euch in einen tödlichen Zweikampf untereinander gestürzt? Warum habt ihr den Plan des Schöpfers verantwortungslos zunichte gemacht, die Ereignisse so weit gebracht, dass der Allerhöchste gezwungen ist, sich persönlich in das Geschehen einzumischen?"

Alle hörten sich die Anschuldigungen des Lehrers schweigend an. Niemand sah den anderen an, weder die Dunklen die Hellen noch die Hellen die Dunklen. Nur Igor und ich blickten uns mit kindlichem Ungestüm unter unseren eigenartigen Klassenkameraden um. Rechts von uns (sobald wir uns in die Bank gesetzt haben, waren rechts und links natürlich vertauscht) sitzt ein großer Erzengel mit riesigen Flügeln auf dem Rücken. Über seinem Kopf ist ein leuchtender Nimbus. Das sind die Energien, die er als Werkzeug, als Waffe, einsetzen kann. Wenn er die Energie des Nimbus mit seinem Arm vereint, kann sein Arm einen Berg zum Einsturz bringen.

Und diejenigen, die links sitzen, verfügen auch über nicht wenig Macht. Sie kennen die Vergangenheit und können Ereignisse sogar sehen, bevor sie geschehen. Nicht überall natürlich, nur auf der Erde. Hier oben funktioniert dieser Vorteil für sie nicht.

„Sehen wir uns also noch einmal den Plan des Schöpfers an", fordert uns der Alte auf. Und sofort erscheinen auf der Tafel Bilder. Wir sehen die Erde, als wäre sie durch eine unsichtbare Glaswand geteilt. Die einen Menschen leben gut, sind fröhlich, alles gelingt ihnen. Andere sind krank, vom Unglück verfolgt für falsche Taten in der Gegenwart und der Vergangenheit. Auf der einen Hälfte herrscht der Tod. Und wir sehen ihn: ein Wesen mit Sense, das sein Aussehen verändern kann. Mal ist es eine junge, schöne Frau, mal ist sie schrecklich und missgestaltet. Sie hat viele Gesichter und nutzt das, um die Menschen zu betrügen.

Und das Leben ist, auch wenn sein grammatisches Geschlecht darauf nicht schließen lässt, ein Mann. Er heilt, hilft, unterstützt.

„Wer möchte an die Tafel kommen?", fragt der Alte.
Es erhebt sich der große Erzengel, den Igor und ich so hemmungslos

angestarrt hatten, und geht zur Tafel. Wir hören nicht, was er sagt. Das ist wohl wie das Beichtgeheimnis. Plötzlich richtet sich die Tafel mit ihrem leuchtenden Bildschirm auf den Erzengel und zieht ihn mit einem dumpfen Heulen in sich hinein. Er versucht, Widerstand zu leisten, und schreit. Doch es nützt nichts – der hinter der Tafel verborgene Raum saugt ihn in sich auf, und er verschwindet für immer darin.

Nach diesem tragischen Zwischenfall stehen gleich mehrere Schüler rechts und links auf und verlassen eilig die Klasse. Der Alte begleitet sie mit einem weisen Blick, der jedoch niemanden verurteilt.

Igor und ich bleiben sitzen. Wir denken nicht daran, den Raum zu verlassen.

„Was wir auf dem Bildschirm über die Erde gesehen haben, sind die ursprünglichen Schöpfungsmuster. Das sind auch Klassen", fuhr der Lehrer fort. „Viele Klassen und viele Völker. Sie denken, dass sie leben. Und ich denke, dass sie lernen. Sie müssen noch lange lernen, aber das macht nichts; Gott hat noch viele Tage. Die Urquellen sind Adam und Eva, die durch den Wunsch des Schöpfers nach seinem Ebenbild geschaffen worden. Sie hatten zu allem Zugang außer zu dem Apfel, den sie nicht berühren durften. Warum war es ihnen verboten, den Apfel zu essen?" Der Lehrer wendet sich direkt an mich. Und ich weiß nicht, warum, aber ich beuge mich einer in mir verborgenen Quelle und antworte mutig:

„Weil man nichts vernichten darf, das man nicht selbst gelernt hat zu erschaffen. Wenn man in etwas hineinbeißt, das von anderen geschaffen wurde, erkennt man. Wenn man selbst einen Apfel erschaffen kann, weiß man. Darin liegt der Unterschied zwischen Erkenntnis und Wissen."

Der Alte sagt nichts, er sieht mich an. Doch auch die Tafel macht keinerlei bedrohliche Bewegungen in meine Richtung. Still und friedlich leuchtet neben mir ihr gefährlicher Bildschirm.

„In Adam und Eva war die kosmische Kraft angelegt. Sie hatten Zugang zu allem im Hause des Vaters. Doch es zog sie gerade zu der einzigen Sache hin, die ihnen verboten war zu berühren", erläutert der Alte. „Dadurch, dass sie in den Apfel gebissen haben, haben sie vorzeitig Selbstständigkeit erlangt und das, was wir haben. Die Völker, die von ihnen abstammen, haben wir jetzt gesehen. Das war die erste Verletzung des Willens des Schöpfers, und in seiner Folge ist das auf der Erde aufgetaucht, was sich dem Menschen entgegengestellt hat. Er selbst hat hervorgebracht, was ihm entgegensteht. Jetzt kann der Mensch nur auf dem dornigen Pfad zu seinem Vater zurückkehren. Denn er hat sein Haus verlassen, ohne den kürzesten Weg zu kennen. Den Weg, den ihr jetzt geht. Er ist gefährlich, doch gerade wie der Flug eines Pfeils. Nur derjenige, der diesen Weg geht, erhält die Möglichkeit, sein Geschlecht kennen zu lernen."

* * *

Parallel zum Unterricht im Himmel verläuft der Unterricht auf der Erde. Das, was wir in der ungewöhnlichen Klasse erfahren, die sich irgendwo in den Tiefen des Weltalls verbirgt, bringt Igor und mich dazu, eine erkleckliche Anzahl von Fachbüchern zu lesen. In der Regel tauchen diese auch auf nicht ganz gewöhnliche Weise in meinem Haus auf. Meistens gibt sie mir jemand im richtigen Moment und am richtigen Ort entweder persönlich oder über Bekannte mit der Bitte, sie unbedingt zu lesen. Ich lese sie und finde darin sofort die Themen, mit denen wir uns in der himmlischen Schule über dem Abgrund Da'at befassen.

Das mit dem Abgrund ist auch nicht so ganz klar. Wir kennen seinen Namen, doch das ist wahrscheinlich auch das Einzige, was wir über ihn wissen. In unserer Klasse sind jetzt weniger Schüler: Noch einer, diesmal aus den Reihen der Dunklen, ist an die Tafel gegangen und nicht zurückgekehrt.

Wer von seinem Recht gebraucht hat, die Schule über dem Abgrund zu verlassen, ist in das System der Meisterklassen an der Peripherie gewechselt. Diejenigen, die dort lernen, werden nicht hoch hinauskommen, aber auch nicht tief fallen. Die Besonnenheit steht ihnen ins Gesicht geschrieben. Was soll's, das ist nicht die schlechteste Aufschrift der Welt.

Außer theoretischem Wissen gibt es auch noch die praktische Arbeit. Niemand drängt sie uns auf. Es kommen einfach Menschen mit ihren Problemen zu uns, die in der Regel nicht einfach sind. Und das, was wir gelernt haben, wird sofort durch die Realität bestätigt.

Wir sehen, wie sich sowohl die menschliche DNA als auch die Chromosomen dem Impuls unseres Bewusstseins unterordnen. Über das Hellsehen ist es nicht schwer zu verfolgen, wie Zellen und Organe untereinander Energie, Informationen, Stoffe austauschen. Dieser Prozess wird durch das Bewusstsein über die Hypophyse geleitet. Dementsprechend kann man gerade über das Bewusstsein Ziele setzen und ihre Verwirklichung erreichen.

Doch was ist der Impuls, mit dem wir die Transformationen innerhalb der Zelle in Bewegung setzen? Das ist zweifellos Energie, doch nicht nur das. Wozu schaffen wir sonst, bevor wir den Impuls in Bewegung setzen, die informationelle Kodierung des für den Schuss vorbereiteten Energiegeschosses, das auf den Zellkern gerichtet ist?

Codes, DNA, die Zelle - auch das Verhältnis der „großen

Wissenschaft" zu diesem Thema hat sich verändert. Hören Sie selbst.

„Den Begriff eines Codes des Universums konnte man sich noch vor Kurzem nicht vorstellen. Im Wesentlichen besteht er in Folgendem: Es steht fest, dass die Vererbung von der DNA und der RNA abhängt, deren Moleküle so codiert sind, dass es möglich ist, ein Element des Codes und seine Struktur in jedem lebenden Organismus zu bestimmen. Es gibt ein oder mehrere Schlüsselelemente (Trägerelemente), die in verschiedenen Kombinationen verschiedene Codestrukturen mit einer unterschiedlichen Informationsdichte bilden. Durch den Informationserhaltungssatz und die Ewigkeit der Information stellen die Codebildungen der materialisierten oder dematerialisierten Information symmetrische und asymmetrische Netzstrukturen dar, die das Gleichgewicht der Informationsprozesse, ihre Eigenschaften und Formen gewährleisten. Eines der wichtigsten Informationsgesetze ist das Gesetz des ständigen Informationsprozesses der Codierung und Decodierung, der den Gleichgewichtszustand der Information als Folge der Beständigkeit ihrer Materialisierung und Dematerialisierung gewährleistet. Für Prozesse verschiedener Informationsmilieus der Mikro-und Makrostrukturen des Universums gibt es einen eigenen Codeschlüssel, der das Geheimnis des einen oder anderen Informationsprozesses bewahrt." (I. I. Juzvishin, „Informatiologie". Moskau, 1996, Seite 15 –17).

(Die Fachleute mögen sich nicht am spezifischen Gebrauch der Begriffe und Termini im angeführten Auszug stören. Seinem Wesen nach trägt dieser Text in sich einen übertextuellen holographischen Sinn.)

Im Grunde sprechen Juzvishin und ich fast über dasselbe. Ivan Iosifovich Juzvishin hat im Prinzip einen sehr bemerkenswerten Schritt nach vorn gemacht im Vergleich zu den Positionen, die die

„große Wissenschaft" noch vor Kurzem vertreten hat. Von seinen Entdeckungen bis zur Wahrheit, das heißt bis zum Schöpfer, bedarf es nur einer Anstrengung.

Die Kodierung erfolgt durch ein Wort, ein gewöhnliches Wort. Und das ist auch kein Zufall. Gegenwärtig wurde mit den Methoden der linguistischen Genetik und der mathematischen Linguistik herausgefunden, dass die Sequenzen der DNA-Nukleotide der Chromosomen sprachähnliche Strukturen sind, die mit dem Bewusstsein und der Sprache des Menschen interagieren. Die Sprache des Genoms (die DNA der Chromosomen) und die menschliche Sprache haben gemeinsame Wurzeln und eine universelle Grammatik.

Das Genom kann man sich in Form einer biologischen Konstruktion vorstellen, die über einen holographischen Speicher verfügt und in der Lage ist, Bilder zu generieren und zu erkennen. Deshalb entsteht die reale Möglichkeit, einen Kontakt des Bewusstseins mit dem Unterbewusstsein über den Chromosomenapparat mit Hilfe der normalen Sprache herzustellen. Obwohl man in diesen Fall doch einige Gesetzmäßigkeiten des Aufbaus der Befehle kennen muss: die Anzahl der Codewörter und ihre Abfolge in der Informationskassette, die durch den Bewusstseinsimpuls übertragen wird.

Da das Bewusstsein im Grunde eine Energie-Informations-Matrix darstellt und das Genom über einen Wellenkanal (Informationskanal) für die Verbindung zwischen dem Wort und den sprachähnlichen Strukturen verfügt, die im Genom aufgezeichnet sind, kann man durch das Wort über einen Impuls die eigene oder andere Steuerfunktion der Hypophyse und aller anderen Organe beeinflussen. Wie wir das in der Praxis nutzen, versuche ich jetzt zu berichten.

Uns wurde das Foto eines Jungen gebracht. Die behandelnde

Ärztin des Jungen hatte uns schon einmal um Hilfe gebeten und sich davon überzeugt, dass es etwas gibt, das ihr zwar nicht verständlich ist, aber dennoch wirkt.

Die rechte Lunge des Jungen starb durch ein Krebsgeschwür ab. Übrigens hat die Definition „ein schwieriger Fall" für uns jetzt keinen buchstäblichen Sinn mehr, sondern eher einen relativen. Im vergangenen Jahr haben wir viel mit Krebspatienten gearbeitet.

Niemand von ihnen ist gestorben außer denen, auf die entweder Angehörige und Bekannte oder die offizielle Medizin Druck ausgeübt und die Menschen zu einer Therapie mit Chemotherapie, Bestrahlung oder Operationen gezwungen haben. Die Entscheidung trifft jeder selbst: Vertrauen oder Zweifel, der Glaube an Gott oder seine Negation, jeder wählt seinen eigenen Weg. Wer glaubt, dem wird geholfen. Diejenigen, die geglaubt haben, sind gesund und fühlen sich wohl. Und wir haben noch eine Gesetzmäßigkeit unserer Arbeit festgestellt: Je mehr wir mit schweren Erkrankungen konfrontiert werden und in der Arbeit mit ihnen positive Resultate erzielen, umso mächtigere und effektivere Technologien des Kampfes gegen die Krankheiten werden uns gegeben.

Manchmal versuchen wir, die Situation der menschlichen Beziehungen mit Viren, Epidemien und unheilbaren Krankheiten global von einem geistigen Standpunkt aus zu betrachten. Wir stellen sie uns als eine Karte ungünstiger Umstände vor. Moskau sieht auf dieser Karte bei Weitem nicht wie eine Oase, sondern eher wie ein geopathogenes Gebiet aus.

Natürlich sind nicht alle Menschen in der Hauptstadt körperlich und geistig so schwer krank. Doch allein die Lage der Dinge im Staat bestätigt eindeutig ihre geringe Anzahl. Denn schließlich ist jeder Mensch eine Zelle eines anderen Organismus, des Organismus des

Landes, der Menschheit. Und wenn wir ein Krebsgeschwür bekämpfen, gegen wen kämpfen wir global? Wem stellen wir uns entgegen? Wen retten wir?

Wenn wir wenigstens eine Zelle dieses riesigen Organismus namens Russland heilen, geht es ihm schon besser. Und wenn wir Tausende, Hunderttausende Zellen heilen, gibt uns das die Hoffnung, dass das Land nicht stirbt.

Jesus hat vor zweitausend Jahren versucht, den Menschen die Wahrheit zu erklären. Doch sie haben ihn nicht verstanden. Er sprach: „Erwachet!" Wem hat er das gesagt? Dem Bewusstsein der Menschen! Doch sie haben ihn gehört und nicht verstanden. Selbst heute können sie in der Bibel noch nicht das lesen, was darin geschrieben steht. Denn dort ist von der UNSTERBLICHKEIT die Rede. Und wer hat sie gesehen, wer hat sie gehört?

Alle haben von allem Möglichen gesprochen: vom Schicksal, vom Karma, vom schweren Leben, vom bösen Los. Doch Jesus sprach von der UNSTERBLICHKEIT. Und er hat sogar die Technologie gegeben, wie man sie erlangt. Lesen Sie die Bibel noch einmal, man erreicht alles über das Bewusstsein – das erweiterte und strukturierte.

Igor und ich sehen uns an, wie Jesus Lazarus zum Leben erweckte. Er hat gleichzeitig die Informationen und die materielle Ebene genutzt. Mit seinem Bewusstsein hat er Raum und Zeit zu einem Punkt komprimiert und einen Auferweckungsimpuls geschaffen. Danach war die Seele des Lazarus sofort wieder auf der Erde, als wäre sie nirgendwohin entschwunden.

Was für eine Kraft des menschlichen Bewusstseins und der Vernunft!

Und nun sitzt vor mir der Vater des Jungen und sieht mir mit einer scheuen Hoffnung in die Augen: Sollte es wirklich so möglich sein, wie es in den Ärztin erzählt hatte, die tödliche Bedrohung für den Sohn abzuwenden? Er ist ein bedeutender Geschäftsmann, einer der Chefs der großen Sibirien-Abteilung von Gasprom. Er ist es gewohnt, über die Schicksale Tausender Menschen zu entscheiden. „Das kann ich nicht" gibt es für ihn nicht. Er kann alles außer... außer die Tentakeln des Todes aufzuhalten, die sich nicht irgendjemandem anders entgegen schlängeln, nicht ins Nachbarhaus, sondern die gerade in seine Familie gekommen sind, zu dem Wesen, das ihm am wichtigsten ist. Er weiß, was sich hinter dem Begriff „Krebs" verbirgt.

Er begreift, dass das erst der Anfang ist. Selbst wenn man auf die Ärzte hören und den befallenen Teil der Lunge entfernen würde, gewinnt man doch nur einen Zeitraum, der nur mit einer doppelten Verneinung zu definieren ist: weder Leben noch Tod.

Er hat alles – Macht, Geld, Hunderte der besten Spezialisten. Doch weder er noch die Menschen, die ihn umgeben, können das tun, was er jetzt am meisten braucht: den Tod aufhalten, der sich seinem Sohn nähert.

Er ist verstört. Er weiß nicht, ob er uns glauben kann, obwohl ihm Freunde von uns erzählt haben. Doch seine Lebenserfahrung schreit geradezu: „Diese Leute sind nicht einmal Ärzte, wie können sie schon helfen?" Und wir lesen diese Zweifel in seinem Bewusstsein.

Heute arbeite ich ohne Igor. Er ist für eine Woche ins heimatliche Trosna zu seiner Familie gefahren. Schon seit fast zwei Jahren pendelt er so zwischen der Arbeit in Moskau und der Familie in der Nähe von Orjol hin und her.

Ohne Igor fällt es mir wesentlich schwerer zu arbeiten. Jeder von uns hat seine eigenen Stärken. Er achtet sehr genau auf die kleinsten Details die Diagnostik, was für die Erarbeitung der richtigen Lösung außerordentlich wichtig ist. Meine starke Seite sind intuitive Eingebungen, was in jedem konkreten Fall zu tun ist. Wir tauschen zwei-drei Worte aus, was zur Erarbeitung einer gemeinsamen Lösung völlig ausreicht. Fasst man das Wesen unserer Interaktion zusammen, sind es Analyse und Synthese.

An den Tagen, an denen Igor nicht da ist, arbeite ich mit unserem gemeinsamen Schüler Sergej. Er ist ein sehr talentierter Junge mit guten Perspektiven. Er bemüht sich und ist immer aufgeregt, wenn er mit mir arbeitet. So führt er auch jetzt die Diagnostik durch, wobei er mit seiner Jungenstimme im Stimmbruch das Gesehene berichtet.

„Im oberen Teil der Lunge sind Krebszellen. Das Geschwür ist noch unbedeutend, doch rundherum ist bereits ein verdunkelter Bereich. Die Verbindungen zur Hypophyse sind gestört."

Das Gewebe ist geschädigt, das ist ein neuer Ausgangspunkt für die Ausbreitung der Krankheit. Würden Igor und ich zu zweit arbeiten, würden wir eine Diskette erstellen, indem wir vorher im Zellkern auf der DNA-Spirale das Programm der Krankheit mit einem Genesungsprogramm überschreiben würden, danach würden wir einen Impuls auslösen und ihn auf den räumlichen Punkt der Archivierung der feinmateriellen Struktur des Kindes richten. Das ist im direkten Wortsinne die „Akte" des Jungen. Es ist nämlich so, dass jeder Mensch in der planetaren feinmateriellen Struktur seinen Archivierungspunkt hat, an dem die Angaben über alle von ihm gelebten Leben, Erinnerungen, Ereignisse und Erlebnisse zusammenlaufen. Das ist im Grunde die Informationskopie eines Menschen, in der alles, wirklich alles, vorhanden ist, was mit dem jeweiligen konkreten Menschen im Laufe seiner unendlichen Existenz zusammenhängt, doch das ist eine statische

Form des Bewusstseins und der Wahrnehmung. In der Dynamik kommt sie gerade auf der Erde zum Tragen. Übrigens ist dieser statische Zustand auch recht relativ, da die Archivierungspunkte eine der wichtigsten Strukturen unserer Welt und, mehr noch, Elemente ihrer Transformation sind und über eine innere Entwicklungskraft verfügen.

Der Genesungsimpuls, der in einen solchen Archivierungspunkt eingebracht wird, versetzt den Mechanismus der der Aufgabe entsprechenden Transformationen energetischer Informationen unweigerlich in Bewegung, die anschließend auf die somatische Ebene, das heißt die Ebenen des physischen Körpers des Menschen, gebracht werden.

Allerdings gibt es bei der Anwendung dieser Technologie eine Einschränkung: Der Impuls muss kräftig sein und augenblicklich erfolgen. Überhaupt muss er die Schranke der Lichtgeschwindigkeit überwinden. Das Bewusstsein eines normalen Menschen kann einen solchen Impuls nicht auslösen. Dafür sind bei ihm zu wenig Gehirnneuronen in die Arbeit einbezogen und aus ihrem schlafenden Zustand herausgeholt. Außerdem muss man in der Lage sein, durch Willensanstrengung so etwas wie einen Laserstrahl im Bereich des „dritten Auges" zu formieren, indem man zuvor die Funktion der Gehirnzellen in einen darauf abgestimmten (wie die Physiker sagen, „kohärenten") Zustand versetzt. Um so etwas gemeinsam mit Sergej zu tun, ist es noch zu früh; das wäre zu gefährlich.

Es ist so, dass, wenn wir ein Krebsgeschwür mit unserer Biostrahlung (die für den Patienten völlig ungefährlich ist, weil sie dieselbe Natur hat wie auch der gesamte Organismus) scannen, wir die Krankheit gleichsam in Unruhe versetzen. Sie hat ihr eigenes Bewusstsein, ihren Intellekt und ihren Selbsterhaltungstrieb. Deshalb gerät sie sofort in einen

Erregungszustand. Beginnt nun, aktiv auf sie einzuwirken, versucht die Informationsstruktur der Krankheit, sich an dem Ort zu verbergen, wohin wir versuchen, die Information über den Genesungsprozess zu übertragen, das heißt genau am Archivierungspunkt des jeweiligen Menschen. Die Rechnung ist einfach: Nachdem sie den für sich ungünstigen Zeitraum abgewartet hat, kehrt die Erkrankungsinformation wieder in den Organismus zurück und setzt ihre begonnene Arbeit fort. Sie setzt sie fort und hinterlässt im Projekt des Menschen gefährliche Schäden.

Deshalb ist die Krise der modernen traditionellen medizinischen Technologien in der letzten Zeit so deutlich zu Tage getreten: Sie berücksichtigen nicht das informationelle Element der Krankheit. Doch selbst wenn sie es berücksichtigen würden, verfügen sie nicht über die Möglichkeit, die Heilungsinformation mit größerer als der Lichtgeschwindigkeit (und genau solch eine Geschwindigkeit ist für die Impulsübertragung erforderlich) am Archivierungspunkt (den Informationsbereichen, die über eine äußere Statik und eine innere Dynamik verfügen) der Persönlichkeit des Menschen zu implantieren. Solche Geräte und technischen Mittel gibt es nicht. Es gibt sie nicht und wird sie augenscheinlich auch nicht geben. Nur der Mensch selbst ist fähig, wenn er sich geistig entwickelt, derartige „Wunder" vollbringen. Weil die ganze Welt, die uns umgibt, mit Hilfe des Bewusstseins geschaffen wurde und dementsprechend auf das Bewusstsein ausgerichtet ist.

Sämtliche Verbindungen der Welt, all ihre Interaktionen sind streng auf den Menschen ausgerichtet. Deshalb verläuft die Vorbereitung der Menschen auf ihre kosmische Mission so langwierig und schwierig, deswegen ist das Wort „Verantwortung" das entscheidende bei der Übertragung höherer kosmischer Technologien, deswegen müssen diejenigen, denen der Zutritt zu den vollkommenen Kenntnissen des Weltalls gewährt wird, ein so hartes und gründliches Auswahlverfahren in den Mysterien des Eingeweihtseins und in konkreten Lebensprüfungen durchlaufen.

Aus früheren Erfahrungen weiß ich: Sobald wir beginnen, die Chronik der Krankheit in der DNA zu überschreiben, wird die Information der Krankheit sofort von dem befallenen Bereich abgetrennt und beginnt, sich zum Archivierungspunkt zu erheben. Doch sie hat nicht dieselbe Geschwindigkeit wie der Gedanke, der Bewusstseinsimpuls. Deshalb verläuft der Wettbewerb buchstäblich in Sprintgeschwindigkeit. Gelangt die Information der Krankheit als erste an den Archivierungspunkt, kann man sie nicht mehr erreichen. Sie versteckt sich und wird auf einen neuen günstigen Zeitpunkt warten. Die Aufgabe besteht also gerade darin, sie zu überholen.

Sergej ist erst noch auf dem Weg zu solchen Technologien. Deshalb wählen wir eine weniger schnelle Variante, die der Situation jedoch mehr entspricht. Ich schlage sie Sergej vor:

„Du hast doch gesagt, dass die Verbindungen der Hypophyse mit dem befallenen Bereich gestört sind, das heißt, sie sieht nicht das Ungeheuerliche, das das Krebsgeschwür in der Lunge des Jungen verursacht."

„Ja", bestätigt Sergej.

„Und wenn wir der Hypophyse nun zeigen, was passiert?"

„Das wäre toll!" Mit jugendlichem Ungestüm leuchtet das Gesicht meines Helfers vor Begeisterung. „Und wie zeigen wir es ihr?"

„Führe einfach einen roten Alarmpfeil von der Hypophyse zum Geschwür."

„Darf ich?", erkundigt sich Sergej noch einmal.

„Tu es."

Mit seinem kleinen Strahl, bei dem er zuvor die silberne Farbe gegen rote ausgetauscht hat, führt Sergej eine genaue Linie von der Hypophyse zum befallenen Bereich.

Das ist alles. Die Hypophyse hat das im Organismus entstandene Unheil gesehen und sofort Schutzmaßnahmen ergriffen. Begeistert beobachtet Sergej die beginnenden „Kriegshandlungen" und berichtet über die Lage:

„Die Signale aus der Hypophyse haben die Schilddrüse erreicht. Das Immunsystem wurde aktiviert. Schutzzellen haben sich in Richtung des Krebsgeschwürs auf den Weg gemacht. Sie haben das dunkle Gewebe von allen Seiten eingekreist und fressen es buchstäblich auf. Sie reißen die Krebszellen einfach in Stücke und verschlingen sie wie ein Wolf seine Beute."

„Nun ja, nicht gerade ein Wolf und nicht gerade Beute", korrigiere ich Sergejs aufkommende Assoziationen.

„Na ja", stimmt Sergej lakonisch zu. „Sie fetzen sie ganz schön."

Eine Woche später kam der Vater des Jungen, um uns zu danken. Die virtuelle Schlacht mit der Krankheit ist mit der völlig realen Genesung seines Sohnes zu Ende gegangen. Dieses Mal bat er erneut um Hilfe, für sich. Er hatte eine ganze Menge alter Erkrankungen.

Und nach weiteren zwei Wochen begann er, seine Verwandten zu uns ins Zentrum zu bringen. Der Prozess war in Gang gekommen, wie man so sagt. Diesem Menschen muss man nicht erklären, warum und wie eine Heilung zustande kommt. Er hat es einfach am eigenen Leib und bei seinen Verwandten erfahren. Er stört sich nicht mehr an der eigenartigen Methode der Heilung auf Distanz, an den fehlenden Instrumenten oder daran, dass wir nicht kilogrammweise Tabletten verschreiben und nicht mit der Kreissäge die kranken Organe herausschneiden. Er sieht das Wichtige: Unsere Arbeit endet mit der realen Heilung. Und die Heilung brauchen alle, sogar die Ärzte, die sich daran machen, andere zu therapieren, ohne sich bisweilen selbst heilen zu können.

* * *

Die Welt, in der wir leben, ist eine Welt gegenseitiger Abhängigkeiten. Niemand ist frei – weder der Mensch von der Natur, noch die Erde von der Sonne, noch die Sonne vom Universum. Der Mensch und die Natur nutzen die Möglichkeiten des Kosmos gleichermaßen. Doch es gibt auch eine umgekehrte Abhängigkeit. Leider weiß heute niemand tatsächlich, was der Mensch darstellt – weder Biologen, noch Genetiker, noch Wissenschaftler anderer Disziplinen. Nur ein Mensch im Weltall weiß alles über alles – man nennt ihn den Schöpfer, Vater, Gott. Und nur das Wissen kann zu ihm hinführen. Das glaubwürdige Wissen über die Welt und über sich selbst – das ist die Jakobsleiter, die in den Himmel führt.

In der Schule über dem Abgrund, in der so wenig Schüler übrig geblieben sind, sitzen wir bereits in der ersten Bank. Ganze drei Bänke sind besetzt. Manchmal ruft der Lehrer Igor und mich an die Tafel. Doch bisher ist alles ohne besondere Vorkommnisse abgegangen. Niemand von denen, die geblieben sind, will anscheinend mehr das Privileg nutzen, durch die Tür hinauszugehen.

Dieses Mal erfahren wir etwas über das kollektive Bewusstsein.

„Für euch hat es jetzt die Form einer Wolke", sagt der Alte, als er uns das Bild erklärt, das auf dem Tafelbildschirm zu sehen ist. „Das ist keine falsche Vision, obwohl ihr, wenn ihr in das Innere der Wolke geht, eine Konstruktion seht, die in verschiedene Bereiche aufgeteilt ist. Dort herrscht eine ständige Bewegung, die nicht eine Minute lang still steht.

In groben Zügen ist das das Eichmaß für Raum und Zeit, angefüllt mit der globalen Information. Einer Information, die die absoluten Daten über die Erschaffung des gesamten Organismus des Universums enthält.
Das kollektive Bewusstsein ist in verschiedene Ebenen aufgeteilt. Der Mensch mit dem gewöhnlichen Bewusstsein ist die erste Ebene. Je mehr der Mensch in seinem Leben erreicht, umso mehr Information konzentriert sich bei ihm in einem bestimmten Bewusstseinsumfang, umso höher sind seine hellseherischen Möglichkeiten.
Das System der Auferweckung ist der Umfang der gesamten ersten Ebene. Hinzu kommt der Impuls der Seele. Die Heilung schwerer Krankheiten ist die eine Hälfte des linken Umfangs. Die Regeneration ist der gesamte rechte Umfang. Weder die Auferweckung, noch die Regeneration und die Heilung schwerer Krankheiten kann man durchführen oder anhalten, es sei denn, man aktiviert außer dem Bewusstseinsumfang auch noch die Abschnitte der Seele. Beachten Sie folgendes: wenn ich vom Bewusstsein spreche, verwende ich zur Bezeichnung der Teile seiner Konstruktion das Wort „Bereich". Merken Sie sich den Bewusstseinsbereich. Wenn Sie über die Seele sprechen, verwenden wir zur Bezeichnung ihrer konstruktiven Elemente das Wort „Abschnitt". Ich wiederhole: ein Abschnitt der Seele.
Das Bild auf dem Bildschirm verändert sich. Jetzt sehen wir noch eine Wolke im Bereich des Herzens.
„Die Seele ist auch eine Wolke", erklärt der Lehrer. „Im Inneren sind feine Partikel, sehr zarte Glieder, sehr schnelle Interaktionen. Die Seele ist wie eine Blume, die von allen Seiten durch den unzerstörbaren Kristall des Bewusstseins geschützt ist. Das ist die Erscheinung Gottes im Menschen, desselben, den die Atheisten suchen, aber nicht finden können. Vielleicht suchen sie ihn zu sehr in der Ferne? Dabei ist er

immer ganz nah. Der Kristall um die Seele herum ist der Tempel, in dem er sich aufhält. Vierzig Facetten hat dieser unzerstörbare Tempel. Und es gibt noch sechs weitere Facetten. Doch sie sind eigentlich auch keine Facetten. Dem Menschen gehört das, was mit der Zahl Sechs bezeichnet ist."

„Und es gibt noch den Geist, der alles durchdringt und vereint. Der Wagen, den ihr auf den Ebenen gesehen habt, als er mit den Rädern nach oben lag", hier wendet sich der Lehrer direkt an Igor und mich, „woran hat er euch erinnert?"

„An eine Säule", antworte ich.

„Ja, an eine Säule", bestätigt auch Igor.

„Und als ihr ihn aufgehoben und horizontal herabgesenkt habt?"

„An zwei Räder, die durch eine Achse verbunden sind."

„Räder, Räder", jammert der Lehrer. „Wenn ihr innerhalb eines Rades seid, das ist das eine. Wenn ihr aus dem Rad herausgetreten seid und euch daneben gestellt habt, das ist ganz etwas anderes. Ihr seht alles ringsumher anders und fühlt euch anders."

„Und wenn man oben eine Plattform befestigt und auf sie hinauf steigt?", fragte Igor auf einmal.

Der Lehrer sieht ihm eindringlich in die Augen.

„Ein Wagen fährt nicht von allein, er wird von einem Pferd gezogen. Den Wagen, an dem du denkst, kann nur die Ewigkeit vom Fleck bewegen. Und kannst du die Ewigkeit steuern, mein Sohn?"

„Ich kann es probieren", antwortet Igor kühn.

„Versuch es", willigt der Alte ein. „Dort, hinter der Tafel, ist eine Partikel der Ewigkeit. Aber bedenkt, noch niemand ist aus diesem Raum zurückgekehrt. Gehst du hinein?" Doch sogleich mildert er die Situation ab: „Es geht natürlich auch anders. Die Menschen haben

Raketen ersonnen, um zu den Sternen zu fliegen. Nur sind ihre Raketen im Vergleich zu diesem Wagen wie der Stein des Pithecanthropus, mit dem er versucht hat, einen Stern herunterzuschlagen. Wie lautet euer Entschluss?"

Igor und ich tauschen Blicke und fassen uns wie gewohnt an den Händen.

„Was kann ich euch in dieser Minute sagen", sprach der Alte und verbarg seinen Stolz auf uns. „Es ist richtig, es geht alles um die Verbindung der Menschen und der Erde. Darum, das Bewusstsein der Menschen mit dem Bewusstsein der Erde zu vereinen, die Seele der Menschen mit der Seele der Erde, den Geist mit dem Heiligen Geist. Jetzt ist alles in Disharmonie. Doch wenn es jemandem gelingen sollte, etwas Ähnliches zu vollbringen, wird auf der Erde die Unsterblichkeit herrschen, das Goldene Zeitalter. Der Herr möge euch schützen. Ihr seid die ersten, die sich freiwillig erkühnen, in den Abgrund zu gehen. Ihr wisst, dass noch niemand zurückgekommen ist. Und trotzdem geht ihr…"

Wir danken dem Lehrer für alles, was er für uns getan hat, für das Wissen, für die Geduld, für seine Weisheit und überschreiten entschlossen die schwankende milchige Weiße des Schultafelbildschirms.

* * *

Kaum sind wir aus dem Klassenraum herausgetreten, als wir uns auch schon im Zentrum eines gigantischen energetischen Rohres befinden. Ein mächtiger Wirbel hat uns hineingezogen, und wir haben instinktiv begonnen, uns dem Sog zu widersetzen.
Igor und ich hielten uns immer noch an den Händen, doch aus irgendeinem

Grunde spürten wir in unseren Herzen keine Angst. Obwohl alles, was uns umgab, keinen Raum für Optimismus ließ, spürten wir, dass wir die Möglichkeit haben, diese Prüfung ohne Schimpf und Schande zu bestehen. Ein altes, ursprüngliches Wissen war erwacht und hatte die geheimen Prozesse innerer und äußerer Reaktionen in Gang gesetzt. Wir wurden hin und her gerissen und geschleudert, doch wir ließen die Hände nicht los und blieben auf eine unsichtbare Weise, am ehesten wohl durch die Anstrengung des Gedankens, an der Peripherie der Energieströme, die versuchten, uns in ihren Leib zu ziehen. Und wieder war da dieses seltsame Gefühl, dass ich hier schon einmal gewesen war.

Eine horizontale Röhre… auf einmal erinnerte ich mich, dass ich sie gesehen hatte, als Igor und ich das „Buch des Wissens" geöffnet hatten. Das war im vorigen Jahr. Als wir aus den irdischen Bewusstseinsebenen heraustraten, gingen wir daran, unser himmlisches Heim zu erforschen. Plötzlich geschah etwas Unglaubliches – das Gewebe das Kosmos tat sich auf, und auf unserem Weg erschien auf einmal ein gigantisches Buch, das mit Bändern zusammengebunden und mit sieben Siegeln verschlossen war. Es war so groß wie ein Felsen im Vergleich zu einer Ameise, die der Mensch war. Ich möchte fragen, wie man hinein sehen kann. Doch es ist niemand da, den man fragen könnte. Wir versuchen, eine Ecke des dunkelblauen Einbandes anzuheben, doch es gelingt uns nicht. In der Mitte des Einbandes steht in goldener Schrift zu lesen: „Buch des Wissens". Etwas tiefer ist das Zeichen einer riesengroßen Hand in das Leder eingeprägt. Das kann nicht der Abdruck der Hand eines normalen Menschen sein, dafür ist er zu groß. Und wir ahnen, wer ihn hinterlassen hat. Zu gerne möchte ich meine Hand daran messen, nicht, um mich mit dem Schöpfer zu vergleichen, sondern weil eine seltsame, unüberwindbare Anziehungskraft davon ausgeht.

Nacheinander legen wir unsere kleinen Handflächen in den Abdruck der Hand des Schöpfers. Und sofort kam aus der Mitte des Buches ein Leuchten. Dann begann das ganze Buch zu schillern. Doch für einen Augenblick wird der Einband von Nebel umfangen. Als sich der Nebel löste, sahen wir, dass das Buch sich geöffnet hatte, und auf der Titelseite stand in riesigen Lettern: „Buch des Wissens vom Schöpfer". Und wieder war in der Mitte des Blattes ein neuer Trichter des Abgrunds, der uns weich, doch unüberwindlich in sich hinein zog. Zuerst gerieten wir in ein Labyrinth, dann in einen Tunnel, dann in einen Punkt, um den herum ein Kreis gezogen war, auf dem die Tierkreiszeichen angeordnet waren. Zwölf Zeichen, und das, was sich hinter ihnen verbirgt, steuert jeweils einen Monat im Jahr die Ereignisse. Dieses war die erste Figur des Buches. Sie erinnerte uns gleich an einen Zellkern, der von zwölf Miniwerken umgeben war.

Die zweite Figur, die wir sahen, war ein Dreieck. In ihm steigt etwas auf, senkt sich und kehrt an seinen Ausgangspunkt zurück.

Jedes Bild, das uns gezeigt wurde, trat gleichsam durch einen Lichttunnel in uns ein, in dessen Inneren sich die Energieringe mächtig verlagerten und sich mit irgendetwas in der Tiefe des Bewusstseins und der Seele verbanden. Das waren Codes, die unter bestimmten Bedingungen den Zutritt zu Wissen gewährten, das im Wesen jener verborgen war, die sie berührten.

Die dritte Figur war ein Zylinder. Aus irgendeinem Grunde kam mir der Gedanke: Das ist die Flasche des Dschinns. Das, was in ihrer Mitte ist, kommt nicht aus ihr heraus. Der Zylinder steht vertikal, man kann sich darin nach oben und unten hin und her bewegen. Oder sich den Kopf an der Wand stoßen.

Die vierte Figur ist ein Quadrat. Innen ist eine Fläche, die durch vier rechte Winkel geteilt ist. Abschnitte des Schlechten oder des Guten, sie alle sind gleichwertig. Man muss sie begreifen und bedenken.

Die fünfte Figur ist ein horizontaler Zylinder (genau darin befanden wir uns). Wenn wir in seiner Mitte sind, scheinen wir zu hängen, wir können nicht allzu weit nach oben steigen und nicht allzu tief fallen. Zusammen mit der dritten Figur sind das die Bewusstseinsebenen, die eine bestimmte Grenze haben, sich bisher nicht mit der neuen Kraft vereinigen. Doch jetzt ist die Situation so, dass es wohl unangebracht wäre, an freies Schweben zu denken. Wir können mühsam dem Strom widerstehen, indem wir uns an die Wände des Zylinders pressen.

Die sechste Figur ist ein Rechteck, an das noch eine weitere Figur, ein Dreieck, gestellt wurde. Erhebt man sich vom untersten Punkt nach oben, befindet man sich, nachdem man die Seitenkanten und die Oberkanten passiert hat, schließlich wieder unten. Der Weg der Erleuchtung führt von oben nach unten. Die Berührung mit der Erde. Das ist ein neuer Weg, der Weg des Eingeweihtseins. Das ist bereits eine Spirale.

Die siebte Figur ist ein Kegel. Die achte ein Trapez. Wir während wir uns auf ihr vorwärts bewegen, denken wir, dass wir geradeaus gehen, doch im Endeffekt kehren wir wieder zurück.

Die neunte Figur ist eine Acht. Vertikal ist sie das Zeichen der Ewigkeit. Horizontal ist sie das Symbol der Unendlichkeit. Außerdem erinnert sie an ein Möbiusband. Wenn wir uns auf dieser Figur entlang bewegen, sehen wir ständig, wo wir uns auch befinden, wohin wir auch gehen, was oben und unten, innen und außen vor sich geht.

Die zehnte Figur sind zwei Sphären, die teilweise ineinander aufgegangen sind. Der Sinn besteht darin, dass derjenige, der in die zweite, obere Kugel eintreten kann, wobei er die untere durchläuft, immer eine Vorstellung davon haben wird, was in der ersten Kugel war. Außerdem ist sie das Symbol der Mengenlehre. Und die zwei Räder, auf die man den Wagen stellen kann. Natürlich ist das eine dieser Räder das Bewusstsein, das andere die Seele. Zwei Räder des Schicksals.

Die elfte Figur ist ein Punkt mit einem in der Nähe gelegenen Halbmond. Es ist eine Belehrung, dass wir, wohin wir von diesem Punkt aus auch gehen, immer wieder zu ihm zurückkehren werden. Und der Mond leuchtet uns.

Die letzte, die zwölfte Figur sind zwei Sphären mit Spiralen darin, die durch eine bogenförmige Strecke verbunden sind. Die Bedeutung der Spiralen besteht darin, dass sie sowohl durch einen Seelenzustand als auch einen Bewusstseinszustand aufgefüllt werden konnten. Das musste auch nicht einheitlich sein. Doch alles hängt miteinander zusammen. Und es muss dem anderen gleich sein, damit ein Ergebnis dabei herauskommt – der Mensch.

Die Schablonen der Formen, die uns beigebracht wurden, waren Substanzen der Vernunft, die Ideen schafft. Das ist ein Teil des für uns unsichtbaren kosmischen Mechanismus, der die Entwicklung und den Aufbau unseres Lebens reguliert. Ihre wahre geheime Bedeutung konnten wir nicht gleich erschließen. Die Figuren sind einfach in uns eingedrungen und haben sich in den Tiefen unseres Wesens aufgelöst. Danach begannen aus den Seiten des Buches die göttlichen Worte des Schöpfers in uns hineinzufließen. Und wir verstehen sie: Gott ist lebendig. Gott ist in jedem von uns. Wir haben in unserer Seele Gott gefunden, und Gott hat uns durch unsere Seele erschaffen. Wenn wir Gott ablehnen, lehnen wir die Seele und uns selbst ab. Wenn wir uns Gott nahe bringen, bringen wir uns die Seele nahe und erkennen uns selbst.

Im Kosmos sind die menschliche Seele und Gott nicht voneinander getrennt. Das ist ein einheitliches Ganzes. Das, was nicht über die Seele mit Gott verbunden ist, ist kein Ganzes, es wird in naher Zukunft sterben. Jedes vernünftige Wesen muss über seine Seele die Verbindung zu Gott herstellen, dann wird es Ruhe und ewiges Leben finden. Eine Partikel der Gottheit ist in jedem von euch, in eurer Seele.

Und die Stimme fährt fort:

„Ursprünglich sind wir alle über die Seele durch einen unsichtbaren Faden mit eurem Gott verbunden. Doch nicht in allen bleibt dieser Lebensfaden erhalten, von Generation zu Generation geht er bei vielen verloren. Eure Seele, die durch die Vermächtnisse mit Gott verbunden ist, hat in Eintracht und Frieden unendliches Wissen genutzt, während sie die Welt öffnete und schuf. Die Möglichkeiten der Schöpfung sind doch unendlich und grenzenlos. Ihr wisst auch nicht einen kleinen Teil dessen, was ihr wissen und können müsst.

Ihr nutzt das Wissen jener Menschen, denen für einige Zeit Zugang zum Verständnis des äußeren Kosmos und der inneren Seele gewährt wurde. Erkennt ihre Erfahrung, bedenkt eure Seele und stellt die Verbindung mit eurem Gott her, um euch nicht in der unendlichen Zeit und der Bewegung der Dinge zu verlieren.

Die geheimnisvolle Stimme verklang, und wieder wurden wir in den Tunnel gezogen und irgendwohin getragen. Als unser Weg zu Ende war, fanden wir uns im Raum wieder, wo es keine Sterne gab. Es schillerten nur irgendwelche Kugeln um uns herum. Wir sahen genauer hin, und es waren überhaupt keine Kugeln, sondern Universen. In ihrer Mitte leuchtet ein riesiger Mensch. Er sitzt auf einem Thron, und verschiedenfarbige Sphären schweben um seinen Kopf herum. Das sind Welten, und sie werden direkt aus seinem Bewusstsein geboren. Der

Schöpfer!

Über ihm gibt es nichts und hat es nie etwas gegeben. Im Vergleich zu ihm sind wir so klein. Er sieht uns an, und seine donnergleiche Stimme erklingt und erschüttert die Sphären:

„Was wollt ihr wissen, meine Kinder?"

„Wir möchten die Zukunft kennen, wissen, was mit unserer Erde passieren wird", antworten wir.

Der Schöpfer lächelt. In seinen Augen erglomm Ironie, doch sofort wurde seine Miene wieder streng.

„Die Zukunft kann man nicht erfahren. Man muss sie machen. Doch um sie zu machen, muss man wissen, wie sie gemacht wird. Euch ist viel beigebracht worden, und ihr habt schon vieles gelernt. Reicht das nicht aus, um das zu retten, was ihr retten möchtet? Hier ist die Ewigkeit, in der es alles gibt, alle Möglichkeiten, alles, was war und was sein wird. Und die Antwort auf eure Frage gibt es auch schon. Wohin werdet ihr gehen? Wie werdet ihr zurückkehren? Denn hier gibt es keine Hinweisschilder. Ein Augenblick genügt, um sich in der Grenzenlosigkeit zu verlieren."

„Dürfen wir es versuchen?"

„Versucht es."

Wir gehen in die Unendlichkeit, wobei wir hinter uns einen silbernen Faden zurücklassen. Er ist stabil, haltbar, er kann scharf und gefährlich sein wie die Klinge eines Schwerts, wenn jemand versucht, sich ihm mit bösen Absichten zu nähern.

Wir sind in eine der Kugeln gestiegen, die um den Thron schweben. In ihrem Inneren sind Galaxien. Es sind sehr viele. Wir bewegen uns zwischen ihnen mit großer Geschwindigkeit hin und her. Es genügt, daran zu denken: Du möchtest dort sein, und schon bist du da.

Doch der Silberfaden zieht sich hinter uns her, wohin wir auch gehen. Er hat kein Ende, ist unendlich wie alles um uns her.

Jetzt sehen wir, dass auch die Galaxien Hüllen haben wie die planetaren Strukturen. Und auch dort gibt es Plattformen. Sie sind gasförmig. Wir lassen uns auf einer von ihnen nieder. Hier gibt es irgendwelche Bildschirme. Es sind sehr viele. Sie sind groß und dünn und sehr ungewöhnlich. Man kann sie mit einem Gedankenimpuls einschalten.

„Was möchtet ihr sehen?", werden wir von einem der Bildschirme aus gefragt.

„Die Struktur Georgs, des Drachentöters", antworten wir.
Es werden Flüsse, Berge, das Meer, Wald, die Gesichter von Menschen gezeigt – es sind sehr viele. Es gibt noch ein sehr großes Gesicht, das den gesamten Bildschirm einnimmt – das Gesicht Jesu Christi. Und neben ihm sind zwei Menschen mit Sphären oder Nimbussen auf dem Kopf. Dann kommt ein Schema – ein Dreieck, in dessen Zentrum eine Ikone mit dem Antlitz Christi ist. Um die Ikone herum ist ein Kreis,, auf dem die Tierkreiszeichen eingezeichnet sind. Sechs Zeichen sind weiblich. Sie sind links. Sechs Zeichen sind männlich. Sie sind rechts. Ein geflügeltes Ross umfliegt den Kreis; das ist die Zeit, der Begleiter in den Kosmos.

Ross und Reiter sind der Punkt X in der dreidimensionalen Welt. Der letzte Punkt am Ende der Zeiten, über den das Sozium, wenn es durch die Zeit in das Himmelreich eindringt, das Wissen über die Erlösung erlangen kann.

Plötzlich zog auf dem Bildschirm eine Wolke herauf und verdunkelte ihn. Als sie sich verzog, sahen wir wieder den Schöpfer auf dem Thron.

„Ihr wollt immer das Große sehen", ertönte streng seine vorwurfsvolle Stimme. „Doch kennt ihr denn das Kleine?"

Es wurde sehr heiß, unerträglich heiß. Wir hielten es kaum aus. Doch der Vater war uns gnädig. Eine kühle Brise kam auf.

„Erkennt zuerst euch selbst", dröhnt seine donnernde Stimme. Und ein Grollen tönt durchs Universum. „Wisst ihr denn, was der Mensch ist – seine Seele, sein Geist, sein Bewusstsein? Ich habe die Welt gezeichnet, als ich zu ihr gekommen bin. Erkennt das Geheimnis der Farbe. Nicht das, das der böse Geist auf der Erde geschaffen hat, der die Seelen nicht erleuchtet, sondern besudelt, der aus der Dunkelheit gekommen ist, die unten ist, und nicht von oben, wo mein Reich ist. Sein Licht ist das Licht des Betrugs, jenes Licht, das den Menschen von seinem Weg abbringt, weshalb ihr alt geworden und gestorben seid, ohne euren Gott zu finden, der in euch war. Und ihr habt nichts gewusst, nichts gesehen und seid stecken geblieben in der Flüchtigkeit der trügerischen Welt."

Er sprach es und war verschwunden. Und wir sahen auf dem Bildschirm einen Menschen, um den herum sieben Farben leuchteten. Dem Körper am nächsten war die gelbe Farbe.

„Das ist das Wesen des Menschen", sagte eine Stimme. Und auf dem Bildschirm erschienen Tabellen, Formeln, Organe, ein Skelett. „Mit gelber Farbe kann man den Menschen zeichnen, sein Inneres und sein Äußeres. Das ist die Farbe der Haut und die Farbe der Energie im Zellkern. Das ist das, was leben kann, es kann aber auch sterben. Doch wenn man das, was schlecht gezeichnet ist, löschen muss, ist es am besten, die violette Farbe zu verwenden. Sie ist wie ein Schwamm, saugt alles in sich auf und löst es in sich.

Grün ist die Farbe eures Seins. Es ist der Garten, den ihr pflanzt, es ist das Kind, das ihr großzieht, das Haus, das ihr baut.

Blau ist eure Sünde. Alles, was ihr verdorben habt, was ihr in der Natur um euretwillen zugrunde gerichtet habt. Das sind vergiftete Flüsse und ausgetrocknete Meere, Luft, die man nicht atmen darf. Die blaue Farbe entfernt die Welt vom Menschen.

Hellblau ist das, was näher bringt und vereint.

Die rote Farbe ist eure Leidenschaft. Eine Frau, die sich mit List und Betrug etwas nehmen will, und ein Mann, der wegnimmt, einnimmt und erobert. Dabei geht es übrigens nicht um den Unterschied der Geschlechter, sondern gerade um die Leidenschaft. Das sind die Worte: gib, ich will, ich wünsche, ich nehme. Mit dieser Farbe schneiden wir etwas aus dem Gesamtbild heraus und eignen es uns an, bringen es uns nahe, ohne an andere zu denken.

Orange ist das Geheime im Geheimen, was alle wollen und wonach sie lechzen. Das sind Gedanken aus der Dunkelheit, die es zum bei Tageslicht Verbotenen zieht. Doch gewöhnlich erschrecken sie und verstecken sich hinter einem Schleier der Verwirrung. Das ist die Dämmerung der Seele – weder Dunkelheit, noch Licht. Die Unbestimmtheit.

Diese sieben Farben sind wie sieben Wege oder sieben Filme über das Leben des Menschen. Sie sind sein Wesen, sein Sein, sein Karma, das Schicksal, der Tod, die Bestimmung, die Richtung.

Sieben Farben – sieben Kräfte.

Diese Farben haben Millionen Schattierungen und Nuancen. Doch welche von ihnen ist die wahre? Die vorherrschende?

Und es gibt noch zwei Farben: Weiß ist die Farbe dieser Welt. Darin geschieht alles, wovon wir reden. Die Farbe meines Sohnes, die Kehrseite von Schwarz. Schwarz ist die geheimnisvollste Farbe, die Farbe des Vaters. In dieser Farbe wird geschaffen, mit ihr wird geschaffen. Doch das ist noch ein Geheimnis.

Das Herz fokussiert die Farbe. Doch das Bewusstsein beeinflusst das. Ändert ein wenig den Brennpunkt, und wenn ihr die Aufschrift lest: ‚Rauchen schadet der Gesundheit…', wisst ihr schon die Antwort: ‚Ich habe geraucht, ich rauche und ich werde rauchen'. Ändert den Brennpunkt noch ein wenig. Ihr seht, dass ein Mensch eine Waffe gebaut und auf einen anderen Menschen geschossen hat. Der ist gefallen. Der erste aber denkt: ‚Und wenn ich nun aus einer Kanone feuere?' Er schießt. Ja-ha! Einen Menschen hat es umgehauen und noch ein Dutzend dazu. Und die anderen? Flüchten sie?!

Er hat eine Rakete gebaut, eine Atombombe. Hat eine Million auf einen Schlag getötet. Und die anderen? Leben sie noch?! Und wieder denkt er, legt die Stirn in Falten, reibt sich die Schläfen – ein Denker.

Doch wer fokussiert das Herz? Das Bewusstsein des Menschen selbst. Sein Egoismus, seine Leidenschaften, seine Wünsche.

Dazu führt also selbst eine kleine Abweichung vom Zentrum der Wahrheit, vom Ebenbild und der Ähnlichkeit, vom Heiligen und Vollkommenen.

Dort unten, auf der Erde, von der unteren Seite, wo ihr gewesen seid und wo das Herz der Dunkelheit verborgen ist, das sich selbst als zweite Sonne und Licht bezeichnet, gibt es viele von denen, die ausgezogen sind, die Menschen mit dem Geist der Finsternis zu erfüllen und auf den Weg des Betruges zu bringen. Kaum einer hat widerstanden, hat sich nicht in Versuchung führen lassen, hat nicht die Wahrheit gegen Essen, Getränke und Kleidung, gegen Ruhm und Reichtum getauscht, sich nicht in die Tiefen des Bösen herabziehen lassen. Wenn ihr hier steht, auf dem, was die Menschen Leere nennen, was in Wirklichkeit der Körper meines Sohnes ist, und nicht fällt, steht, ohne auch nur die spiralförmigen Verzweigungen der Galaxie mit euren Füßen zu berühren, was sagt euch das? Was sagt euch das, dass ihr nirgendwohin fallen können, obwohl ihr unten die Unendlichkeit seht? Wer außer euch kann noch so stehen und nicht fallen?

Es gibt eine sichtbare Realität und eine geheime. Ihr habt die eine wie die andere kennen gelernt. Was sollt ihr nun tun? Was sollt ihr den Menschen sagen, die durch die Dunkelheit irren und den Weg suchen, der ihnen gestohlen wurde?

Alles in der Welt ist das Ergebnis der Übergänge von einer Idee zu ihrer Verwirklichung. Auch ihr seid der Mechanismus eines solchen Übergangs. Weil euch ein Teil der göttlichen Kraft gegeben wurde. Was wollt ihr noch erfahren? Vielleicht wollt ihr nach den Farben fragen? Es gibt noch andere Farben außer denen, über die wir gesprochen haben. Das ist jene Farbe zwischen Schwarz und Weiß, mal farblos, mal silbern oder noch anders, veränderlich. Diese drei Farben – Schwarz, Weiß, Farblos – sind in allem und überall. In ihnen ist das Wohl, in ihnen ist die Wahrheit, in ihnen ist der Weg zur goldenen Farbe. Wenn sie die Welt verlassen, wird die Welt verschwinden. Wenn sie den Menschen verlassen, wird er nicht sterben, sondern verschwinden. Denn zu sterben heißt nicht zu verschwinden. Wer gestorben ist, kehrt immer zurück. Wen es gar nicht mehr gibt, wie sollte der zurückkehren? Und gemeinsam mit ihm verschwindet nicht nur die Farbe, sondern auch der Klang. Denn jede Farbe hat ihren eigenen Klang, genauer gesagt, ihre eigene Note." Aha, das ist es also! Der Unterschied zwischen Tod und Verschwinden. Das ist auch die Antwort auf eine der Fragen.

„ Der erste Ton", führt jemand Unsichtbares seiner Vorlesung fort, „ist das C. Das ist die weiße Farbe, das ist das Herz. Wenn ihr aber die Leber, die Bauchspeicheldrüse, die Gallenblase einstellen wollt, braucht ihr den Ton G. Arcady braucht diesen Ton. Außerdem braucht Arcady noch den Ton A. Wir erzeugen diesen Ton. Seht ihr, wie seine Wirbelsäule, die an zwei Stellen geschädigt ist, beginnt sich zu bewegen, sich zu strecken, die Krümmung auszugleichen, wie sein Blut und seine Energie beginnen, gleichmäßig in ihm zu zirkulieren.

„Erinnerst du dich", wendet man sich direkt an mich, „du warst mal in England, in Wales. Zusammen mit deinem Freund Michael bist du in ein altes Schloss zu einem Fest der Farmer gegangen. Auf der Wiese vor dem Gebäude spielte ein Orchester. Das waren Kinder."

Die Stimme spricht, und ich erinnere mich tatsächlich an dieses lang zurückliegende Ereignis, das hinter äußerer Unbedeutsamkeit etwas außerordentlich Wichtiges in meinem Schicksal barg. Meine Freunde und ich waren schon fast ins Haus gegangen, als die Kinder begannen, eine neue Melodie zu spielen. Die Töne begeisterten mich geradezu. Ich blieb im Türrahmen stehen und ging gegen den Strom der hereinkommenden Menge zurück zum Orchester, wie eine Märchenfigur, die von den Tönen der Zauberflöte verhext war.

Bei allen herrschte Unverständnis. Doch ich konnte mich ungeachtet der Rufe meiner Freunde nicht vom Fleck bewegen, solange die eigenartige Musik, die voller himmlischer Harmonie gewesen war, nicht verklungen war.

„Ahnst du jetzt, warum diese Musik so einen Einfluss auf dich hatte?", fragte die Stimme. „Weil du sie kanntest, weil du sie schon viele Male zuvor gehört hattest. Das war deine Lieblingsmelodie, mit der du an das himmlische Haus erinnert wurdest, wo man seit Langem auf dich wartet. Wie gut ist es dir damals gegangen! Doch was war passiert? Es ist lediglich die Musik deiner Seele erklungen. Die Harmonie, die darin eingeschlossen ist, erschafft und formt den Menschen, sie beeinflusst sein Befinden und seine Stimmung.

Bringt man nun in diese Töne und die Farbe Disharmonie, Dissonanzen, Höllengekreisch und Verzerrungen, wie wird dann der Mensch? Seht ihm in die Augen, und ihr werdet den Wahnsinn sehen. Und dieser Wahnsinn wird gefährlich und aggressiv sein.

Die Wahnsinnigen werden andere Wahnsinnige suchen und sich zu Massen und Herden vereinen. Wenn sich Tausende Wahnsinniger vereinigen, werden sie den einzig Normalen in ihrer Nähe für unnormal halten.

Der Baum des Lebens wächst von oben nach unten. Er wächst von der Krone aus. Schaut man jedoch von unten, kommt aus einer kleinen Wurzel der Stamm. Das sind eure Jahre und Weltanschauungen. Es gibt auch Früchte – sie sind verschieden. Die einen Äpfel sind rot, die anderen schwarz. Die einen sind reif, die anderen untauglich, probiert man einen verdorbenen Apfel, stirbt man, isst man einen anderen, lebt man ewig. Doch diese Äpfel sind trügerisch. Nimmt man einen in die Hand, erscheint er überhaupt nicht als das, was er wirklich ist. Der schwarze erscheint rot, und er dreht sich auch noch wie ein Kreisel. Aber die Blätter dieses Baumes heilen Wunden. Jedes Blatt ist das einzelne Leben eines Menschen. Und der ganze Baum ist das Leben aller. Welche Früchte wollen wir also am Baum des Lebens züchten? Solche, die trügerisch und nach außen hin attraktiv sind wie ein schönes Mädchen, das einen schamlos anlockt, um einen nicht zu lieben, sondern zu besitzen und über einen zu verfügen? Oder die echten, die man pflegen muss, um die man sich sorgen muss, aus denen das Licht des Lebens und die Harmonie der Liebe hervorgehen?

Was kann dabei herauskommen, wenn man nur an sich selbst

denkt, nur für sich selbst nimmt?

Ihr meint, früher hätte es keine mächtigeren Zivilisationen gegeben als die eure? Die Atlanten waren euch um 200 bis 300 Jahre in der Entwicklung ihrer Technologien voraus. Doch das war der Weg des Intellekts, nicht der der Seele. Sie haben sich mit Magie befasst, beherrschten die Telepathie, erforschten die Natur der Resonanz und konnten mit Hilfe ihrer Steuerung Felsblöcke und Gegenstände bewegen, die viele Tonnen wogen. Sie hatten Kraft, doch nicht die Verantwortung dafür, sie zu beherrschen."

Auf dem Bildschirm erscheint das Bild eines mächtigen Menschen. Er ist größer als wir, wenn auch nicht viel. Seine Muskeln sind die eines Athleten. Er hält einen riesigen Stein in die Luft. Doch nicht mit der Kraft seiner Hände, sondern mit der Kraft seiner Gedanken. Und er bewegt ihn.

„Wo sind jetzt die mächtigen Atlanten?", fragt die Stimme.

Und wir antworten telepathisch: „Ihr Land ist im Meer versunken."

„Doch alles kann sich auch wiederholen", fährt die Stimme fort. „Denn die Zukunft erschaffen die Menschen selbst. Verantwortung und Macht können nicht voneinander isoliert existieren. Wenn man sie trennt, wird der Baum des Lebens zu einem Baum des Todes, dessen Wurzel sehr bitter ist und dessen Schatten der Hass ist, und er wächst in die Dunkelheit."

Auf dem Bildschirm tat sich ein weiterer Bildschirm auf. Das ist ein Tunnel – eine Seite ist weiß, die andere schwarz; Wir werden gerufen und gehen hinein. Wir jagen durch den Tunnel dahin; es stellt sich heraus, dass das der Tunnel der Zeit ist. Hinweisschilder mit Zahlen tauchen auf: 2002, 2004, 2006. Das Flackern der Ziffern bleibt bei 2039 stehen. Eine Abbildung erscheint. Das sind Menschen. Doch nicht nur Menschen. Unter ihnen sind auch Außerirdische. Sie kommen von einem anderen Planeten. Die Erde aber ist fast unbelebt.

Igor und ich sehen in die Zukunft.

Im Zentrum des eurasischen Festlandes ist eine große Antenne. Ringsherum ist eine ganze Stadt gewachsen. Mit Hilfe dieser Antenne kann man sehr ungewöhnliche, nicht elektromagnetische Energien steuern. Die Stadtbewohner versuchen, und zwar durchaus effektiv, die Ökologie des Planeten in Ordnung zu bringen, sie retten die Menschheit.

„Einen solchen Lauf der Ereignisse kann man noch ändern, obwohl nur noch wenig Zeit ist", ertönte eine Stimme, doch das war bereits eine andere Stimme, und wir erkannten sie. „Es müssen sich die drei Mächte vereinigen, die bereits auf der Erde sind. Es könnte alles anders sein, wenn die irdischen Mächte nicht nur an ihre eigenen Eitelkeiten dächten. Doch die Macht ist immer blind – deshalb verlasst euch nur auf eure eigenen Kräfte. Denn ihr habt für die Erde mit eurem Leben gebürgt", wurden Igor und ich an das einmal gegebene Versprechen und die daraus erwachsende Verantwortung erinnert.

„Der Erzengel Michael hat einst den Menschen beigebracht, mit Farben umzugehen. Eine große Kraft und großes Wissen sind in ihnen eingeschlossen. Wollt ihr die Kraft der neuen Farben ausprobieren?"

„Ja", antwortet Igor.

„Na dann, probiert es aus", antwortet die Stimme. Und in Igors Handfläche schwebt ein Regenbogen, an dessen Seiten schwarze und weiße Farbe zu sehen ist.

Igor fängt ihn mit der Hand. Er hält ihn zuerst vertikal, danach horizontal wie eine Brücke, wobei er die bunte Ziehharmonika aus einer Hand in die andere gleiten lässt.

„Was siehst du in diesem Regenbogen?"

„Das Prinzip der Schöpfung", antwortet Igor.

„Du ziehst die Farben auseinander und drückst sie zusammen. Darin sind Hitze und Kälte, in ihnen sind das Leben und der Tod. Jeder Planet im Sonnensystem hat seine eigene, für ihn bestimmte Farbe und seinen eigenen Ton. Ihre Strahlen fokussieren sich auf die Erde. Und sie bilden eine pyramidenförmige Steuerungsstruktur über dem Nordpol."

Klar, das ist diejenige, in der Igor und ich uns wie zuhause fühlen.

„Diese Farben durchdringen jeden Menschen", ertönt wieder die bekannte Stimme, „und jeder erhält die Möglichkeit, genial, kreativ, schöpferisch zu sein. Die Menschen schaffen mit ihren Gedanken und Taten in ihrem Bewusstsein selbst solche Verzerrungen, die die Heiligkeit von ihrem Geist abstoßen und ihn nicht wirken lassen. Die Folge ist, dass sich die Seele verdunkelt und das Bewusstsein sich trübt.

Die Zukunft kann sich verändern, wenn sich die Gedanken der Menschen verändern, deshalb muss man den Weg zum Hellen und Guten erklären und zeigen.

Das scheint unmöglich. Doch ihr seid selber gerade in einen winzig kleinen Punkt des Raumes eingedrungen und konntet euch überzeugen, dass an seinem anderen Ende das unermessliche Universum war. Denkt darüber nach. Denkt darüber nach, wie die Welt aufgebaut ist, wie eins ins andere fließt – das Kleine in das Große und das Große in das Kleine."

Die Stimme verklang, der Bildschirm erlosch. Und wieder blieben Igor und ich allein mit dem grenzenlosen kosmischen Raum, der so trügerisch leer und schwerelos war.

Schwerelos? Leer?

Diese ganze Vision entfaltete sich augenblicklich im Gedächtnis und gab uns gleichsam eine innere Stütze in der gefährlichen Gegenüberstellung mit dem mächtigen Energiewirbel und seinem Sog. Wir gelangten in die Tiefe des Zylinders, wobei wir mit unserem Bewusstsein der gefährlichen Beschleunigung Widerstand leisteten. Das war keine einfache Veränderung unseres Standortes. Je nachdem, wie weit wir vorwärts kamen. In unserem Bewusstsein entfaltete sich die Geschichte der vier grundlegenden Rassen der Menschheit – der schwarzen, der roten, der gelben und der weißen. Die Prüfung verlief gleichsam parallel zum Wissen. Wer die Prüfung bewältigte, der erhielt Wissen.

Wir bewegten uns in dem Rohr vorwärts und sahen außer den Bildern der Menschheitsgeschichte große Löcher in seinen Wänden. Und wir wussten, was sie bedeuteten. Die Worte des Lehrers „Noch niemand ist aus diesem Raum zurückgekehrt" waren ein zu ausdrucksstarkes Symbol für die Erkenntnis der realen Gefahr unserer bei weitem nicht romantischen Reise.

Und trotzdem gingen wir durch den Tunnel und fanden uns an seinem Ausgang vor dem riesigen, unglaublich hohen Tor des Reiches des Vaters wieder. Und sobald wir es mit unseren Händen berührten, wurden wir augenblicklich größer und stärker. Und als wir das zweite Mal gegen die Flügel des Tores stießen, öffneten sie sich und wiesen uns einen neuen Weg unseres Lebens.

* * *

Am nächsten Tag erschienen wir, als wäre nichts gewesen, im himmlischen Klassenzimmer. Hier hatte uns schon niemand mehr erwartet. In den Augen der Schüler zeigte sich nicht einfach Verwunderung, sie schienen kurz davor zu sein, verrückt zu werden. Wie Steine im düsteren Inneren eines Eisenfasses, das einen Abhang hinunter rollt, dröhnte in ihren Köpfen immer derselbe Gedanke: „Wer sind diese zwei, die aus dem Abgrund zurückgekehrt sind, aus dem noch niemals jemand zurückgekehrt ist?"

„Nie und nimmer! Nie und nimmer!", ertönte es wie ein Echo in unserem Bewusstsein.

Selbst in den Augen des Lehrers sahen wir schlecht verborgene Verwunderung und wie er mit seinen Emotionen kämpfte.

„Warum wollt ihr jetzt noch in dieser Klasse lernen? Und wird diese Klasse jetzt überhaupt noch gebraucht?", fragte er niedergeschlagen. „Ich freue mich, dass ihr von dort zurückgekehrt seid, woher noch niemals jemand zurückgekehrt ist. Doch ich bin verwirrt, weil ich euch selbst den Weg in den Abgrund gewiesen habe. Ihr seid zurückgekehrt. Dabei wissen doch alle, dass man von dort nicht zurückkehren kann. Das ist eine der Grundfesten der Welt. Eine unerschütterliche Grundfeste. Warum seid ihr dann hier? Diese Klasse gibt es schon sehr lange. Und ich unterrichte schon sehr lange in ihr. Noch nie haben Menschen in diesen Wänden gelernt. Ihr wart die ersten. Selbst Jesus hat im Fernstudium gelernt. Er hat nie in einer dieser Bänke gesessen. Darum habe ich, als ich gesehen habe, dass ihr nahe daran wart, die einzigen Absolventen zu werden, eure Unachtsamkeit und euer Ungestüm ausgenutzt und euch vorgeschlagen, euch an dem Abgrund zu messen. Doch ihr seid zurückgekehrt, obwohl noch niemals jemand von dort zurückgekehrt ist. Und ich weiß nicht, was ich jetzt machen soll, was ich von euch und von mir selbst denken soll."

Kapitel 3

Anfang Oktober feierte der Belletristik-Verlag „Chudoschestwennaja literatura" sein 70-jähriges Bestehen. Wir begingen es bescheiden, familiär.

Am Vorabend erhielt ich einen Anruf aus der Zeitschrift „Itogi". Er kam von einem Korrespondenten, der den Auftrag hatte, die Meinungen der Verlagsleiter herauszufinden, deren Häuser in den vom Ministerium zu gründenden Holdings vereinigt werden sollten.

Meine erste Reaktion war völlig natürlich:

„Was für eine Meinung sollten wir zu einer Frage haben, die niemand mit uns besprochen hat?"

„Was soll das heißen, niemand hat sie besprochen? Soll das heißen, Sie sind nicht im Bilde?" In der Stimme des Journalisten schwang aufrichtige Erregung mit. Es sah so aus, als sei er selbst verwirrt. „In unserer nächsten Ausgabe haben wir einen Beitrag des Stellvertretenden Ministers Grigorjew über die Umstrukturierung in dieser Branche. Unter den Verlagen, die reformiert werden soll, wurde auch Ihrer genannt. Und Sie sind nicht einmal über so schicksalsträchtige Entscheidungen unterrichtet?"

„Nein."

„Man hat im Ministerium nicht mit Ihnen darüber gesprochen?"

„Sie sind der Erste, mit dem das konkret besprochen wird."

„Das wirkt sehr unsinnig", stellt mein Gesprächspartner verwundert fest. „Die größten Verlage des Landes werden reformiert. Die Frage sickert schon in der Presse durch, und die Betriebsdirektoren wissen noch nichts über die Ereignisse, die auf sie zukommen."

„Nur in Form von Gerüchten", bestätige ich. „Keiner der Leiter im Ministerium hat mit uns über dieses Thema gesprochen oder sich für unsere Meinung interessiert."

Der Journalist schweigt, denkt über etwas nach und sagt schließlich:

„Darf ich Sie später zurückrufen? Ich muss diese Situation mit meinen Kollegen besprechen. Vielleicht können wir Ihnen die Möglichkeit geben, ihren Standpunkt zu diesem Problem in unserer Ausgabe deutlich zu machen."

„Gut", stimme ich zu, obwohl ich auch die ganze Aussichtslosigkeit derartiger Aktionen begreifen. Mir fielen die Worte von Wladimir Michailowitsch Scharkow wieder ein. Das war in der Zeit der Umstrukturierung des Ministeriums, als alle Leiter grob aus ihren Arbeitszimmern gejagt wurden: „Die Jungs hatten keinerlei Hemmungen. Es war schon gut, dass sie niemandem in den Hintern getreten haben."

Natürlich kann die Glasnost die Ereignisse beeinflussen. Dennoch müsste doch zumindest jemand an der Macht sein, der sich für die Wahrheit interessiert. Es wurde schon so viel über diese Jungs geschrieben - über ihre kriminellen Auseinandersetzungen, ihre ständige Nähe zu den schlimmsten Morden und Verbrechen und über die erwiesenen und ermittelten Machenschaften. Das ganze Land liest, wundert sich, doch ruhig bleiben ausgerechnet diejenigen, die sich kraft ihres Amtes für derartige Ereignisse interessieren müssen. Das ganze Land soll zu freiwilligen Mistkerlen gemacht werden, man wird gelehrt, die Nachbarn zu denunzieren, anonyme Briefe werden bei den wichtigsten Anlässen zur Prüfung zugelassen. Doch die offensichtlich, ins Auge stechenden Fälle werden bewusst nicht gesehen. Und es geht nicht darum, dass sie nicht gesehen werden. Sie dürfen sie nicht sehen, weil es unbequem ist. Sie in einer Mannschaft. Wie heißt es in dem bekannten russischen Fußballlied: „Die Mannschaft unserer Jugend..." Jemanden ohne eine Mannschaft in unserem Land an die Hand zu nehmen, kommt einen teuer zu stehen.

Mit dem Gefühl des über unserem Verlag schwebenden Unheils eröffnete ich auch unsere Festveranstaltung aus Anlass des Verlagsjubiläums. An den Wänden hingen Plakate, Pegasus, das geflügelte Ross, stieß sich von der Erde ab und strebte gen Himmel. Wir alle wollten, dass er so schnell wie möglich den ihm zustehenden Platz auf dem literarischen Olymp einnahm.

Doch unser Wunsch stimmte offensichtlich nicht mit den Bestrebungen von jemand anderem über ein. Grigorjews Mannschaft aus dem Ministerium hatte eine andere Sicht auf die Ereignisse. Und sie waren keineswegs schwer zu verstehen. Das sind die Zahlen zur föderalen Finanzierung des Programms für die Herausgabe von Schulbüchern: 3,5 Mrd. Rubel. Das Presseministerium und das Bildungsministerium haben die Schulbuchausstattung für die ganze Russische Föderation vereinbart. Ihre obligatorische Verwendung in den Schulen verdrängt die Konkurrenten des Schulbuchverlages „Prosweschtschenje" („Bildung") bei der Herausgabe analoger Erzeugnisse. Und sofort begann eine riesige Stimmungsmache darum, ob der Verlagsdirektor Sudakow seinem Posten gewachsen sei. Der Verlag lief außerordentlich gut, doch man ging daran, alles über ihn auszugraben und Druck auf ihn auszuüben. Wie könnte es auch anders sein – schließlich ging es um Milliarden Rubel, die vom Staat garantiert wurden, den man ausnehmen kann wie eine Weihnachtsgans. Da ist es natürlich verständlich, dass am Ende dieses Prozesses, dort, wo die Gans geschlachtet wird, die eigenen Leute stehen müssen.

Offensichtlich wurden auch in Bezug auf unseren Verlag derartige Intrigen gesponnen. Und wichtig sind bei diesen Intrigen am Ende nicht die Bücher, nicht die Schätze der russischen und der Weltliteratur, sondern Rubel und Dollar.

Ich sehe in den Saal, sehe in die Reihen der Mitstreiter und Freunde, mit denen ich gemeinsam durch die schwersten Jahre der Krise gegangen bin. Sie warten darauf, was ich sagen werde. Und ich weiß nicht, womit ich anfangen soll. Das, was ich ihnen vorher sagen wollte, passt nicht mehr. Und das, was ich jetzt sagen müsste, wird das gesamte Fest, unsere ganzen Feierlichkeiten zerstören. Ich stehe vor ihnen, von diesen Überlegungen gequält. Aus dem Ministerium ist auch niemand zu unserem Jubiläum gekommen. Das ist ein eindeutiges Zeichen.

Trotzdem beginne ich meine Rede. Ich spreche über die ruhmreiche Vergangenheit, darüber, wie wir gegen die Krisen angekämpft haben, gegen den Bankrott, sogar gegen atmosphärische Wirbelstürme, die einst das Dach unseres Gebäudes zerstört haben. Und niemand hätte einen roten Heller dafür gegeben, um uns im Kampf gegen Rubelkrisen, Naturkatastrophen und ähnliche Unannehmlichkeiten beizustehen. Es war sehr schwierig. Und das ist das Ergebnis all dessen, was wir erreicht haben: Wir haben sämtliche Subskriptionsausgaben zu Ende gebracht, unsere Schulden bezahlt und konnten sogar wieder die Löhne unserer Mitarbeiter etwas erhöhen, wenn auch nicht viel. Das ist unser gemeinsames Geschenk an uns alle.

Mitten in meiner Rede hat sich die Mitarbeiterin der für uns zuständigen Hauptabteilung, Galina Michailowna Schtschetinina, in den Saal geschlichen. Sie hat einen Ordner in der Hand. Man hat sich also doch entschlossen, uns irgendwie zu beglückwünschen. Galina Michailowna ist unsere ehemalige Mitarbeiterin. In unserem Verlag wird sie geschätzt.

Und sie liebt unseren Verlag. Ich bin mir fast sicher, dass sie selbst diese Demonstration zumindest eines Minimums an Aufmerksamkeit und Achtung für den ältesten Verlag Russlands organisiert hat. Ich danke ihr dafür, dass sie gekommen ist, um unsere Freude mit uns zu teilen, und erteile ihr das Wort.

Sie klappt den Ordner auf. Dann verliest sie ein Schreiben von Grigorjew. Es ist ein sehr kurzes Schreiben, nur einige allgemeine Worte und dem Anlass angemessene Formulierungen: „Wir gratulieren! Wir wünschen! Wir wissen!" Dann klappt Sie den Ordner wieder zu und spricht in ihrem eigenen Namen – lange, voller Erregung, sie versteht, wie unglücklich und seltsam alles mit unserem Jubiläum zusammengetroffen ist.

Noch ein Jahr zuvor wurden über sie anderthalb Dutzend Orden und Medaillen für die Mitarbeiter des Verlages beantragt. Und jetzt brachte sie statt der Auszeichnungen die formellen, nichts sagenden Zeilen eines offiziösen Glückwunschschreibens. Sie versucht, mit aufrichtigen Worten die unglückliche Situation beizulegen. Teilweise gelingt ihr das auch.

Galina Michailowna bleibt auch noch zum Bankett bei uns. Dann sitzen wir zusammen und erinnern uns. Waleri Sergejewitsch Modestow erzählt die wunderbaren Anekdoten unseres Verlages, an denen große Schriftsteller beteiligt waren, die sich immer wieder gern in diesem Gemäuer aufgehalten hatten. Mein Stellvertreter, Sergej Kolesnikow, singt und spielt Gitarre. Ich trage Gedichte vor. Igor Nagajew, der Chefredakteur der Zeitschrift für Kinderliteratur „Detskaja literatura" und unser hauseigener Parodist, treibt uns vor Lachen die Tränen in die Augen. Niemand kann uns dieses Gefühl der Achtung füreinander, des familiären Zusammenhalts nehmen.

Und der Journalist der Zeitschrift „Itogi" hat nie wieder angerufen.

* * *

Das Jahr des Millenniums ging seinem Ende entgegen. Für mich persönlich war es ein erstaunliches Jahr. Es hat mir die Tür in eine andere Welt, in eine andere Dimension eröffnet. In die Dimension, die ständig ganz in unserer Nähe ist, wie das Wunderland hinter dem Stück alter Leinwand an der Wand der Kammer von Papa Carlo in Alexej Tolstojs Märchen vom Goldenen Schlüsselchen. Und Burattino - das bin ich.

Wie viele Ereignisse hatte es gegeben, an denen Igor Arepjew und ich beteiligt waren! Wie grundlegend unterschieden sie sich von allem, was ich vorher erlebt hatte. Und mit ihnen das Gefühl anstehender Veränderungen im persönlichen Leben und im Schicksal der gesamten Menschheit. Jetzt habe ich keine Zweifel mehr – über der Erde war wirklich die Morgenröte einer Neuen Zeit heraufgezogen.

Doch gemeinsam mit den angenehmen Vorzeichen wurde auch ein altes Problem deutlich, das jetzt allerdings auf einer neuen Ebene lag. Es wurde so klar wie niemals zuvor, dass die passive Erwartung von Veränderungen dem Wartenden nichts Positives verheißt. Man sagt ganz richtig, dass Veränderungen der Weg zur Erkenntnis des Beständigen sind. Doch es reicht nicht, etwas zu erkennen, muss auch etwas tun. Jegliche wünschenswerte Veränderung in der physischen Welt ist nur als Folge einer Veränderung des Zustandes der Persönlichkeit, des Geistes, des Inneren im Menschen selbst möglich. Das ist im Grunde auch das Versprechen der Wiederkunft Christi. Doch sie muss in jedem von uns vor sich gehen.

Alles Äußere um den Menschen herum (selbst wenn die Gesetze des Universums und des Schöpfers es uns heute ermöglichen, den gewünschten Schritt zur göttlichen Menschlichkeit zu tun) kann sich nur für diejenigen positiv verändern, die in der Lage sind, die notwendigen Veränderungen ihrer inneren Grundlagen vorzunehmen und sie den Geboten Christi anzunähern.

Und das ist alles andere als einfach. Nicht um der schönen Worte willen hat der tiefgründige Erforscher der menschlichen Seele Fjodor Dostojewski gewarnt: „Einen Menschen so zu lieben *wie sich selbst*, wie es das Gebot Christi vorschreibt, ist nicht möglich. Das Gesetz der Persönlichkeit auf der Erde fesselt einen. Das eigene *Ich* behindert einen. Allein Jesus konnte das, nur Jesus war das ewige Ideal vom Anbeginn der Zeiten, das Ideal, zu dem er strebt und zu dem nach dem Gesetz der Natur der Mensch streben soll. Außerdem wurde nach dem Erscheinen Christi als *Ideal des Menschen in Fleisch und Blut* vollkommen klar, dass die höchste, letzte Persönlichkeitsentwicklung auch so weit gehen muss (am Ende der Entwicklung, an dem Punkt, wo das Ziel erreicht ist), dass der Mensch findet, sich dessen bewusst wird und sich mit der ganzen Kraft seiner Natur davon überzeugt, dass der höchste Nutzen, den der Mensch aus seiner Persönlichkeit ziehen kann, aus der Fülle der Entwicklung seines eigenen *Ich*, gleichsam darin liegt, dieses *Ich* zu vernichten, es vollständig, ungeteilt und anspruchslos allen und jedem zu geben. Und das ist das größte Glück." (Gesammelte Werke, Bd. 20. 1989, S. 172).

Ich bitte den aufmerksamen Leser um Verzeihung dafür, dass ich mich sowohl im vorangegangenen als auch in diesem Buch mehr auf Literaten als auf Wissenschaftler beziehe. Ich möchte das Versäumnis wieder gutmachen und beziehe mich auf die Meinung eines Wissenschaftlers: „Die Kunst hat in Kenntnis der Innenwelt des Menschen unvergleichlich mehr getan als sämtliche humanitären Wissenschaften." (I. T. Kassawin, Doktor der Philosophie, im Vorwort zu dem von ihm herausgegebenen Buch „Die Vernunft im Irrtum. Die Vielfalt des Wissens außerhalb der Wissenschaft").

Diese kategorische Sentenz bestätigt in den Windungen der Erkenntnis der bekannte Ausspruch von Descartes: „Es mag verwunderlich erscheinen, dass große Gedanken häufiger in den Werken von Dichtern, als in den Arbeiten von Philosophen anzutreffen sind. Das liegt daran, dass die Dichter getrieben von der Intuition und ausgehend von der Fantasie schreiben. Die Keime des Wissens sind bei uns ähnlich dem Feuer in einem Feuerstein. Die Philosophen kultivieren sie mit Hilfe der Vernunft, die Dichter entfachen sie durch die Fantasie, deshalb entflammen sie schneller."

In der Intuition sind der hochgelehrte Albert Schweitzer und die Bäuerin Wanga gleich. Doch wir, die einfachen Sterblichen, müssen trotzdem den Lehren der Menschheit und den Methoden der weisen Lehrer mehr Aufmerksamkeit schenken und nicht darauf warten, dass eine kleine göttliche Gabe von oben auf uns herabfällt. In diesem Fall heißt das, die Technik des gesteuerten Hellsehens zu erlernen.

Das, was früher die großen Denker mit ihrer Intuition erfahren haben, findet jetzt auch in der Wissenschaft seine Widerspiegelung. So wird die Tatsache bereits zum allgemeinen Prinzip moderner Forschungen, dass das Bewusstsein nicht so sehr das Produkt der Tätigkeit des individuellen Gehirns ist wie das Grundprinzip der Existenz von Natur und Mensch.

Erinnern wir uns an die Worte des großen Propheten Nostradamus, der in seinem Sendschreiben an Heinrich schrieb: „Ich hoffe, dass ich schwarz auf weiß verewige, was die Prophezeiungen in Bezug auf die Jahre bedeuten... Ich habe meine eigenen Fähigkeiten immer unterschätzt, doch ich habe sie mit meinen Berechnungen in Übereinstimmung gebracht, *nachdem ich anschließend meine Seele und meinen Geist aufnahmefähig gemacht hatte.*"

Beachten Sie den Nostradamus selbst hervorgehobenen Umstand: „anschließend meine Seele und meinen Geist aufnahmefähig gemacht". Etwas Derartiges sagt man nicht einfach so und unterstreicht es schon gar nicht. Das ist der Schlüssel zum Begreifen. Im Grunde zeigt er eben jene Geheimtür ins Wunderland, wo die Ereignisse ebenso von Menschen geschaffen werden, wie Menschen durch die Ereignisse.

Für Igor und mich ist das allerdings keine Tür, sondern ein Hochgeschwindigkeitstunnel. So nehmen wir es wahr. Und immer wieder assoziieren wir den Austritt in eine andere Welt mit dem Gleichnis über die Flasche des Dschinns. Irgendjemand hat die Gefäßwand mit der Hand gerieben, den Stopfen geöffnet – und nun sind wir in Freiheit.

Allerdings sollte das Wort „Dschinn" hier wahrscheinlich wirklich in Anführungszeichen stehen. Der Mensch ist kein Dschinn. Sein Status in der Rangordnung ist wesentlich höher. Denn er ist die hauptsächliche Kreatur des Schöpfers – des Vaters der Götter, sein Ebenbild und ihm ähnlich. Jemand (von ihm wird später die Rede sein) hat sich sehr darum bemüht, dass die Menschen nichts mehr von ihrer eigenen Macht ahnen. Ich denke, auch damit werden wir uns noch auseinandersetzen müssen. Doch erst einmal nutzen Igor und ich aktiv unsere neuen Möglichkeiten zur Erkenntnis der Welt. Gewöhnlich tun wir das morgens, noch bevor wir zur Arbeit gehen. Und die Welt stellt sich uns überhaupt nicht so dar, wie wir gewöhnt sind, sie zu sehen. Vor allen Dingen die Erde.

Wir schalten das Hellsehen ein, passieren augenblicklich den Bardo-Kanal, die Plattform, die ihn krönt, und treten hinaus in den offenen Kosmos. Einige Male haben wir uns in ihm verloren und konnten den Rückweg nicht finden. Deshalb seien alle gewarnt, die versuchen wollen, etwas Ähnliches selbstständig zu tun: Die Möglichkeit, sich zu verlieren, ist keine fiktive, sondern eine reale. Ihr physischer Körper und sein Ego bleiben tatsächlich auf der Erde, doch Ihr Bewusstsein... Denn gerade das Bewusstsein tritt in der Rolle des Kosmos-Reisenden auf. Was passiert, wenn es nicht auf die Erde zurückkehrt? Was passiert, wenn auch nur ein Teil Ihres Bewusstseins sich nicht aus der Gefangenschaft irgendeines Planeten oder der Sonne befreien kann? Genau dafür gibt es die Rangfolge des Eingeweihtseins. Deshalb bedarf es der Lehrer. In der Antike sagte man, dass der Mensch mit den Füßen auf der Erde verankert ist, mit dem Kopf jedoch im Himmel. Verlieren Sie also bitte nicht den Kopf. Seien Sie vernünftig. Ansonsten werden Sie kopflos.

Jetzt sehen wir die Erde als Außenstehende. Und es sieht so aus, dass wir sie außerhalb des für die Menschen gewohnten Spektrums elektromagnetischer Wellen sehen. Wie wäre sonst zu erklären, was wir sehen? Die Erde, eine an den Polen abgeflachte Kugel, schwebt durch den Raum. Man sieht die Kontinente und die Ozeane. Die Pole sind von zwei riesigen Kegeln gekrönt. Sie werden durch die Erdrotation um die eigene Achse aus feinen Strahlen gebildet. Sehen wir es uns vom Nordpol aus an. Eines von ihnen kommt von unten, vom planetaren Kern, das andere ihm entgegen von oben, von der Sonne und den Planeten. Diese Kegel ähneln ebenfalls kleinen Fläschchen. Aus genau so einer Flasche sind wir in den offenen Kosmos hinausgesprungen.

Seitlich bilden Energiewirbel eine präzise geometrische Figur – zwei Pyramiden, die mit den Grundflächen an der Erdoberfläche zusammengekoppelt sind. Unzählige kleine Strahlen streben aus dem Kosmos auf diese Pyramiden zu. Sie ähneln Saiten und geben sogar feine, kaum hörbare Töne von sich. „Ein pythagoreischer Gesang der Gestirne", hätte der Dichter Nikolaj Sobolozki gesagt. Während sie versuchen, die Kegel zu erreichen, wickeln sie sich auf ihnen gleichsam durch eine gleichmäßige unendliche Rotation des Planeten auf. Wenn sie ins Innere der oberen Pyramide kommen, trennen sie sich nach und nach in Farbschichten auf, gerinnen zu silberner, violetter, blauer, hellblaue, grüner, roter, gelber und sogar schwarzer Farbe. So werden genau die Ebenen der planetaren feinmateriellen Struktur gebildet, mit deren Hilfe man die Vergangenheit kennen, die Zukunft sehen, den Fluss der Zeit und der Ereignisse verändern kann.

Sieht man die Kegel aus verschiedenen Blickwinkeln an, verändern auch sie ihr Aussehen. Es sieht so aus, dass das genau die irdischen Vertretungen der vierten Dimension sind, die die antiken Religionen als „Tiefe des Guten" bezeichnen, wenn es um die Struktur über der Erdoberfläche geht, und als „Tiefe des Bösen" oder „feuriges Gehenna", wenn sie die Ebenen meinen, die nach unten, zum planetaren Kern, gehen. Igor und mich hat es dorthin schon verschlagen. Und wir wissen, wie erstaunlich die antiken Religionen und Legenden völlig reale Ereignisse wiedergegeben haben, die direkt mit den Schicksalen vieler, sehr vieler Menschen verbunden sind, die in der Gegenwart, und keineswegs in Mythen und Sagen, leben.

Hier ein einfaches Beispiel aus der altgriechischen Mythologie. Nachdem Herakles seine zwölf Arbeiten verrichtet hatte, heiratete er Deianeira, die Tochter eines Königs. Gleich nach der Hochzeit drängte die Ehefrau den Helden zur Arbeit - genug gefaulenzt, sozusagen. Dann verliebte sie sich in den Zentauren Nessos. Als Herakles ihn mit einem Pfeil traf, riet der hinterlistige Liebhaber Deianeira, sein Blut aufzufangen, das ihr angeblich helfen sollte, die Liebe ihres Mannes nicht zu verlieren. Deianeira tränkte mit diesem Blut das Gewand des Herakles, doch das Blut war vergiftet, und der Held starb unter fürchterlichen Qualen. Vor Kummer durchbohrte sich die Witwe selbst mit einem Schwert.

Was verbirgt sich hinter diesen Mythos? Eine Moral? Ein soziologischer Abriss der männlichen und weiblichen Natur? Auf jeden Fall ein Beziehungsmuster in vielen modernen Familien. Warum versucht sich unser Bewusstsein, sobald es mit einem Problem konfrontiert wird, davor zu drücken, sich eingehend damit zu befassen? Und kann man sich überhaupt in die Zukunft bewegen, ohne die Lehren der Gegenwart verstanden zu haben? Das sind keine rhetorischen Fragen.

Ich sorge mich um diejenigen, die Angst haben, sich festzulegen. Im Kosmos, dort, wo Igor und ich waren, ist es sehr deutlich zu sehen: Wir tauchen in einen neuen Raum ein, wo die spiralförmigen Verzweigungen der Galaxien aufgeteilt werden und nach einem anderen Programm, das dem bisherigen nicht gleicht, umher fließen, wo das Aktuelle immer virtueller wird, wo direkt vor unseren Augen die vorherige Welt zugrunde geht und neue Interaktionen aufgebaut werden.

Wie eigenartig ist es, das zu sehen: ein anderer Kosmos, eine andere Erde, ein anderer Mensch. Igor und ich kehren in die Flasche zurück. Und irgendjemand verschließt sie hinter uns unhörbar mit dem Stopfen. Wir gehen auf die zweite informationelle Ebene. Igor sagt:

„Ich möchte noch einmal genau nachsehen, wie der Mensch aufgebaut ist."

Das sagt er zu mir. Doch es hat den Anschein, als seien wir niemals allein. Gegenüber taucht ein Alter auf. Er hat einen langen grauen Bart. Er ist vielleicht hundert Jahre alt, vielleicht tausend, vielleicht hunderttausend.

Er antwortet:

„Die sieben Farben des Regenbogens – das ist der Mensch. Die erste Farbe – das seid ihr selbst. Erkennt euch selbst, und Tore werden sich euch öffnen.

Die zweite Farbe – das ist euer Wesen. Erkennt euer Wesen, und Tore werden sich euch öffnen.

Die dritte Farbe – das ist eure Spiritualität. Erkennt eure Spiritualität, und Tore werden sich euch öffnen.

Die vierte Farbe – das ist euer Sein. Erkennt euer Sein, und Tore werden sich euch öffnen.

Die fünfte Farbe – das ist eure Erde. Erkennt eure Erde, und Tore werden sich euch öffnen.

Die sechste Farbe – das ist euer Universum. Erkennt euer Universum, und Tore werden sich euch öffnen.

Die siebte Farbe – das ist die Verbindung zwischen Himmel und Erde. Erkennt die Verbindung zwischen Himmel und Erde, und Tore werden sich euch öffnen.

Der Alte hatte alle sieben Farben genannt, Igor und ich aber standen und schwiegen. Doch es hatte den Anschein, als hätte auch niemand eine Antwort von uns erwartet. Im Gegenteil, wir wurden gefragt:

„Habt ihr eure Ebenen erkannt? Eure Kraft? Eure Vernunft? Euer Wesen? Eure Gegenwart? Eure Erde? Euren Himmel? Eure Verbindung? Denn ihr steht auf den Stufen zu eurem Gott."

„Nein, Vater", antwortet Igor demütig.

Und sofort verschwindet der Alte.

„Was werden wir machen?", fragte ich meinen Freund.

„Lernen", antwortet er lakonisch.

Mit der Kraft des Gedanken schaffen wir uns gegen über einen Menschen. Das ist ein fiktiver, ein abstrakter Mensch. Wir malen ihn gelb an. Es erscheinen Tabellen, ein Skelett, Organe, Blut. Normen, Krankheitsbilder, biochemische Reaktionen und ihre Verbindungen. Sie zeigen uns, wie man mit Hilfe von Energie Störungen des Blutkreislaufs korrigieren kann.

Wir nehmen silberne Farbe. Das ist unser Geist. Wir richten ihn auf den Menschen. Der Geist geht in die Mitte der Brust und bleibt über dem Herzen wie eine Wolke hängen.

Das Zusammenwirken beginnt. Der Mensch singt, zeichnet, weint, freut sich, ist stolz und erniedrigt sich.

Wir versuchen, die Wolke einzufangen, doch danach entweicht noch ein Körper aus dem Menschen. Er ist durchsichtig, genauer gesagt, geisterhaft. Und das, was herausgekommen ist, kann laufen und reden. Es hat keine Organe; es hat eine Form und irgendeinen Klumpen im Inneren. Er ruft mich:

„Siehst du mich?"

„Ja", antwortet Igor.

„Das bin ich, der Mensch."

Der Geist riecht nicht, die Farbe seines ephemerischen Körpers kann man nicht bestimmen. Wir versuchen, seinen Körper zusammenzudrücken, doch es klappt nicht. Wir versuchen, ihm eine andere Form zu geben – es funktioniert nicht. Und es hat den Anschein, als wäre es ihm unangenehm, dass wir das ausprobieren. Er sagt:

„Darf man nicht deformieren oder verändern. Das ist ein Teil dessen, der ewig ist und alterslos.

Um den Körper des Menschen herum ist Information. Sie umhüllt ihn Schicht für Schicht. Es sind sieben Schichten, und wenn man sie nicht als Energie betrachtet, sondern als Information, so sind es das Wesen, das Sein, das Karma, das Schicksal, der Tod, die Bestimmung und die Richtung. Jede Schicht ist ein Vermittler. Gibt es nicht zu viele Vermittler zwischen Sohn und Vater? Wer hat die Vermittler geschaffen und warum? Denn jede dieser Schichten ist ein Programm, ein selbstständiges Labyrinth, das man nicht überwinden kann, bevor man in die Freiheit hinaustritt.

Plötzlich treten aus unserem gemalten Menschen drei Farben hervor: Schwarz, Weiß und Silber. Sie haben eine eigenartige unbeständige Form angenommen und standen uns wie drei Figuren schwankend gegenüber.

„Ihr seid in das Geheimnis der Geheimnisse eingedrungen", ertönte eine tiefe, melodische Stimme. Sie war ruhig, sie drohte nicht, sie klagte nicht an, sie stellte nur fest. „Seid vorsichtig, wenn ihr die göttliche Kraft nutzt. Verwendet sie zum Wohle der Menschen. Denkt an die Güte, doch vergesst nicht, dass ringsum das Böse ist."

Und die kleinen Figuren verschwanden. Unmittelbar nach ihnen schmolz auch unser Mensch dahin.

* * *

Im Zentrum gibt es immer mehr zu tun. Die Menschen kommen. In der Regel mit unheilbaren Krankheiten. Uns gelingt es, ihnen wirkungsvoll zu helfen. Die Fähigkeiten, die sich uns eröffnet haben, sind jedem Menschen zugänglich. Der Mensch ist zu vielem fähig und in der Lage. Schade ist nur, dass er selten etwas darüber weiß. Mehr noch, nicht eine einzige Errungenschaft des technischen Fortschritts ist isoliert von der Evolution der Natur und des Kosmos. Alles, was wir für eine Erfindung des menschlichen Verstandes halten, wurde schon lange im Universum erfunden, einschließlich des Verstandes selbst.

Wir versuchen, unseren Schülern zu erklären, dass es ein gewöhnliches Wachstum des Menschen als Stadien der biologischen Entwicklung und ein geistiges Wachstum gibt, das heißt seine Evolution als Persönlichkeit. Es gibt eine sichtbare, objektive, Realität, genauer gesagt, diejenige, die wir im allgemeinen Einvernehmen mit der Gesellschaft für objektiv halten. Die Produktion, die Wirtschaft, die sozialen Systeme, die natürlichen Prozesse... und es gibt eine geheime, unsichtbare Realität – die geistige. Sie bestimmt in unserer Welt tatsächlich sämtliche gegenseitigen Abhängigkeiten und Interaktionen. Die Hauptbestimmung des Menschen ist es, seinen irdischen Weg zu gehen, so schwierig er auch sein mag, und eine schöpferische Transformation zu erreichen, die über die Visualität und Virtualität das Tor in die wahre geistige Realität öffnet. Sie führt zu Gott, zu unserem Vater, zum Licht und zur Vernunft. Weil alles andere Traum und Abhängigkeit ist.

Unsere Welt wurde durch den Gedanken des Schöpfers erschaffen. Deshalb ist der Raum unserer Welt so, dass nur das Vorstellbare in ihm real wird. Und alle Wege des Menschen sind darin Emanationen der eigenen psychischen Kräfte. Wer das begreift, wird aus der Flasche des Dschinns herauskommen und die lang erwartete Freiheit und Unsterblichkeit erlangen.

Das ist es, was ich meinen Schülern gewöhnlich erkläre. Nicht alle begreifen das Gehörte. Viele nehmen das, was ich sage, als rhetorische Übungen wahr, als Fioretten der Wortgewandtheit. Die Tore ihrer Herzen sind für die Wahrheit noch verschlossen. Das ist schade! Es hätte ihnen nur noch ein Schritt gefehlt, um den Weg des blinden Schicksals zu verlassen und den Weg der Wahrheit einzuschlagen. Es ist zu wenig, wie eine Sprechpuppe das im Unterricht Gesagte zu wiederholen, man muss die moralischen Voraussetzungen mitbringen. Werden sie jemals imstande sein, ihren eigenen Schritt zu tun – das weiß Gott allein!

Kyrill tauchte überraschend wieder im Zentrum auf. Angeblich, um seine Sachen zu holen. Zuerst war er sehr freundlich und erkundigte sich nach unseren Erfolgen. Gleichzeitig interessierte ihn, ob wir unseren früheren Entschluss nicht geändert hätten.

„Warum, gibt es etwas, das uns drängt?", erkundige ich mich bei dem Dämon, der mit uns Freundschaft schließen möchte.

„Das gibt es", deutet er vage an.

„Dann setz dich", bitte ich ihn an den Verhandlungstisch.

„Ihr könnt natürlich beleidigt sein, doch ihr müsst verstehen, ich habe so ein Programm. Ich muss Befehle ausführen. Doch wenn er mich zu euch nehmt, werde ich euer treuester und verlässlichster Diener."

„Aber du bist kein Diener, sondern ein Herrscher", erinnere ich Kyrill an die Machtansprüche, die er vor nicht allzu langer Zeit gestellt hatte.

„Ich habe euch unterschätzt", gibt der Dämon zu, „und jetzt bin ich bereit, den Platz einzunehmen, den ihr mir zuweist. Ihr braucht mich. Noch ist nicht alles zu Ende."

„Was kann denn noch kommen? Das Armageddon habt ihr doch verloren."

„Das haben wir verloren", bestätigt Kyrill. „Aber das ist dort, in dem anderen Raum. Auf der Erde werdet ihr noch mit jemandem kämpfen müssen."

„Das ist ja interessant", bestätige ich und bin mir völlig darüber im Klaren, dass der Dämon nicht lügt. „Wer ist denn dieser Krieger?"

„Der Engel der Finsternis."

„Kennst du ihn? Wem sieht er ähnlich?" frage ich so, dass zwischen uns keinerlei Feindseligkeit zu spüren ist. Der eine prahlt mit seinem Wissen, der andere zeigt seinen Respekt durch Aufmerksamkeit.

Schnell wie der Blitz löst Kyrill hinten ein Gummi, das seine Haare als Büschel im Nacken zusammenhält. Und als eine dichte dunkle Woge ergießen sie sich über sein Gesicht und seine Schultern.

Ich bin stumm vor Verwunderung. Vor mir sitzt eine junge hübsche Frau. Tatsächlich eine Frau und kein Junge, der wie eine Frau aussieht. Wie hat er das geschafft? Es war echte Zauberei. Und nicht in jenem nichtphysischen Raum, in dem Igor und ich selbst Ähnliches vollbringen können, sondern genau hier, in der materiellen Welt, hat sich der Dämon innerhalb eines Augenblicks in einen gänzlich anderen Menschen verwandelt.

„Ist es eine Frau?", erkundige ich mich, wobei ich mich selbst immer meinen naiven Scharfsinn wundere.

„Ja", bestätigt die Schöne und verwandelt sich sofort wieder in den Jungen Kyrill.

„Sie wird sehr schön, klug und mächtig sein", macht Kyrill mir Angst. „Es ist besser, wenn ich dabei bin, wenn sie hier erscheint."

„Ohne dich kommen wir nicht zurecht?"

„Es wird schwer werden. Sie benutzt die Fehler der Menschen als Quelle ihrer eigenen Kraft. Die Menschen haben viele Fehler, das heißt auch ihre Kräfte sind unerschöpflich."

„Und wenn wir doch zurechtkommen?"

„Dann kommt derjenige - der, der kommt", kalauert der Junge.

„Kennst du seinen Namen?", versuche ich, den Untersuchungsrichter zu spielen.

Der Dämon lächelt und bindet seine Haare mit dem Gummi im Nacken zusammen.

„Wer kennt ihn nicht? Derjenige, der da kommt, hat seinen Namen niemals verborgen. Alle können ihn hören, doch niemand kann ihn verstehen."

„Irgendwie sprichst du wieder in Rätseln", konstatiere ich die Veränderung, die mit Kyrill vor sich gegangen ist.

„Denkt ihr etwa immer noch, dass ich von Migen komme?"

„Und du, hast du etwa inzwischen Zweifel daran?"

„Mein Status ist wesentlich höher", sagt Kyrill voller Ernst. „Ich komme von den Göttern."

„Mit Migens Siegel in der Tasche?"

„Er kennt einfach nicht die Lage der Dinge und das Kräfteverhältnis. Und außerdem habt ihr die Konföderation vergessen."

„Ach ja! Die faulende Blinddarmentzündung im Körper des Weltalls", scherze ich und sehe auf einmal Verwunderung in Kyrills Augen.

„Wer hat euch das gesagt?"

Ich schweige in dem Bemühen, meine tatsächliche Unwissenheit nicht preiszugeben.

„Wie weit seid ihr eigentlich gekommen?", fragt der Junge, ohne jedoch darauf zu hoffen, eine Antwort zu erhalten.

Ich aber bin stolz, dass es mir gelungen ist, ihn zu verblüffen. Das heißt, auch wir taugen zu etwas in der seltsamen Welt der Wissenschaften jenseits des Spiegels.

* * *

Es war in der Nacht. Ich sah den Körper eines riesigen Menschen. Er hing in der Sprachlosigkeit des Kosmos: nackt, die Arme nach den Seiten gereckt, und aus seinem Bauchnabel erhob sich wie ein gigantischer Kegel ein spiralförmiger Energietrichter. Außerdem war dieser Trichter der Galaxis ähnlich, in der die Ärmel eindeutig zu erkennen waren. Eine Zeit lang betrachtete ich das Geschehen von der Seite, doch dann beugte ich mich einem unklaren hypnotisierenden Sog, geriet in eine spiralförmige Bewegung und trieb nach unten. Je tiefer ich kam, umso deutlicher sah ich unten ein gigantisches Antlitz, das mich ebenfalls ansah – forschend und freundlich.

Dann erklang eine Stimme, und ich erkannte sie. Die Stimme sagte: „Vor euch liegt wieder ein Weg. Wenn ihr gefragt werdet, woher ihr kommt, sagt: Von dem, der aus sich selbst herausgekommen ist. Wenn ihr gefragt werdet, wer ihr seid, sagt: Wir sind die Kinder des Vaters. Wenn ihr aufgefordert werdet, ein Zeichen des Vaters zu zeigen, antwortet: Er ist in uns."

Die Stimme verstummte, und in der grenzenlosen Dunkelheit des Kosmos löste sich die Vision auf. Wieder war ich mit der Grenzenlosigkeit und der Stille allein.

Am nächsten Morgen erzählte ich Igor, was geschehen war.

„Irgendetwas muss geschehen", ahnt er. „Lass uns nachsehen."

Wir gehen in den Bardo-Kanal, steigen auf die Plattform. Georg der Drachentöter steht auf seiner Trittleiter neben seinem Ross. Er spürt, dass wir in der Nähe sind. Der alte Krieger hebt das ergraute Haupt.

„Habt ihr ein Kreuz um?", fragt er.

„Ja", antworten wir.

„Habt ihr den Ring des Herrn?"

„Ja, wir tragen ihn an der Hand."

Georg nickt billigend.

„Es wird die Zeit kommen, ihn zu benutzen. Vergesst das nicht. Der Glaube, das Wissen und die Farben aus dem Ring – das ist euer Schlüssel."

Er seufzte, als er erinnerte er sich an etwas lange Zurückliegendes.

„Das Buch des Lebens, stellt euch vor, wie es sein wird. Sein Einband, seine Seiten, wovon es handeln wird und wann ihr es abschließen sollt. Geht mit dieser Vorstellung. Ihr habt heute einen weiten Weg vor euch. Nehmt das Leben spendende Kreuz aus den Ebenen mit. Geht mit Gott!"

Wir danken dem heiligen Georg und drehen uns um. Zum Abschied schlägt er ein Kreuz über uns.

Wir haben das Kreuz genommen. Wir haben uns vorgestellt, wie das Buch werden wird. Wir fliegen aus den Ebenen in den Kosmos und sehen, wie sich wie aus leuchtendem Staub der Weg im Raum vor uns auftut. Wir wissen, für wen er vorgesehen ist, und schicken uns mutig an, ihn zu gehen. Wir fliegen durch das Universum, und innerlich jubeln wir.

Zehn helle Sterne leuchten auf dem schwarzen Tableau der Unendlichkeit. Sieht man sie von der Seite an, kann man erkennen, dass jeder von ihnen aus drei Scheiben besteht, die hintereinander in einer einheitlichen Konstruktion angeordnet sind. Und jede dieser Scheiben hat ihre eigene Farbe. Zehn Sternensphären, die durch Strahlen in einer Vielzahl geometrischer Figuren verbunden sind, locken uns an. Das ist gleichsam der himmlische Computer, der sämtliche Prozesse im Kosmos auf den Ebenen des materiellen Seins steuert. Ihm ist es zu verdanken, dass jeder in den Grenzen seiner eigenen Unfreiheit frei ist. Und nur durch das Wissen kann jeder die Befreiung erlangen.

In dieser gigantischen Konstruktion, die man in keinem irdischen Teleskop erkennen kann, ist riesiges Wissen konzentriert. Man kann es erhalten, indem man über das Sichtbarmachen von Symbolen in verschiedenen Kombinationen geometrische Verbindungen herstellt. Und das alles ist seinerseits mit Milliarden von planetaren Ebenen des Universums verbunden, eben jenen Kegeln über der Nordhalbkugel und der Südhalbkugel einer unendlichen Menge von Planeten, die Igor und ich als die Flasche des Dschinns bezeichnen. Von hier aus gleicht der Schlaf die Kräfte von Tag und Nacht aus und der Geist die sichtbaren und unsichtbaren Formen. Das ist jener wichtigste Filmprojektor des Weltalls, dank dem man in einen Spiegel schaut und sich selbst sieht, ohne auch nur zu ahnen, dass man mit seinem eigenen Spiegelbild den Blick ins Universum versperrt. Weil man die subjektive, doch nicht die objektive Wahrheit sieht. Und diese beiden sind so weit voneinander entfernt wie die von den Wissenschaftlern der Natur gestohlenen Formen von jenem Wesen, das sie erfüllt hat.

Jede dieser leuchtenden Sphären, die Sephiroth genannt werden, sind Phasen der Bewusstseinsentwicklung, es sind Stufen. Dank diesen Stufen kann der Mensch sich zu seinem Vater hinauf begeben und sich neben ihn stellen.

Es scheint, als kannten diesen Weg schon die antiken Mystiker. In jedem Fall bedeutete der Terminus „Sephiroth" (oder „Sephira") aus der Kabbala bei ihnen die Bereiche und Sphäre des Geistes, der Luft, des Wassers, des Feuers, die vier Seiten der Welt, die Höhe und die Tiefe.

Übrigens hat sich in tausend Jahren einiges in den Sephiroth geändert. Oder haben die antiken Weisen in ihren Bezeichnungen einfach ihr für uns bereits unverständliches Wissen verschlüsselt? Wodurch unterscheiden sich zum Beispiel dem Sinn nach die Krone und das Reich? Doch wir haben keine Zeit, über diese mittelalterliche Scholastik nachzudenken.

Igor und ich sehen auf die Sephiroth, die in der dunklen Unendlichkeit in der Vielfarbigkeit ihrer Sphären brennen, auf diesen riesigen Projektor des Weltalls, und das in uns verborgene Wissen kommt wie von selbst aus den Tiefen des Gedächtnisses an die Oberfläche. Wir sehen mit unserem inneren Blick eine Vielzahl von Symbolen und wissen, wie man mit ihrer Hilfe jede beliebige Kraft auf jeder vorgegebenen Ebene hervorrufen und nutzen kann. Wir wissen: Die Kräfte können sich nicht nur in der Gegenwart, sondern auch in der Vergangenheit und der Zukunft auf der Ebene des physischen Universums entwickeln.

Um irgendeine dieser Sephiroth zu betreten, muss man den Namen der Macht kennen und die Gestalt, das heißt die geometrische Form, die als Tor dient. Wir werden von einer der Sphären im mittleren Kräftedreieck angezogen und folgen ihrem Ruf. Sie gehen in die nächste Sephira – das ist eine ganze Welt, sie ist ebenso unfassbar wie der gesamte Kosmos. Wir werden gefragt: „Wo kommt ihr her? Wer seid ihr?" Und wir werden aufgefordert, das Zeichen des Vaters zu zeigen.

Uns gegenüber erscheint ein riesiger Erzengel. Sein Name ist Zadkiel.

Er fragt uns, weshalb wir gekommen sind.

Wir haben das Kreuz neben uns gestellt. Wir wissen, dass durch das Kreuz der Herr selbst sieht, was mit uns geschieht.

„Wir sind gekommen, um mit Zustimmung des Vaters Wissen zu

erlangen", antwortet Igor.

„Wundert ihr euch, dass ihr so leicht in die Sephiroth hineingekommen seid?", fragt der Erzengel.

Wir schweigen und antworten nicht. Wir sehen, dass es der Erzengel gleich selbst erklären wird.

„Über das Wissen der Seele verfügen immer diejenigen, die vom Schöpfer auf die Erde gekommen sind. Früher wurden sie Propheten genannt. Sie zeigten den Weg zum Licht der Wahrheit. Heute nennt man solche Menschen Schriftsteller oder Wissenschaftler. Doch nicht alle Schriftsteller und Wissenschaftler sind Propheten, sondern nur diejenigen, die der Lüge widerstehen, die sich nicht scheuen, die Wahrheit auszusprechen. Ihr habt euch jetzt auf den spiralförmigen Weg begeben, der dem Menschen von Jesus gezeigt wurde. Zu ihm werdet ihr auch kommen. Schaut nicht in den Abgrund – von diesen drei Ebenen aus kann er euch in sich hineinziehen. Wenn ihr seinen Einfluss spürt, stellt euch unseren Herrn vor. So werdet ihr die Hypnose und den Tod überwinden.

Stellt eure Herzen ein, damit eure Jahre nicht schneller vergehen. Denn der Lauf der Zeit ist hier ein ganz anderer. Stellt eure Organe ein, damit eure Gesundheit keinen Schaden nimmt. Ihr müsst die acht Sphinxe passieren, die das Tor hüten. Nehmt euer Buch, doch um es herüberzubringen, muss man gedanklich die Form schaffen. Das ist das Gerüst, das den Inhalt erhält. In der nächsten Sephira füllt die Form mit Energie.

Ihr könnt mich jederzeit zu Hilfe rufen. Ich werde kommen. Vergesst aber nicht, jenen zu danken, von denen ihr lernt. Bald werdet ihr in die Sephira Hod kommen. Das ist die Freude, die auf den Sieg folgt. Dort wird euch der Erzengel Michael empfangen. Er wird euch helfen, das Buch mit Materie zu füllen. Der Herr möge euch schützen."

Es verwirrte uns ein wenig, dass der Erzengel den bekannten Namen wie in einer Fremdsprache aussprach. Nun ja, andere Länder, andere Sitten.

Der veränderliche Raum lässt rundherum immer neue Kulissen erstehen.

Nachdem er uns genügend Ratschläge mit auf den Weg gegeben hatte, fragte der Erzengel:

„Möchtet ihr denjenigen sehen, der euch immer beigestanden hat, der zu euch wie ein Bruder ist?"

Wir bejahen es. Und eine uns bekannte Gestalt wird sichtbar – diejenige, die auf dem Wagen war, die Igor und mir einmal geholfen hat, uns in den Weiten des Universums nicht zu verlieren. Über der Gestalt flammt das Zeichen des Jupiters. Wir knien nieder.
Natürlich, damals habe ich schlecht mitgedacht und mir erst später überlegt: Warum eigentlich Jupiter? Warum der altrömische König der Götter?
Ich habe einmal Religionsgeschichte studiert und weiß, dass „jedes Mal, wenn ein Volk seinen angestammten Glauben gegen einen neuen tauscht, ein und dieselbe unabwendbare Erscheinung zu beobachten ist: Die Götter des alten Glaubens verwandeln sich in Dämonen des neuen Glaubens, und gleichzeitig wird das gesamte Ritual des Gottesdienstes des alten Glaubens zur Hexerei und Zauberei in den Augen des neuen Glaubens... die Götter des alten Griechenlands und des alten Roms sind in den Augen der christlichen Kirchenväter zu Dämonen und bösen Geistern geworden." (M. A. Orlow, „Die Geschichte der Beziehungen des Menschen zum Teufel". Sankt Petersburg, 1904.)
Doch warum hilft uns nun ein Wesen im Zeichen des Jupiters? Und

wie ist die Hierarchie der göttlichen Wesen überhaupt aufgebaut, die das Leben in diesen ungezählten Welten steuern? Welche Beziehungen bestehen zwischen den alten und den modernen Göttern tatsächlich? Oder sind das Stadien der menschlichen Erkenntnis? Wir haben den Schöpfer getroffen, den Vater, wir haben seinen Ring, doch für wen ist er der Schöpfer? Gibt es jemanden, der höher ist als er? Oder ihm zumindest gleichgestellt? Wie verhalten sich die Spiralen der Evolution, die Sephiroth und die DNA zueinander?

Eine Million Fragen, und ich habe beschlossen, mich nicht wirr machen zu lassen, alles so zu nehmen, wie es ist, ohne einen besonderen Sinn darin zu suchen. Uns wurde eine große Gabe geschenkt – wir müssen sie zum Wohl der Menschen nutzen. Ist das nicht eine Versuchung – das zu erfahren, was bisher nicht gegeben ist?

„Erhebt euch", befiehlt der Herr der Sephiroth mit dem Zeichen des Jupiters. „Das ist euer Heim. Ihr könnt hier alles nutzen, was ich habe. Und nun hört zu."

Er beugt sich ein wenig zu uns herab.

„Ihr müsst heute auch das gesamte Dreieck der niederen Kräfte durchlaufen. In der fünften Sephira gibt es zwei Abgründe. Seid zwischen ihnen vorsichtig. Neben einer Sephira muss man unterwegs die Geschwindigkeit verringern. Um nicht aus dem Strom herauszufallen, stellt euch in die Mitte der Lichtgeschwindigkeit. Haltet euch genau an die Mitte", wiederholte er. „Wenn alles gut geht, kommt jederzeit wieder hierher. Hier gibt es unermessliches Wissen und Kräfte. Nehmt sie. Sagt den Menschen die Wahrheit, doch beweist ihnen nie etwas. Warum sollte man jemandem beweisen, dass es die Sonne gibt. Er wird ohnehin irgendwann begreifen, dass es sie gibt. Vergeudet nicht eure Kräfte damit. Wem es gegeben ist, der wird euch von selbst hören. Geht

mit Gott", gibt er uns mit auf den Weg, "wie Gott mit euch ist."
In der nächsten Sephira empfingen uns zwei: der Kriegsgott Mars und Saturn. Saturn, der Gott des Goldenen Zeitalters und Vater des Jupiters!

Der antike Gott ist majestätisch und ruhig. Er sieht uns aufmerksam an und erwartet unsere Fragen. Doch Mars ist uns anscheinend nicht so gewogen. Kriegerische Herausforderung funkelt in den Augen im Schatten des Schirmes seines Helmes. Doch diese Herausforderung richtet sich, so scheint es, an Igor. Er legt eine Hand auf das Heft des Schwerts, nachdem er sich mit der Schulter einer herab rutschenden Falte des feuerroten Mantels entledigt hat, und kommt einen Schritt auf uns zu.

"Weshalb seid ihr gekommen?", fragt er drohend.

Saturn hebt, ohne sich umzudrehen, die Hand und gebietet seinem kriegerischen Mitstreiter Einhalt.

"Diejenigen, mit denen du sprichst", sagt Saturn und wendet sich noch immer nicht um, "sind das, was in der Mitte der Sephira ist, das, was hinter der Sephira ist, und das, was vorn ist. Man darf nicht das vernichten, das niemand und alles ist, das sich überall befindet und dem man keinen Namen geben darf. Und du willst dich damit schlagen?"

In Saturns Frage, die an seinen kriegerischen Freund gerichtet ist, schwingt leichter Hohn mit. Mars hört sie und hält inne. Er ist entmutigt. Er denkt nach.

"Du willst dich mit dem Raum schlagen? Und wie wirst du nachher darin existieren?" fährt Saturn fort. "Dann schlag dich – es ist dir gegenüber."

Mars lässt das Heft des Schwertes sinken und tritt wieder hinter Saturn zurück.

Saturn sagt:

„Das ist euer Heim. Hier könnt ihr in meinem Schutz bleiben, solange ihr wollt. Hier kann euch niemand stören. Das ganze Wissen und alle Kräfte der fünften Sephira stehen euch zur Verfügung. Hier kann jede beliebige Form mit Materie gefüllt werden. Nach den Sephiroth Tiphereth und Hod führt euer Weg in die Sephira Jesod. Haltet euch dort nicht lange auf. Seht in das Glas, doch seht nicht in den Spiegel.

Wir gehen hinüber in die nächste Sephira. Dort empfängt uns Jesus. Er sitzt, die Ellbogen auf die Armlehnen gestützt, auf einem Thron, auf dessen Rückenlehne die Sonne brennt. Neben ihm sind ein Löwe und ein Doppelkopfadler.

„Ihr seid bis hierher gekommen", sagt Jesus. „Das heißt, alles hat sich verbunden, ihr habt alle mittleren Sephiroth vereint."
Wir knien nieder.

„Herr, machen wir alles richtig? Sind wir würdig, in deiner Nähe zu sein?"

„Was ihr tut, ist lobenswert. Doch sei vorsichtig mit dem, was du sagst."

Jesus wendet sich nun direkt an mich. Offensichtlich kennt er meine unüberwindliche Schwäche, gleich allen und jedem von meinem neuen Wissen zu erzählen, ohne das, was ich sage, mit der realen Situation abzugleichen, Menschen davon zu überzeugen, woran sie noch nicht bereit sind zu glauben.

Und zu Igor sagt er:

„Verschweige nicht, was du siehst. Die objektive Wahrheit ist stärker als die subjektive und die Lüge.

Er sieht uns mit wachen Augen an und empfindet nach, was uns noch erwartet.

„Wägt eure Kraft, euer Wissen, eure Möglichkeiten ab. Helft

jedem, der euch um Hilfe bittet, schlagt es niemandem ab – weder dem Reichen, noch dem Armen.

Und, nachdem er einen Augenblick gezögert hat, fügt er sofort bedeutungsvoll hinzu

„Denen, die dessen würdig sind. Und straft diejenigen, die mich lästern."

Wieder schweigt er und sieht uns eindringlich an. Wir wagen es nicht, diese Pause durch eine Frage zu unterbrechen. Doch wir müssen die Fragen gar nicht laut aussprechen. Er liest sie direkt in unserem Bewusstsein.

„Ihr seid jetzt im Stadium des Lernens. Später werdet ihr konkrete Dinge tun. Doch zuerst erwerbt Wissen. Ihr seid jetzt vieles, und ihr seid nichts. Ihr müsst eure Ausbildung beenden. Wissen kann man nicht bekommen wie Tabletten gegen eine Krankheit. Man muss es sich verdienen."

„Danke, Herr."

„Ihr müsst noch die unteren Sephiroth durchlaufen. Sie heißen Jesod und Malchuth. Eine von ihnen ist das Fundament, die andere das Reich. Das ist der Weg der ursprünglichen Schöpfung, der Weg des Himmelslichts zur Erde. Wenn ein Mensch diesen Weg geht, trägt auch er durch die planetaren Sphären Licht zur Erde und bringt danach die Erde an den Himmel zurück. Ihr müsst euer System sammeln. Und fürchtet euch vor nichts. Ich bin immer bei euch und helfe euch."

„Danke, Herr!", danken wir dem, der durch sein Leiden die Erde bei dem Bösen ausgelöst hat.

Er lässt uns das Kreuz küssen, das an seiner Brust hängt, und wir setzen unseren Weg in dem seltsamen kosmischen Computer, im Inneren seiner Netze und Programme, fort. Wir wissen: Wer es erlernt, mit diesem Computer zu arbeiten, kann jedes Ergebnis erreichen. Denn das ist das Steuerpult des Universums, der Erde, des Menschen. Doch zuerst muss man sich selbst erforschen, begreifen, was in uns verborgen ist, ehe man versucht, die globalen Ereignisse zu steuern. Zuerst muss man wissen. Danach können. Und anschließend handeln.

Und wieder setzen wir unseren eigenartigen spiralförmigen Weg fort.

Wir nehmen das Kreuz und fliegen durch den Raum. Hier, zwischen den Sephiroth, ist der Raum ganz anders. Er kann zuerst leer sein, doch plötzlich versperrt er uns den Weg mit einem hohen Gebirgspass, oder von allen Seiten baut sich ein Wald vor uns auf, und dann soll man versuchen, den Weg zu erahnen. Doch irgendetwas führt Igor und mich, als hätten wir in der Seele einen inneren Kompass, der uns den Weg weist.

In der Sephira Hod empfing uns, wie uns auch vorhergesagt worden war, der Erzengel Michael. Wir haben ihn sofort erkannt, weil er uns auch vorher schon begegnet war. Er ist genau so, wie er auf Ikonen dargestellt wird, wo er mit dem Speer den Drachen tötet, er ist jung und schön.

Wir begrüßen ihn und bitten ihn, uns zu helfen.

Er zeichnet einen Kreis um uns, und sofort fühlen wir uns sehr wohl.

„Hier könnt ihr sein, wer oder was ihr sein wollt", sagt er. „Der Himmel, die Luft, ein Wasserfall. Nehmt das Buch mit in den Kreis, den ich gezeichnet habe. Hier festigt die Kraft die Form. Der Herr hat euch, wie auch mir, neun Farben zur Verfügung gestellt. Lernt, sie zu benutzen. In ihnen steckt eine große Kraft. Und hütet euch vor der List der Frau", gibt uns Michael mit auf den Weg. „Wenn ihr euch der

Sephira Jesod nähert, macht aus dem Kreis eine Sphäre. Sie wird euch beschützen. Denn ihr macht euch auf den Weg in die Welt der Luna. Wer weiß, in welcher Stimmung sie ist? Hütet euch vor der Hypnose. Doch dort kann es nicht nur Hypnose geben. Es ist schwer vorherzusagen, in welcher Hypostase sich die Herrin des Mondes befindet. Wenn es gefährlich wird, ruft den Erzengel Gabriel."

Wir danken dem Gastgeber, der uns so gewogen war, und setzen unseren Weg fort. Eigenartig, warum wissen wir, wohin wir gehen?

Endlich nähern wir uns der Sephira Jesod. Wir bauen einen Schutz um uns herum auf: ein doppeltes Spiegelbild. Das ist eine verdoppelte Kugel, und wir befinden uns darin. Wir versetzen ihre Hüllen in Bewegung. Sie drehen sich zueinander entgegengesetzt und gestatten es nicht, unsere Gedanken zu lesen. Wir gehen in Jesod hinein. Wir sehen die uns bereits bekannte Figur auf dem Thron, der gleichsam aus Muscheln besteht. Das ist die Sphäre der Luna. Wir sind ihrer Herrin bereits in den Ebenen begegnet. Sie hat uns ein goldenes Vlies geschenkt. Sie lächelt uns an, doch ringsherum geschieht etwas Merkwürdiges... Wir sehen nackte, schöne Frauen, die in einer Mondnacht an einem Fluss tanzen. Die Bilder sind langsam und fließend, als wäre der Lauf der Zeit verzögert. Wir ahnen, dass das die Hypnose ist, deren Wirkung durch die Spiegelkugeln abgeschwächt wird. Die Zauber streifen Igor und mich nur leicht - wir sind ruhig und lächeln. Die Göttin auf dem Thron lächelt uns ebenfalls zu. Sie ist sehr schön. Sie trägt einen langen altgriechischen Chiton.

„Ihr habt Glück, dass euch nicht der empfangen hat, der kommen wird", wiederholt sie geheimnisvoll die Worte des Dämons namens Kyrill. „Er ist jetzt auf der Erde. Ihr könnt in die Sephira Malchuth hinabsteigen, aber seid vorsichtig. Und verlasst euch nicht zu sehr auf eure Kugel. In der Mitte des Kanals ist ein Silberfaden – haltet euch an ihm fest. Euer Schutz ist euer Glaube. Und beeilt euch nicht zu sterben. Ob ihr nun in Schönheit sterbt oder nicht - ist das nicht einerlei? Jetzt ist das Wichtigste zu lernen und Wissen zu erlangen. Sucht nach der Wahrheit, es ist euch gegeben. Ihr werdet hören, ihr werdet sehen, ihr werdet finden. Die Erde wird bestehen bleiben, und alles ist in eurer Macht", endete die Göttin und hatte Igors und meine Hauptsorge gleichsam in Gedanken herausgestellt. Vor unseren Augen füllt sich das Buch, das wir durch die Sephiroth tragen, mit Gedanken, Worten, Gestalten.

„Hier könnt ihr alles korrigieren, was ihr wollt, und es real machen", lacht die Göttin. „Kommt mich besuchen. Ich freue mich auf euch. Doch denkt daran: Ich bin nicht immer hell. Ich habe auch eine dunkle Seite."

Wir danken ihr und verlassen das Haus der Luna.

Auf dem Silberfaden begeben wir uns direkt in das Reich der Erde hinab. Doch unmittelbar an ihrer Oberfläche stürzt ein energetischer Torus auf uns herab. Der schwarze Krater des Trichters, der von Feuereruptionen verschrammt war, zog die Spiegelkugel in sich hinein, doch selbst durch ihre reflektierenden Wände spürten wir die mächtige, grenzenlose Kraft, die uns verschlang.

Eine Minute später ist alles ruhig.

Und so stehen wir bereits ohne Schutzsphäre auf der Erde, auf dem Weg, der inmitten eines riesigen Feldes in die unendliche Weite führt. Eine leichte Brise umweht unsere Gesichter und schaukelt die dünnen grünen Spitzen der Gräser. Die Erde ist herrlich und strahlend. Und wie in Puschkins Märchen vom goldenen Hahn steht an der Seite ein Zelt mit einem spitzen Dach, und eine wunderschöne junge Frau winkt uns freundlich und bittet uns herein. Und es scheint, als würde sie wie die hinterlistige Königin von Schemacha in der Oper „Der goldene Hahn" von Rimski-Korsakow anfangen zu singen: „Dunkel und eng, dunkel und eng ist mein geschmücktes Zelt, warm und weich, warm und weich der Teppich darin." Wie ähnelt sie doch der Frau, die ich in dem seltsamen Traum in Feodossija gesehen habe.

Neben dem Zelt steht ein Tisch mit Speisen und Getränken. Rundherum verteilte Teppiche, Polsterhocker und Kissen verheißen Entspannung und die lang ersehnte Erholung.

„Warum kommt ihr denn nicht zu mir, mächtige Krieger?", fragt die Königin leicht spöttisch. „Fürchtet ihr euch vor mir?"

Mit einer nervösen Handbewegung drückt Igor die meine.

„Wir müssen hier durchkommen und das Buch des Lebens zur Erde bringen", schreit er. „Wohin müssen wir gehen?"

„Zu mir", höhnt die Königin. Und bald stellt sie ein Bein vor, bald wendet sie uns die Seite zu, um uns mit all ihren Reizen zu locken.

„Lasst uns das Spiel der Liebe spielen!", schreit sie. „Ihr werdet es gut und lustig finden. Die Erde ist so ein großes Theater! Und die Menschen sind so wunderbare Schauspieler."

„Wir wollen nicht, dass die Erde ein Theater ist", mische ich mich schließlich ins Gespräch ein, da ich mich in der Kunst auf vertrautem Terrain bewege. „Wir bringen das Buch des Lebens. Und das Leben brauchen wir alle. Auch Du."

Doch meine Worte haben genau die entgegengesetzte Wirkung und beruhigen sie nicht. Vor uns erscheint auf einmal nicht die schöne Königin, sondern eine hässliche Alte, die dem Tod ähnelt. Ihr zahnloser Mund ist von einer Grimasse des Hasses entstellt.

„Euretwegen habe ich jetzt kein Leben mehr. Nehmt euer Büchlein mit nach unten, auf die irdische Ebene. Doch das sind bisher alles nur Worte, wenn auch wichtige. Doch werden die Menschen sie annehmen? Und wie wird die Mutter Natur das Geschehen sehen? Niemand kann wissen, ob sie gewillt ist, ihre Macht mit einem männlichen Ansatz zu teilen. Das weiß nicht einmal der, unter dessen Schutz ihr steht."

Wir wenden uns von der Frau ab, die so viele Gesichter hat und bald Liebe und Zärtlichkeit, bald Hass und Tod ist. Wir gehen auf dem Weg durch das Feld, wo uns die Seele hinführt.

„Tausend Jahre lang hat die Erde niemand gebraucht, und jetzt wollen sie auf einmal alle haben", tönte uns die kreischende Stimme der Alten hinterher.

Wir wandten uns nicht um. Wir brachten das Buch des Lebens. Und schon bald lag es auf meinem Tisch, im Arbeitszimmer meines Hauses.

Darin waren die Worte, die die Seelen der Menschen zu öffnen vermochten. Doch diese Worte mussten noch mit der Stimme des Herzens vereinigt werden. Nur so konnten sie sichtbar werden.

Wir hatten noch nicht geschafft, das Geschehene zu besprechen, als wir wieder gerufen wurden. Wir erheben uns in das Reich Christi.

Direkt am Tor ist eine große Menschenmenge versammelt. Sie sind aus verschiedenen Kirchen, aus verschiedenen Ländern hierhergekommen, um Hilfe zu erbitten. Ein Mensch in hellem Gewand, mit dem vertrauten Ring an der Hand, schreitet ihre Reihen entlang und benetzt alle mit heiligem Wasser. Er kommt bis zu uns und bleibt stehen.

„Ihr seid nach unten, ins Malchuth gestiegen", sagt er. „Doch das ist nicht der ganze Weg. Seid ihr bereit, nach oben zu gehen?"

Er fragte es so, dass auch ohne weitere Erklärungen klar war, dass es nicht leichter werden würde, nach oben zu gehen, sondern schwerer.

„Wir sind bereit", antworten wir im Chor. Er schlägt ein Kreuz über uns und benetzt uns mit heiligem Wasser.

„Ich glaube daran, dass ihr bis zu den Toren des Vaters kommen werdet. Ich selbst werde euch begleiten. Eure Taten werden belohnt werden. Die Energie des Absoluten wird in eure Seelen fließen. Das ist die reinste Energie. Sie gibt demjenigen Gesundheit und strahlende Ruhe, der von Gefühlen übermannt ist. Teilt mit allen, die eure Hilfe erbitten, helft den Gebeutelten und den Kranken. Die Tore meines Reiches stehen euch von nun an immer offen. Viele Menschen laufen an diesem Tor entlang, strecken um Hilfe bittend die Hände aus, sehen jedoch nicht einmal, wohin sie ihre Hände recken, wen sie um Hilfe bitten.

Dort, in den Sephiroth, vergesst nicht den Ring des Herrn, wenn es ganz schwer wird. Ihr könnt zu jeder Zeit in ihn hineinsehen und zurückkehren. Geht einfach in den Ring hinein – und ihr seid in meinem Reich. Hier bin ich euer Schutz."

Und plötzlich hängt er Igor und mir zusätzlich zu denen, die wir schon um den Hals tragen, jeweils noch ein Kreuz um, das er plötzlich irgendwoher genommen hat.

„Mein Kreuz wird euch erhalten und beschützen", erklärte uns Jesus. „Geht durch mein Reich. Wenn ihr eine Treppe seht, steigt sie hinauf, und ihr werdet dort sein, wohin ihr wolltet."

Wir umarmen den Herrn und weinen. Wir stehen zu dritt und haben ein Gefühl, als sähen wir uns zum letzten Mal. Und er tröstet uns.

„Ihr dürft euch vor nichts fürchten. Haltet die Umstände zuerst aus, ehe ihr den Ring benutzt. Geht, fürchtet euch nicht. Jetzt verliert ihr Kraft. Und ihr werdet sie brauchen."

Noch einmal verabschieden wir uns. Wir gehen zu der Treppe.

Wir steigen sie hinauf. Vor uns ist ein riesiges Tor. Vor diesem Tor sind wir wie Ameisen. Wir berühren es, und sofort werden wir groß. In uns ist eine Kraft, die vorher nicht da war. Noch einmal berühren wir die Flügel des Tores, und sie öffnen sich.

Vor uns ist die Treppe. Wir steigen sie hinauf. Die himmlische Weite eröffnet sich uns. Am Rand der Treppe steht ein Erzengel und sieht uns forschend an. Neben ihm sitzt jemand, der einem antiken König mit einer Krone ähnelt.

„Weshalb seid ihr gekommen?", fragt der Erzengel.

„Um das Wort des Vaters zu erhalten", antwortet Igor.

„Und wozu braucht ihr sein Wort?" Das fragte der andere, der einem König ähnelte.

„Es ist das Wichtigste, das Wahrhaftigste für uns und für alle Menschen", antwortet Igor wieder.

„Krieger, hast du es schwer in diesen göttlichen Energien?"

„Nein, ich habe es hier nicht schwer, es geht mir gut. Denn das ist das Haus meines Vaters, dessen, der die ganze Welt erschaffen hat."

Auf einmal drehte sich die Linie, auf der wir wie auf einer Feste gestanden hatten, im Uhrzeigersinn. Doch wir fielen nicht hin, sondern konnten uns halten.

„Von wem seid ihr gekommen?", fragte der König.

„Vom Sohn des Schöpfers."

„Aber ihr seid einfache Leute", sagte er so, dass man zwischen den Zeilen hören konnte, dass er es uns nicht abschlagen wollte, es aber auch unschicklich fand, uns gewähren zu lassen. Sie sind aus dem menschlichen Bewusstsein hervorgegangen und haben uns dorthin erhoben, wohin sich noch niemand erhoben hat. Und der Sohn hatte sie passieren lassen. Was sollte er tun? Sie weiter lassen? Was, wenn sie stürben?

Er dachte lange ernsthaft nach. Er erhob sich von seinem Thron. Er verschränkte die Hände hinter dem Rücken. Er läuft hin und her. Dann bleibt er stehen.

„Über welchen Reichtum verfügt ihr, dass ihr hierher gelassen wurdet?"

„Wir haben den Glauben und Vatererde in der Tasche", antwortet Igor. „Und den Geist unseres Vaters, den niemand in uns zerstören oder uns rauben kann."

Wieder dachte der Herrscher der Sephira nach. Doch plötzlich erhellte sich sein Gesicht. Er freute sich.

„Also, ich segne euch. Geht nach links, in das Haus eurer Mutter."

Wir dankten und gingen los. Lange mussten wir nicht laufen. Wieder steht da ein Thron, und eine schöne Frau sieht uns mit sehr gutmütigen Augen an.

„Wen sucht ihr?", fragt sie.

„Unsere Mutter und unseren Herrn", antworte ich dieses Mal vor Igor.

„Ich habe von euch gehört", sagt die Königin des Himmels. Sie sagt es so, als würde sie sich vom Thron erheben wollen, um Igor und mich zu umarmen.

Ihr Thron ist von Trauer eingehüllt, doch wir sind nicht traurig.

„ Ich werde euch keiner Prüfung unterziehen, meine Kinder", verspricht sie. „Denn ihr habt in eurem Leben schon alles erlebt – sowohl Kummer als auch Freude. Ich bin glücklich, dass ihr bis hier gekommen seid. Jetzt wird es für mich leichter, freudiger. Ihr seid die ersten Menschen, die es geschafft haben, das Tor des himmlischen

Königs zu berühren."

Sie schlug ein Kreuz über uns, und wieder sind wir im Reich des Sohnes. Er erwartet uns und führt uns wieder zum Tor. Doch das ist bereits ein anderes Tor. Es tut sich von selbst vor ihm auf.

„Das ist das Reich meines Vaters", sagt Jesus und weist mit der Hand über die Unendlichkeit, die sich uns eröffnet hat. „Erforscht es und beachtet seine Gesetze. Hier ist der Weg und die Sonne, die leuchtet. Dort ist es warm, gut und freudig. Geht."

Die Treppe ist direkt zu unseren Füßen. Es ist keine einfache Treppe. Auf jeder ihrer Stufen erklingen im Inneren unseres Bewusstseins Fragen. Doch nur Igor hört sie. Und er beantwortet sie auch. Mich führt er einfach an der Hand wie einen kleinen Jungen. Frage – Antwort. Und die Stufe dreht sich um und gibt den Weg auf die nächste frei. 12 Stufen – 12 Fragen. Und etwas leuchtet uns stark direkt in die Augen. Endlich ist die letzte Stufe erreicht.

Wir machen einen Schritt, und schon sind wir nicht mehr da. Der Körper und seine Organe haben sich gleichsam in verschiedene Richtungen verteilt. Keine Arme, keine Beine – nur Gefühle und Gedanken. Und wir müssen uns sammeln. Aber wie?

Wir beten, wir bitten den Herrn, unsern Geist zu stärken und uns Wissen zu geben, das das Licht der Seele ist. Und so eigenartig es ist, allein durch die Anstrengung der Gedanken beginnen unsere Körperteile und Organe plötzlich in strenger Abfolge, von der wir nicht wissen, woher sie uns bekannt ist, an ihren Platz zurückzukehren. Igor ist als erster wieder komplett und hilft auch mir. Wir sehen uns um. Neben Jesus steht der Schöpfer. Wir fallen regelrecht auf die Knie.

„Ihr seid gerade in der Technologie des Nichtsterbens und der Auferweckung ausgebildet worden", spricht der Vater. „Derjenige, der sich selbst wiedererwecken kann, wird nicht sterben. Die Menschen nennen das das Jüngste Gericht. War es schlimm?"

„Vater, sie hatten keine Zeit, sich zu erschrecken", trat Jesus für uns ein. „Du hast doch gesehen, wie schnell sie sich wieder zusammengesetzt haben."

„Eure Kräfte haben sich jetzt vervielfacht", spricht der Schöpfer. „Jetzt gibt es für euch keine Grenzen mehr. Ihr braucht nur das Wissen. Ihr denkt, ihr habt alles gelernt, doch das Lernen fängt gerade erst an. Jeder Schritt in meinem Reich – das ist Wissen und Können. Ich bin mit euch zufrieden. Und nun geht. Ich werde euch bald wieder zu mir rufen."

Wir erheben uns von den Knien und danken dem Vater und seinem Sohn. Durch das Tor gehen wir hinaus. Um uns herum leuchten neun Farben wie ein Regenbogen.

Wir steigen hinab auf die Ebenen und sehen von der oberen Plattform auf die Erde. Sie ist überhaupt nicht so, wie wir sie früher gesehen haben. Wir stehen über dem Sonnengeflecht. Man sieht die Gefäße, die Organe, die Arme, die Beine. Und das Erstaunlichste ist: Der Mensch, der die Erde ist, steht auf einer weiteren Erde und sieht nach unten. Das ist ein noch dünnerer Körper, ein weiterer Zustand.

„Hast du Lust auf eine Exkursion nach Indien?" frage ich Igor. „Warum eigentlich nicht?" Umso mehr, als wir dort unsere neuen Möglichkeiten ausprobieren können. Soweit ich weiß, ermöglicht es das Passieren der Sephiroth, die informationellen und energetischen Ebenen des Kosmos und der Erde zu vereinigen. „Was genau interessiert uns denn in Indien?", erkundigt sich mein Freund sachlich.

„Der Avatara Sai Baba", wechsele ich aus irgendeinem Grunde das Thema von den Sephiroth zu einem völlig irdischen Menschen, auch wenn dieser durch seine Wunder berühmt geworden ist.

„Und wer ist das?",

„Man sagt, die Inkarnation Gottes in Menschengestalt."

„Und er ist bisher noch nicht getötet worden?", wundert sich Igor, der sich offensichtlich daran erinnert, wie die Menschen gewöhnlich Erlösern ihren Dank bekunden.

„Das ist doch Indien. Dort hat man ein besonderes Verhältnis zu göttlichen Inkarnationen in Menschengestalt. Das ist eine ganz andere Kultur – Geduld, Verständnis, die Sicherheit, dass so etwas tatsächlich möglich ist."

„Und womit begründet er seine ungewöhnlichen Ansprüche?", fragt Igor, und für einen Moment scheint es mir, als wäre auf seinem Kopf eine Polizeimütze zu sehen.

„Das ist es ja gerade, dass er es begründet. Er kann Gegenstände materialisieren. Wenn sich Hunderte Gläubiger Hilfe suchend an ihn wenden, streut er, während er ihre Reihen abschreitet, aus seinen Fingern das Heilpulver Vibhuti. Die Verwendung dieses Pulvers hilft, sich von Krankheiten zu befreien. Auf dieselbe Art und Weise kann er auch Süßigkeiten und sogar Brillanten machen."

„Und du willst sehen, wie er das macht?", erkundigt sich Arepjew.

„Ja, das möchte ich", gebe ich unumwunden zu.

„In Ordnung", stimmte Igor zu.

Von der Höhe der Ebenen aus finden wir sehr schnell den Ort, den wir brauchen. Wie sehen, wie durch die Menge ein Mensch mit einer riesengroßen schwarzen Kugel aus Haaren schreitet, die sein Gesicht einrahmen. Es sind so viele Haare, dass sie das Volumen des Kopfes auf das Zwei- bis Dreifache vergrößern. Genau diese prächtige Mähne des Hindu-Heiligen zieht in erster Linie die Blicke auf sich, danach seine

Augen und dann seine lächelnden Lippen. Er geht durch die Menge, und aus seinen Fingern rinnt tatsächlich ständig das nicht enden wollende Pulver. Dann geht er in einen Raum, in den niemand hinein gelassen wird. Er setzt sich in der Abgeschiedenheit auf den Boden und taucht in seine innere Welt ein. Er sitzt einige Stunden unbeweglich und befasst sich mit seiner geistigen Arbeit. Und nachts, wenn die Stadt schläft, tritt Sai Baba auf den Balkon, streckt die Arme zu den Häusern aus und betet für die Gesundheit der Bewohner der Stadt. Und viele werden in diesen Stunden vor dem Sonnenaufgang geheilt.

„Komm, wir sehen uns an, wie er mit dem Pulver arbeitet", sage ich zu Igor.

Wir sehen uns wieder die Abbildung an. Wir verlangsamen die Zeit. Jetzt ist erkennbar, wie Sai Baba die Gedankenform erschaffen hat. Mit der Kraft des Gedankens hat er gleichsam ein Bild des Bevorstehenden festgehalten. Diese Gedankenform führt er durch die Sephiroth des unteren Dreiecks, führt sie durch Jesod und Malchuth. Danach entsteht sie in den planetaren Ebenen. Jetzt ähnelt sie einer Kapsel, in der die Information über die bevorstehenden Ereignisse eingeschlossen ist.

„Hast du begriffen, was er macht?", erkundige ich mich angespannt bei Igor.

„Was gibt es denn da nicht zu begreifen?"

„Dann lass uns auch irgendetwas erschaffen."

„In Ordnung."

Wir kehren nach Hause zurück, in mein Arbeitszimmer, von wo aus wir unsere ungewöhnliche Reise begonnen hatten.

„Was wollen wir materialisieren?" Igor ist sachlich, konzentriert und will, dass es gelingt.

„Nehmen wir doch einen Füller", schlage ich vor. „Du weißt doch, wie viel ich im Moment schreiben muss. Und möglichst gut gefüllt soll er sein."

Wir schaffen das Informationsgerüst eines Füllers mit einer großen dicken Mine darin. Wir führen ihn durch die Sephiroth. Niemand behindert das Experiment. Schon hat sich der Füller mit Energie gefüllt und in Jesod alle Züge von Materialität angenommen. Wir versenken ihn in Malchuth - und dort verschwindet er auf Nimmerwiedersehen.

„Was haben wir falsch gemacht?"

Igor kratzt sich am Kopf und denkt nach.

„Es sieht so aus, als würde ihn dein Mädchen von heute Morgen nicht durchlassen. Wir müssen uns irgendwie mit ihr einigen."

„Worauf willst du hinaus?", erkundige ich mich argwöhnisch. Anscheinend ist Igor völlig im Bilde über mein Verhältnis mit der Herrin der unteren Sephira in Feodossija.

„Hör auf, dich zu verstellen", weist mich mein Freund ruhig zurecht. „Ich habe doch alles gesehen. Sie wird uns behindern, solange wir ihr nicht zu Füßen liegen. Und sobald du dich vor ihr verbeugst, versetzt sie dir eins mit der Sense."

„Sollten zwei kräftige Männer wirklich nicht mit so einem schmalen Dämchen fertig werden?"

„Wir werden sehen", stimmt Igor zu.

Auch ich entgegne nichts.

„Wenn wir es noch können, werden wir sehen."

* * *

Für den nächsten Tag war abends ein Treffen mit Herrn Grabovoi angesetzt. Igor und ich bemühten uns wie immer um tadellose

Pünktlichkeit. Für Grigori Petrowitsch war es nicht leicht, bei seinem überfüllten Terminkalender Zeit zu finden, um unsere aktuellen Probleme zu besprechen. Obwohl: Waren das wirklich nur unsere Probleme? Es hatte den Anschein, dass der Maßstab der Ereignisse begann, über den Rahmen persönlicher Schicksale hinauszugehen. Und selbst über die Landesgrenzen hinaus.

Im Empfangszimmer herrschte wie immer Andrang. Hier regt sich keiner auf, niemand fordert, aufgrund seines hohen Ranges oder seiner beeindruckenden Position sofort herangenommen zu werden. Hier sind alle gleich, und Privilegien haben keine Wirkung. Allen geht es gleichermaßen schlecht, und alle hoffen auf die Befreiung von ihren Leiden. In der Regel ist diese Hoffnung nicht unbegründet. Denn Grabovoi kann mit seiner Arbeit eine hundertprozentige Erfolgsquote aufweisen.

Auch dieses Mal mussten wir viel länger warten als gewöhnlich. Sascha, der Sekretär von Grigori Petrowitsch, der wusste, dass wir ein besonderes Verhältnis zu seinem Chef haben, kam auf Igor und mich zu.

„Sie müssen mindestens eine Stunde warten", erklärte er uns leise. „Er hat etwas Dringendes zu tun, jemand von der Regierung hat angerufen. Er arbeitet gerade."

„Kommt das häufig vor?", erkundigt sich Igor.

„Ja", bestätigt Sascha. Nach einigem Zögern fügt er hinzu: „Jeden Tag. Ich habe angefangen, hier zu arbeiten, um diese Technologien zu erlernen. Aber wann soll ich denn lernen? Ständig herrscht hier Andrang. Er hat den ganzen Tag über keine freie Minute."

Sascha ist noch sehr jung, ungefähr 20 Jahre alt. Es ist ihm anzusehen, wie er darunter leidet, dass er keine Möglichkeit hat, seinen Traum zu verwirklichen. Plötzlich schlägt Igor vor:

„Komm doch zu uns ins Zentrum. Wir bringen es dir bei."

Dem jungen Mann ist die Verwirrung anzusehen.

„Was denn, können Sie das auch?"

„Unsere Technologien sind praktisch dieselben. Nur hat er früher angefangen. Aber im Prinzip ist alles gleich."

Sascha konnte nicht mehr antworten, denn Herr Grabovoi hatte ihn gerufen. Eine Minute später rief Sascha uns.

„Grigori Petrowitsch bittet sie einzutreten, doch er hat nur sehr wenig Zeit. Versuchen Sie, sich kurz zu fassen. Er muss in einer Stunde in den Sicherheitsrat fahren."

Grigori Petrowitsch kam wie immer hinter seinem Schreibtisch hervor, um uns zu begrüßen. Sein Gesicht wirkte wirklich besorgter als sonst.

Ich begann sofort, ihm von den letzten Ereignissen zu berichten, darüber, wie Igor und ich die Sephiroth passiert hatten, welche Prüfungen wir erlebt hatten.

Grigori Petrowitsch war nicht über die Ereignisse informiert, die sich zugetragen hatten, was verwunderlich war. Normalerweise war er immer über unsere Abenteuer im Bilde und besprach sie sofort mit uns, ohne unseren Bericht abzuwarten. Doch diesmal betrachtete er die Ereignisse mit uns zusammen.

Irgendetwas hatte sich verändert. Und zwar grundlegend verändert. Es wirkte, als sei auch Grigori Petrowitsch dadurch entmutigt, dass ein Teil unserer Tätigkeit seinem Hellsehen nicht mehr zugänglich war.

Im Laufe meines Berichts fragte er immer wieder nach, er wirkte sehr angespannt und besorgt, manchmal gab er wichtige Hinweise, besonders in Bezug auf den Abgrund. Er wusste von den Sephiroth, von dem Weg überhaupt. Doch er wusste nicht, und das war sofort zu bemerken, wie wir, gerade Igor und ich, diesen Weg absolviert hatten.

„Ich kann euch nur dazu gratulieren, was geschehen ist", sagte er am Schluss meines Berichts. „Selten gelingt jemandem das, was ihr getan habt. Bald werde ich euch nichts mehr beibringen können, wenn alles weiter in solchen Wendungen verläuft."

„Und was sollen wir mit der Herren des Malchuth machen?", frage ich, denn ich habe den Verdacht, dass sich das in Zukunft als das am schwersten wiegende Problem in unserer Arbeit erweisen könnte.

„Mit ihrer zweiten Hypostase habt ihr euch richtig auseinandergesetzt – das ist der Tod. Aber was kann den Tod besiegen?"

„Das Leben?"

„Ja, das Leben", bestätigt Grigori Petrowitsch. „Deshalb müsst ihr so schnell wie möglich die Praxis der Auferweckung erlernen. Wenn ihr wenigstens einen einzigen Menschen wiedererweckt, wird der Tod auf eurem Weg kein Hindernis mehr sein."

Er sieht auf die Uhr.

„Ich habe noch ein wenig Zeit, und ich werde euch von einigen Aspekten der Auferweckung erzählen.

Das Passieren der Sephiroth ermöglicht es euch, die dritte Bewusstseinsebene zu aktivieren. Das ist eine sehr große Kraft und Macht. Das Bewusstsein der dritten Ebene ist in der Lage, Raum und Zeit zu komprimieren. Welchen Nutzen bringt das? Die Komprimierung des Raumes ermöglicht es, ein Ereignis von Anfang an zu sehen, auf die Sephiroth einzuwirken und die nötigen Maßnahmen zu ergreifen. Doch man braucht natürlich Praxis. Die Theorie allein wird nicht ausreichen, weil vieles von der Geschwindigkeit der Interaktion mit den Strukturen des Weltalls abhängt."

Die letzten Worte sagt er bereits im Stehen. Wir begreifen, wie schwer es ihm fällt, so viel auf einmal zu schaffen, und wir bemühen uns, den Abschied nicht in die Länge zu ziehen.

* * *

Am nächsten Tag begannen bei Marina Nikolajewna sehr ernsthafte Komplikationen. Im ersten Buch, „Rette dich", habe ich über diese Frau berichtet. Sie hat die Strahlenkrankheit und außerdem Nierenkrebs, eine fast völlig zersetzte Leber und ein Herz, das nur mühsam Belastungen standhält. Vor fünf Monaten, als ihr Mann uns um Hilfe bat, hatten ihr die Ärzte mit Mühe und Not eine Lebenserwartung von sieben bis zehn Tagen bescheinigt. Die ganze Zeit über gelang es uns, im Kampf gegen die Krankheit immer wieder neue Siege zu erringen. Bereits einen Monat, nachdem wir bei ihr mit der Arbeit begonnen hatten, stand sie auf, hatte wieder Hunger und las sogar Bücher. Anstelle einiger Tage waren schon mehrere Monate vergangen. Ihre Hoffnung auf Genesung war so gestärkt, dass sie schon wieder Pläne machte. Sie telefonierte mit Freunden und Verwandten und erzählte ihnen, dass es ihr besser gehe und dass sie bald in ihr Sommerhaus fahren würde. Doch nun ist alles anders.

Wir können überhaupt nicht begreifen, wie es dazu gekommen ist. Wir sehen, dass unser Genesungsprogramm weiterhin wirkt, doch Marina Nikolajewnas Bewusstsein blockiert seine Funktion. Auf dem Bildschirm des inneren Sehens wird uns gezeigt, wie Marina Nikolajewna angespannt mit einer Frau redet. Die Gesprächspartnerin reagiert deutlich gereizt auf die Pläne unserer Patientin für ein Leben in Gesundheit. Sie wird böse und macht unserem Schützling Vorhaltungen: Glaube nicht an die Märchen mit dem Übersinnlichen, noch niemand auf der Welt ist mit solchen Krankheiten fertiggeworden, sie solle also nicht an die Arbeit denken, sondern mit ihren Kräften haushalten. Es ist also wie in dem spöttischen ukrainischen Sprichwort: „Gevatter, spar dir deine Kräfte, damit du gut ins Grab kommst." Das, was die Frau sagt, ist bestialisch. Sie tötet die Hoffnung. Der negative Zustand, der durch das Gespräch ausgelöst wurde, breitet sich aus. Marina Nikolajewna beginnt zu zweifeln und lässt den Mut sinken. Sie schwankt und erinnert sich daran, dass tatsächlich noch niemals jemand im Kampf gegen die Strahlenkrankheit in einem so schweren Stadium erfolgreich war. Sie macht sich Vorwürfe, dass sie sich der Hoffnung hingegeben und an etwas geglaubt hatte, was nicht sein kann.

Im Prinzip werden wir Zeugen davon, wie negativ die Arbeit der Heiler durch das öffentliche Bewusstsein beeinflusst werden kann. Es deklariert: „Das, was ihr tut, ist unmöglich! So etwas hat es noch nie gegeben! Hört auf, euch mit unnützen Dingen zu befassen! Das Leben des Menschen wird von seinem Schicksal bestimmt. Vom Schicksal, und nicht vom Menschen selbst!" Und leider stimmt Marina Nikolajewna diesem negativen Standpunkt zu.

Natürlich, das Schicksal ist der Fluss und die Bewegung des Himmels, wie es der chinesische Philosoph Zhu Xi vor achthundert Jahren formuliert hat. Na und? Wir gelangen immer mehr zu der Überzeugung, dass der sowjetische Dichter Ilja Selwinski der Wahrheit näher ist, wenn er schreibt: „Unser Los ist nichtiger als wir, der Mensch steht über seinem Schicksal." Jemand könnte sagen, dass diese Worte zu einer Zeit des massenhaften Heldentums geschrieben wurden, das dem Volk durch die Umstände aufoktroyiert wurde. Doch auch diese Umstände sind eine Erscheinungsform des Schicksals. Und wenn Leningrad der Blockade widerstanden hat und Stalingrad dem Kugelhagel, was hat die Menschen damals getrieben? Was immer es war, es war keine Schicksalsergebenheit.

Und wie oft hat es das in Russlands Geschichte gegeben? In Westeuropa hat man nie etwas Anrüchiges an der Kapitulation vor einem übermächtigen Gegner gefunden. Bei uns ist es anders. Die Polen haben Smolensk vom September 1609 bis zum Juni 1611 besetzt gehalten. In diesen fast zwei Jahren gab es in Moskau einen Machtwechsel, und die Kirche entband alle von dem dem gestürzten Zaren Wassili IV. geleisteten Schwur. Niemand hätte es den Smolenskern zum Vorwurf gemacht, wenn sie sich ergeben hätten. Die Einwohnerzahl war bereits von 80.000 auf 8000 gesunken, doch sie hielten aus bis zum letzten Mann. Im Ergebnis wurden die Polen vertrieben, und in Russland konnte die Zeit für den Aufstand von Minin und Poscharski heranreifen. Und der Moskauer Brand von 1812?

Hier einige interessante Fakten, die in der amerikanischen Presse erschienen sind: 1973, als die Ärzte in Israel einen Monat lang streikten und die Zahl der stationär behandelten Patienten um 85 Prozent sank, verringerte sich die Sterblichkeit im Land auf die Hälfte und erreichte so den niedrigsten Stand seit der Staatsgründung. Davor war 20 Jahre früher eine ebenfalls deutliche Senkung der Sterblichkeit beobachtet worden, und zwar, und auch das ist bemerkenswert, gleichfalls während eines Ärztestreiks. Es drängt sich die Meinung auf, dass die Menschen nicht dank, sondern trotz der Bemühungen der Mediziner überleben. Es ist wie in dem alten Witz: „Wollen wir ihn therapieren oder leben lassen?" Es scheint, dieser Scherz ist nicht allzu weit von der Wirklichkeit entfernt. 1976 sank die Sterblichkeit bei einem ähnlichen Streik in Amerika, in der Gegend von Los Angeles, ebenfalls um 20 Prozent.

Warum ist das geschehen? Die Menschen haben begriffen, dass sie nur auf sich selbst hoffen können. Sie haben ihre geistigen Reserven mobilisiert, und die Hälfte von ihnen hat ihre Leiden überwunden.

Heute wird viel über die Rolle Russlands im neuen Jahrtausend gesprochen. Die Vertreter verschiedener Konfessionen behaupten, dass in diesem Jahrhundert seine Sternstunde kommt. Doch das, was sie hinter dem Schleier der Zukunft sehen, wissen Igor und ich schon genau. Und wir verstehen diejenigen nicht, die sich ergeben in ihr Schicksal fügen.

Das Schicksal ist der Vermittler zwischen dem Vater und seinen Kindern. Aber der himmlische Vater selbst ist doch ewig. Er ist wieder von Krankheit, noch vom Tode bedroht. Wer hat dafür gesorgt, dass zwischen dem Menschen und seinem Streben nach der Wahrheit ein fataler Begriff aufgetaucht ist – das Schicksal? Das Schicksal, das den Menschen zum unausweichlichen Tode führt. Und warum weiß das öffentliche Bewusstsein bisher nichts über die mögliche und durchaus erreichbare unzerstörbare Ganzheitlichkeit der Seele und des Körpers, über das Nichtsterben, über die Auferweckung?

Igor und ich versuchen, jenen Segmenten der Seele einen Impuls zur Rückkehr zu geben, die den Körper bereits verlassen haben. Das ist schwierig. Die Seele von Marina Nikolajewna ist des Leidens müde, sie möchte nicht auf die irdische Ebene zurückkehren und wieder die vorherigen Qualen erfahren. Mit sehr großer Mühe überreden wir sie, den Zerstörungsprozess der physischen Strukturen des Organismus zu beenden und die Ausführung ihrer Funktionen fortzusetzen. Wir haben ein wenig Zeit gewonnen.

Wir müssen uns die Ebenen des planetaren Computers noch einmal genauer ansehen. Jetzt, nachdem wir die Sephiroth des Baumes des Lebens passiert haben, müssen wir lernen, durch sie die irdischen Programme zu steuern und die Ereignisse positiv zu beeinflussen. Und tatsächlich, jetzt sehen wir die Ebenen ganz anders. Wir schauen sie uns von oben, von der Plattform aus, an.

Alle Ebenen, oben und unten, sind durch das Kreuz des Bardo-Kanals geteilt. Das Paradies öffnet sich sofort in vollem Umfang. Es ist gleichzeitig klein und riesig. Seine Unermesslichkeit wird durch die zusätzliche Koordinate des Raumes und der Verdichtung der Zeit bestimmt. Im Paradies gibt es viele Bäume und Blumen. Überall sind Rüstungen, Schwerter und Schatztruhen verstreut. Da steht ein Tisch, darauf ein Teller mit einem angebissenen Apfel. Das ist wohl die Erinnerung an den Sündenfall Adams und Evas in längst vergangener Zeit. Wie sehen fünf Bäume, die irgendeine besondere Bedeutung haben. Auch an ihnen hängen Äpfel. Wir schauen, und es beschleicht uns das Gefühl, dass die Erde selbst ein Apfel am Baum des Lebens ist. Es gibt irgendeine Verbindung zwischen dem, was auf der Erde geschieht, und diesem Ort, den die Menschen mit dem Wort „Paradies" bezeichnen. Doch aus irgendeinem Grund wirkt dieser Ort wie ein holographisches Bild. Wobei aber das Wort „Bild" kaum passen dürfte. Das ist wie das Programm eines gigantischen Supercomputers. Obwohl auch eine solche Analogie relativ ist.

Von hier aus, von der Plattform aus, ist sehr gut zu sehen, was unten, auf der Erde, vor sich geht. Und so beobachten wir ein Zugunglück. Neben dem umgestürzten Zug wächst wie eine Kugel oder, genauer gesagt, wie ein Pilz die Information über das Geschehen. Informationsfäden ziehen sich in die verschiedenen Ebenen, darunter auch in die neunte Ebene, ins Paradies, zu diesen fünf Bäumen. Das ist irgendein globaler Mechanismus der gegenseitigen Abhängigkeiten von Informationen. Und die „Bilder" der Ebenen sind keine passiven Zeugen der Ereignisse, sondern aktive Einflussfaktoren. Und wir nutzen die Möglichkeit, die sich uns bietet, und verändern das Ereignis, das noch nicht stattgefunden hat, zum Positiven.

Derartige Prozesse verlaufen auch in der Abteilung des planetaren Computers, die als Hölle bezeichnet wird. Auch dort gibt es fünf Bäume. Man hat das Gefühl, es wären zwei Kinos nebeneinander: In dem einen ist es angenehm, man fühlt sich frei und hat seine Freude. In dem anderen ist das ganze Gegenteil der Fall: düster, ungemütlich, bedrückend, ja, sogar schlecht. Und außer der Verbindung mit der Erde sind die beiden Programme auch untereinander verbunden wie kommunizierende Röhren. Sie halten immer das Gleichgewicht, und abhängig von diesem Gleichgewicht wird auf der Erde mal jemand unerwartet gesund, mal stirbt ein völlig Gesunder bei einem Unfall. Das alles funktioniert automatisch. Man kann sich allerdings einmischen. Diejenigen, denen es gestattet ist.

In diesen „Kinos" sieht jeder Mensch seinen eigenen, extra für ihn vorbereiteten Film mit dem ausdrucksstarken Titel: „Mein Leben". Jede Tat, jedes Wort, sogar jeder Gedanke des Menschen werden hier der Selbstanalyse und dem eigenen Urteil unterzogen. Der Mensch sieht sich gleichsam alles an, was er auf der Erde getan hat. Er klagt sich selbst an, verteidigt sich selbst und fällt selbst das Urteil. Und das tut er ganz minutiös. Denn er hat ein Programm von Inkarnationen und ein Set von Eigenschaften, die er während dieser Inkarnationen abarbeiten muss.

Man muss es innerhalb einer bestimmten Anzahl von Inkarnationen schaffen, seine eigenen ursprünglich getrennten Bestandteile zusammenzufügen. Kommt man im Zeitplan nicht hinterher, muss man sich solche Lebensprüfungen aussuchen, die einem helfen, innerhalb eines Lebens gleich zwei bis drei Stufen zu nehmen, die

die Jakobsleiter emporführen. Deshalb sagt man auch: Man kann sich nicht selbst betrügen. Und wenn er zu einer neuen Inkarnation kommt, muss jeder Mensch das verbessern, was er erreicht hat, und sich jene Persönlichkeitseigenschaften erarbeiten, die er noch nicht erlangt hatte. Anderenfalls gelangt er auf neue Windungen der Acht der Unendlichkeit oder, schlimmer noch, zu einem rasanten Absturz in die höllischen Strukturen der unterirdischen Ebenen.

Wir sehen die Städte, Werke und Dörfer hinter dem Spiegel. Die Wand ihres Hauses können wir mit der Hand berühren. Aber nur wir. Ihnen ist so etwas nicht möglich. Ihr kollektives Bewusstsein fixiert das als unerschütterliche Realität, was uns fast als Schattentheater, als virtuelle Welt von Hologrammobjekten erscheint. Sie nehmen also unsere Welt auch als Reflexion ihrer Welt war. Und es ist noch nicht klar, wer mehr Recht hat. Eine Welt in der Welt. Wer wird das erkennen? Wer wird es begreifen? Wer wird das, was er erahnt, wie nutzen?

Einige Tage, nachdem Igor und ich die Prozedur des Jüngsten Gerichts absolviert hatten, fiel mir ein Zeitungsartikel in die Hände, in dem von einem völlig unglaublichen Fall einer Auferweckung 26 Stunden nach Eintritt des klinischen Todes berichtet wurde. Dabei ging es um Dmitri Schulgin aus der ukrainischen Stadt Jenakijewe.

Dmitri war an einem kalten Januarmorgen, einen Tag nach dem orthodoxen Weihnachtsfest, ertrunken. Nach einer Stunde gelang es den Fischern und den Rettern, die diese zu Hilfe gerufen hatten, ihn aus dem Wasser zu ziehen. Der Junge lag zuerst im Leichensaal des Krankenhauses, dann holten ihn seine Angehörigen nach Hause und begannen, die Beerdigung vorzubereiten. Und plötzlich, als der Sarg und die Kränze schon ins Haus gebracht worden und die entsprechenden Dokumente, die den Tod bescheinigten, ausgestellt waren, kam Dmitri zu sich. Er wurde wieder ins Krankenhaus gebracht und zwei Wochen später als gesund entlassen. Bei der Untersuchung wurden keinerlei Störungen der Hirnfunktionen festgestellt.

Das ist ein ganz phantastischer Fall, doch wenn man alle derartigen Ereignisse in einem Buch zusammenfasst, bedarf es mehrerer Bände. Warum achten die Menschen nicht auf solche Wunder?

Und jetzt erteilen wir dem Ertrunkenen das Wort und hören, was er selbst über das Geschehen erzählt.

„Als das Eis unter mir zerbarst, spürte ich einen außerordentlich starken Schock, mein ganzer Körper erstarrte sofort. Ich schaffte es noch, Luft einzuatmen, tauchte tief unter, doch dann kam ich kurz zu mir und begann, an die Oberfläche zu schwimmen. Doch zu meinem Entsetzen war über mir Eis. Als ich mit dem Kopf an die Eisdecke stieß, verlor ich das Bewusstsein… Ich kam zu mir und konnte nicht begreifen, was mit mir vor sich ging. Ich erhebe mich irgendwohin über die Erde, unten sind Häuser und Menschen. Ich sehe meinen Körper nicht, doch das macht mir keine Angst. Ich spüre eine ungewöhnliche Leichtigkeit, gemischt mit überirdischer Euphorie. Danach bin ich plötzlich umgeben von weißem, sehr grellem Licht. Jemand beginnt, mit mir zu reden, wobei ich auf irgendeine Weise seine unermessliche Größe und Kraft spüre. Vor mir ist das Licht noch greller, es erfüllt meine Seele mit Seligkeit. Das war die Höhere Vernunft, und ich habe unendlich lange mit ihr geredet, vielleicht aber auch nur einige Augenblicke. Sie hat es geschafft, mir so viel mitzuteilen, dass ich immer noch darüber nachdenke und dabei bin, diese ganzen Informationen zu verdauen. Zum Schluss zeigte sie mir den Prozess der Seelenwanderung eines Entschlafenen in einen neuen Körper. Eine weißliche durchsichtige Wolke, die stöhnte und seufzte, strebte nach unten, und ich folgte ihr. Unten, im Krankenhaus, lag eine

Frau in den Wehen. Als das Kind ihren Schoß verließ und den ersten Schrei von sich gab, vereinigte sich die Wolke mit dem Säugling und löste sich in ihm auf. In diesem Moment, so hatte es mir die Höhere Vernunft erklärt, wird die gesamte Information über das vorherige Leben vollständig aus der neu inkarnierten Seele getilgt. Wenn ein Mensch aber stirbt, erinnert sich die Seele sofort wieder an alles. Sie irrt so lange in einem fleischlosen Zustand im Jenseits umher, bis sie wieder in einer neuen menschlichen Hülle inkarniert werden kann. Und so wird ein Kreislauf auf den anderen folgen, wenn der Mensch nicht in das eigenständige Paradies gelangen kann, weil er sämtliche menschlichen Laster vollständig bekämpft hat. Nach seinem Tod kann der Mensch Jahre und sogar Jahrzehnte in diesem eigenartigen Reich der Schatten verbringen und das Geschehen auf der Erde beobachten, in Seligkeit oder Trauer verweilen, je nachdem, was er verdient hat. Danach wird er wieder als neugeborener Säugling inkarniert. Sämtliche Fehler und alles Böse, das er im vorigen Leben getan hat, erweisen sich für ihn als Bumerang. Ein Mörder muss am eigenen Leib erfahren, was es heißt, ein hilfloses Opfer zu sein; ein arroganter Reicher, der andere erniedrigt hat, wird zu einem elenden Sklaven. Ein Selbstmörder, der aus Dummheit wegen einer unglücklichen Depression oder, sagen wir, aus jugendlichem Leichtsinn sein Leben beendet hat, wir kann in seiner neuen Inkarnation der Unglücklichste unter den Menschen werden – genau so lehrt einen Gott, das Leben zu lieben. Und so paradox das erscheinen mag, ein Selbstmörder, der zum Beispiel zu einem halbblinden Krüppel geworden ist, erfährt in der Endkonsequenz in der Regel tatsächlich den Wert des Lebens und beginnt sogar, es zu lieben."

„Was ist die Höhere Vernunft?", wurde Dmitri in einem Interview von dem Journalisten Alexej Sagorjanski gefragt.

„Es ist nicht möglich, sie zu sehen und zu erkennen. Ihre Macht erstreckt sich nicht nur auf unsere Erde. Sie steuert alle globalen physischen Prozesse. Übrigens weicht die Evolutionstheorie keineswegs von den religiösen Vorstellungen über die Erschaffung der Welt ab."

„Und und konntest du auch im Schattenreich sein?"

„Dorthin hat man mich nicht gelassen, man hat mir gesagt, es wäre noch nicht an der Zeit. Man hat mir erklärt, dass ich meine Mission noch nicht erfüllt habe, deshalb kehre ich zurück und gehe meinen Lebensweg würdig bis zu Ende auf dem Pfad des Guten und Schöpferischen. Übrigens sind dem Schöpfer ideenlose, primitive und stumpfsinnige Menschen höchst zuwider, die das in ihnen angelegte Potenzial nicht für das Gute und die Schöpfung entwickeln wollen. Von ihnen wendet er sich früher oder später ab... Zurückgekehrt bin ich folgendermaßen: Ich bin unerwartet schnell zur Erde gestrebt und innerhalb einiger Augenblicke zu mir gekommen – in meinem Zimmer, unter einer Decke. Ich hatte Schmerzen und wurde von der Schwäche übermannt, wieder verlor ich das Bewusstsein und kam erst im Krankenhaus vollständig zu mir."

„Hast du nach deiner Rückkehr aus dem Jenseits irgendwelche neuen Fähigkeiten erlangt?"

„Ich nehme meine Umwelt anders wahr, habe gelernt, das Einfache und Natürliche zu genießen, zum Beispiel die Schönheit der Natur. Dabei stehe ich allen überflüssigen Hirngespinsten nun gleichgültig gegenüber, allen möglichen Streitigkeiten, die vom Menschen selbst gemacht werden. Ich habe Fähigkeiten in der Malerei und dem literarischen Schaffen hinzugewonnen. Das Wichtigste, um dessentwillen ich lebe, liegt noch vor mir; ich werde mich bemühen, alles zu tun, damit ich mich anschließend nicht vor dem Schöpfer schämen muss..."

So eine Geschichte ist das also, die konkrete Geschichte eines konkreten Menschen. Was soll nun aber die orthodoxe Wissenschaft tun, wenn ihr Derartiges begegnet? Genau das, was sie tatsächlich tut – sich abwenden und es vergessen.

Und hier ist noch ein Phänomen aus der südrussischen Provinz: die Krankenschwester Natascha Beketowa aus Anapa, die bereits mit zwei Monaten anfing zu sprechen. Und zwar nicht nur auf Russisch, sondern in 120 Sprachen verschiedener Sprachgruppen.

Und zwar handelt es sich dabei um antike Sprachen, die häufig als tote Sprachen bezeichnet werden. Das junge Mädchen kann sich fließend in Wort und Schrift in ihnen ausdrücken. Nach ihren eigenen Angaben hat Natascha keine der Sprachen gelernt.

Der Journalist Saweli Kaschnizki veröffentlichte am 30. März 2001 in der Zeitung „Moskowski komsomolez" einen Beitrag über diese Sensation.

„So eigenartig das klingen mag, Altrussisch kann das Mädchen nicht. Dafür beherrscht sie aus irgendeinem Grunde das Keltisch-Angelsächsische des 13. und 14. Jahrhunderts. Die modernen Engländer verstehen sie nicht - mit Ausnahme der Bewohner der Grafschaft Yorkshire, deren Dialekt mehr als andere der Sprache ihrer Vorfahren ähnelt.

Kaum ein Franzose, wenn er nicht gerade Linguist ist, versteht Natascha, die gleichsam aus dem Frankreich des 16. Jahrhunderts herübergekommen zu sein scheint. Und in Japan wird sie auf gar keinen Fall Gesprächspartner finden: Seit dem zwölften Jahrhundert hat sich die Sprache doch sehr stark verändert.

Bisweilen sind die Sprachkenntnisse des Mädchens so tiefgreifend, dass sie selbst Wissenschaftler und Fachleute in den Schatten stellen. Zum

Beispiel wenn sie Altägyptisch spricht, treten Vokale zutage, die bis zum heutigen Tage für die Ägyptologen ein Geheimnis geblieben sind. Sämtliche entschlüsselten Papyrusrollen, Aufschriften auf Reliefs und Fresken aus der Pharaonenzeit sind eine Ansammlung von Konsonanten. Wie die Namen von Ramses, Tutanchamun oder Hatschepsut tatsächlich geklungen haben, weiß niemand – deshalb findet man in verschiedenen Büchern unterschiedliche phonetische Varianten.

Wenn sie antike Texte aus dem Niltal liest, bringt Natascha übrigens viele Korrekturen an: Schließlich können Vokale den Sinn eines Wortes bis zur Unkenntlichkeit verändern. Vergleichen Sie nur einmal deutsche Worte wie ‚Rolle', ‚Rille' oder ‚Ralle'. Der Unterschied ist doch erheblich, nicht wahr? Und wenn wir im Text eine Abkürzung aus Konsonanten verwenden, kann der Leser den tatsächlichen Sinn nur aus dem Kontext erschließen. Und nun stellen Sie sich vor, dass nebeneinander mehrere Worte mit einer Vielzahl möglicher Lesevarianten stehen...

Ich habe Natascha Beketowa zusammen mit zwei Dutzend Geisteswissenschaftlern gehört. Natürlich wurde sie auf Herz und Nieren geprüft.

Das Mädchen wurde gebeten, etwas auf Arabisch zu sagen. Sie tat es sofort und erfüllte den Saal mit den für den Mittelmeerraum typischen Kehllauten. Der erfahrene Arabist Nikolaj Nikolajewitsch Baschkewitsch gab zu, dass er von der von ihr gesprochenen Passage nur einige Worte verstanden habe. Offensichtlich hatte Natascha etwas im Dialekt der antiken Viehzüchter gesagt, die vielleicht den Propheten Mohammed noch nicht kannten.

Ein Philologe erkundigte sich, ob Natascha die Sprachen der Stämme Südostasiens beherrscht.

Das Mädchen nickte bescheiden. Diese Völker, erklärte der

Philologe, hätten Wörter, die gleich klängen, doch verschiedene Begriffe benannten. Lediglich der Akzent, die phonetischen Nuancen lassen darauf schließen, zu welcher Sprache genau ein Wort gehört. Der Asienwissenschaftler sprach das Wort ‚Mak' auf eine besondere Weise aus und fragte Natascha, in welcher Sprache das gewesen sei. Sie antwortete, ohne nachzudenken. Der Philologe war überrascht.

Auch der Verfasser dieser Zeilen hat dem superpolyglotten Mädchen seine Frage gestellt:

‚Sie beherrschen nun also eine bestimmte Sprache. Doch wie konnten Sie, bevor sie mit Sinologen gesprochen haben, wissen, dass das ausgerechnet Chinesisch ist, noch dazu das im 14. Jahrhundert gebräuchliche Chinesisch?'

‚Ich weiß nicht, wie ich das mache. Doch ich weiß immer, wessen Sprache das ist und aus welcher Zeit.'

Pjotr Nikolajewtisch Andrejew beruhigte Natascha, dass sie nicht die Einzige auf der Welt sei, der es so geht. In Guayana, einem Land im Nordosten Südamerikas, gibt es Menschen, die mehr als 100 Sprachen sprechen, die bisweilen auch in Raum und Zeit weit entfernt sind.

Natascha wurde gefragt, ob es eine Ähnlichkeit zwischen den Sprachen gebe, die sie beherrscht, und ob sie nicht von einer gemeinsamen Ursprache abstammten. Sie antwortete vernünftig, dass sie nicht das Recht habe, eine eigene Hypothese aufzustellen, da sie kein Sprachwissenschaftler sei. In der Tat stelle sie aber viele gemeinsame Wurzeln, beispielsweise zwischen Russisch und Sanskrit, fest. Das ist übrigens für Fachleute nicht sehr verwunderlich. Die Übereinstimmungen zwischen Altägyptisch und Russisch sind jedoch überraschend.

Welche Sprachen sind am stärksten beeinflusst durch eine mögliche Ursprache? Nataschas Antwort gibt den Linguisten wahrscheinlich jede Menge Stoff zum Nachdenken: das Keltisch-Angelsächsische, das Türkische, das Arabische und das Russische.
Mir aber ist folgendes durch den Kopf gegangen: Die semantischen Felder der so weit voneinander entfernten und einander unähnlichen Sprachen, die Natascha spricht, müssen sich stark voneinander unterscheiden. Das heißt, der Schöpfer hat wahrscheinlich in ihr Unterbewusstsein noch viel mehr als nur die Sprachen hineingelegt. Deshalb können die Ägyptologen meiner Ansicht nach nicht nur die Übersetzungen aus der Sprache der Pharaonen korrigieren, sondern auch einige Geheimnisse erfahren, die nur die Priester und Schreiber kannten. Deshalb sollte das Phänomen der Natascha Beketowa nicht nur von Linguisten und Psychologen erforscht werden, sondern ebenso von Kulturwissenschaftlern, Religionswissenschaftlern und Ethnologen..."

Das sind völlig logische Schlussfolgerungen. Denken Sie, irgendjemand wird auf den Rat des Journalisten hören? Ich habe meine Zweifel. Die Menschen, die sich zu Hütern und Interpretatoren der Wahrheit erklärt haben, werden wohl kaum das hören wollen, was sie zu offensichtlich an Gott erinnert. Sie haben ihren eigenen Gott: das übertriebene eigene „Ich". Und etwas anderes wollen sie nicht wissen.

Nicht umsonst hat Robert Edwards, einer der Väter der Idee der „Babys aus der Retorte", eine neue Ära der Gentechnologie mit der herausfordernden Losung proklamiert: „Die Ethik muss sich der Wissenschaft anpassen und nicht umgekehrt."

In Wirklichkeit haben, seit in dem schottischen Dörfchen Roslin das Klonschaf Dolly einer Gruppe von Fotografen und Journalisten vorgestellt wurde und der „bescheidene" Bioforscher Ian Wilmut sich als ihr Schöpfer geoutet hat, viele Experten den Schluss gezogen, dass die Ära des Menschen „vom Reißbrett" begonnen hat. „Jetzt ist alles möglich", proklamierte im Februar 1997 der amerikanische Biologe Lee Silver. Der britische Friedensnobelpreisträger Józef Rotblat äußerte im Gegensatz dazu öffentlich seine Beunruhigung darüber, dass „die Zukunft der Menschheit auf eine Karte gesetzt wird".

Und kaum war in der Presse die publizistische Schlacht um die „Regeln für die menschliche Herde" entbrannt, als eine Gruppe amerikanischer Biologen ein neues Laborgeschöpf vorstellte: eine Maus, deren Intellekt mit Hilfe von Gentechnik erhöht worden war. Sind diese Errungenschaften nicht der beste Auslöser für Debatten über die Zukunft der Biotechnik geworden?

Und ein Lächeln der Erkenntnis umspielte
das glückliche Gesicht des Narren –

so äußerte sich der zeitgenössische Dichter Juri Kusnezow vor rund 30 Jahren über ein ähnliches Experiment mit einem Frosch. Und mir ist klar, warum. Ratten und Mäuse gehören zu dem Intelligenzsystem, das dem Homo Sapiens sozusagen auf den Fersen ist. Wenn wir in den Steilkurven der Evolution ins Stolpern geraten, werden die Nagetiere schnell heranwachsen, sich auf die Hinterbeine stellen und einen Machtwechsel herbeiführen. Entwickelt ihren Intellekt, ihr Herren „Wissenschaftler", entwickelt ihn.

„Die Wissenschaftler haben so lange verschiedene Vermehrungsmethoden ohne System ‚hin und her gewälzt', bis sie sich bei ihrer Suche an dem menschlichen Erbgut selbst, den Keimzellen, vergriffen haben." (Aus der Zeitung „Rossijskaja gaseta" vom 29.

Oktober 1999)

Noch ist die Genetik eine rein diagnostische Disziplin, die in der klinischen Praxis eher eine Nebenrolle spielt. Dennoch sieht die moderne Medizin den Menschen immer entschiedener als Material für die Modellierung an. Chirurgen und Organschöpfer, „Säuglingsproduzenten" und Erfinder von Psychopillen – sie alle haben sich das Ziel gesetzt, unseren Körper und unseren Geist zu formieren. Sie beschränken sich nicht darauf, den Menschen gesünder zu machen, sie wollen ein arbeitsfähigeres und, wenn Sie so wollen, glücklicheres Individuum schaffen. Stephen Hawking hat viele Gleichgesinnte gefunden.

Bereits jetzt werden in den Laboratorien der Biotechnologie Haut und Knorpel gezüchtet. Die Ärzte formen aus zu Pulver zermahlenen Knochen Gebisse und schaffen Ohrmuscheln aus dem Rohstoff menschlicher Zellen. Sie zwingen Leber-und Bindegewebe, sich ähnlich den Schlammbeißern an fein verzweigten künstlichen Skeletten hinaufzuwinden und wollen aus embryonalen Zellen sekundärer Organe für Schwerkranke züchten.

In der medizinischen Praxis ist es gang und gäbe geworden, auf das Bewusstsein selbst einzuwirken: Millionen unruhiger Kinder schlucken ein Medikament, das ihre Nervosität tilgt. Und kaum jemand hört die Warnungen der Fachleute darüber, dass dieses Medikament als Nebenwirkung auch die kreativen Möglichkeiten der Persönlichkeit negativ beeinflusst. Nicht Hunderte, sondern Hunderttausende Amerikaner halten sich bei Laune, indem sie regelmäßig spezielle Präparate einnehmen. Schafft die Pharmakologie auf diese Weise nicht schon seit Langem einen neuen modernen Menschentyp? Den Typ eines glücklichen Menschen?

Am weitesten ist auf dem Weg zur Erschaffung eines neuen Menschen die Reproduktionsmedizin vorangeschritten. In amerikanischen Samenbanken können sich die Frauen bereits in umfangreichen Katalogen den Vater für ihr Kind aussuchen. Man kann alles wählen, was man möchte – die Haarfarbe und die Augenfarbe, Wachstumsparameter, Herkunft und akademische Grade bis hin zu Nobelpreisträgern. „Praktisch betreiben wir bereits Selektion", sagt der Bonner Hirnforscher Detlef Linke, „die Auswahl des Spermas - das ist bereits Realität, die viele für unzulässig halten."

„Wir übernehmen die Kontrolle über die eigene Evolution", pflichtet ihm der Biophysiker Gregory Stock aus der Universität in Los Angeles bei. Und um keine Zweifel aufkommen zu lassen, fügt er sofort hinzu: „Es gibt keine Möglichkeit, die Entwicklung dieser Technik aufzuhalten."

Niemand hört auf die einsamen Stimmen, die dagegen sprechen. „Die Genkonstruktion wird eine bedeutendere Errungenschaft als die Atomspaltung und nicht weniger gefährlich", warnt eine New Yorker Forscherin, die Mikrobiologin Libby Cavalery.

In der „Süddeutschen Zeitung" ist die Prognose des Berliner Molekularbiologen Jens Reich nachzulesen:" Nicht nur die Lebensgrundlage und der physische Zustand des Menschen werden zum Gegenstand der Einwirkung der Biotechnologie, sondern auch sein Lebensweg und die Lebenserwartung."

Diese Haltung teilt auch der bekannte Forscher F. Fukuyama: „Die Menschheit befindet sich auf dem Zenit eines neuen Ausbruchs technologischer Erneuerung, sie schickt sich an, eine neue menschliche Art zu erschaffen."

In seinem Aufsatz bietet Fukuyama den Lesern die Gelegenheit, sich davon zu überzeugen, dass es die Technik in Zukunft ermöglichen wird, „weniger aggressive Menschen zu züchten", und dass man auf diese Möglichkeit auf keinen Fall verzichten darf. Die Rede ist auch von „Nietzsches Übermenschen in der Flasche" und von der „posthumanen Geschichte". Doch warum hat dieser Aufsatz keinen Skandal ausgelöst? Man hat den Eindruck, dass der Mensch Gefallen daran gefunden hat, König der Natur zu spielen, obwohl die Rolle des Demiurgen dem Menschen nicht zugedacht ist, mehr noch, sie versteht sich von selbst. Doch wie heißt es – alles zu seiner Zeit. Sowohl Stalin als auch Hitler und viele andere vor ihnen waren auch der Meinung, dass sie reif genug wären, die Rolle der Schicksalslenker der Welt zu übernehmen. Doch wenn man sich diese Figuren genauer ansieht, zeichnen sie sich vor allem durch übertriebenen Rationalismus aus. Das ist genau dieser Fall, wenn man von Menschen sagt, sie hätten keine Seele. Und das ist nicht bildlich gesprochen, sondern die reale Beurteilung der Persönlichkeit eines Menschen. Denn die Seele ist nicht die Ephemeride, als die sie diejenigen hinstellen wollen, die keine Seele haben. Sie ist die Grundlage des Weltalls, mehr noch – das grundlegende Instrument seiner Schöpfung. Gerade darum, die Seele zu beherrschen, kämpfen die einander gegenüberstehenden Mächte. Die Vorherrschaft seelenloser Menschen an der Macht führt die Menschheit zu einem falschen Verständnis ihrer Rolle im Evolutionsprozess und infolgedessen zur Verzerrung ihrer Existenzform. Unser gesamtes Unglück im Schicksal, in der Gesundheit, in persönlichen und zwischenmenschlichen Beziehungen ist das Ergebnis einer gestörten Existenzform. Einfacher gesagt, wir befinden uns ständig am falschen Ort und machen nicht das, was wir tun sollten.

Wenn wir nur den Umweltaspekt betrachten (und das ist genau der

Schnitt der Wirklichkeit, von dem unser aller Existenz abhängt), haben wir in der Endkonsequenz folgendes: „Jährlich verringert sich die Waldfläche um 11 Mrd. ha, kommen 6 Mio. ha Wüste hinzu und gehen 26 Mrd. Tonnen fruchtbaren Bodens verloren; ein Fünftel aller Tier- und Pflanzenarten kann innerhalb der nächsten 20 Jahre verschwinden; der Ozongehalt ist innerhalb von 20 Jahren auf die Hälfte gesunken; organische Abfälle werden von der Menschheit 2000 mal so schnell produziert wie von der gesamten Biosphäre. Bis zum Jahr 2050 wird sich wegen des Treibhauseffektes die Durchschnittstemperatur um 1,5 – 4 Grad erhöhen, wodurch ein massenhaftes Abschmelzen der Gletscher ausgelöst wird und der Meeresspiegel um 1,5 – 2,5 Meter ansteigt.
Innerhalb einer kurzen Frist hat der Mensch eine riesige „nicht lebende" Welt geschaffen. Vor allem Zehntausende chemischer Stoffe. Einen großen Schaden für alles Leben richten Pestizide und Dioxide an, weshalb die Anzahl der Menschen mit Gendefekten steigt. In vielen Regionen wird den Frauen davon abgeraten zu stillen, Milch ist zum Gift geworden. Bei vielen Männern hat sich die Anzahl der Samenzellen auf die Hälfte verringert. Das heißt, das starke Geschlecht wird bald die Fähigkeit zur Befruchtung verlieren. Die Reserve für das Dauerhafte, die dem Menschen von der Natur mitgegeben ist, hält einer Überlastung nicht stand, und der Homo Sapiens als Art wird beginnen zu verschwinden."
(Akademiemitglied N. Moissejew in der Zeitung „Iswestija" vom 9. November 1999)
Bei Conan Doyle gab es, glaube ich, eine utopische Erzählung mit dem Titel „Die Erde schreit" über verrückte Wissenschaftler, die beschlossen haben, eine Bohrung bis ins Zentrum des Planeten zu führen. Heute schreit unsere gesamte Umwelt vor Schmerz. Diejenigen Wissenschaftler, die am nüchternsten denken, warnen davor, dass die Kataklysmen der letzten

Jahre die Verteidigung der so genannten Umwelt gegen den Menschen seien, der ihr Gewalt antut. Doch das Streben nach materiellem Komfort und uneingeschränktem Wohlstand steht für Staaten und Regierungen wie auch für die Mehrheit der Bürger über allem.

Der Bericht über die Martyrien unseres Lebensraumes lässt sich fortsetzen. In dem Bestreben, unser Leben einzurichten, verbrennen wir jährlich mehr als 4 Mrd. Tonnen Braun- und Steinkohle, mehr als 3,5 Mrd. Tonnen Erdöl und Erdölprodukte, Trillionen Kubikmeter Gas sowie Ölschiefer, Torf und Holz in riesigen Mengen. Im Ergebnis dessen verschwinden viele Tier- und Pflanzenarten, gehen Ernten zurück, verschlechtert sich die Qualität landwirtschaftlicher Produkte, sterben Felder und wird die Ökologie geschädigt. Die Eigenschaften des Wassers und der Luft verändern sich. Die Erde ist verseucht mit Blei, radioaktiven Stoffen und den Salzen von Schwermetallen. Und in der Folge verschlechtert sich die Gesundheit des Menschen.

In Schweden, dem Land mit dem größten Wohlstand, leidet jeder dritte Erwachsene an psychischen Störungen. Nach offiziellen Statistiken sind in Japan von den 40-50jährigen nur 18% absolut gesund. In Russland werden jährlich 300.000 geistig behinderte Kinder geboren, ein Viertel aller Kinder im Vorschulalter weist die eine oder andere Auffälligkeit auf, von den Schülern der oberen Klassen sind bei 80 % Normabweichungen zu verzeichnen.

Neue, gegen die Einwirkung von Medikamenten resistente Viren und Bakterien sind aufgetreten (früher hat es drei Arten Grippe gegeben, inzwischen sind es über 70; es hat zwei Arten von Hepatitis gegeben, inzwischen sind es über 20). Trotz der Entwicklung neuer Medikamente wird es immer schwerer, den Tuberkuloseerreger zu bekämpfen.

Die verschiedenen anthropogenen Einflussfaktoren schaffen

günstige Bedingungen für die Entstehung und Verbreitung der „Pest des zwanzigsten Jahrhunderts" – Aids.

Und erst kürzlich erhielt die Menschheit ein neues Geschenk – das Ebola-Virus. Die Hälfte der Menschen, die daran erkrankt sind, tötet es praktisch sofort. Aids ist im Vergleich dazu wie ein Schnupfen.

Alles Gesagte zeugt von den schweren, tragischen Veränderungen der Biosphäre der Erde, die das Ergebnis der Tätigkeit des Menschen sind. Viele biologische Systeme des Planeten haben wir bereits an den kritischen Punkt gebracht, wo sie beginnen, sich zu zersetzen, zu zerfallen, zu mutieren.

Zieht man die geringe Reproduktionsfähigkeit des Menschen und den langsamen Prozess der Herausbildung seiner Schutzmechanismen im Vergleich zu der außerordentlich hohen Vermehrungsgeschwindigkeit und Anpassungsfähigkeit der Mikroorganismen in Betracht, ist es nicht schwer zu erahnen, dass in diesem Krieg mit der Natur der Mensch besiegt werden wird.

Daraus folgt, dass tatsächlich etwas mit uns geschehen muss, und zwar nach Möglichkeit bereits in nächster Zukunft.

Aus der angegebenen Sackgasse gibt es im Rahmen der technogenen Kultur und des etablierten Weltverständnisses keinen Ausweg. Bei den modernen Technologien der Industrieproduktion kommen höchstens drei Prozent des Stoffes und der erzeugten Energie zur Anwendung, was alle zehn Jahre zu einer Verdopplung der schädlichen Emissionen führt.

Milliarden von Jahren hat die Natur gebraucht, um die Ozonschicht des Planeten und die Sauerstoffhülle zu schaffen, bevor sie es lebenden Organismen gestattet hat, das Festland zu besiedeln. Die „vernünftige Tätigkeit" des Menschen hat allein in den letzten 30 Jahren fast 30 Prozent der Ozonschicht der Ionosphäre zerstört.

Wie sollte man hier nicht an einen altbekannten Witz denken. Zwei Enthusiasten feilen geschäftig an einer Bombe. „Was machst du denn da, die kann doch hochgehen!" –" Macht nichts, wir haben noch eine zweite!" Doch die Menschheit hat keine zweite Erde.

Der Welt steht entweder ein Kollaps der gesamten Weltwirtschaft und des Systems der Lebenssicherung infolge einer ökologischen Katastrophe oder eine Änderung des Entwicklungsweges bevor.

Das homöostatische Gleichgewicht ist gestört – das ist offensichtlich. Doch wenn wir über ökologische Probleme reden, ahnen wir nicht, dass die größte Gefahr, die auf uns zukommt, nicht steuerbare riesige Informationsflüsse sind.

Die Menschheit hat ein völlig neues Milieu der Lebenstätigkeit geschaffen, und kaum jemand begreift, in welcher Situation wir uns derzeit befinden. Dadurch, dass wir keine Schutzmittel und Eigenschaften in Bezug auf dieses neue Lebensmilieu haben, haben wir uns selbst zu Geiseln gemacht.

Der Prozess verschärft sich durch die Vergrößerung der Probleme im Bewusstsein des Menschen selbst: die nicht vorhandene Anpassung an die Wahrnehmung von Informationen der nötigen Qualität und des notwendigen Umfangs sowie der Aufbau hochklassiger Technik und eines Organisationsniveaus, mit dem die Interaktion für die Mehrheit der Weltbevölkerung schwierig ist. Die Unvereinbarkeit der Menschheit mit dem wissenschaftlich-technischen Fortschritt wächst, und es kommt zu einem Auseinanderdriften der Systeme. Viele Wissenschaftler meinen, dass das zur Zuspitzung der globalen Krisen führt, zur Ausbildung eines Soziums von Verrückten im 21. Jahrhundert, die kaum in der Lage sein werden, die Evolution der Menschheit als eigenständige Art fortzusetzen. Um seinen Platz im Leben richtig zu definieren und seinen eigenen Weg zu finden, muss man vor allem begreifen, dass die Menschheit nicht durch Zufall im Kosmos und im Inneren der Biosphäre aufgetaucht ist, sondern als Resultat der Eroberung neuer Gebiete der Sphären und Räume durch biologisches Leben. Gerade durch dieses Verständnis kann man dazu kommen, sich den wahren Aufbau der Welt bewusst zu machen, indem sich mit aller Deutlichkeit für uns die Hierarchie der Pläne des Seins eröffnet. Es sind viele, sie haben vorrangig die Geometrie von Sphären und sind ähnlich wie Matroschkas in Abhängigkeit von der Feinheit ihrer Körper ineinander angeordnet. Dabei hat die materielle Ebene zwei hauptsächliche Vektoren der Achsenanordnung – einen in die Höhe und einen in die Tiefe. Deshalb gerät der Mensch, wenn er sich in die Basis seines Wesens vertieft und es nach Organisationsebenen erkennt, unausweichlich in das Zentrum des moralischen Gesetzes, wo sich das unendliche Große und das unendliche Kleine vereinigen wie Alpha und Omega, wie Gott und die Persönlichkeit. (Dann erwirbt der Mensch demiurgische Fähigkeiten, weil das unendlich Dichte innen und das unendlich Feine außen sich seinen Wünschen, Bestrebungen und Träumen unterordnen werden.) Das wird das Erlangen der realen Unsterblichkeit und des Glückes einer unendlichen schöpferischen Existenz bedeuten. Das ist genau jener magische Augenblick, wenn das Ebenbild mit dem Schöpfer, mit Gott, identisch wird.

Kapitel 4

Das Buch des Lebens, das ich schreiben soll, lässt mir keine Ruhe. Ich denke ständig daran, versuche mir vorzustellen, wie es wird. Wir haben das Buch durch Jesod und Malchuth auf die irdische Ebene herabgelassen und wollten es sofort lesen. Es hat nicht geklappt. Wir sehen durch das Hellsehen seinen Einband und die Seiten, doch die Buchstaben wirken verschwommen. Sobald wir beginnen, sie genauer anzusehen, verlieren sie an Schärfe, beginnen zu vibrieren, als ob im Inneren des Buches ein mächtiges Erdbeben aufkäme. Wir ahnen, warum das geschieht: Das Pulsieren unseres Bewusstseins stimmt noch nicht mit dem Text des Buches überein, wir sind noch nicht bereit dazu, es zu lesen.

Das heißt, wir müssen uns damit auseinandersetzen, und zwar vor allem mit der Geschichte der Frage. Wie ist es dazu gekommen, dass die Harmonie auf der Erde gestört wurde? Was ist geschehen, dass die Dunklen so eine unbeschränkte Macht auf ihr erhalten haben? Sind sie selbst auf die Idee gekommen, sich dem Plan des Schöpfers frech entgegenzustellen, oder hatten sie geheime Verbündete?

Wir erschaffen uns gegenüber ein riesiges Display und bitten es, uns die Ereignisse zu zeigen, die dazu geführt haben, dass das Böse die Erde so frech und so aktiv unterjocht hat. Und wieder wird uns eine Schlacht gezeigt. Wieder sind da die Throne von Migen, dem Satan, dem Teufel, wieder Reihen von dunklen und hellen Kriegern. Und ein brennender Kreis in der Mitte des Bardo-Kanals. Wir sehen einen schwarzen und einen weißen Ritter. Das geflügelte Ross bin nicht ich. Der Reiter ist ebenfalls ein anderer als Igor. Es ist ganz bestimmt nicht Igor. Und es hat den Anschein, dass das ein völlig anderer Vorabend der

Zeiten ist, nicht jener, an dem wir vor Kurzem den Gegner so glänzend geschlagen haben.

Es kämpften Vögel – gesiegt hat der Adler. Es kämpften Tiere – gesiegt hat der Löwe. Es kämpften der schwarze und weiße Ritter – Pegasus hielt sich im Kreis, der weiße Ritter aber wurde aus der Arena geschleudert. Die Ebenen verdrehten sich, und den dunklen Mächten wurde der Sieg zuerkannt. Das war vor 2000 Jahren. Die Zahl 666 flammte im Bardo-Kanal auf. Von nun an hatten die dunklen Mächte nicht nur Anspruch auf die Macht, sondern auch auf das Wissen und weitere Kräfte. Sie erhielten das Recht, frei im Bardo-Kanal und auf der Erde zu wandeln, Ereignisse im Voraus zu kennen und im Voraus die Kraft zu haben. Ihr Reich war gekommen. Doch nach den Gesetzen des Kosmos galt die Erde als Kind und konnte ausgelöst werden. Und Jesus, der Sohn des Schöpfers, löste sie aus.

Er hätte das irdische Reich übernehmen sollen, doch statt des Thrones ging er zum Kreuz. Und anscheinend ging es nicht ohne Verrat ab. Die irdischen Götter, die für die Evolution der Menschheit verantwortlich waren, haben ihre Pflicht gegenüber dem Schöpfer nicht erfüllt, haben seinen Sohn nicht unterstützt und ihn verraten.

Der Bildschirm wurde schwarz. Jetzt wussten wir, was sich vor zweitausend Jahren auf der Erde zugetragen hatte und warum die Erde so lange in der Macht des Teufels gewesen war. Wir schafften es nicht, uns auszutauschen, als der Bildschirm auch schon wieder aufflackerte, und das bekannte Gesicht Androgyns darauf erschien. Auch seine Stimme ertönte:

„Der Herr überträgt euch durch seine Macht Kraft und Möglichkeiten. Nutzt, was euch gegeben wurde, für eine gute Sache. Mögen Selbstsucht und Habgier bei euch keine Chance haben. Möge kein Hochmut in euch wachsen, denn vor unserem Herrn sind wir alle gleich, und er richtet uns für unsere Taten!

Ihr habt neun Farben zur Verfügung. Bequemer ist es jedoch, mit drei Farben zu arbeiten. Merkt euch, wie diese Strahlen einzeln und zusammen funktionieren.

Silber ist die Farbe des Heiligen Geistes, der den Menschen hilft. Das ist der Silberfaden, der den Menschen bei seinem Tod an den für ihn vorgesehenen Ort bringt. Diese Farbe muss man sehr vorsichtig einsetzen, besonders, wenn man mit Menschen arbeitet, deren Seele und Körper schwach sind. Arbeitet punktuell, an einzelnen Organen und Körperteilen.

Weiß ist die Farbe des Sohnes. Das ist die Kraft, aber auch die Gnade Gottes. Damit wird das Unsichtbare im Sichtbaren sichtbar gemacht.

Schwarz ist die Farbe des Vaters. Damit wird der Böse, die Teufel, Luzifer, der Satan, der Antichrist vertrieben, wenn man sagt: ‚Im Namen des Vaters und des Sohnes und des Heiligen Geistes!'Man muss dazu sagen, wen man vertreibt: einen Teufel, den Satan, einen Dämon, Wesen der Finsternis. Man muss dreimal und mehr von oben nach unten arbeiten, abhängig vom Ergebnis und der Kraft dessen, den ihr bekämpft.

Und noch etwas…"

Androgyn verstummte und sah uns prüfend an. Dann fuhr er fort, als hätte er sich vergewissert, dass wir das Gesagte begreifen würden:

„Die Sephiroth, die ihr passiert habt – das ist ein Punkt im Zentrum einer Kreisbewegung. Er kann sich entsprechend dem Milieu, in das er gerät, verändern und das Milieu verändern. Überlegt gut, wenn ihr diese große Kraft nutzt. Die Schlacht hat der Erde sehr geholfen.

Doch jetzt hängt alles von den Menschen ab. Man kann den Tod von der Welt verjagen, doch er ist in den Menschen verborgen. Man kann das Böse vertreiben, doch es versteckt sich in den Menschen. Seid vorsichtig und gleichzeitig tätig, wenn ihr denjenigen, die euch umgeben, Liebe und Güte eingepflanzt.

Und noch etwas..."

Wieder verstummte Androgyn und sah uns prüfend an.

„Ihr wisst, wo das Reich des Sohnes ist. Daneben gibt es eine Wüste. Morgen werdet ihr dorthin gehen. Ihr werdet dort lernen, wie Jesus gelernt hat."

Androgyn lächelte.

„Was ist, habt ihr schon lange keine Schulbank mehr gedrückt? Zum Lernen ist es nie zu spät. Und man muss sich dessen nicht schämen. Das ist eine Ehre für euch, keine Strafe. Das Wissen, dass euch gegeben wird, wurde nur einem Menschen auf der Welt zuteil."

Wieder lächelte er. Und dann lachte er, laut und dröhnend, so dass es im ganzen Kosmos widerhallte.

* * *

Die Wüste ist ein Raum, in dem es nichts gibt außer unzähligen Körnchen des Weltalls, Steinen und Sand, Fata Morganen, ein Raum, der tagsüber alles mit Sonne verbrennt und den nachts die Finsternis durchdringt.

Doch ist die Wüste tatsächlich so leer? Hört man in die Stille hinein, kann man die Stimme seiner eigenen Seele vernehmen. Schaut man sich die Weiten an, kann man sehen, wie aus Sandkörnern Welten erschaffen werden. Lässt man die Angst in sich hinein, werden

Dämonen geboren. Nimmt man um sich herum Verknüpfungen und gegenseitige Abhängigkeiten wahr, entsteht Harmonie. Macht man sich all das bewusst, kommt das Wissen. Das ist kein Apfel, der im Garten Eden wächst und den man nur einfach pflücken und essen muss, um zu erkennen. In der Wüste gibt es wahrhaftiges Wissen, das aus der Leere entstanden ist und sich um die Sandkörner des Weltalls, um die Menschen herum konzentriert hat. Hier kann man nur durch den Schöpfungsprozess erkennen, wenn man selbst schafft. Sogar wenn dieser Prozess nur IN IHREM BEWUSSTSEIN, IN IHREM VERSTAND begonnen wurde. Die Vernunft, der Wille und der Traum versetzen die entstandenen Bilder in Bewegung, füllen sie mit Leben und bilden um sie herum den notwendigen Raum.

Igor und ich stehen inmitten eintöniger Weite. Wir machen keinen einzelnen Schritt, weder nach rechts, noch nach links, denn das ist ein besonderer Ort, den nur der Gedanke erfassen kann. Hier entstehen Visionen, die durch viele subjektive Wahrheiten vieler Menschen zur objektiven Wahrheit führen. Das ist unsere erste Klasse in der Hochschule des Weltalls, die Klasse, in der der Sohn Gottes, Jesus, gelernt hat. Und wir sehen, hören, erfahren…

Wir sehen das Unsichtbare, hören das Unhörbare. Doch es gibt eine Grenze, an der man stehen bleiben muss. Selbst wenn man weiß, dass die Erde von Gott erschaffen wurde, ist man dennoch wie ein Ritter am Scheideweg. Derjenige, der mit Gott leben will, muss ihn in sich hinein lassen. Derjenige, der Gott werden will, muss in ihn eintauchen. Derjenige, der ein Mensch sein will, muss sowohl das eine als auch das andere tun. Ein Mensch zu sein, das ist das Schwerste.

Das Licht ist unerträglich grell, es blendet stärker als die Sonne. Es trennt. Was sich dahinter befindet, hat noch niemand erkannt. Nur der

Gedanke des Allmächtigen, dessen, der mehr ist als die Götter, verkörpert sich im Gewebe des Weltalls, das wir das Universum nennen. Denn der Schöpfer der Welt kann nicht geteilt werden, er kann nicht entdeckt und nicht erkannt werden. Doch sein Gedanke kann jede Form annehmen und auf jede Weise gefüllt werden, er kann durch die Trennung wieder zur Einheit gelangen. Und sie teilt sich. Aus einem entstehen zwei. Sie haben verschiedene Namen, obwohl sie aus einer Einheit hervorgegangen sind – der Kosmos und das Universum. Danach haben diese zwei wieder drei geboren. Und in dem Wort Christus widerspiegelt sich der Allmächtige. Der Autogen hat alle Dinge erschaffen. In ihm wurde das Unsichtbare sichtbar. Denn er konnte ganzheitlich und in Einheit sein, wie damals, als er in die Welt der Menschen gekommen ist. Und die drei waren in ihm allein. Doch die Menschen wussten nichts davon. Und deshalb konnte er Wunder tun – das Unsichtbare sehen, dass Unheilbare heilen, das Unwiederbringliche zurückbringen. Damals war in ihm das, was der Vater war, das, was der Heilige Geist war, und das, was der Sohn war. In ihm war sowohl das Innere als auch das Äußere, das die Kräfte der drei vervielfachte. Und dann wurden aus den sechs Kräften 24, die auf Thronen in der Nähe des Vaters saßen. Und in ihm war das Strukturelle, das Plasmaförmige und Organische, durch deren Synthese sowohl das Ebenbild, als auch die Gestalt, als auch die Größe geschaffen wurden, die man zeitlich nicht begrenzen kann – weil es grenzenlos ist, die man nicht messen kann – weil es unermesslich ist, in die man nicht erreichen kann – weil es unerreichbar ist.

Perplex durch das Gesehene standen Igor und ich inmitten der Wüste. Und wieder erschien Androgyn vor uns, wieder lächelte er, und er sprach:

„Ihr habt die subjektive Wahrheit gekannt, jetzt kennt ihr die objektive Wahrheit. Ihr seht, dass das nicht ein und dasselbe ist, dass sie getrennt sind, dass eine Grenze sie teilt."

Und wir sahen diese Grenze, die uns Androgyn zeigte. Es war eine Linie, und sie war unsichtbar.

„Stellt euch auf diese Linie", befahl uns Androgyn.

Wir stellten uns dorthin und wandten uns um, um uns um zu blicken. Der Raum war grenzenlos, allumfassend geworden. Und in diesem Raum befanden sich Punkte, die in ständiger Bewegung waren.

„Das ist die Information", sagte Androgyn. „Jeder dieser Punkte ist für sich genommen klein, doch er ist unendlich für denjenigen, der schaffen will und es vermag. Geht man in diesen Punkt hinein, kann man sehen, wie die Welt aufgebaut ist, und sie begreifen und erfahren, dass der Raum und die Seele eins sind. Im Raum kann man mit Hilfe der Seele jegliche Elemente der Welt und jegliche Objekte der Welt erschaffen. Und wer sie erkennt, erhält die Freiheit der Entwicklung und der Erkenntnis, sieht das Licht, das alles wahrhaftig macht.

„Die objektive Wahrheit aber kann man aus der Seele und der Welt heraus erlangen", erhob Androgyn seine Stimme. „Und man kann sie erhalten wie ihr – vom himmlischen Vater, vom wahren Menschen. Seine Wahrhaftigkeit liegt in der Übersetzbarkeit des Wortes, das ihn bezeichnet, da die Bedeutung dieses Wortes auf keinerlei Weise wiederzugeben ist. Obwohl der Schöpfer, wie ihr bereits wisst, einen physischen Körper hat, der real ist. Er ist dort real und auch hier schon. Denn es ist das in Erfüllung gegangen, was vorher gesagt war: drei waren in einem, drei waren auch in dreien, und einer ist in dreien gekommen. Denn das Größte, was der Vater im Menschen erschaffen hat, ist seine Seele, die sich frei entfalten und schaffen kann.

Man kann durch den Gedanken die effektivsten Technologien

erschaffen. Doch umgeben von Finsternis ist das menschliche Gehirn fast tatenlos. Befreit es von den Fesseln, gibt ihm seine Freiheit, das Licht und seinen Weg."

Androgyn sprach es und war verschwunden. Und wir blieben inmitten der Wüste, doch wir wussten schon von der Grenze, von der Zeit und vom Raum und davon, wie man sie mit dem Umfang der eigenen Seele verbinden kann. Wieder richteten wir unseren Blick in die Vergangenheit, um die Geschichte der Menschen zu begreifen, um uns bewusst zu werden, wie der vom Menschen angebissene Apfel zu dem führen konnte, was wir jetzt sehen und haben.

Wir schauen uns die Grenzenlosigkeit genau an, mit Hilfe der Intuition wählt unser Blick einen der unendlichen Informationspunkte aus, und wir gehen in ihn hinein. Das ist das Paradies, doch jenes, das sich unten befindet. Die Reflexion und das Gegenstück des wahrhaftigen Paradieses. Direkt in seiner Mitte steht der Baum der Erkenntnis, und Adam ist davor in Gedanken versunken erstarrt. Den Stamm des Baumes windet sich eine Schlange entlang und flüstert Eva zu, sie solle Adam verführen, den Apfel zu essen.

Eine riesige Insel im Ozean, so groß wie ein Kontinent. Ein sehr mächtiger Staat. Atlantis. Mit der Kraft ihrer Gedanken konnten die Atlanten riesige Steinblöcke heben. Mit Hilfe von Tornados konnten sie den Sand in der Wüste aufnehmen und riesige Wassermassen in dafür vorbereitete Gebiete versetzen. Es entstanden neue Städte und Gärten. Die Energien des Kosmos wurden von den Atlanten erobert, und ihr Gedanke richtete sich schon kriegerisch gen Himmel, wo sie als ihren Widersacher den sahen, dank dem das Universum existiert. Sie wollten den Allmächtigen nicht anerkennen und dienten nur ihren dunklen Herrschern, jenen Königen und Göttern, die sich ihnen zugesellt hatten.

Mit ihren Gedanken und Taten schufen die Atlanten solche Verzerrungen des Bewusstseins, dass der Heilige Geist nicht darin verweilen konnte. Ihre Seele verdunkelte sich, und ihr Verstand wurde verzerrt. Außerdem gaben die Diener des Herrn der Finsternis mutwillig allem, was sie selbst schufen, himmlischen Namen, um die Menschen gänzlich zu verwirren, um die gesamte Schöpfung des Schöpfers zu unterjochen, und zwar vom Anbeginn der Tage bis zum Ende der Zeiten. Das ist der Grund, warum ein und dasselbe in der Antike mit verschiedenen Namen bezeichnet wurde.

Unter diesen Bedingungen war es bereits unmöglich, etwas zu korrigieren. Und es geschah, was allen bekannt ist – die Erde wurde vom Wasser gesäubert, denn das Wasser bedrohte nur die Grabkammer des Körpers, nicht aber das Licht der Seele.

Wir drehen uns auf dieser Grenze um und sehen nach oben, in den Kosmos. Wie sehen, wie sich Sternzeichen, Galaxien zur Gestalt eines riesigen Menschen zusammenfinden. Der gesamte Kosmos ist ein Mensch. Doch ungeachtet seiner riesigen Größe ist er ein Kind. Er ist gerade einmal zwölf Milliarden Jahre alt. Ein Dreikäsehoch im Vergleich zu der Ewigkeit, die ihn gezeugt hat. Er schläft nicht. Er sieht uns an.

Er hat helle Haut, und wir sehen die Chakren. Es sind sieben. Sie drehen sich im Uhrzeigersinn. Das untere Chakra ist rot, das obere, im Kopf, ist weiß. Der Hals ist die Wasserscheide blauer Energie, und im Herzen herrscht die grüne Farbe. Das Sonnengeflecht ist gelbe Energie, etwas darunter orangefarbene. In der Stirn ist ein langsamer Kreislauf der Vielfarbigkeit. Das ist das Chakra des Bewusstseins, und niemand kann es beeinflussen.

Um diese energetischen Kreisläufe verlaufen in Schichten die Farben der Aura – Rot, Orange, Gelb, Grün, Hellblau, Dunkelblau,

Violett (das in andere Farben übergeht) und Weiß. Über dem Kopf sind Informationsspiralen, wo die anstehenden Ereignisse aufgezeichnet sind. Nähert man sich mit seinem Bewusstsein diesem Kind, reagiert es, wendet den Kopf, lächelt.

„Ihr habt alles richtig gesehen", sagt es. „Hier ist der Kosmos der Sohn. Dort, hinter dem Leuchten Absolut ist der Vater. Die Grenze, die zwischen uns verläuft, ist der Heilige Geist. Niemand kann auf dieser Grenze bestehen außer dreien.

Bald wird es auf euch zukommen, das Buch des Vaters zu lesen. Es hat sieben Siegel, vorn sieben Lampen, hinter diesen sieben Lampen sieben Reiter, dahinter sieben Ecken und hinter den Ecken sieben Religionen. Das ist das Wissen. Und seid vorsichtig. Vor euch haben schon zwei Völker versucht, das Buch gegen den Willen des Vaters zu öffnen. Sie wurden vom Feuer überrascht, vom Wasser überschwemmt. Niemand konnte das tun, was euch vorherbestimmt ist.

Ich wünsche euch Erfolg, meine Brüder. In zweitausend Jahren seid ihr die Zweiten, die in diese Wüste gelangt sind."

Das Kind verschwindet, doch wir bleiben nicht allein. Ein riesiger Mensch in dunkler Kleidung mit einer Kapuze auf dem Kopf erscheint. Der Kosmos ringsumher ist geschmolzen. Wir stehen zu dritt im Sand, und vor uns ist eine Tür, die ins Unbekannte führt.

„Ihr müsst hineingehen", sagt der Mensch.

Wir drücken gegen die Tür. Sie gibt nicht nach.

„Ihr braucht einen Schlüssel", sagt der Lehrer.

Igor sieht mich fragend an.

„Wir selbst sind der Schlüssel", rufe ich für mich selbst unerwartet aus. Doch Igor versteht, und die Tür öffnet sich. Wir treten über die Schwelle und stürzen in den Kosmos. Der Lehrer bekommt uns an den in die Höhe gestreckten Händen zu fassen und hält uns über dem Abgrund.

„Denkt irgendetwas", befiehlt er. „Ich kann euch schließlich nicht ewig halten."

Wir verbinden unser Bewusstsein mit dem kollektiven Bewusstsein der Menschheit, der kollektiven Energie und Seele. Mit ihrer Hilfe bauen wir unter unseren Füßen eine Brücke. Darunter sind der Abgrund, Sterne, Wirbelstürme. Doch wir befinden uns bereits auf festem Boden und lächeln.

Der Lehrer fragt:

„Kann ich euch loslassen?"

„Ja", bestätigen wir.

Wir treten auf unsere aus Gedanken erbaute Brücke. Der Lehrer ist ebenfalls bei uns.

„Gehen wir", fordert er uns auf.

Er macht zwei Schritte, wir drei.

Der Lehrer bleibt stehen.

„Niemand außer euch hätte diese drei Schritte machen können. Und noch vor einem Augenblick hättet ihr in den Abgrund stürzen können. Ich verfüge über mehr Wissen und mehr Erkenntnisse, doch ich habe nur zwei Schritte gemacht. Ich finde es interessant mit euch. Was ist, laufen wir weiter über das Universum? Allerdings kann ich nicht so schnell, ich bleibe hinter euch zurück."

„Wir werden Euch immer eine Hand zur Hilfe reichen", sage ich mit einem deutlichen Ausdruck des Dankes dafür in der Stimme, wie er uns über der Schwelle gehalten hat.

Doch der Lehrer lehnt brüsk ab:

„Gebt niemals jemandem solche Versprechen im Voraus.

Niemand weiß, was ich sonst fordern könnte, und ihr könnt es mir dann nicht abschlagen. Ich gehöre zu den dunklen Mächten, doch befinde mich in Gottes Reich. Und das ist meine Klasse, die dreizehnte. Was euer Versprechen betrifft, gehen wir davon aus, dass wir einfach geredet hätten. Hinter einem Wort steht sehr viel – Energie, Bewusstsein, die Seele. Vergeudet eure Worte nicht."

Er spricht, und wir laufen über dem Universum entlang. Doch das Laufen wird immer schwerer. Irgendein Widerstand tut sich auf.

„Um zurückzulaufen ist es zu weit. Doch das Ziel ist sehr nah", erklärt uns der Alte hintergründig. „Doch nun steht die Energie wie eine Wand vor euch. Es sind gerade einmal noch zehn Schritte. Ihr habt die Wahl."

Wir gehen vorwärts – einen Schritt, noch einen, einen dritten. Dem Alten fällt das Laufen sehr schwer. Wir reichen ihm die Hände und ziehen ihn. Noch einen Schritt und noch einer… auf einmal ist der Widerstand der Energie verschwunden.

„Es ist alles richtig", sagt der Lehrer. „Das richtige Bewusstsein führt dazu, dass der Widerstand des Weges verschwindet. Und die Ereignisse zu steuern heißt, globale Situationen zu überdenken."

Die Brücke taut unter unseren Füßen, doch wir fallen nicht.

„Jesus ist auch über das Wasser gelaufen", erinnert uns der Alte. „Er kennt die Gesetze, weiß, wie man Naturgewalten beschwichtigt, er hält euch immer an der Hand."

Wir freuen uns und lachen.

„Sucht in allem die Harmonie", gibt uns der Lehrer mit auf den Weg. „Es kann nicht nur ein großes Plus oder nur ein großes Minus geben. Ihr drei müsst euch an die Hand nehmen, dann wird die Arbeit gut."

Wir tauschen Blicke aus. Wir wissen, wer der Dritte ist.
* * *

Zum ersten Mal in den fünf Jahren, die ich den Belletristik-Verlag „Chudoschestwennaja literatura" leite, habe ich die im Vertrag vorgesehene Prämie bekommen. Die objektiven Voraussetzungen – die Kennziffern der Verlagsarbeit – waren schon seit anderthalb Jahren gegeben. Doch im Ministerium hat entgegen den Vertragsbedingungen niemand darauf geachtet. Schließlich waren die Tatsachen so offensichtlich, dass es irgendwem einfach unanständig vorgekommen war, sie zu ignorieren: 1,1 Mio. Gewinn im dritten Quartal, das heißt doppelt so viel, wie für das gesamte Jahr 2000 geplant waren. Die Höhe der Prämie wurde nach den entsprechenden Normen berechnet – 24.000 Rubel. Die entsprechenden Dokumente wurden ausgestellt. Doch irgendjemand hat im letzten Moment, als alle Papiere schon vollständig waren, die Höhe der Prämie willkürlich genau auf ein Drittel gekürzt.

Für mich ist das nur im Sinne der Symbole, Zeichen und Informationen von Bedeutung. Und eine deutlichere Information gibt es nicht. Doch wie sagt man in solchen Fällen: Danke gleichfalls. Es hat auch etwas Angenehmes, dass solche unangenehmen Persönlichkeiten einen nicht mögen.

Das Reizvollste an dieser Situation ist, dass mein Team und ich Lessin, unseren Minister, im Prinzip überhaupt nicht kennen, das heißt wir sind einander nie persönlich begegnet. Doch wie sagte der Herr: „An ihren Taten sollt ihr sie erkennen."

Ich gehe in das Büro meines Stellvertreters Sergej Georgijewitsch Kolesnikow, um die Situation mit ihm zu besprechen. Eine Frau ist bei ihm. Ich habe sie vorher schon gesehen. Sie leitet eine Firma, die sich auf die Lieferung von Güterwaggons für das Verkehrsministerium spezialisiert hat. Sie sieht ausgezehrt aus, ihr Gesicht ist schmerzverzerrt.

Sergej freute sich, als er mich sah.

„Nadeschda Anatoljewna und ich haben gerade von dir gesprochen."

Gut, dass er mich an den Namen erinnert hat. Ihr Nachname ist, glaube ich, Stadnik.

„Warum bin ich denn zum Gegenstand eures Gespräches geworden?"

„Nadeschda Anatoljewna ist in einer katastrophalen Lage. Sie hat von Zuhause, aus der Gegend von Poltawa, ein Telegramm bekommen", erläutert Sergej. „Ihr Vater liegt im Sterben. Er ist mit Krebs ins Krankenhaus gekommen. Wie sagt man in solchen Fällen, es kann jeden Moment so weit sein. Nadeschda Anatoljewna hat schon die Fahrkarte gekauft, nach dem Mittag geht ihr Zug vom Kursker Bahnhof. Aber durch den Stress ist bei ihr selbst ein Magengeschwür aufgebrochen. Sie hat Blutungen und Schmerzen, und die Ärzte bestehen auf einer sofortigen Operation. Deshalb habe ich zu ihr gesagt: Geh zu Arcady. In dieser Situation kann nur er dir helfen."

Während Sergej seinen Monolog hält, sieht mich die Frau, die den Ausdruck des Schmerzes kaum unterdrücken kann, prüfend an.

„Sie wissen, dass wir nicht therapieren, sondern helfen? Das heißt, dass wir es anders machen als die Ärzte?", frage ich sie.

„Sergej Georgijewitsch erzählt mir schon eine ganze Stunde von Ihnen", antwortet sie. „Ich verstehe überhaupt nichts. Ich bin in einer solchen Lage, dass ich bereit bin, mich jedem anzuvertrauen, solange ich nur heute zu meinem Vater fahren kann."

„Dann lade ich Sie in unser Zentrum ein."

Im Zentrum rufe ich Igor und noch einen unserer Spezialisten. Wir setzen uns zu dritt hin und beginnen, uns die Sache anzusehen.

Man zeigt uns einen Stammbaum, einen sehr alten Stammbaum. (Natürlich sind alle Stammbäume gleich alt, stammen wir doch alle „von Adam und Eva" ab. Allerdings kennt manch einer nur seine Großeltern, während ein anderer seinen Stammbaum weit länger verfolgen kann. Dazu gehört meine Patientin. Denn schließlich sehen wir durch ihr Bewusstsein.) Doch an diesem Baum sind nur zwei dunkle Früchte – Nadeschda Anatoljewna und ihr Vater. Sie sind die letzten ihres Geschlechts. Blut rinnt den Stamm entlang. Warum?

Igor spricht aus, was wir sehen. Die Frau sieht uns verständnislos an. Sie begreift überhaupt nichts.

In gewisser Weise war sie darauf vorbereitet, dass es Menschen gibt, die mit Hilfe des Hellsehens wie mit einem Röntgen-Apparat die inneren Organe eines Menschen sehen und sogar irgendwie die Prozesse des Organismus beeinflussen können. Doch mit einem Gespräch über Stammbäume hatte sie eindeutig nicht gerechnet.

„Wir arbeiten jetzt an dem Magengeschwür", wechselt Igor rechtzeitig das Thema. „Hören Sie darauf, was in Ihrem Organismus vor sich gehen wird."

Er verändert die Information der Vergangenheit, zu dem Zeitpunkt, als die Krankheit gerade erst begonnen hat. Wir verbinden diese Information mit der Zukunft, in der die Krankheit nicht mehr da ist.

„Fixiere es schneller", treibe ich meinen Freund zur Eile.

Und er fixiert in der Gegenwart die Information, dass kein Magengeschwür vorhanden ist.

Das Ergebnis stellt sich augenblicklich ein. So etwas hatten wir noch nie gehabt.

Die Patientin setzt sich auf dem Stuhl gerade hin. In ihren Augen sind Verwunderung und Erschrecken.

„Mir tut nichts weh", konstatiert sie perplex.

Sie hört in sich hinein, als würde sie nach dem Schmerz suchen, der sie die ganzen letzten Tage über malträtiert hatte. Doch es ist kein Schmerz da. Er ist verschwunden und kommt auch nicht zurück.

Wir sind selbst verwundert über das Resultat. Früher brauchten wir Wochen, ja Monate, um etwas Ähnliches zu erreichen.

Nadeschda Anatoljewna, aus deren Gesicht das Schmerzverzerrte bereits verschwunden war, bittet plötzlich überraschend:

„Mein Vater liegt im Sterben. Nur er und ich sind von unserer Familie übrig geblieben, bitte helfen Sie, retten Sie ihn."

Anscheinend war sie zu dem Schluss gekommen, dass wir alles können.

„Retten Sie meinen Vater, ich bin bereit, dafür alles zu geben, was immer Sie wollen. Nur retten Sie meinen Vater. Mich müssen Sie nicht retten - retten Sie ihn."

Wir sehen es uns noch einmal an. Wir bekommen ein großes zweistöckiges Haus gezeigt, einen riesigen Garten und in der Nähe einen See. Im Garten, zwischen den Obstbäumen, ergießt sich ein Blutfleck. Igor sagt, was wir sehen, und ich frage nach:

„Haben Sie in Ihrer Heimat ein schönes weißes zweistöckiges Haus, das sehr groß ist?"

Nadeschda Anatoljewna wird noch blasser, obwohl das eigentlich schon gar nicht mehr geht.

„Wir hatten ein solches Haus, doch das ist lange her. Man hat es uns in den dreißiger Jahren genommen", bestätigt sie. „Jetzt sind nur noch halb verfallene Wände übriggeblieben. Ein Dach hat es nicht mehr. Man kann sagen, es ist eine Ruine."

„Gibt es an dem Haus einen Garten?"
„Es hat einen sehr großen Garten gegeben. Mit vielen Apfelbäumen. Man sagt, dort wäre der Schatz unserer Familie vergraben. Ich weiß nur nicht, wo."
„Ist in der Nähe ein See?"
„Einen See gibt es auch. Er ist sehr schön."
Jetzt ist sie noch mehr davon überzeugt, dass sie ungewöhnliche Menschen vor sich hat.
„Ich flehe Sie an," – Tränen rannen aus ihren Augen – „retten Sie meinen Vater."
„Er wird nicht sterben", sagt Igor und wiederholt: „Sein Tod geht über Sie. Und mit Ihnen ist jetzt alles in Ordnung. Fahren Sie nach Hause, reden Sie mit ihm, versuchen Sie zu verstehen, was vor sich geht und warum. Mehr können wir nicht tun. Das steht nicht in unserer Macht."
Wir verabschieden uns, und die Frau geht. Doch die Arbeit geht weiter. Wir arbeiten mit Mischa, dem Autisten (von diesem Jungen habe ich im ersten Buch, „Rette dich", berichtet). Er ist nicht bei uns im Büro, doch das hat keinerlei Bedeutung. Wir sehen uns seine Situation an. Über seinen Kopf ist gleichsam ein Netz gezogen. Es ist dünner als ein Haar und rot. Dieses Netz ist der Informationsplan seiner Erkrankung. Gerade seinetwegen sterben teilweise Nervenenden ab, kommen Steuerungssignale nicht durch. Wir wissen noch nicht, wie wir es entfernen können. Doch jedes Mal, wenn wir Mischa ansehen, eröffnen sich immer neue Einzelheiten, die unserer Aufmerksamkeit vorher entgangen waren. Darin besteht irgendeine Gesetzmäßigkeit.

Nur derjenige, der Anstrengungen unternimmt, um zu begreifen, wird begreifen; wer nicht auf der Stelle stehen bleiben will, erhält das Gewünschte. Die Dynamik des Lernens geht fließend in die Dynamik der Heilung rüber. Nicht sofort, doch irreversibel.

* * *

Überraschend kam der Generaldirektor eines der größten neu aufgebauten Verlage Russlands in unser Zentrum. Er heißt Gleb. Gleb ist in einem fürchterlichen Zustand. Die Neuronen seines Gehirns verlöschen. Das kann keine zufällige Koinzidenz sein: Kaum haben Igor und ich begonnen, die Funktion der Neuronen zu erforschen, als zu uns Menschen mit genau diesen Erkrankungen kamen. Und wir haben doch überhaupt keine Werbung gemacht.

Gleb kenne ich schon lange. Er ist klug, taktvoll und sehr korrekt in seinem Verhalten. Genau mit ihm hat unser Belletristikverlag vor einigen Jahren die Gesammelten Werke einiger Klassiker herausgegeben, wobei die gesamte Auflage sofort vergriffen war. Uns verbindet also ein kameradschaftliches Verhältnis auf Augenhöhe. Deshalb nahm ich sein Problem voller Mitgefühl wahr.

Gleb schätzte seinen derzeitigen Zustand völlig realistisch ein. „Ich wurde in den Staaten behandelt. Ich habe einen Haufen Geld ausgegeben, doch das Einzige, was ich dafür bekommen habe, ist Klarheit. Man hat mir gesagt: Das ist nicht heilbar. Und ich habe nur noch sehr wenig Zeit", erklärte er lakonisch. „Ich glaube nicht an irgendwelche übersinnlichen Heilungsmethoden, doch von euch erzählt man sich Unglaubliches. Deshalb habe ich eine Bitte: Wenn ihr mein Leben irgendwie wenigstens um ein oder anderthalb Jahre verlängern könnt, wäre ich damit zufrieden. Ich muss noch einige Finanzgeschäfte abschließen, damit ich meine Familie versorgt weiß."

Gleb spricht gleichmäßig und unaufgeregt. Offensichtlich hat er für sich schon die notwendige Konsequenz gezogen und einen Plan für sein Leben für das nächste Jahr aufgestellt.

„Wie war es in Amerika?", frage ich zwischendurch.

„Sie machen einen großen Rummel um die Wahl", antwortet Gleb. „Sie rühren allerorten die Werbetrommeln. Und meine Rübe versagt. Die Fremdsprachen habe ich vergessen. Ich konnte schließlich sechs davon. Die rechte Hand gehorcht mir nicht – ich kann nicht einmal Dokumente unterschreiben. Als ich euren Flur entlanggelaufen bin, bin ich von einer Wand zu anderen geschwankt. Deshalb habe ich jetzt keine Nerven für Bush und Gore."

„Denkst du, ihnen geht es besser?", frage ich Gleb, für mich selbst unerwartet.

„Dass es ihnen nicht schlechter geht, kann ich garantieren."

„Täusch dich nicht", entgegnete ich. „Mit dir kommt alles wieder in Ordnung, aber Bush ist nicht zu beneiden. Alle amerikanischen Präsidenten, die in Jahren gewählt wurden, deren letzte Ziffer eine 0 war, das heißt im Zeichen von Jupiter und Saturn, sind in eine sehr schwierige Lage gekommen. Sowohl auf staatlicher Ebene als auch privat. Ihr Leben endete in der Regel tragisch. Ein guter Anfang garantiert also nicht, dass es kein schlechtes Ende gibt."

„Und was ist nun mit mir?", holt Gleb mich von meiner Überseereise zurück.

„Hast du mal etwas von übersinnlichen Killern gehört?"

„Eigentlich bin ich von diesen Themen sehr weit entfernt. Ich habe durch mein Leben einfach viele andere Sorgen, da ist mir nicht nach Exotik."

„Es gibt gewisse Informationskonstruktionen, deren Einführung in die energetischen Informationsmatrizen des Menschen dazu führt, dass völlig gesunde Menschen sehr schnell erst schwer krank werden und dann friedlich sterben."

„Willst du sagen, dass ich so etwas habe?", fragt Gleb und sieht mich forschend an.

„Du warst noch vor Kurzem kerngesund. Du bist jung. Und sportlich."

„Ja, ich treibe Sport, und zwar in einer recht hohen Leistungsklasse."

„Und plötzlich beginnt wie aus heiterem Himmel eine seltsame, unerklärliche Krankheit. Hat man dir wenigstens eine Diagnose gestellt?"

„In Amerika haben sie das eine gesagt, in Frankreich etwas anderes und in Russland noch etwas anderes. Doch alle sind sich einig in der Konsequenz: Ich werde bald ausgelitten haben."

„Früher hieß das: jemandem eine Krankheit anhexen", bestätigt Igor. „Dafür gibt es sehr viele Methoden, doch das, was man mit Ihnen gemacht hat, ist sehr ernst. Die Menschen sind mit der Molekulargenetik und der Gentechnik vertraut. Das ist nicht das Werk eines hausbackenen Magiers, sondern von Spezialisten, die in einer Organisation vereint sind. Sie haben ein Labor, Mittel, die wissenschaftliche Ausstattung."

„Was für eine Gruselgeschichte", zuckt Gleb mit den Schultern. Es ist ihm sofort anzusehen, dass er uns nicht glaubt.

„Haben Sie vor etwas mehr als einem Jahr einen Drohbrief erhalten?", fragt Igor plötzlich. Er hat sich an einer Information festgebissen und versucht, den Faden, den er braucht, aus Milliarden ähnlicher herauszuziehen.

Gleb ist deutlich erschüttert über diese Frage.

„Ich habe einen anonymen Brief bekommen, der die Worte enthielt: ‚Du wirst bald sterben'."

„Diese Worte waren der Code, der ein Programm in Gang gesetzt hat, das schon vorher in deinen energetischen Informationsmatrizen installiert war", erkläre ich, während Igor immer noch an dem Faden irgendwelcher längst vergangenen Ereignisse zieht.

„Sie haben einen Teilhaber mit einem ausländischen Familiennamen. Er fängt anscheinend mit einem F an, nicht wahr?", erkundigt sich Igor weiter.

Gleb ist noch stärker angespannt.

„Ja. Er war mit mir gemeinsam als Partner an einem sehr großen Projekt beteiligt. Doch wir haben uns als Feinde getrennt."

„Er hat zwei Menschen mit übersinnlichen Fähigkeiten gebeten, die in irgendeinem geschlossenen Labor arbeiten, eine Hausarbeit anzunehmen. Und er hat ihnen viel Geld gezahlt. Du bist ein teurer Mensch, Gleb, wenn für dich solche Koffer mit Dollars bezahlt werden."

„Und was kann man da tun?", fragt er völlig logisch nach.

„Man kann ihr fieses kleines Programm auseinandernehmen. Allerdings nicht sofort, wir brauchen schon einige Sitzungen", verspreche ich.

Die Konstruktion, mit der Gleb attackiert wurde, ähnelt einer Schneeflocke. Ihre Basis sind sechs gekreuzte Stäbchen. Sie fallen mit einer gewissen Periodizität aus dem Informationsraum auf das angegebene Objekt. Wenn eine solche Schneeflocke die Neuronen des Gehirns erreicht, zerfällt sie in sechs Teile, von denen jeder in die Gehirnzellen eindringt. Dort, an den Wänden der Neuronen, ist die globale Information über den Menschen und die Menschheit aufgezeichnet. So wird sie auch zerstört, indem die von oben hinunterfallenden Schneeflocken auf die Elemente verstreut werden.

Im Ergebnis dessen verliert der Mensch zuerst seine Talente und Fähigkeiten, danach seine Gesundheit und dann sein Leben.

Einen solchen „Schneeflockenfall" aufzuhalten ist höchst schwierig. Die Menschen, die ihn ausgelöst haben, haben ihr Können bis zur Perfektion getrieben. Sie wissen vielleicht nichts über die Eigenschaften und die Struktur des Informationsraumes insgesamt, doch das, was sie erlernt haben, machen sie gut. Das ist wie ein Boxer, der im Laufe vieler Jahre einen und denselben Schlag immer weiter verbessert. Alles andere gelingt ihm nicht besser als anderen auch. Doch dieser Spezialschlag beschert ihm einen Sieg nach dem anderen.

„Wann fangen wir an?", drängt Gleb.

„Wir haben schon angefangen", antworte ich, denn ich sehe, wie Igor einige Fragmente einer Informationsstruktur aufräumt.

„Das Programm wird immer noch Druck auf dich ausüben, doch nicht so stark wie vorher", erkläre ich Gleb. „Du wirst von Zeit zu Zeit kommen, und wir werden versuchen, es vollständig zu zerlegen. Doch schon jetzt stellt es keine Gefahr für dein Leben mehr dar. Ungefähr in zwei Wochen wirst du es selbst spüren."

Bereits nach einer Woche konnte Gleb seine rechte Hand schon wieder leidlich bewegen, und zwei Wochen später fuhr er wieder ins Ausland – um sich um seine Projekte zu kümmern.

Und er hat anscheinend vergessen, dass wir ihm nach einer Sitzung noch keine völlige Genesung versprochen hatten.

* * *

„Den Geist, den Leib nicht, hat die Zeit geschändet..." Diese Unterteilung stammt von dem Dichter Fjodor Tjutschew. Die Geschichte mit Gleb hat ganz eindeutig gezeigt, dass sich die Welt, in der wir leben, sehr schnell und gefährlich verändert. Viele Menschen beginnen, sich Bioinformationstechnologien anzueignen und nutzen sie leider bei Weitem nicht immer zum Wohl ihrer Nächsten. Immer wieder wiederholt sich die Situation, dass eine Entdeckung, die in der Lage wäre, der Menschheit zu helfen, die anstehenden Probleme generell zu lösen, sich in erster Linie gegen die Menschen wendet. Die geheimnisvollen übersinnlichen Killer, die Gleb die todbringende Informationskonstruktion installiert haben, und Lapschin, der sein globales Spider-Netz geschaffen hat, das mit in energetischen und informatorischen Deformationen des Raumes funktioniert – das sind außerordentlich alarmierende Signale. Sie nicht zu bemerken bedeutet, sich selbst und seine Zukunft der Willkür derer preiszugeben, die sich nicht allzu sehr an Gewissen und Moral gebunden fühlen.

Das Spider-Netz von Lapschin ist besonders gefährlich. Spider ist ein englisches Wort. Es bezeichnet ein uns allen bekanntes Insekt, die Spinne. Doch im Gegensatz zu dem kleinen Blutsauger, der in der Natur seine berechtigte Nische hat, ist ein Mensch, der sich als Magier auf diese bösartige Position gestellt hat, mehr als gefährlich. Im Zentrum seines energetischen Spinnennetzes baut der Magier, wenn es vollständig geflochten ist und einen großen Raum umfasst, über die auf bioinformatische Spende programmierten Menschen eine spiralförmige Energiebewegung mit einer niedrigen Frequenz auf, den so genannten Abfluss. Die entstandene Situation bringt den Raum dazu, das energetische Ungleichgewicht zu korrigieren, und in das Zentrum des Kraters strömen die Bioenergien der Menschen, die gleichsam in diesem Spinnennetz gefangen sind. Und Energie ist Macht. Um sie kämpfen alle beliebigen Systeme. Einfach so – die einen verlieren sie, und die anderen eignen sie sich unbemerkt an. Und widersetzen kann man sich dem nur auf eine einzige Weise: indem man Wissen erwirbt und den Schleier des Geheimnisses von allem zieht, was gegen den Menschen verwendet werden kann.

    Das Licht der Wahrheit ist eine mächtige Waffe gegen jene, die geheime Vorteile nutzen wollen, um sich ihresgleichen Untertan zu machen. Und dann ist da noch der Herr. Denn früher oder später, nachdem sie sich nach ihrem eigenen Willen auf irdischer Ebene an ihrer Macht geweidet haben, werden sie vor den Herrn treten, der immer größer mächtiger und stärker ist als sie. Doch auch auf der Erde macht es jeder, der das Hellsehen beherrscht, dem Betrug, der Unaufrichtigkeit um vieles schwerer und hilft den Menschen, sich von ihren Krankheiten zu befreien und, mehr noch, Unsterblichkeit zu erlangen. Deshalb ist gerade die Unsterblichkeit jenes Tor, das uns heute zum Schöpfer führt, das die Kinder zum Vater führt.

    Doch zuvor muss man folgendes begreifen: Jeglicher Gedanke, sei er gut oder schlecht, erschafft in der Materie sofort die Form seiner Existenz und beginnt, auf andere Wesen des Kosmos und der Natur proportional zu der Kraft und der Macht, die sie hervorgebracht hat, einzuwirken. Eben darum ist der Weg zum Vater so schwer, eben darum ist es so wichtig, am eigenen Leib zu erfahren, was Gut und Böse, Licht und Finsternis, Liebe und Hass, Freundschaft und Verrat, ein Vergehen und die Vergeltung dafür bedeuten. Denn beim Eintritt in die Epoche der Unsterblichkeit muss man der Herr dieser Wesen, seiner eigenen Schatten, sein. Anderenfalls werden sie zur Quelle aller möglichen

Schwierigkeiten im Leben, gegen die es schwer sein wird anzukämpfen.

Die Psyche, das Bewusstsein, der Wille – das alles sind nicht nur Strukturen Ihres Organismus, sondern auch des gesamten Kosmos, des gesamten Weltalls. Denn das Biofeld jedes Menschen beinhaltet ursprünglich ein Set an Programmen, die seine Beziehungen mit dem gesamten ihn umgebenden Universum bestimmen. Gott hat den Menschen erschaffen, und der Mensch hat ihm auf der Basis der Gegenseitigkeit geantwortet. Das ist nicht so sehr ein Scherz, wie es scheinen mag. Der Vater hat sich im Sohn verlängert, und der Sohn hat dadurch, dass er die Unsterblichkeit erlangt hat, diese an den Vater zurückgegeben. So schließt sich der Kreislauf der Ewigkeit, der durch die Kraft der Liebe in Bewegung gesetzt wird, so wird die unendliche Wiedergeburt des Geistes im Körper und des Körpers im Geiste erreicht.

Das Leben ist ein großes Mysterium. Und wer seine Rituale und Prüfungen würdig absolviert, kommt zur Befreiung, zur Freiheit. Alles andere ist Illusion: die Macht der Könige und die Unfreiheit der Sklaven, der Stolz der gelehrten Dummköpfe und die selbstbeschränkenden Zweifel jener, die tatsächlich die Stimme der Wahrheit hören. Denn all das sind überflüssige Vermittler zwischen dem Sohn und dem Vater. Und der gefährlichste von ihnen ist die gelehrte Ignoranz, denn sie ist tatsächlich die schlimmste der Krankheiten des Menschen. Die Lüge ist extra verdunkelt und verwirrt, sie ist stolz auf ihre ausgedachte Bedeutung. Die Wahrheit dagegen ist einfach und offen. Man muss sie nur sehen wollen und sich nicht davon abschrecken lassen, dass andere einen dafür verurteilen.

Nadeschda Anatoljewna Stadnik war aus der Ukraine zurückgekehrt. Von dem blutenden Magengeschwür, mit dem sie zehn Tage zuvor in unser Zentrum gekommen war, ist keine Rede mehr.

„Ich habe es völlig vergessen", erklärte Nadeschda Anatoljewna die Situation.

Ihre Augen glänzen fast fieberhaft. Sie ist ganz euphorisch und hat eine Torte mitgebracht – eine versteckte Aufforderung zum gemeinsamen Teetrinken und ein Vorwand für ein ruhiges offenes Gespräch. Ich kann diese Torten schon nicht mehr sehen; wir bekommen mehrere pro Tag.

Doch es gelingt mir nicht, einen Bogen um die Süßigkeiten zu machen. Das ist offensichtlich mein Karma. Wir setzen uns zu dritt hin, und Nadeschda Anatoljewna erzählt erstaunliche Dinge, die mich vor einem Jahr noch in völlige Verwirrung gestürzt hätten. Als sie zehn Tage zuvor in unserem Büro saß und wir ihr blutendes Magengeschwür bearbeiteten, hatte sie uns angefleht, ihrem Vater zu helfen. Damals hatten wir ihr gesagt, dass sein Leben von ihrem Befinden abhängt, dass sie und ihr Vater nun wie zwei kommunizierende Röhren seien. Wie groß aber war Nadeschda Anatoljewnas Erstaunen, als sie einen Tag später bei ihrer Ankunft in der Heimat ihren Vater nicht im Sterben vorfand, wie man ihr berichtet hatte, sondern heimlich rauchend auf einem Treppenabsatz. Er erklärte ihr, dass genau in dem Moment, als sie sich in unserem Büro in Moskau befunden hatte, es ihm auf einmal wesentlich besser gegangen war, sodass er von dem Gedanken zu sterben völlig Abstand genommen hatte. Ein wenig vorgreifend sage ich, dass sie ihn ein halbes Jahr später nach Moskau brachte, um ihn von seiner Vorliebe für harte Getränke zu befreien. (Er ist auch jetzt, einige Jahre später, noch am Leben.)

Diese Tatsache allein erschütterte schon das Vorstellungsvermögen. Trotzdem kann man, wenn man eher geneigt ist, derartige Vorfälle kritisch aufzunehmen, all das den seltenen, von Zeit zu Zeit jedoch auftretenden, glücklichen Zufällen zuschreiben. Dennoch wollen wir nicht vergessen, dass diesem Menschen eine Diagnose gestellt worden war, die an und für sich glückliche Zufälle fast ausschließt: Krebs.

Doch das Erstaunlichste lag noch vor uns. Nadeschda Anatoljewna erzählte ihrem Vater davon, was wir gesehen hatten: das Haus, den See, den Garten und den Blutfleck zwischen den Obstbäumen. Der Vater machte ihr ein unerwartetes Geständnis: 1923 hatte in der Ukraine der Hunger gewütet, und in ihrem Garten, genau an der Stelle, die wir angegeben hatten, war eine Frau getötet worden, die man danach gegessen hatte. Dieser fürchterliche Fall von Kannibalismus hat im Endeffekt dazu geführt, dass die einst große Familie ausgelöscht wurde, dass sie ins Jenseits einging, ohne Nachkommen zu hinterlassen, und so ihr Geschlecht der Möglichkeit beraubte, den Reinkarnationsprozess fortzusetzen. Sie waren die letzten ihres Geschlechts. Und nun wissen wir auch, warum.

* * *

Wir sind wieder in der Wüste. Und unser Lehrer im dunklen Gewand erteilt uns Unterricht. Vor unseren Augen ersteht wie eine Fata Morgana das, wovon er erzählt. Und er spricht über die Auferweckung.

„Da ist ein Mensch, der vor zehn Jahren gestorben ist. Was ist von ihm geblieben? – Das Skelett, eine Schicht Erde. Kein Bewusstsein, keine Seele, keine Energie. Die Gesetze der Natur eures dreidimensionalen Raumes lassen nicht einmal den Gedanken an die Möglichkeit seiner Rückkehr ins Leben zu. Doch die Gesetze, die eure Wissenschaft entdeckt hat, sind sehr oberflächlich. Das sind die Gesetze einer Sphäre, deren Grenzen spiegelblank sind und reflektieren.

Diejenigen, die sich innerhalb der Sphäre befinden, erforschen im Prinzip die Reflexionsgesetze in einem Spiegelkabinett. Sie sehen sich und das, was mit ihnen geschieht, und fragen sich gegenseitig: Ist es wahr, dass ein dicker Mensch so mager ist? Und alle ringsumher sind bereit, das zu bezeugen. Um einen Menschen aufzuerwecken, muss man nicht über irgendwelche besonderen Geräte verfügen. Das allerbeste Gerät ist euer Bewusstsein. Nur muss man auf seiner allerhöchsten Stufe handeln, von der vierten Dimension aus. Doch wer hat diese Stufe?", erkundigt er sich leicht ironisch. „Ich sage euch noch mehr: Gottes Reich ist ein höherer Bewusstseinszustand."

Er macht eine Pause, damit wir das Gesagte verarbeiten können.

„Bei euch auf der Erde ist man nun also so weit, dass man Menschen klonen will. Doch aus irgendeinem Grund spricht niemand dieser Spezialisten über die Seele, das Bewusstsein, die Harmonie. Es sieht so aus, als wollten die Leute einfach Arme, Beine und innere Organe zusammenfügen. Und dann wollen sie sich ansehen, was dabei herauskommt. Es gibt ein Ereignis, es gibt den Wunsch – aber wird es am Ende auch Freude geben? Wieder hat irgendjemand geträumt, dass er Schöpfer spielen kann, ohne das wichtigste Problem gelöst zu haben, das Problem der persönlichen Spiritualität. Doch auferwecken muss man. Aber natürlich nicht so, wie es eure Genetiker vorhaben."

Als er über das Klonen sprach, wurde sein Gesicht ernst.

„Erstens können so etwas nur jene tun, die für diese Arbeit zugelassen sind. Ihr wisst schon, wie eine energetische Informationskontur aufgebaut wird. Dafür müsst ihr das mächtigste Instrument des Weltalls benutzen, eure eigene Vernunft. Eigentlich kann man einen Menschen sofort zusammenbauen, doch das ist noch Zukunftsmusik. Zunächst werden wir mit euch Schritt für Schritt nach oben gehen. Bevor die

Kontur erschaffen wird, muss man an das Bewusstsein, die Energie und die Seele denken. Wo kann man sie finden?", fragte er und gab gleich selbst die Antwort: „Die dritte Ebene rechts." Dann schlug er vor: „Und was ist mit links? Denn links sind ja nicht unbedingt schlechte Menschen. Vielleicht war bei einem von ihnen nur ein Fragment von zehn Leben schlecht. Wie werdet ihr das beurteilen? Heißt das, dass ein schlechtes Leben neun gute überwiegt? Schaut nicht immer nur auf die rechte Seite. Auch links gibt es Leidende und Bittende. Sie studieren die Fehler ihrer vorherigen Leben. Auch ihr könnt das Leben dessen sehen, den ihr auferwecken möchtet. Ihr müsst euch nicht unbedingt jedes einzelne Jahr ansehen – schaut es euch insgesamt an. Man muss gleichwertige Situationen bewerten – sowohl die schlechten als auch die guten. Einverstanden?"

„Einverstanden", bestätigen wir.

„Gut. Unser Mensch, der vor zehn Jahren gestorben ist, ist rechts. Wir nehmen das Bewusstsein, die Seele, die Energie. Die Seele beginnt, die Kontur aufzubauen, und der Mensch entsteigt gleichsam seinem Grab. Wir füllen ihn mit Energie. Wir setzen das Wachstum von Zellgewebe in Gang. Achtet darauf: In der ersten Zeit ist die Zellengröße größer als gewöhnlich, sie ist entweder aufgeblasen oder auseinandergezogen. Letztere Definition ist genauer, weil die Zelle gleichsam von den Kräften zwischen der Erde und der dritten Ebene auseinandergezogen wurde. Später nimmt sie ihre gewöhnliche Form an.

Doch damit ist die Arbeit noch nicht zu Ende. Ihr müsst noch eine Ursache-Wirkung-Verbindung der Ereignisse herstellen. Denn der Mensch ist, als er aus dem Leben gegangen ist, in der anderen Welt einer anderen Arbeit nachgegangen. In eurer Welt hat sich ein Bruch der

Ereignisse vollzogen. Er muss mit Information angefüllt werden: sowohl darüber, was war, als auch darüber, was sein wird. Die Information der Zukunft ist die lebensspendende. Sie muss als Szenarium des Schicksals aufgebaut werden. Definiert Ziele, Aufgaben, Bestrebungen. Alles andere baut der Mensch selbst auf.

Die Hauptsache ist, ihm Orientierungspunkte zur Harmonie, zum Schöpferischen, zu einer adäquaten Wahrnehmung der Welt aufzuzeigen. Er muss begreifen, dass das Leben ein ständiger Schöpfungsprozesses ist. Warum ist der Schöpfer ewig?"

Der Lehrer sieht uns abwartend an, und wir bemühen uns, seine Erwartungen nicht zu enttäuschen.

„Weil er ständig schafft", antworten wir übereinstimmend und freuen uns, dass wir die Antwort gefunden haben.

„Diejenigen, die ihr auferwecken werdet, kommen auf die Welt, ohne dass ihr Gedächtnis gelöscht wurde, wie es bei anderen der Fall war. Sie bringen riesiges Wissen auf die Welt, das im Verlauf der Reinkarnationen angesammelt wurde. Doch das Wichtigste ist, dass sie die Technologie der Unsterblichkeit beherrschen und sie mit anderen Menschen teilen werden. Warum sollte man sterben, wenn der Schöpfer den Tod nicht geschaffen hat? Der lange Kampf für das Recht der Menschen auf Unsterblichkeit ist zu Ende. Vor uns liegt eine wunderbare Zeit der Schöpfung. Dennoch wird vieles von dem, was eure Feinde sich ausgedacht haben, um den Menschen daran zu hindern, das ihm zustehende Recht in Anspruch zu nehmen, noch wirken. Sie wurden von der Informationsebene verdrängt. Doch auf der Energieebene sind sie noch arbeitsfähig. Und das Wichtigste ist: Sie können aktiv unter den Menschen wirken."

Wieder schwieg er und sah uns prüfend an.

„Ihr wundert euch, warum ich, der ich zu den dunklen Mächten gehöre, euch so etwas erzähle und euch in Gottes Reich unterrichte?"

Als er davon sprach, wunderten Igor und ich uns wirklich insgeheim, obwohl wir diesem ungewöhnlichen Umstand vorher keine besondere Bedeutung beigemessen hatten. Wenn der Herr ihn uns in dieser Phase als Lehrer gegeben hatte, hieß das, dass es so sein musste. Doch nun hatte er selbst beschlossen, dieses Geschehen zu betonen. Und wir erstarrten in Erwartung, denn wir begriffen, dass nur sein persönlicher Wille das Recht hat zu entscheiden, ob er uns den Grund dafür eröffnet, warum der Unterrichtsgegenstand mit dem Lehrer äußerlich nicht übereinstimmt.

„Am Hirtenstab des himmlischen Vaters gibt es drei Ringe. Sie haben verschiedene Farben: Schwarz, Weiß und Silber. Eine große Macht und eine große Kraft stecken in ihnen. Und nach dem Willen des Schöpfers können sie verschiedenes vollbringen. Auch gibt es in ihnen einen Aspekt, der mir sehr nahe ist. Insbesondere verkörpern sie Frieden, Eintracht und Schöpfung. Es gibt dunkle Mächte, mit denen ich nicht einverstanden bin, und es gibt helle Kräfte, deren Meinung ich nicht teile. Doch Frieden, Eintracht und Schöpfung – hier ist mir klar, was dahinter steht und wohin es führt. Deshalb bin ich an der Seite des Schöpfers, deshalb lehre ich euch heute die Schöpfung und die Auferweckung.

Ihr verfügt über große Fähigkeiten, deshalb seid ihr auch auserwählt worden. Ihr seid durch Tausende Jahre von Inkarnationen gegangen, habt keinen Schaden genommen und lernt wieder. Ihr müsst euch an das erinnern, was ihr schon gewusst habt. Bald wird es Kampfhandlungen geben, die bis zu einem atomaren Konflikt gehen, und ihr werdet euch einmischen müssen. Die Jahre 2002, 2003 und

2004 sind die entscheidenden. Man kann die Situation auf friedlichem Wege lösen. Noch ist Zeit. Obwohl die Arbeit schwer wird. In der Welt herrschen Konfusion und Unschlüssigkeit – sowohl mit der Energie als auch mit der Information. Jetzt, nach eurem Sieg im Armageddon, könnt ihr alles in Ordnung bringen Der kranken Menschen gibt es Millionen! Und kranke Menschen – das ist ein krankes Weltall! Seht ihr, wie die globalen Probleme sich vor euch aufbauen? Ihr müsst alles lösen, alles stabilisieren. Die Zeit, die vergangen ist, die Zeit, die nicht angebrochen ist – kann euch das etwa abhalten? Im Zentrum der Zeit steht der Mensch. Sowohl das Vergangene als auch das Kommende vereinigen sich in ihm. Er ist das Zentrum der Materie, der Energie, der Information. Wer hindert den Menschen, der die Technologien des Schöpfers beherrscht und sich zu seiner Rechten befindet, daran, alles zu erreichen, was er möchte? Zeigt mir jemanden, der so mächtig ist – ich kenne keinen.

Energie, Materie, Information – darüber muss man nachdenken!

Energie und Materie sind das Resultat. Darüber muss man nachdenken!

Die Zeit ist das Resultat. Darüber muss man nachdenken!

Energie, Materie, die Chromosomenreihe – Erkrankung oder Genesung. Darüber muss man nachdenken!

Ihr seht es doch – in der nächsten Dimension gibt es keine Produktion von Häusern, Kleidung, Nahrung. Es gibt keine Sklaven und Maschinen. Alles wird mit Hilfe des Gedankens geschaffen. Das ist ein anderer Entwicklungstyp, ein anderes Bewusstsein, ein anderes Denken. Danach muss man streben, dorthin muss man gehen. Wenn man nicht geht, wenn man stehen bleibt, dann… denkt an die letzte Linie. Was dahinter passiert, heißt genau so: letzte Linie.
Was bringt eure neue Position in Bezug auf die Arbeit? Die Möglichkeit,

das Wesentliche mit Hilfe des Gedankens zu tun. Erinnert ihr euch, womit ihr die Brücke unter euch gebaut habt, als ihr durch die Tür getreten und in den Abgrund gefallen seid? Ob es schwer war oder nicht, es musste getan werden. Und nicht nur für euch – für alle anderen. Ihr müsst es nur einmal probieren, und schon ist es bei euch. Wenn es einmal klappt, klappt es immer. Ist euch das klar, oder habt ihr noch Fragen?"

Igor windet sich. Ich ahne, was er fragen will. In der letzten Zeit interessiert er sich sehr für Materialisierungstechniken. Und er fragt tatsächlich danach.

„Alles beginnt mit einem Punkt, und mit einem Punkt endet es auch", erklärt der Lehrer rätselhaft. „Schaut her. Die ganze Wüste ringsherum hat sich zu einem Punkt zusammengezogen. Es gibt keinen Sand und keine Steine mehr, weder rechts noch links noch unter unseren Füßen. Schauen wir uns also die Wüste vom Standpunkt der objektiven Wahrheit aus an – es gibt keine Wüste, es gibt einen Punkt. Wir betreten sie.

Wir gehen hinter dem Lehrer in den Punkt und sehen, wie sich rundherum wieder eine Hologrammdarstellung der Wüste auftut.

„Das ist alles", sagt der Lehrer. „Eine Technologie, wie es einfacher nicht geht, nur von einem anderen Bewusstseinsstandpunkt aus. Das Problem besteht einzig und allein darin, den richtigen Bewusstseinsstandpunkt zu haben. Es gibt eine Welt in jedem selbst. Es gibt eine Welt um uns herum. Es gibt eine unsichtbare Welt, die dennoch existiert. In jedem dieser Räume könnt ihr Persönlichkeiten sein. Und sogar in allen gleichzeitig. Versucht es selbst. Was werdet ihr tun?"

„Ich versuche, einen großen Füller für Arcady zu materialisieren", sagt Igor.

„Gut", stimmt der Lehrer zu.

Igor nimmt einen Punkt und macht daraus die Konturen eines Füllers. Er füllt ihn mit Weiß. Der Füller hängt in der Luft wie ein Luftballon.

„Mit der Membran ist alles richtig", bestätigt der Lehrer. „Das ist das Volumen des Raumes und die Zeit seiner Passage mit Hilfe eines Impulses. Doch die Form muss noch gefüllt werden. Und zwar richtig gefüllt. So, wie ihr es gemacht habt, wird der richtige Füller erst in zehn Jahren hier erscheinen. Wollt ihr darauf warten?"

Igor windet sich. Er kratzt sich am Kopf. Er begreift, dass wir gerade nicht besonders siegreich aussehen. Mich sieht er nicht einmal an. Er weiß, dass auch ich nicht vor Wissen überschäume, das ich mit ihm teilen könnte.

Plötzlich sind wir wieder im offenen Kosmos. Zwei Herolde kommen und kündigen an, dass jetzt der Schöpfer hierher kommt. Und er erscheint, den Hirtenstab in der Hand.

„Nun, meine Kinder", spricht er uns zärtlich an. „Das ist der Kosmos. Tretet ein. Ihr könnt ihn anfassen. Er ist echt, kein Hologramm wie bei euch in der Wüste. Hier ist alles echt." Neben uns tauchen Kelche, Kerzen und Ikonen auf. Der Vater erklärt: „Wir werden sie jetzt brauchen".

Er nimmt einen Pinsel, taucht ihn in einen Kelch und malt uns Kreuze an Kopf, Hals, Brust, Hände, Bauch und Füße.

„Ihr habt jetzt die göttliche Salbung empfangen", erklärt der Vater. „Ihr erhaltet die Salbung von mir persönlich im Reich meines Sohnes. Ihr werdet sie auch weiter persönlich erhalten."

Er lächelt.

„Glaubt ihr, das sei ein Traum und nicht real? Schaut hinter euch. Was seht ihr?"

„Einen Schatten", antwortet Igor.

„Hinter euch sind also Schatten. Das heißt, ihr seid hier ebenso real wie dort. Ich werde euch jetzt unterrichten, doch in meiner Klasse gibt es weder eine Tafel noch einen Computer. Damit sie erscheinen, genügt es, an sie zu denken. Auch der Füller wird erscheinen. Man muss daran denken, und er wird sich durch die Ebenen herabsenken, die ihr erobert habt. Dann erlangt ihr die Freiheit in euren Taten, und ihr werdet keine Vermittler namens Schicksal und Tod mehr brauchen. Auf der Erde gibt es viel Böses und Ungerechtigkeiten, doch seid es nicht ihr Menschen, die sie heraufbeschwören? Der Wille ist dem Menschen geblieben. Er selbst ersinnt all das Fürchterliche, das ihn dann quält. Habe ich das vielleicht gewollt? Schaut her."

Vor uns taucht im Raum der Körper eines Menschen auf. Er ist harmonisch, mittleren Alters und strahlt Wohlergehen und Gesundheit aus. Das ist gleichsam das Ideal des Menschen. Er hängt horizontal und unbeweglich im Raum.

„Geht nacheinander in ihn hinein und begreift, was bei euch anders ist im Vergleich zu dem, was ich gewollt habe", heißt uns der Vater.

Wir betreten das Vorbild und legen uns hinein. Zuerst Igor, dann ich.

Ich vergleiche die Organe. Das erste, was mir auffällt, ist: „Drei Eimer Fett – wohin damit?" Dann nimmt der Kopf meine Aufmerksamkeit in Anspruch. Hier ist alles ungünstig: Die Neuronen des Gehirns schlafen, und die, die funktionieren, können das nicht koordiniert tun. Hier herrschen Chaos und Disproportion. Daher kommen auch die Ungereimtheiten im Denken. Die linke Hemisphäre ist völlig offen für die Interaktion mit dem Kosmos, doch die rechte Hemisphäre und der

Bereich des dritten Auges sind mit einer Membran verschlossen. Diese Wand hindert sie an der Interaktion mit dem Raum im Inneren, dem Raum außen und dem Raum, in dem wir leben. Und dann sind da noch die Gallenblase, der Appendix, die Nieren.

„Deine Wand ist nicht mehr dunkel, sondern durchsichtig", höre ich die Stimme des Vaters. „Du kannst durch sie hindurch sehen, doch sie hindert dich immer noch am Handeln. Denn die rechte Hemisphäre ist für die Verbindung mit dem kollektiven Bewusstsein, der Seele, der Energie zuständig. Wie könnt ihr durch eine Wand hindurch etwas umformen oder materialisieren? Zehn Jahre wird es dauern, wie euch der Lehrer gesagt hat, bis der wunderbare Füller für die Arbeit von Arcady auf der irdischen Ebene materialisiert ist. Zauberei gibt es nicht – es gibt nur Wissen und Erkenntnis. Und einen von drei Bestandteilen: Illusion, subjektive Wahrheit, objektive Wahrheit. Doch das Problem ist, dass die Menschen sie häufig verwechseln, das Eine für das Andere halten, zum Beispiel die subjektive Wahrheit für die objektive. Und das ist nicht dasselbe. Geht hinaus. Lasst uns noch einmal versuchen, einen Füller zu machen."

Wir stellten uns wieder daneben, und der Mensch, der als Vorbild gedient hatte, verschwand.

„Das erste Mal habt ihr einen Füller in Form eines Hologramms geschaffen, doch er hat sich nicht materialisiert. Wovon zeugt das? Von einem schwachen Impuls oder dem Fehlen irgendwelchen Wissens. Macht den Füller noch einmal."

Wir machen den Füller. Er wird sofort zu einem Punkt komprimiert.

„Wir verstärken vorsichtig den Impuls", sagt uns der Vater vor. „Gibt ihm eine Frequenz und haltet ihn fest, wenn ihr ihn über die

Sephiroth auf die Ebenen hinunterlasst."

Wir tun, wie der Vater uns geheißen. Wir verstärken den Impuls, doch reicht das aus? Wir geben ihm eine Frequenz, aber wie? Unser lang ersehnter Füller schwebt durch die Sephiroth und geht in Malchuth ein. Wir sehen ihn auf den Ebenen, wo er für uns unerwartet seine Farbe verliert und verschwindet.

Der Herr lächelt. Aus irgendeinem Grund denke ich an die Königin der Erde. Denn ein Hologrammfüller ist uns schon verloren gegangen!

* * *

Sie kam in der Nacht. Dieses Mal war die Königin der Erde eindeutig zu einer Auseinandersetzung aufgelegt. Das war kein Traum. Die Deutlichkeit der Darstellung sprach für die Realität des Geschehens. Und eigenartige Namen erklangen in meinem Bewusstsein, als sie begann zu sprechen. Und wieder dieses Gefühl: Das ist schon einmal da gewesen, obwohl jetzt jemand das Geschehen redigiert hatte.

Die Königin der Erde trug ein langes Kleid. Doch es war so aufreizend durchsichtig, dass sie es ebenso gut hätte weglassen können. Der leichte, fließende Schleier verhüllte nichts.

„Wir müssen reden", sagte sie so, als erwartete sie nicht einmal eine Antwort. Es war ohnehin klar, dass das Gespräch stattfinden wurde, wenn sie es beschlossen hatte. Ich hörte ihre Stimme, und in mir raunte etwas warnend die Namen: Fügung, Schicksal.

„Stecke ich tief in dieser Geschichte drin?", erkundige ich mich bei der Königin, die ich aus irgendeinem Grund mit dem Personalpronomen ES bezeichnen möchte.

„Ausreichend", bestätigt sie mir, während sie mich prüfend ansah, doch ihre Stimme klang nicht triumphierend.

„Und hier ist meine Überraschung", sagte die Königin plötzlich. „Gestatte, dass ich dir meine Freundin Kali vorstelle, die Göttin des Todes und der Zerstörung."

Die Königin strahlte vor Vergnügen, als sie meine Verwirrung bemerkte. Neben ihr war eine Göttin mit drei Augen und vier Armen, die wirkte wie aus Gold gegossen. Nicht ein Muskel zuckte in ihrem leidenschaftslosen Gesicht. Sie sah mich mit wachen Augen an, als würde sie in die Tiefe meines Wesens vordringen. Sie streckte zwei Arme nach vorne, um die sich wie Armreifen Schlangen wanden, die sich über ihren Körper schlängelten.

„Ich habe viel von euch gehört", sagte sie, ohne zu lächeln, und berührte meine Handflächen. „Fürchtet mich nicht. Ich habe euch meine mütterlichen Arme ausgestreckt."

„Kali ist nicht nur die Göttin des Todes, sondern auch der Mutterschaft", hielt die Königin für nötig zu erklären. „Zwei ihrer Arme stürzen ins Verderben, zwei aber beschützen."

Die Schlangen krochen ununterbrochen über den Körper der Göttin, wobei sie laut und drohend zischten und sich immer wieder miteinander verflochten. In ihren Augen glomm das düstere Feuer des Todes, und aus ihren Schlünden stießen gespaltene Zungen wie Blitze hervor.

„Beunruhigen Euch diese Schmuckstücke nicht, Kali?", zwang ich mich, überhaupt etwas zu sagen, wobei ich Mühe hatte, meinen Abscheu zu überwinden.

„Jede Göttin möchte sich mit irgendetwas hervortun", antwortete Kali und musterte mich kalt. „Es freut mich, dass ihr jungen Götter das bemerkt." Ihre Oberlippe schob sich ein wenig hoch und gab den Blick auf gleichmäßige spitze Zähne frei. Jetzt wusste ich genau, dass ich diese Worte schon einmal gehört hatte. Doch gleichzeitig hatte sich etwas verändert. Die Zukunft und die Vergangenheit veränderten, als sie einander berührten, irgendetwas in der Gegenwart.

„Erstens bin ich kein Gott, sondern ein Mensch. Und zweitens…"
„Seid ihr ständig in dieser Hypostase?" unterbrach mich Kali.
„Das ist mein Glaube", erklärte ich kurz.
Kali schien perplex.
„Man kann nicht immer nur einen der Gegensätze in reiner Form für sich haben. Das entspricht nicht den Ursprünglichen Mächten. So ist das Weltall aufgebaut. Und wir, die wir der Vorposten der Weltordnung sind, müssen auch in unseren Hypostasen viele Gesichter haben, müssen dem Licht und der Finsternis entsprechen", sagte sie, und die Schlangen hoben ihre Köpfe, als sie lauschten, was Kali sagte. „Übermäßiges Licht wie auch übermäßige Finsternis blenden gleichermaßen."

„Das ist alles eine Sache der Überzeugung", beharre ich stur auf meinem Standpunkt. „Ich handele, wie ich es für richtig halte, weil ich von meiner Rechtschaffenheit überzeugt bin. Wobei in der Frage des Übermäßigen meines Erachtens ein Körnchen Wahrheit steckt."

„Aber du weißt nicht, wie gefährlich es ist, Recht zu haben?", fragte die Königin und senkte auf einmal ihren Kopf. Die spitzen Zacken ihrer Krone berührten meine Stirn. „Am besten ist es, man dient lediglich seinen eigenen Wünschen, Launen und Phantasien. Das befreit einen davon, mit sich selbst im Unreinen zu sein."

„Das tut mir weh." Ich verzog das Gesicht, als die Zacken ihrer Krone durch meine Haut drangen.

„Halte es aus oder werde verrückt", riet mir die Königin.

Ich trat einen Schritt zurück.

„Siehst du", sagte sie begeistert, „es gibt auch noch eine andere Möglichkeit zur erreichen, was man will. Tut es dir jetzt nicht mehr weh? Vergiss nicht: Das, was dir in der Grabkammer gezeigt wurde, und das, was dir in Feodossija gezeigt wurde, sind reale Varianten, wie sich die Ereignisse entwickeln können. Welche von ihnen wählst du aus?"

„Die dritte."

„Habe ich sie dir etwa angeboten?"

„Nein. Ich werde sie selbst schaffen."

„Wie denn?"

„Mit meinem Willen und meinen Gedanken."

Die Königin wandte sich um, peitschte mir ihren Mantel ins Gesicht und löste sich in der undurchdringlichen finsteren Nacht auf.

Dieser seltsame Traum, diese geheime Seite eines mir selbst unbekannten Lebens, löste einen Sturm von Gefühlen und Gedanken aus. Ich versuchte, das Geschehen zu analysieren.

Dass es dieses Sujet in meiner Vergangenheit schon einmal gegeben hatte, daran gab es keinen Zweifel. An einigen Stellen war es korrigiert worden. Auf den ersten Blick nicht besonders deutlich. Doch im Grunde waren die Korrekturen höchst wesentlich.

Daraus folgt, dass ich irgendwelche geheimen Informationsspeicher in mir habe. Oder Archivierungspunkte, wie Grigori Petrowitsch es gern ausdrückt. Auf eine mir unerklärliche Weise können sie jederzeit aktiviert und aus dem passiven, potentiellen Zustand in den aktiven, realen überführt werden. Das heißt, einerseits ist das so etwas wie das Gengedächtnis, das Ereignisse archiviert. Und zwar nicht nur in diesem Raum. Andererseits wird bei der Kopplung mit neuen Entwicklungsvektoren der Zukunft der Mechanismus zur Schaffung von Realität, der Welt, in der wir leben, eingeschaltet.

Das, was ich gezeigt bekommen habe, war ein Teil des Labyrinths. Der Archivierungspunkt, der durch einen unsichtbaren Strahl allmächtiger psychischer Energie mit der Sephira Malchuth, dem Reich der Materie, verbunden ist, hat eine Reihe von Ereignissen ausgelöst, in der ich eine bestimmte Rolle spielen sollte, die den Lauf der Ereignisse in der Gegenwart vorherbestimmte. Und nicht ein einziges Detail des Geschehens war zufällig. Alles wurde berücksichtigt, alles hatte eine wichtige Bedeutung.

Die Königin hat mich eingeladen zu verhandeln. Dementsprechend existierten auch Subjekte des Prozesses und ein Streitgegenstand, um den es bei den Verhandlungen gehen sollte.

Das nächtliche Sujet war zweifellos eine originelle Form des Verhandlungsprotokolls. Im Verlauf der weiteren Entfaltung wurden mir angenehme Formen traditioneller sexueller Erbauung mit unklarer Rollenverteilung der Ereignisse angeboten. Es hatte eine Erpressung und den verschleierten Versuch gegeben, mir durch die Freundschaft mit Kali Angst einzujagen, die auf der energetischen Ebene die Göttin des Todes und der Mutterschaft ist.

Ich analysierte noch einmal im Gedächtnis die Minuten der Begegnung mit Kali, ihren prüfenden, abschätzenden Blick und die Ruhe in mir, die nicht einmal die Schlangen beeinträchtigen konnten, die über ihre Arme krochen. Jetzt war ich davon überzeugt, dass genau diese innere Ruhe auch dazu geführt hatte, dass mir die furchtbare Göttin ihre mütterlichen Arme entgegengestreckt hatte. Von zwei möglichen Varianten war die bessere realisiert worden. Es hätte auch anders kommen können.

Und in diesem „hätte" lag das größte Geheimnis des Seins. Ich spürte, dass ich dem geheimen Schatz des Weltalls schon ganz nah war: der Möglichkeit, Ereignisse persönlich positiv zu steuern. Ich hätte mich nur im Moment der Begegnung mit Kali falsch verhalten oder aggressiv auf die Provokation der Königin reagieren müssen, als sie mir die Zacken ihrer Krone in die Stirn gebohrt hat, und alles hätte sich ganz anders entwickeln können. Doch ich habe die früheren Errungenschaften nicht wieder losgelassen und erreicht, dass Kali mir ein Bündnis anbot, indem sie mir ihre mütterlichen Arme entgegenstreckte.

Doch was hatte es mit diesem unaufdringlichen, fast beiläufigen „ihr jungen Götter" auf sich? Bezog sich dieses zweifelhafte Kompliment auf mich persönlich? Denn jeder neue Gott ist im Vergleich zu Kali ein Säugling auf der irdischen Ebene: Sie ist wer weiß wie alt, genau kann man es gar nicht zählen. Und heute sind von ihrer einstigen Macht nur noch die Stadt Kalkutta und einige Sekten übrig geblieben.

Ich selbst strebe überhaupt nicht an, ein Gott zu sein. Und wenn ich nun einverstanden gewesen wäre? Es ist durchaus möglich, dass die antike Göttin mir ihre Macht übertragen hätte, wie der Recke Swjatogor in der Sage die seine einst mit Ilja Muromez geteilt hatte.

Was wäre aus mir geworden, wenn das Bewusstsein mit süßer Schläfrigkeit auf die verschleierte Bestechung reagiert hätte? Der schmale Grat der Wahrheit, der Licht und Finsternis voneinander trennt, ist gar nicht so harmlos. Manchmal ist er scharf wie eine Rasierklinge. Wer kann sich darauf ohne eine genaue Vorstellung von Gut und Böse behaupten?

Igor, dem ich die Einzelheiten der Begegnung mit der Königin und mit Kali erzählte, billigte mein Verhalten.

„Es war alles korrekt", schlussfolgerte er. „Das diplomatische Protokoll wurde nicht verletzt. Wir haben keinerlei Zugeständnisse gemacht und uns der Situation völlig angemessen verhalten. Gratuliere!"

* * *

Ich habe schon mehrmals festgestellt, dass sich, wenn ich vor eine Wahl gestellt werde, die weiteren Ereignisse in strenger Abhängigkeit von den Werten entwickeln, denen bei der Prüfung der Vorzug gegeben worden war. Igor und ich sind normale irdische Menschen, die eine nicht geringe Last alltäglicher Probleme zu tragen haben – finanzielle, familiäre, soziale. Doch aus irgendeinem Grund wählen wir immer wieder nicht das aus, was uns konkret bei ihrer Lösung helfen könnte, sondern das, was einem gewissen Ideal am meisten entspricht. Übrigens taucht dieses Ideal in unserem realen Sein so gut wie nie auf (dafür ist es auch ein Ideal), sondern wir halten daran streng als Orientierungspunkt für unsere Bestrebungen fest. Wie oft haben wir neben anderen Verführungen schon auf Geld und Macht verzichtet, die als Kraft und Macht hier, im konkreten Leben, sofort zu Tage getreten wären. Und zwar im vollen Bewusstsein der gegenseitigen Verbindung dessen, was auf der Informationsebene und der Ebene unserer physischen Welt vor sich geht. Das, was wir wählten, führte uns in der Regel nicht zu der Möglichkeit, aus unseren Siegen einen Nutzen zu ziehen, sondern zu einer anstrengenderen Arbeit auf der irdischen Ebene und zu schwieriger werdenden Prüfungen auf der Informationsebene.

Inzwischen gab es auch viele Versuchungen und Provokationen, manchmal mit den besten Absichten. Einer meiner Freunde zitiert mir zum Beispiel häufig Omar Khayyām:

Wenn dir plötzlich Gnade zuteil geworden ist,
Kannst du alles, was du hast, für die Wahrheit geben.

Doch, heiliger Mensch, empfinde keinen Zorn
Auf den, der nicht für die Wahrheit leiden will!

Ich bin kein Zauberer, ich lerne nur. Doch wenn man es von außen betrachtet – was ist der Preis für unsere Bemühungen? Ich habe schon mehrmals geschrieben, dass wir für die Schulmedizin irgendetwas zwischen Scharlatanen und Ignoranten sind. Den neuen Beamten in meinem Ministerium erschien ich auch nicht als Gleichgesinnter. Diese Aufzählung könnte man noch lange fortführen.

Unser Traum besteht in etwas anderem: darin, bis zum Ende zu gehen und uns zu bemühen, alle Zweifel zu unterdrücken, und der Angst keine Chance zu geben, uns wesentlich zu beeinflussen. Der Weg, den wir gehen, wird morgen vielen zugänglich sein. Und dank uns wird er für die anderen Menschen leichter werden. Sie werden sehen und erfahren, dass man diesen Weg gehen und seine Gefahren überwinden kann. So haben wir auch jetzt, nach dem Verhandlungsprozess in der Sephira Malchuth wieder etwas im geheimen Mechanismus des Weltalls in Gang gesetzt. Und dieses Etwas, hat uns, als es sich gebildet hatte, vorgeschlagen, die erklärten Werte eines völlig konkreten Kampfes für ihre Umprogrammierung auf der energetischen Informationsebene und anschließend für ihre Verkörperung auf der irdischen Ebene zu bestätigen.

* * *

Sobald Igor und ich in den Bardo-Kanal der Ebenen gekommen sind, um mit Patienten zu arbeiten, wurden wir sofort wie mit einem riesigen Staubsauger in den Tunnel gezogen. Wir waren in dem Sog, und wir spürten deutlich seine Vibrationen. Einige Zeit später schleuderte uns der Tunnel in den Kosmos. Nachdem wir eine Zeit lang kopfüber geflogen waren, gerieten wir wieder in einen Sog und wurden in den heißen Raum eines neuen Tunnels hineingezogen. Einige Minuten wurden wir von einer Wand zur andern geschüttelt, ehe wir direkt auf der Sonne landeten. Wäre das die physische Ebene unseres Gestirns gewesen, wären Igor und ich sofort verbrannt. Doch zu unserem Glück war das ein anderer Raum, den normalerweise niemand sieht – das unsichtbare Universum. Und nach dem erheblichen Training im gesamten vergangenen Jahr fühlten wir uns nun recht wohl darin. Die gigantische Oberfläche der Sonne, die von Vulkanen glühenden Plasmas kochte, konnte Igor und mir in Bezug auf die Hitze nichts anhaben. Wir standen ruhig auf irgendeiner Oberfläche und sahen uns um.

Plötzlich stiegen direkt aus dem siedenden Ozean ungezählte Silhouetten auf. Sie traten aus dem Feuer und stellten sich uns gegenüber auf: der himmlische Vater, der Heilige Geist, Jesus, eine sehr schöne Frau in altrussischem Gewand, Heilige, Krieger, Alte, Engel und Erzengel. Wir knieten vor all diesen bedeutenden Persönlichkeiten nieder, doch die Frau, die aus der Sonne herausgetreten war, half uns wieder auf. Sie sah uns mit solcher Zärtlichkeit und Liebe an, wie nur Mütter ihre Kinder ansehen können.

Igor und ich wissen, dass das die energetische Informationsebene ist. Doch eines ist seltsam – die Frau, die uns aufgeholfen hat, erschien uns nicht als Phantom. Ihre Hand war stark und fest, und ihr Gewand duftete nach frischen Frühlingsgräsern. Sie war uns in allem identisch und existierte zweifellos in der Realität. So, wie auch die anderen Beteiligten dieses Ereignisses und auch vorheriger Ereignisse keine Phantome waren. Oder waren der Schwarze Ritter oder der Drache

Gorynytsch vielleicht eine Illusion gewesen? Und alle, die auf die eine oder andere Weise an den Geschehnissen im unsichtbaren Raum, ja sogar auf der irdischen Ebene, beteiligt gewesen waren.

Die Frau schweigt. Aber wie schweigt sie? Wir sind für sie nicht einfach irgendwelche Dahergelaufenen. Und sie kennt uns schon lange. Das ist leicht an dem freudigen Lächeln abzulesen, das von Zeit zu Zeit durch einen Schatten der Sorge verdunkelt wird, und auch daran, wie sie uns zärtlich ansieht, mühsam den Impuls unterdrückend, auf uns zuzustürzen. Auch das vielsagende Schweigen verrät das Ungewöhnliche und Bedeutende dieser Begegnung.

Und die Frau hätte uns tatsächlich fast umarmt, doch im letzten Moment hielt der Schöpfer mit einer leichten Berührung ihrer Hand diesen Impuls zurück, der ihr fast außer Kontrolle geraten wäre.

„Meine Kinder", sagte sie leise. „Auf den heutigen Tag habe ich gewartet und mich vor ihm gefürchtet. Ihr müsst hinuntergehen, dorthin, wo die Sonne-zwei ist. Niemand kann jetzt sagen, wie es ausgeht. Das Gelingen hängt vom Wissen und vom Glück ab. Ihr seid bis zum letzten Moment auf der Erde versteckt worden. Diejenigen, die den heiligen Georg gesucht hatten, waren selbstherrlich der Meinung, dass vor dem Armageddon nicht die Zeit ist, starke Einzelkämpfer auszubilden. Erst als sie den Maßstab ihrer Suche eingeschränkt haben, konnten wir euch das Hellsehen zurückgeben."

Sie seufzte, und ein Blick von trauriger Zärtlichkeit streifte uns noch einmal.

„Ich gebe euch als Hilfe zwei kleine Sonnen. Schaut her, sie sind so winzig, an einer Kette aus Weizenkörnern", warnte sie. „Doch in ihnen steckt eine große Kraft."

Von der Seite reichte ihr jemand die Amulette, die in Form einer goldenen Sonne mit Sonnenstrahlen gestaltet waren. Sie hängte sie uns um. Nur einen Augenblick leuchteten die goldenen Sonnen auf unserer Brust. Dann loderten sie auf und verschwanden in der Tiefe. Dort, wo das Herz ist, dort, wo die Seele ist.

Alle um uns herum beten.

„Fürchtet euch vor nichts", sagt der Vater. „Wenn es nötig ist, werdet ihr euch an alles erinnern."

Es erschienen irgendwelche Frauen und begannen, unsere Arme, Beine und die Taille mit verschiedenfarbigen Wollfäden zu umwickeln.

Das sind Talismane – rote, hellblaue, grüne, goldene.

Jesus betet neben uns, dass nicht ein Gelenk, nicht eine Ader, nicht ein Organ von uns Schaden nehmen möge.

Die Alten kommen heran, legen uns eine süße Hostie in den Mund, und auf einem Löffel ist etwas Ähnliches wie Messwein. Sie machen uns Punkte auf den Kopf – dort, wo das dritte Auge ist.

Dieses Ritual ist uns neu nach allem, was schon war. Man segnet uns, gibt uns Ratschläge auf den Weg, wünscht uns Glück. Der Vater, der Heilige Geist und Jesus schlagen ein Kreuz und geben uns für den Weg ihren Segen.

Wir werden begleitet, und augenblicklich sind wir im Bardo-Kanal. Hier brennt kein Kreuz, sondern ein Pentagramm. Wir stellen uns in das Zentrum des mystischen Zeichens, und alles um uns herum beginnt, sich schnell zu verändern: die Sonne, der Mond, der Tag, die Nacht, das Licht und seine Reflexion.

„Warum die Reflexion?", dringt die Frage in unser Bewusstsein. Sie taucht augenblicklich auf und versucht, ebenso augenblicklich in den Tiefen unseres Gedächtnisses zu verlöschen, doch wir schaffen es, ihren alarmierenden Kern zu begreifen. Und wir sehen: Links steht ein großer Spiegel. Er ist der Archetyp dessen, was im Bewusstsein des Menschen die linke und die rechte Hemisphäre voneinander trennt. Das ist eine Verzerrung, die mutwillig zwischen dem Schöpfer und den Menschen aufgebaut wurde. Die Urheber dieser Verzerrung muss man in der Tiefe suchen. Mit Hilfe des Bewusstseinsimpulses komprimieren wir den Spiegel und nehmen ihn mit. Unten wird er uns nützlich sein. Sobald wir den Spiegel entfernt haben, entsteht im Zentrum des Bardo-Kanals wieder ein Kreuz.

Jetzt können wir hinabsteigen. Wir begeben uns auf feindliches Gebiet, betreten die Ebenen der höllischen Struktur. Teufel aller Art glotzen uns verwundert an. Sie wissen nicht, was sie tun sollen – sollen sie sich auf uns stürzen wie beim letzten Mal oder uns lieber in Ruhe lassen? Sie erinnern sich an die Folgen der letzten Prügelei. Gut, dass sie schon angefangen haben zu überlegen. Das heißt, dass für diese Wesen, die keine Grenzen kennen, eine Evolution im Prinzip möglich ist. Trotzdem rotten sie sich irgendwie zusammen und lassen uns nicht passieren.

Plötzlich tauchen neben ihnen zwei Herolde des Schöpfers auf und befehlen ihnen, ohne mit der zur zotteligen Bevölkerung der unteren Ebenen viel Aufhebens zu machen, uns aus dem Weg zu gehen. Und das Erstaunliche ist, dass die aus Mohair sich fügen, auch wenn sie in demonstrativer Brutalität ihre Schweinerüssel verziehen.

Wieder gehen wir nach unten. Und wieder ein neues Hindernis. Dieses Mal versperrt uns ein Riese den Weg, einer der antiken Götter der Erde. Er ist viel größer als Igor und ich, doch wir wissen seit Langem, dass in dieser Welt das Wichtigste nicht die Größe ist, sondern das Wissen, über das man verfügt. Und über welches Wissen wir verfügen, wissen wir selbst nicht einmal. Obwohl wir es spüren: Eine große Kraft schläft entweder noch oder ist gerade dabei zu erwachen.

Der Riese ist wirklich ein Koloss. So einer setzt einen auf seine Handfläche, schlägt mit der anderen Hand drauf, und übrig bleibt nur ein nasser Fleck. Er ist sich völlig des Eindrucks bewusst, den er machen kann, und mit seinem animalischen Gesichtsausdruck und dem roten Rauschebart ist er noch furchteinflößender.

„Ich ramme euch mit einem einzigen Gedanken in die Erde", erdröhnt sein Gebrüll.

Und er spuckt schließlich nicht einfach große Töne. Tatsächlich übt er mit seinem Gedanken einen solchen Druck auf Igor und mich aus, dass wir bis zur Taille in der Erde versinken.

Und in diesem Moment erwacht in uns, wovon wir bisher nichts wussten und was der Vater angedeutet hatte. Igor und ich erweitern unser Bewusstsein fast bis zur Unendlichkeit, und damit erfassen wir die Gedanken des Riesen. Unser Geist ist stärker. Er drückt und quetscht die Psyche des antiken Gottes und bringt sie fast auf Erbsengröße. Der Riese greift sich an den Kopf. Er hat anscheinend Migräne bekommen. In dieser Zeit kommen wir aus der Erde hervor. Der Riese fühlt sich weiterhin unwohl. Er macht Stielaugen und scheint nicht allzu sehr an einer Schlägerei interessiert zu sein.

„Du kannst uns nichts tun", sagt Igor. „Fünf Siegel vom Gedanken des Heiligen Geistes schirmen uns im Wasserspiegel ab. Wir sind gekommen, um uns zu nehmen, was uns zusteht, und euch zu geben, was euch zusteht."

Der Riese versucht, irgendetwas in seinem Inneren zu tun, doch wir schicken unsere Gedanken in das Innere seines auf Erbsengröße komprimierten Bewusstseins.

„In Ordnung, geht nach links", stimmt der Riese zu. „Vielleicht kommt ihr auch wieder zurück. Dann lasse ich euch nach unten."

Wir gehen nach links, in ihr höllisches Paradies. Wir sehen Apfelbäume und daneben jeweils fünf Untertassen auf Podesten. Sie alle haben verschiedene Farben. Und wir sehen noch einen trockenen Baum

Wir hören auf die Stimmen unserer Intuition, pflücken einen Apfel und legen ihn auf eine schwarze Untertasse. Der Apfel zerfällt sofort. Das bedeutet: Das Böse bringt Böses und ist nicht fähig, etwas zu erschaffen.

Wir pflücken noch einen Apfel von einem anderen Apfelbaum und legen ihn auf einen weißen Teller. Der Apfel war schwarz und wurde rot. Das ist der Apfel des Lebens. Ungeachtet seiner ursprünglichen trügerischen Farbe haben wir ihn richtig mit der weißen Untertasse zusammengebracht. Wir haben das Schaffende und das Harmonisierende vereint.

Wir kommen an den Baum der Erkenntnis. Der Teller ist umgedreht. Die Äpfel sind prall und auserwählt. Nur im Dickicht der Zweige hängt irgendein Apfelgriebsch. Aus irgendeinem Grunde pflücken wir den Griebsch und legen ihn auf einen Teller. Auf dem Teller wird der Griebsch sofort wiederhergestellt. Denn in ihm ist Wissen. Und es ist unerheblich, wer dieses Wissen wie erworben hat, selbst wenn es durch Böses und Betrug war. Das Wissen ist von sich aus ein Segen und erinnert sich an das Licht in seinem Inneren.

Der vierte Apfelbaum ist ganz erstaunlich: Die Früchte haben ein Oberteil, aber kein Unterteil.

Beim fünften ist das Bild genau entgegengesetzt: Das Unterteil ist da, aber das Oberteil nicht. Und die Podeste mit den Tellern sind irgendwie halbiert. Wir pflücken von den verschiedenen Bäumen die Hälften und fügen sie zu einem ganzen Apfel zusammen. Wir verschieben die Podeste und legen eine Frucht auf den Teller. Dieser Apfel reicht vorerst für alle. Und wenn es mehr Wissende gegeben wird, werden sie hierher kommen, die Arbeit fortsetzen, und ein neuer Apfel wird auf dem Teller liegen.

Kaum hatten wir diese Arbeit ausgeführt, drang das Licht von oben nach unten und leuchtete ihr Paradies aus.

Der Riese steckt seinen Kopf in die Ebene. Er sieht, dass die Bäume grün, die Teller ganz und die Äpfel richtig verteilt sind. Er schüttelt den Kopf.

„Geht dorthin. Dort ist die Belohnung."

Wir gingen los. Ein Zimmer, das in die Wand eingelassen war, und ringsumher unzählige Truhen mit Gold und Edelsteinen. Nur plötzlich plumpste hinter uns ein schmiedeeisernes Gitter von oben herunter. Wir waren inmitten dieses ganzen Reichtums eingeschlossen.

„Nehmt euch, was euch gefällt. Danach geht weiter", ruft der Riese.

„Wir brauchen hier aber nichts. Wer diese ganze Last der Verantwortung angesammelt hat, der soll sie auch auf seinem Rücken bis zum Jüngsten Gericht tragen."

Kaum hatten wir das gebrüllt, zerfiel das Gitter zu Staub. Wir gehen hinaus. Der Riese tritt beiseite. Schweigend lässt er uns durch. Bei ihm ist es offensichtlich um die Wortgewandtheit ohnehin nicht allzu gut bestellt, und nach dem Migräneanfall hat er überhaupt keine Lust, uns anzusehen.

Wir treten auf die Plattform. Dort ist ihr lokaler Heiliger, das heißt ein großer Spezialist für Gemeinheiten. Er sieht uns freundlich an und strahlt geradezu vor geheucheltem Wohlwollen.

„Ja", konstatiert er nachdenklich. „Ihr verfügt wirklich über ungewöhnliche Kraft. Schon lange war niemand wie ihr mehr hier. Deshalb werde ich euch weder nach links noch nach rechts führen. Es ist ohnehin klar, dass ihr ohne zu schwanken euren Weg finden werdet.

„Weshalb sollten wir auch schwanken? Wir können uns den Weg von jedem beliebigen Ort aus mit dem Kreuz ausleuchten."

„Ja, natürlich", stimmt der dunkle Alte zu, „Wenn man ein Kreuz hat, kann man auch leuchten. Ihr aber helft den Menschen, die hier sind. Dieser hier ist ein Aussätziger."

Kaum hatte er das gesagt, erschien neben ihm ein mit Lumpen bekleidetes Skelett, das gerade noch mit Haut bedeckt war. An seinen verfaulten Lappen bimmeln Glöckchen.

„Wenn ihr von Gott geschickt seid, heilt ihn."

„Ja, wir sind von Gott geschickt", bejaht Igor. „Aber er ist ein verkleideter Teufel. Und die Krankheiten sind nicht seine eigenen."

Sofort erschien daneben eine weitere Figur. Er war völlig verwachsen, und auch seine inneren Organe waren geschädigt.

„Dann heilt ihn."

Wir schauen ihn uns an – um ihn zu heilen, muss man den Teufel austreiben, der sich in ihm häuslich niedergelassen hat. Er kristallisiert sich in dunkle Energie und schädigt die Organe.

Wir übten ein wenig Druck mit dem Heiligen Geist auf ihn aus. Der aus Mohair sprang heraus, als wäre er mit kochendem Wasser übergossen worden.

Und der Mann, aus dem er heraus gesprungen ist, bittet:

„Heilt mich, heilt mich."

Doch wie sollen wir ihn heilen, wenn er keine Seele hat, nicht einen winzigen Strahl helle Energie und weder subjektive noch objektive

Wahrheit kennt?

„Wir können es nicht", verkündet Igor. „Du verfügst nicht über das, was ein Mensch braucht. Du hast keine Seele."

„Gebt mir eine Seele, gebt sie mir", jammert er penetrant. „Hier war schon mal ein Mensch. Er konnte mir eine Seele geben."

„Die Seele gibt Gott, wir bringen das Wort des Herrn", wehrt Igor das Ansinnen ab.

Und er schweigt lange und ausdrucksstark. Ich tue es ihm gleich. Was sollte man diesen Worten auch noch hinzufügen?...

„Was soll's", gesteht der dunkle Alte ein, „ich muss euch den Schlüssel geben und die Tür zeigen, die ihr gesucht habt. Sie ist hier, in unserer Sonne, die den Körper der Erde wärmt. Hier ist unsere Zivilisation und unser Streben entstanden, alles zu besitzen. Vieles von dem, worauf die Menschen heute stolz sind, ist in unseren unterirdischen Stätten und Laboratorien entstanden. Sogar der Flachbildfernseher, der jetzt den Amerikanern und Japanern so gut gefällt. Supermoderne Computer, Roboter und Cyborgs, die euch von schwerer Arbeit erlösen. Nicht mehr lange, und der Mensch hätte überhaupt nichts mehr tun müssen. Sich nur noch amüsieren und seinem Vergnügen nachgehen. Für die sexuelle Ablenkung hätten die Roboter jede beliebige Fantasie erfüllen können. Und das alles wird jetzt euretwegen zusammenbrechen. Nehmt die Schlüssel. Der König der Finsternis wartet."

„Wir brauchen deinen Schlüssel nicht. Wir können mit der Hilfe des Gedankens jede Tür öffnen", sagt Igor.

„Und deine Puppen für das Amüsement brauchen wir auch nicht", setze ich hinzu. „Wir kommen selbst zurecht. Was würde bloß aus dem Menschen werden, wenn buchstäblich alles Roboter für ihn tun würden?"

Das Wesen schweigt. Es hat seine eigenen Gedanken und seine eigenen Ziele. Es weiß, dass wenn der Mensch sich nicht bemüht, ein Mensch zu werden, sein Platz von jenen eingenommen werden kann, die aufgeweckter sind. Es will nicht, dass der Mensch, wenn er in den Spiegel sieht, nicht sich sieht, sondern das unendliche Universum, sondern dass das Universum den Menschen sieht. Doch wir öffnen mit dem Gedanken den Durchgang in ihre falsche Sonne und tragen ihren schädlichen Spiegel in diesen Durchgang.

Innerhalb der unterirdischen Sonne sitzt in einem großen Saal auf einem Thron Migen, der sich einmal selbst als „einziger Gott und Eiferer" bezeichnet hat. Warum war er so eifrig, für wen, wenn er der Höchste über den Höchsten war? Wie viele Namen hatte er, wie viele Gesichter hat er im Laufe der Zeit ausgetauscht? Wir sehen ihn an und wundern uns – er ist weder Mensch noch Teufel. Er ist irgendetwas Unklares dazwischen.

Und er sieht uns ebenfalls an. Er mustert uns. Offensichtlich gefallen wir ihm nicht. Er fragt:

„Wofür habt ihr den Spiegel angeschleppt?"

„Nimm ihn. Es ist deiner", sagt Igor.

„Wozu? Der Spiegel gehört dreien, zwei davon seid ihr. Also schleppt ihn auch wieder zurück."

„Wir brauchen deinen hinterlistigen Spiegel nicht, der statt der Wahrheit die Lüge zeigt."

„Was soll's, ich habe die Schlacht verloren und kann euch von Gesetzes wegen nicht widersprechen. Stellt den Spiegel in die Ecke."

Tumb beobachtete er aus dem Augenwinkel, wie wir den Spiegel mit der reflektierenden Oberfläche zur Wand drehten. Dann wurde er unruhig: Vorsicht, nicht dass ihr ihn kaputtmacht!

„Das ist kein Spiegel", widerspreche ich ihm. „Das ist ein Vorurteil, eine Lüge, ein Trugbild. Betrüge dich selbst damit und habe deinen Spaß."

„Ich möchte hier bleiben und werde euch keinen Schaden zufügen. Bittet euren Vater, mir wenigstens meine Sonne zu lassen."

„Bitte ihn doch selbst", sagen wir ohne Mitgefühl für seinen jämmerlichen Zustand. „Und befreie alle Ebenen von deiner pelzigen Garde. Eure Macht ist vorbei. Sitze du hier mit allem, was du dir für andere ausgedacht hast. Es kehrt alles zu dir zurück."

Wir gehen. Wir gehen durch die Ebenen und sehen, wie sie von Licht, Energie und Information erfüllt werden Von nun an wird die linke Hand wissen, was die rechte tut. Ein Schatten ist in den Ebenen aufgetaucht, kein langer, kein kurzer, sondern genau so einer, wie er dem modernen Wissen des Menschen entspricht. Im Ergebnis kann der Mensch die abgestimmte Verbindung zwischen seiner rechten und linken Gehirnhälfte herstellen und das begreifen, was er noch vor Kurzem überhaupt nicht begreifen wollte, an das glauben, was des Glaubens würdig ist, die objektive Wahrheit sehen. Von nun an ist das, wonach das Herz strebt, und das, was der Verstand will, frei vom Zerrspiegel der einseitigen Wahrnehmung der Wirklichkeit; nun ist es wieder fähig zu Harmonie und Integration. Weder der Wissenschaftszentrismus muss noch der kirchliche Dogmatismus werden ab jetzt das einheitliche Ganze, den Menschen, in Stücke reißen. Keinerlei Voreingenommenheiten des Denkens werden mehr absolut und unantastbar über sein freies Streben zur Erlangung des unendlichen Wissens des Schöpfers triumphieren.

Dieses Wissen ist bereits harmonisch in Reihen gegenseitiger Abhängigkeiten aufgebaut und infolgedessen ungefährlich und schöpferisch. Seine Absolutheit ist bedingt durch die Existenz des

Weltalls selbst. Der wissenschaftlich-technische Fortschritt in der modernen Form ist nicht mehr als die Summe gefährlicher Entdeckungen und Technologien. Die Welt an sich ist weder eine Werkstatt noch ein Tempel. Sie ist beides zusammen, in ihr muss der schöpferische Prozess durch den hohen moralischen Anspruch einer göttlichen Entdeckung geweiht werden.

Sehen Sie: Kein einziges Naturgesetz funktioniert isoliert von den anderen; eine Erscheinung oder ein Ereignis wird immer von einer Vielzahl von Faktoren beeinflusst, und wohl kaum jemand kann sowohl die wesentlichen von ihnen als auch die unbedeutenden zählen, die gewöhnlich außer Acht gelassen werden.

Die Legende besagt, dass Newton die Formel für die Erdanziehungskraft entwickelt hat, nachdem ihm ein Apfel auf den Kopf gefallen war. Doch die Formel ist abstrakt, sie taugt nur für Lehrbücher. Stellen wir uns vor, dass der Apfel nicht von einem Baum gefallen ist, sondern dass Galilei, der gerade das Fallgesetz studierte, ihn vom Turm von Pisa geworfen hat. Und wenn der Apfel schon genau auf den Kopf eines Genies fallen „wollte", hätte er nicht nur die eigene Masse und die Gravitationskonstante, sondern auch andere Einflüsse berücksichtigen „müssen". Die Windstärke, den Zustand des Zweiges, von dem er abreißen wird, die Dichte und die Feuchtigkeit der Luft. Und sogar den Zustand des Philosophen selbst. Wahrscheinlich gab es auch noch Faktoren, von denen wir nichts wissen. Newton und Galilei hatten verschiedene Aufgaben und auch verschiedene Rechnungen.

Ein Fallschirmspringer aber muss überhaupt nicht das Gravitationsgesetz kennen, um eine winzige Unterlegscheibe zu treffen. Zu seinem Erfolg verhilft ihm langwieriges Training, in dessen Ergebnis sich anderes Wissen informiert – auf der Ebene der Intuition. Die

Theorie wird durch Erfahrungen und Fertigkeiten ersetzt. Und wer will entscheiden, welches Wissen der Wahrheit näher kommt?

Ich gelange immer mehr zu der Überzeugung, dass bislang das Wesen der Welt, der Natur und dementsprechend die Idee des Schöpfers für die Mehrheit der Menschen unbegreiflich sind. Nun gut, wir erschließen Tausende neuer Welten, Ebenen, Seinsformen; der Mensch wird unsterblich. Und was dann? Und wozu? Tausende Schützlinge des Kindergartens mit der Bezeichnung Erde werden neue Schöpfer und schaffen neue Welten im unendlichen Universum. Aber die Fragen bleiben dieselben – wozu? Was dann? Das, was ich jetzt weiß, hätte der alte Hegel schlechte Unendlichkeit genannt. Es verwirrt die unruhige Seele. Dem Menschen, selbst dem größten und eingeweihtesten, bleibt nur eines übrig: ergeben den Willen des Vaters zu erfüllen. Der Heilige Gregor der Große hat gesagt: „Stammelnd, wie wir es können, geben wir einen Widerhall der Geheimnisse Gottes, die uns übersteigen." Der Mensch bahnt sich den Weg zur Wahrheit mit Versuchen und Irrtümern, und nur Einzelnen ist die Gabe gegeben, mehr als andere zu erkennen. Doch auch sie sind weit entfernt von der absoluten, vollkommenen Wahrheit. Vielleicht wird die Menschheit eines Tages doch durch Leiden die Wahrheit hervorbringen wie eine Mutter das Kind. Doch zunächst ist es an uns, die Gebote Gottes zu erfüllen, sie auf der persönlichen Ebene zu erweitern, indem wir für uns und für andere solche Lebensregeln erarbeiten, dass sie der besseren Erfüllung der Prinzipien und der Gesetze des Weltalls dienen.

Kapitel 5

Ende November 2000 fand im Kongresspalast des Moskauer Kremls das turnusmäßige Weltforum für Informatiologie statt. Ich sollte einen Vortrag halten. Er hatte den Titel „Das Entwicklungssystem der übersinnlichen Fähigkeiten des Menschen. Der Effekt des inneren Sehens, das gesteuerte Hellsehen, die energetische Informationsmatrix".

Nachdem das Organisationskomitee den Text bekommen hatte, veröffentlichte es ihn im Sammelband der wichtigsten Beiträge des Forums. Außerdem wurde der Vortrag auch als einzelne Broschüre veröffentlicht.

In den Kreml fuhr ich mit Igor gemeinsam. Der riesige Saal war voller Menschen. Nicht weniger als 2000 Teilnehmer aus Dutzenden von Ländern waren für einige Tage nach Moskau gekommen, um die informatiologischen Probleme der Menschheit im kommenden Jahrtausend zu erörtern. Dieser Andrang bei der Veranstaltung ist damit zu erklären, dass sie unter der Schirmherrschaft der UNO und der UNESCO stattfand. Vertreter dieser Organisationen nahmen unmittelbar an der Arbeit des Forums und seiner Ausschüsse teil. Wissenschaftler von Weltgeltung, darunter auch Nobelpreisträger, Staatsmänner und führende Vertreter der Gesellschaft, Botschafter anderer Staaten, Gouverneure (nicht nur aus Russland, sondern auch aus den USA und Kanada), Senatoren (auch nicht nur russische), Abgeordnete und Bürgermeister verliehen dem Geschehen Gewicht. Das war der Nährboden für die Ideen von einem neuen Weltall, in dem die Information in die Riege der grundlegenden Konstanten der Weltschöpfung zurückkehren würde. Hier hatten neue Ideen die größte Chance, gehört und verstanden zu werden. Umso mehr, als der Präsident der Internationalen Akademie für Informatiologie, Ivan Iosifovich Juzvishin, gerade im Bereich der Theorie und Praxis der intellektuellen und Informationsentwicklung der menschlichen Gesellschaft war. Im Foyer wurde sein neues Grundsatzwerk „Grundlagen der Informatiologie" präsentiert, das Fragen des konzeptionellen Wesens dieser Wissenschaft, Aspekte der Biosphäre, der Soziosphäre und sogar global-kosmischer Systeme zusammenfasst. Das ist tatsächlich eine sehr wichtige Arbeit. Dank dem gut ausgearbeiteten theoretischen Teil wird sie zu einer Stütze für die Forscher. Denn im Anfang war wirklich das Wort. Und das Wort ist Information. „Alles ist durch das Wort geworden ... Und das Wort ist Fleisch geworden..." (Das Evangelium nach Johannes, 1:3,14)

Als Igor begann, in Juzvishins Buch zu blättern, hat er vor Freude fast Luftsprünge gemacht.

„Schau mal, wie tiefgreifend er das behandelt. Wenn sich Wissenschaftler so ernsthaft mit Information beschäftigen, heißt das, dass der Vorhang im Tempel bald gelüftet wird."

Das Buch von Ivan Juzvishin spricht in der Sprache mathematischer Formeln über einen neuen Ansatz der Wissenschaft zum Aufbau des Universums. Dabei spricht er genau davon, was Igor und ich kürzlich kennen gelernt haben – von der Informationsgrundlage der Welt, von Gott, vom persönlichen Schöpfer, dank dem alles auf der Welt existiert. Denn das größte Geheimnis des Raumes und der Zeit besteht darin, dass sie das Wesen der Wiedergabe der Wirklichkeit im Denken sind. Aber in wessen Denken? Und vielleicht ist dieser erste Mensch, den wir den Schöpfer nennen, auch gleichzeitig die gesamte äußere und innere Welt des Universums? Und wer sind in dieser Welt denn wir, die wir nach dem Ebenbild Gottes und ihm ähnlich geschaffen wurden?

Wir saßen im Forum in den ersten Reihen. Etwas weiter hinter uns saß eine Gruppe führender Mitarbeiter aus der Akademie Lapschins. Sie scannten Igor und mich buchstäblich verstärkt in der Hoffnung, irgendeine Information über unsere derzeitige Situation zu erhalten. Ein aussichtsloses Unterfangen. Die Informationsebene, auf der wir nun arbeiten konnten, war ihnen völlig unzugänglich.

Sie wussten wahrscheinlich nicht einmal etwas von den letzten, außerordentlich wichtigen Veränderungen, die es in ihrer eigenen Welt gegeben hatte, wo es in der ursprünglichen Größe inzwischen weder den Satan, noch den Teufel, noch den Herrscher der Finsternis Migen gab. Übrig geblieben waren nur leere Throne auf der unteren Plattform in der Nähe ihrer unterirdischen Sonne als Exponate, die von früherer Macht zeugten.

Doch dann lenken uns die Vorträge von diesen Gedanken ab. Grußadressen von Regierungsoberhäuptern ausländischer Staaten werden verlesen. Dann wieder Vorträge und wieder Grußadressen. Viele Wortmeldungen sind sehr interessant. Und es gibt auch solche, in denen das Thema der geistigen Entwicklung der Gesellschaft klingt wie niemals zuvor: mächtig, überzeugend, aussichtsreich. Wenn es so aktuell ist und auf diesem Niveau der wissenschaftlichen Elite erörtert wird, heißt das, der Schöpfer hat jene Ereignisse projektiert, die jetzt mit uns geschehen. Das heißt, die Prioritäten für die Entwicklung der Gesellschaft sind abgesteckt.

Darum geht es auch in meinem Vortrag, in dem ich betone, dass die Zeit für ein neues Verständnis des Menschen, seiner psychophysischen Struktur und seiner Persönlichkeit gekommen ist. Ich sage, dass es ein wenig nützlicher und segensreicher Zustand war, als jede Wissenschaft ihren „eigenen" Menschen als Forschungsobjekt hatte.

Und in diesem Saal bin ich mit dieser Sicht der Prozesse des Weltalls nicht allein. Dabei möchte ich keinesfalls den Eindruck erwecken, wir hätten in unserem Zentrum für Bioinformationstechnologien etwas entdeckt, was der Menschheit bisher nicht bekannt gewesen ist.

„Wir machen keinen Hehl daraus, dass unser Entwicklungssystem der übersinnlichen Fähigkeiten die vielschichtigen Erfahrungen antiker Gelehrter synthetisiert hat, doch nicht nur das. Denn wir nehmen die Lehren vom Wesen der Natur, der Seele und des Geistes nicht als abstrakte Disziplinen wahr, sondern als reale Möglichkeit der Menschheit, eine neue Stufe der Evolution zu erklimmen. Sich, wie gesagt, real zu erheben, physisch, indem man schon auf somatischer Ebene die Möglichkeiten der Selbstheilung, der Selbstregulierung sowie des Einflusses auf physische Prozesse erwirbt."

* * *

In den wenigen Tagen des Forums habe ich Gleichgesinnte und Freunde dazugewonnen. Wir haben Informationen über unsere Arbeit ausgetauscht und uns gegenseitig geholfen, uns zu orientieren. Es sind nützliche Beziehungen zu angesehenen ausländischen Wissenschaftlern entstanden.

Dann fing der normale Alltag wieder an. Und natürlich stand dabei die Arbeit im Zentrum im Vordergrund, wo wir unsere Bioinformationstechnologien bearbeiteten und vervollkommneten. Die Technologien vom Schöpfer. Und je mehr wir arbeiteten, umso präziser und effektiver war unser psychophysischer Einfluss, umso stärker und schneller kamen wir zu einem Ergebnis. Ziel dieses Buches ist es nicht nur, über die Ereignisse meines Lebens und meines Schicksals zu berichten, sondern auch neue konkrete Methoden der Arbeit in einem so exotischen Bereich wie dem gesteuerten Hellsehen zu eröffnen. Insbesondere führe ich das Stenogramm einer Tonbandaufzeichnung an, eines Dokumentes, mit dem wir gewöhnlich unsere eigene Forschungsarbeit kontrollieren.

Es sind zwei Patientinnen. Eine junge Dame, bei der nach einer Abtreibung ernsthafte Probleme mit den Geschlechtsorganen aufgetreten sind. Die andere hat eine Zyste an den Eierstöcken. Ich denke, dass für diejenigen, die die Techniken des gesteuerten Hellsehens erlernen, ein so praktisches Anschauungsbeispiel nützlich sein wird.

„Arepjew: Sehen wir uns erst einmal die Führungszelle des Mädchens an. Siehst du, wie durch die Membran Flüssigkeit eintritt?

Petrov: Ja, von allen Seiten. Nichts hindert sie daran, in die Zelle einzutreten. Das ist die physische Ebene. Was ist, wenn wir uns die Informationsebene ansehen?

Arepjew: Lieber die physische, energetische und Informationsebene gleichzeitig. Das ist bequemer.

Petrov: Das, was wir sehen, ähnelt einem Miniwerk, das seine eigenen Werkshallen und seine eigene Produktion hat. Es sind jeweils sechs Werkshallen an jeder Seite der Zelle. In jeder von ihnen geht der Vorgang die Acht entlang.

Arepjew: Das ist wegen des Drucks. Ein Impuls und der Druck – und schon tritt die Flüssigkeit ein. Sie wird sofort in die Acht gezogen. Chemische Reaktionen beginnen. Die Flüssigkeit wird gleichsam mit Energie aufgeladen. Und Energie ist Leben. In jeder Werkshalle laufen Prozesse ab.

Petrov: Die Komponenten werden in bestimmten Proportionen

gemischt. Und die Steuerung erfolgt aus dem Kern. Du siehst leuchtende Fäden, sie sind wie Neonfäden, die aus den Werkshallen zum Kern verlaufen. Denn das zeigt dir kein einziges Elektronenmikroskop. Dort wird alles anders aussehen. Denn diese leuchtenden Fäden stammen bereits von der energetischen Informationsebene. Dort haben sie den Kern, DNA-Fäden, Ribosomen, Mitochondrien. Aber das hier sind Prozesse des Zusammenwirkens, der Steuerung, welche Information auf der DNA aufgezeichnet wird; diese Probleme in der Informationskette sind ja in der physischen Ebene nicht sichtbar.

Arepjew: Doch selbst, wenn sie sehen könnten, was dann? Schließlich muss in diese Krankheitsbilder, in diese Probleme, die Information zur Genesung eingebracht werden. Wer kann das?

Petrov: Hör mal, diese Informationsketten sind denen sehr ähnlich, die im chinesischen I Ging, dem Buch der Wandlungen, gezeichnet werden. Erinnere dich, ich habe dir davon erzählt. Die antiken Hellseher haben den Begriff der Information als Verzerrung der Form des Raumes definiert. Nehmen wir also an, wir nehmen diese punktierten Linien, die wir jetzt auf den DNA-Fäden sehen, als etwas, das zwei Informationsräume teilt. Zum Beispiel das Licht und die Finsternis. Dann verläuft dort, wo der Bruch zwischen den Linien zu beobachten ist, ein aktiver Prozess der Interaktion dieser zwei verfeindeten Grundlagen des Universums. Wenn also die Finsternis in diesem Bruch durchdrückt, beginnt das Krankheitsbild, Krankheiten und ähnliche negative Erscheinungen. Ist es das Licht, verläuft der Prozess entgegengesetzt. Doch außerdem sind diese Brüche auch der Wille, der dem Menschen gelassen wurde. Davon, wie der Abschnitt des Bruches zum nächsten streng fixierten Abschnitt des Lebens verläuft, hängt ab, womit seine Zukunft angefüllt sein wird.

Arepjew: Genau. Diese Linie hier trennt auch die sichtbare und die unsichtbare Welt. Und der Mensch ist das Schlachtfeld.

Petrov: Wobei er selbst an dieser Schlacht in der Regel nicht beteiligt ist. Andere prügeln sich, und wir bekommen die Beulen.

Arepjew: Und wie gerät er in diese Prügelei? Womit? Das ist doch genau diese Situation: Wenn zwei sich prügeln, sollte sich kein Dritter einmischen.

Petrov: Da stimme ich dir zu. Misch dich nicht ein, wenn du nichts hast, womit du dich prügeln kannst. Und wenn du den Bruch mit Information auffüllen kannst, ist der Organismus gesund und hat keine Krankheit. Was dann?

Arepjew: Vielleicht haben wir deshalb früher solange kein endgültiges Resultat erhalten, weil wir auf der energetischen und der physischen Ebene Druck auf die Krankheit ausüben, auf der informationellen Ebene sich aber die negative Erscheinung durch diese Brüche wieder Bahn bricht.

Petrov: Jetzt haben wir es gesehen und begriffen. Doch warum haben wir es früher nicht gesehen?

Arepjew: Das heißt, dass wir dazu noch nicht bereit waren. Du weißt doch selbst, wenn man auf der Treppe Stufen überspringt, kann man sich die Hosen zerreißen.

Petrov: Der Kern hat einen sehr starken Einfluss auf die Arbeit der Mikrowerkshalle. Hier ist die Spirale; auf ihr befindet sich die Information. Jetzt wissen wir, was wir tun müssen. Lass uns also den Teilungsprozess in Gang setzen, das werden wir bei der Regenerierung von Organen brauchen. Lass uns sehen, wie dieser Prozess verläuft. Schließlich brauchen wir jetzt auch Zellen, um die Störungen an der Gebärmutterwand zu beheben. Siehst du, was für Klüfte von den chirurgischen Instrumenten zurückgeblieben sind? Es war eine Ausschabung. Am lebenden Körper mit ihren Eisenteilen.

Arepjew: Alle Wände sind beschädigt. Überall Striemen. Es sieht aus, als wären sie mit einem Instrument mit verbogenen Enden darüber gegangen. Als ob sie einen Graben gegraben hätten. Dabei kann man hier doch sonst was erwarten: Myome und Geschwülste. Alle Zellen sind entstellt, die Wände zerrissen, aus vielen Zellen ist Flüssigkeit herausgelaufen. Gib den Impuls zur Teilung. Ich werde es begleiten.

Petrov: Ich zeichne gleich die Information auf dieses Äquivalent eines Lochstreifens in der DNA auf: Es ist keine Krankheit vorhanden oder vorgesehen, der Organismus ist in der Phase der positiven Entwicklung. Jetzt der Impuls für den Kern.

Arepjew: Noch einmal. Er muss stärker sein.

Petrov: Gut. Noch einmal.

Arepjew: In der Tiefe des Kerns ist die Energie. Und auch dein Impuls wie ein Laserstrahl. Im Kern baut sich ein starker Überdruck auf. Von der Spirale gehen Energie und Information aus. Sie bilden sofort innerhalb der Mutterzelle eine neue Minizelle. Diese Zelle wird durch den Überdruck aus der Mutterzelle herausgepresst. Und auch das ist interessant: Aus dem Kern der aktivierten Zelle schießen in alle Richtungen kleine Strahlen heraus. Und die anderen Zellen, die durch so einen Strahl angepiekt wurden, beginnen auch, sich aktiv zu teilen. Nun verläuft der Prozess wie eine Lawine. Schau, wie er die Gräben und Furchen zusammenzieht, die die guten Menschen in den weißen Kitteln hinterlassen haben.

Petrov: Sie tun, was sie können. Anderes Wissen haben sie schließlich nicht. Jetzt gehe ich wieder in die Zelle. Ich schaue sie mir von innen an. Ich habe so ein Gefühl, dass aus dem Kern an zwei Seiten irgendwelche Nadeln herausragen. Von ihnen aus verzweigen sich die Energieladungen in alle Richtungen. Das ist die energetische Ebene. Jetzt gehe ich auf der physischen Ebene in eine der Werkshallen. Innen ist auch alles geteilt. Links ist das Dunkle. Rechts ist das Helle. Die Flüssigkeit tritt in die Werkshalle ein, beschreibt hier eine Acht, und Elektrolyt tritt aus. Ich ordne mich einfach dieser Bewegung unter und bewege mich zusammen mit dem Elektrolyt. Der Kern. Ein Durchgang öffnet sich. Innen ist irgendein hellgelbes, klumpiges Gelee. Da ist also die grundlegende Energie. Ihre Ressourcen reichen hier für eine tausendjährige Funktion der Zelle. Warum leben wir dann nur so kurz? Und warum sind wir dabei auch noch ständig krank?

Arepjew: Weil wir nicht in der Lage sind, die Information über unsere gesunde und wohlbehaltene Existenz in die Brüche dieses eigenartigen Lochstreifens zu schreiben, der als DNA bezeichnet wird.

Petrov: Dann ist also das Schicksal des Menschen teilweise vorherbestimmt. Doch wenn er in der Lage ist, die Information in diese Brüche zu schreiben, ist er von allen Vorherbestimmungen unabhängig. Doch um das Recht zu bekommen, diese Information einzuschreiben, muss man so wie wir ganz schön im Jenseits hin und her laufen.

Arepjew: Mit dem Mädchen sind wir fertig. Es hat sich alles zusammengezogen. Und das innerhalb weniger Minuten. In einigen Tagen wird das auf die energetische Ebene übergehen. Dann auf die physische. Sie können einen Ultraschall machen und werden nichts entdecken.

Petrov: Und weißt du noch, wie oft wir uns früher um so ein Problem kümmern und den Einfluss korrigieren mussten? Mal haben wir die Krankheit besiegt, mal sie uns. Und das alles nur, weil sie die bioenergetischen Einflüsse nicht informationell fixiert haben. Die

Wissenschaftler schlagen sich mit dem Genom des Menschen herum, um die Prozesse innerhalb der Zelle zu steuern. Und im Prinzip machen wir jetzt genau dasselbe. Wir steuern. Wir erreichen ein Ergebnis. Das Mädchen wird gesund werden. Sie wird vergessen, wie schlecht es ihr ging. Das ist alles. Wir haben schon Hunderte von Menschen, denen wir real geholfen und sie von ihren Leiden befreit haben. Vielleicht muss es auch so sein. Schließlich waren es die Menschen, die sich Titel und Ehren ausgedacht haben. Und Gott wird das Nobelpreiskomitee nicht um einen Preis bitten. Er hat eine andere Losung: Wissen und Arbeit.

Arepjew: Na, dann lass uns weitermachen."

Wir nehmen die Krankengeschichte der zweiten Frau und das Ergebnis unserer Voruntersuchung. Das reicht aus, um einen visuellen Kontakt über das Hellsehen herzustellen.

„Petrov: Ich sehe die Eierstöcke. Sie haben eine dunkle Farbe und funktionieren fast nicht. An den Eierstöcken sind zwei Zysten wie Weintrauben. In der linken Zyste ist ein Steinchen von schmutzig gelber Farbe. Die Funktion der Eierstöcke ist de facto gelähmt.

Arepjew: Natürlich. Deshalb soll sie ja auch operiert werden. Lass uns vorgehen wie im ersten Fall. Wie geben ihr einen Impuls zur Genesung der Organe und entfernen die Zysten mit Hilfe eines Überdrucks in ihren Kernen.

Petrov: Und der Stein?

Arepjew: Zusammen mit dem Stein. Mach es. Ich werde den Prozess verfolgen.

Petrov: Ich gebe den Impuls. Gleich mit zwei Strahlen für beide Eierstöcke.

Arepjew: Du machst alles richtig. Doch es muss schneller gehen.

Verstehst du, da ist dein Impuls zur Genesung, daneben aber ist ein Impuls der Erkrankung. Er fühlt gleichsam seinen Einfluss und versucht, dir zuvorzukommen, sich im Informationsnetz in die Zukunft zu begeben, einen Bereich, wo er nicht erreichbar ist. Dort will er die Lücke im DNA-Band füllen. Dein Impuls ist also stärker, doch er ist nicht behände genug. Du musst die Geschwindigkeit des Krankheitsimpulses drosseln. Deshalb lass es uns wiederholen, und zwar forscher. Du musst dich nicht nach allem umschauen. Einfach ein schneller, kräftiger Impuls, in dem wir die Information der Zukunft verankern. Es gibt sozusagen in der Zukunft keine Erkrankung der Eierstöcke, keine Zyste, keinen Stein. Gib noch einen Impuls.

    Petrov: Wie zwei Laserstrahlen, siehst du?

    Arepjew: Jetzt ist es hervorragend. Eine sehr gute Konzentration. Die Zellen der Zyste werden in Stücke gerissen. Sie explodieren einfach von innen heraus. Die Zellen in den Eierstöcken selbst sind sehr stark aktiviert. Dort ist sowohl das Plasma aktiv als auch die Energie. Die Reihe der Ereignisse hat sich am DNA-Band aufgebaut. Halte erst einmal noch deine zwei Strahlen. Das ist, als ob du mit einem Schlauch ein Beet gießt. Dort geht jetzt der Energiestrom an die kranken Organe, und mit ihm gemeinsam strömt das Leben. Alles wird hell."

So, wie wir dieses Mal mit der Informationsebene des kranken Organs interagiert haben, wurden sofort Ergebnisse sichtbar. Beide Schützlinge teilten uns am nächsten Tag mit, dass sie deutlich gespürt haben, wie wir mit ihnen gearbeitet haben. Und gleich nach unserer psychophysischen Einwirkung haben sie sich bedeutend besser gefühlt. So, wie sie sich seit Langem nicht mehr gefühlt haben.

    Was für die Arbeit mit einem Organ charakteristisch ist, ist natürlich auch für den gesamten Organismus typisch. Irgendwo muss eine globale Information zur Gesundheit des Menschen sein. Und es wurde klar wie niemals zuvor: Der Hauptgrund für Erkrankungen sind Deformationen der Felder, nicht mit den Matrizen im Informationsfeld der Erde und des Universums übereinstimmende Eigenschaften der Biostrukturen des Menschen. Jede negative Tat oder umgekehrt jede gute Tat, jeder Gedanke, jede Emotion bilden an der Grenze der Informations- und Energiestrukturen gewisse hernienartige Ausbuchtungen. Das heißt jede negative oder positive Information drückt sich gleichsam in die eine oder andere Richtung. (So wirkt sich also das Fußballspiel um die Zukunft der Erde im täglichen Leben aus.) In den Brüchen, die übrigens vorher programmiert sind, wird durch den Menschen selbst sozusagen seine Willensbekundung festgehalten: Das ganze Leben ist schrecklich, alles tut mir weh, keiner liebt mich, alle überlegen nur, wie sie mir schaden können. Es kommt also so, wie man es sich selbst verheißt. Darum bitte ich euch, meine lieben Landsleute von der Erde, zu begreifen: Die Psyche, der Charakter, das Vermögen, adäquat auf das Geschehen zu reagieren, das alles sind Elemente der Codierung eures Schicksals. Denn das Biofeld jedes Menschen beinhaltet ein Set an Programmen, die seine Beziehungen mit der gesamten ihn umgebenden Welt abstecken, aber nicht bestimmen. Gefühle von Liebe oder Hass, Kränkungen, die wir im Verhältnis zueinander empfinden, sind das Instrument, mit dessen Hilfe die Informationslücken im Lochband unserer Existenz aufgefüllt werden. Füllt sie mit dem Guten. Bedenkt, wenn ihr euch einmal im Griff habt, die Emotionen nicht überkochen lasst, sondern das Problem mit Hilfe des Gedankens löst, werdet ihr das Schicksal besiegen, und dieser Begriff wird für euch aufhören zu existieren. Ihr werdet einfach ein Leben haben, und es wird wesentlich angenehmer sein, als ihr erwartet habt.

* * *

Die Arbeit mit diesen zwei Frauen hat offensichtlich nicht nur uns gefallen. Als wir das nächste Mal in jenen Raum kamen, erwartete uns der Schöpfer bereits. Oder sind wir vielleicht genau deshalb dorthin gekommen, weil er uns erwartete?

Er hatte schon lange nicht mehr so zufrieden und friedfertig ausgesehen.

„Endlich habt ihr alles richtig gemacht. Ich habe lange von diesem Moment geträumt. Jetzt habt ihr es verstanden: Wenn ihr einen Horizont vor euch seht, denkt nicht, er wäre weit entfernt. Denkt, er wäre nah."

Der Vater sagte das, während er durch den Raum ging, als ginge er über Straßenpflaster. Und wir versuchten, neben ihm zu gehen, nicht zurückzubleiben, und lauschten jedem Wort. Seine Worte wurden von im Raum auftauchenden Bildern begleitet.

„Seht ihr, hier ist ein Wald, ein See, ein Fluss. Hinter ihnen liegt der Horizont, die Linie, über die ihr nicht hinaussehen könnt. Doch ihr habt den Gedanken zur Verfügung. Holt euch den Horizont mit der Hilfe eines Gedankenimpulses heran. Habt ihr ihn herangeholt? Was ist dahinter? Ein Berg, noch ein Berg und dann noch viele Berge. Doch nichts hindert euch mehr daran zu sehen, was ihr sehen wollt. Mit der Hilfe des Gedankens und des Bewusstseins habt ihr die Linie des Horizontes überschritten. Ihr konnte das tun, obwohl viele andere sich nicht einmal erlauben zu denken, dass man auf diese Weise sehen kann. Man muss die Verbindung dazu begreifen, wer welche Wirklichkeit hat. Ihr habt eine solche. Ihr verschiebt den Horizont, als wäre es ein Lineal auf eurem Schreibtisch.

Jetzt nehmen wir die Gallenblase, mit der sich Arcady schon so lange herumschlägt. Was habt ihr benutzt? Die Ebenen. Und das Bewusstsein hat Widerstand geleistet. Es hat keinen wirklichen Impuls gegeben. So ein Bewusstsein ist wie eine Wand. Wie kann man es umgehen? Arbeitet einfach von euch aus, ohne irgendwelche Ebenen. Man muss die Zellteilung auslösen, um die Kontur der Gallenblase aufzufüllen. Wir geben den Impuls sofort an die Zelle. Und sie wird wiederhergestellt. Ohne jegliche Vermittlungsstrukturen, ohne Ebenen. Wer weiß schon von ihnen außer den Hellsehern? Und das kollektive Bewusstsein ist auch ein Horizont. Versuch einer, es zu bewegen, wenn es nicht einmal ahnt, dass es sich bewegen kann. Und so umgehen wir das Hindernis. Wir arbeiten direkt mit der Zelle. Sie ist überall. Das weiß jeder, das ist eine Tatsache, die von allen bestätigt wird, darunter auch vom kollektiven Bewusstsein. Dementsprechend ist seitens des kollektiven Bewusstseins in diesem Fall kein Widerstand zu erwarten. Also: eine Zelle, ein Impuls – und das Organ ist wiederhergestellt. Die Information über seine Regeneration ist auf dem Band des Lebens und des Schicksals aufgezeichnet. Ohne irgendwelche Anlagen oder Geräte, doch die Arbeit ist getan.

Die Welt des Raumes und die Seele sind eins. Wenn man das begreift, kann man auch das Wesen des Menschen, seine Seele begreifen und jegliche Elemente der Welt schaffen, schließlich sind sie Objekte der Welt. Beim Verständnis und der Erkenntnis kommt es zu einer sofortigen Auferweckung, es wird einem die Freiheit der Entwicklung und der Erkenntnis gegeben.

Man kann die Information aus der Seele und aus der Welt erhalten. Man kann sie auch vom himmlischen Vater, das heißt von mir bekommen. Wenn ihr euch im Raum befindet, habt ihr fast einen physischen Körper und könnt jedes Informationsobjekt abspulen. Das Bewusstsein und die Seele sind die einzigen Helfer für das Begreifen der Welt und die Harmonie.

Die sichtbare und die unsichtbare Welt sind gleich. Auch ihre Harmonie ist gleich. Im Raum begreifst du den Freiheitsgrad deiner Seele. Sie baut den Körper. Sie ist ein ewiges Element der Welt, das sich frei und unendlich entwickeln und seine individuelle Persönlichkeit haben kann. Mit ihr kann man mit Hilfe der symbolisierten Information und mit der Stimme kommunizieren.

Die Seele entwickelt den Körper und realisiert den Prozess der Sichtbarmachung des Physischen im Physischen und des Materiellen im Materiellen. Das Größte, was es im Menschen gibt, ist seine Seele, die sich frei entfalten und schaffen kann.

Alles auf der Welt hat eine Information. Man kann sie nehmen und in eine positive Richtung lenken. Und dann wird sich die Welt verändern, und zwar zum Guten. Doch die Menschen wissen nicht, wie sie die Information nutzen, wie sie sie sehen sollen. Man kann sagen, dass der Schlüssel zum Verständnis über das Bewusstsein zu finden ist. Das Verständnis dessen, was sich in der Welt, im physischen Körper des Menschen, befindet und wie es miteinander verbunden ist.

Die Größe und Vielseitigkeit der Welt und des Raumes beginnen mit der Schöpfung. Und ich gebe euch das Recht, immer wieder und wieder zu schöpfen.

Ich zeige euch jetzt einige Punkte vom Standpunkt der Bewertung aus."

Als der Vater diese Worte gesprochen hatte, näherten sich der Raum und die Seele.

Der Vater hatte gesagt: Ihr seid jetzt zu dem Punkt gekommen, wo die Linie zwischen Schwarz und Weiß keine Rolle mehr spielt. Denn ihr seid in die Unendlichkeit gekommen. Dort gibt es jegliche Information, die positive und die negative. Doch je weiter man sich von der Erde entfernt, umso weniger Information gibt es.

Die Zukunft ist unendlich wie auch der Raum. Verbindet man die positive Zukunft mit der Gegenwart, nähern sich Raum und Zukunft uns an. Nicht wir gehen zu ihnen, sondern sie kommen zu uns.

Je mehr ihr schafft, umso mehr Information werdet ihr erhalten, und umso größer wird eure Möglichkeit zu steuern.

Was die Lektüre des Buches betrifft, so schauen wir von dem Punkt aus, wo sich die Information über den gesamten Raum ausbreitet, für die ganze Welt, für die ganze Erde.

Wozu ist der Text da, der Sinn des Textes, und warum wirkt er auf alle und ewig? Ihr müsst alle Prinzipien der Welt begreifen, um tiefer und grundlegender zu schöpfen.

Ich wollte den Archivierungspunkt schaffen und habe es getan, von dem eine große positive Information ausgeht. Dieses zweite Buch wird ebenfalls heilen. Ihr müsst den Archivierungspunkt nach diesem Buch schaffen. Ihr müsst wissen, wie das zu tun ist, wie man schaffen muss, wie und mit welchen Parametern er aufzubauen ist. Die Information und die Hilfe müssen allen gegeben werden. Derartige Archivierungspunkte gibt es, und ihr müsst sie in eure Parameter übernehmen.

Man kann in die Unendlichkeit eingehen. Dort kann man alles schaffen. Und man kann hier, auf der Erde, Hilfe leisten. Und alles mit einschließen.

Wählt euch die Position aus, die euch gefällt. Und dann schafft.

Ich habe diese Welt ohne jegliche Computer und Anlagen geschaffen.

Verschwendet keine Zeit – beginnt zu schaffen. Es kommt Arbeit auf euch zu. Und ihr?

Er bleibt stehen und sieht uns an.

„Seid ihr auch nicht gekränkt, wenn ich euch etwas sage, das nicht sehr angenehm ist?"

„Auf keinen Fall", versichern wir ihm munter. Innerlich aber erstarren wir: Wieder haben wir etwas falsch gemacht, uns wieder etwas zu Schulden kommen lassen.

Doch der Vater liest sofort unsere Gedanken und lächelt.

„Jetzt habt ihr euch nichts zu Schulden kommen lassen. Doch erinnert euch, was früher war. Ihr seid schließlich nicht das erste Mal zu dritt mit Grigori Petrowitsch zusammengekommen. Ihr habt es auf diesen Ebenen schon zweimal nicht geschafft, euren Plan des Lebens zu erfüllen. Das erste Mal war es der reinkarnierte Drachen. Er ist danach in den Abgrund Da'at gefallen. Die Dunklen haben ihn sich zu Nutze gemacht. Wisst ihr noch? Das zweite Mal war die Konstruktion eine andere. Kommt, ich erzähle euch, wie ich eure irdische Plackerei sehe. Grigori Petrowitsch baut ein Fahrrad zusammen. Und da kommen nun noch zwei: Einer hat ein Rad in die Hand genommen, der andere die Schlüssel. Im Leben ist es ihnen so vorherbestimmt – einem das Steuer, dem anderen die Schlüssel. Doch was sollen sie zu dritt tun und in welcher Reihenfolge?

Wenn sie sich streiten, wird einer das Rad wegtragen und der andere die Schlüssel. Wie soll das Fahrrad zusammengebaut werden? Wie sollen sie zu dritt darauf fahren? Und wer wird lenken? Wer wird den Weg zeigen? So ist die Lage. Arcady gibt das Rad, doch Igor will die Schlüssel behalten. Er hält sie in der Hand und gibt sie nicht her. Früher irgendwann wart Ihr zu dritt nicht fähig, euch abzusprechen.

Und niemand ist irgendwohin gefahren, obwohl die Möglichkeiten da gewesen wären. Igor hat zweihundert Einwände. Er ist der kleinste. Die zwei erwachsenen Brüder bauen das Fahrrad zusammen und fahren weg. Und was macht er? Oder sie setzen ihn auf den Gepäckträger, und von dort kann man herunterfallen. Er gibt es nicht her und denkt nach. Es ist schwierig zu dritt, wenn man keine gemeinsame Meinung darüber hat, wohin man fahren will und wie man fahren will, auf einem einzigen Fahrrad das Wettrennen auf der Spirale der Evolution zu gewinnen. Besonders wenn einer der Weg ist, der zweite die Kraft und der dritte in der Lage ist, die Maschine zu steuern, also das Wissen hat.

Sprecht euch endlich ab, wer wofür verantwortlich ist. Ich bin nicht immer gutmütig, nicht immer."

Er drohte mit dem Finger und verschwand.

Wir stehen da und kratzen uns am Kopf.

„Warum gibst du die Schlüssel nicht her?"

„Kennst du denn den Weg, wohin wir fahren müssen?"

„Nein. Kyrill hat gesagt, dass er ihn kennt."

„Kyrill brauche ich nicht. Da wird man schon nachdenklich."

„Zu dritt, zu dritt müsst ihr alles entscheiden", ertönte neben uns die Stimme des Vaters, obwohl offensichtlich niemand in der Nähe war.

Verwirrt sehen wir uns um. Anscheinend hat unsere Verwirrung den Vater wieder zu einem Treffen mit uns gebracht. Er materialisierte sich neben uns. In der Hand hatte er den Hirtenstab. Sein Gesichtsausdruck war streng, doch er konnte kaum ein Lächeln zurückhalten.

„Fahren wir mit dem Unterricht fort. Die Seele ist der Kosmos. Sie ist lebendig. Der Geist befindet sich in der Seele und bringt eine Bewegung hervor. Das ist die Kraft in der Kraft. Das Bewusstsein ist das Steuerungssystem. Es bestimmt die Realität. Sie, er, es – eine

Dreieinigkeit ist entstanden.

Mit Hilfe dieser Einheit kann man die Information steuern, einen Impuls bekommen, einen Impuls geben. Wir nehmen die Information, dechiffrieren sie und können mit Hilfe der Materie irgendeinen Gegenstand schaffen. Zum Beispiel einen Füller. Einer meiner Söhne, und wir kennen diesen Sohn, hat mehrmals versucht, für seinen älteren Bruder einen Füller zu erschaffen. Um ihn also zu erschaffen, muss man über die Seele mit Hilfe des erweiterten Bewusstseins wirken. So kann man schaffen, was immer man mag. Nicht über die Ebenen aus einer Welt in die andere transferieren, sondern vor Ort mit der Hilfe der Information schaffen. Sie ist überall, sie ist beweglich, plastisch, sehr bequem. Wenn man Materie in die Information einbringt, kann man über die Seele jeden beliebigen Gegenstand schaffen. Das Problem besteht lediglich darin, ob derjenige, der schaffen will, Seele und Bewusstsein hat – kein normales, sondern ein erweitertes. Außerdem Wissen, Können und noch etwas, das ihr später erfahren werdet. Und alles über die Information, da sie die lebende Substanz der Welt ist.

Wenn ihr den Menschen helft, bedenkt: Jede Zelle des Menschen interagiert nicht nur mit dem ganzen Organismus, sondern auch mit der ganzen Welt. Dabei hat es den Anschein, als sei sie so klein und die Erde so groß. Doch das eine kann nicht ohne das andere sein, und wenn ihr das Große haben wollt, müsst ihr deshalb an das Kleine denken.

    Diese Prozesse werden durch das Bewusstsein gesteuert. Und das Bewusstsein wird dadurch gesteuert, was über der Welt ist. Steuern heißt, den gesamten Mechanismus der Welt zu sehen. Nehmen wir den Krebs: Das ist eine außer Kontrolle geratene Zelle, die nicht im System dieser Steuerung sein will. Infolgedessen stirbt der Organismus, und mit ihm sterben die außer Kontrolle geratenen Zellen. Der Mensch ist auch eine Zelle des Universums. Wenn also etwas in ihm oder er selbst außer Kontrolle gerät, ist eine Reparatur nötig. Zum Beispiel so, wie Ihr es gestern gemacht habt: Ihr habt den Eierstöcken und der Zyste einen Impuls gegeben, die Organfunktionen in der Substanz der Welt wiederhergestellt.

In der Substanz der Welt kann man unendlich schöpfen. Das wird erreicht durch eine Verschiebung von Raum und Zeit. Igor hat gestern ganz richtig erkannt, dass die Krankheit in die Zukunft gehen wollte. Und ihr habt sie mit eurem Impuls eingeholt und überholt und sogar die Erinnerung an sie gelöscht. Wie habt ihr gearbeitet? In der Realität, in dem ihr Raum und Zeit verschoben habt. Das heißt, indem ihr die Dynamik, und nicht die Statik genutzt habt, die das Attribut der Ewigkeit ist. Auch das ist eine Information, über die ihr nachdenken solltet: Die Ewigkeit hat eine statische Struktur. Warum muss man darauf achten? Weil es bald nötig werden wird, Menschen aufzuerwecken, diejenigen, die bis heute eure Welt verlassen haben. Sie kehren mit verabsolutierten Vorstellungen über den Raum in die Welt zurück, sie werden sich ihn als eine nicht transformierbare Struktur vorstellen. Obwohl es in Wirklichkeit nicht so ist. Und ihr wisst schon: Den Raum kann man steuern. Doch die Aufzuerweckenden hatten eine Zeit lang keine Möglichkeit, sich zu bewegen. Sie waren an einem bestimmten Punkt des Raumes, einem Punkt, der innere Entfaltungen hatte. An diesem Punkt ist alles statisch außer den geistigen Prozessen, die durch das kollektive Bewusstsein realisiert werden.

Die Zurückkehrenden brauchen Zeit, um von der Statik zur Dynamik der Prozesse überzugehen. Und das findet nicht sofort statt. Den Aufzuerweckenden muss geholfen werden. Man muss ihnen einfach beibringen, in der veränderlichen Welt zu leben. Man muss ihnen erklären, dass selbst wenn sie einige Zeit statisch waren, die Information, die sie als Objekt des Weltalls begleitet, in Bewegung war. Denn die Information ist eine bewegliche, plastische Substanz der Welt.

Wie schafft ihr einen Impuls, um zu heilen, um aufzuerwecken? Ihr komprimiert den Raum oder die Zeit, konzentriert sie und werft sie in komprimiertem Zustand in Richtung des Objektes der Einwirkung. Über die Seele. Denn die Seele ist das wiederherstellende Organ. Und das Bewusstsein ist das Organ, das die Wechselwirkungen mit der Umwelt reguliert.

Die Zellen und Organe des Körpers wurden ebenfalls mit Hilfe der Seele geschaffen. Aus einer einzigen Zelle. Aus einer einzigen Zelle wird alles geschaffen. Und selbst wenn es diese Zelle nicht gibt, obwohl sie in Wirklichkeit immer da ist, haben wir dennoch die Information über die Zelle, die Datenbank, zur Verfügung. Auch sie kann man benutzen."

Der Vater blieb stehen und wandte sich uns zu. Die Ringe an seinem Hirtenstab leuchteten in verschiedenen Farben auf.

„Fassen wir zusammen. Die Seele ist eine Brücke, der Regenbogen über die Räume. Danach realisieren wir mittels Impuls die Bewegung. Das ist bereits die Kraft. Die Kraft in der Kraft, und ihr wisst, von wem ich spreche. Es gibt auch noch Steuerungsfunktionen in dieser Welt. Und wieder wisst ihr, von wem ich spreche. Diese Dreieinigkeit widerspiegelt die gesamte Realität der Welt, in einem beliebigen Raum, zu einer beliebigen Zeitpunkt Sie entwickelt sich zuerst durch die Seele, dann durch die geistige Struktur und den Körper.

Die Zelle, die komplizierteste Struktur des Weltalls, widerspiegelt die Realien der Welt. Aus der Zelle eines Menschen wird ein Mensch, und zwar nur ein Mensch. Eure Wissenschaftler zählen die Gene in den Chromosomen. Sie wundern sich, dass es nicht besonders viele sind. Doch auch im Alphabet gibt es nicht allzu viele Buchstaben. Und wie viel kann man mit Hilfe dieser Buchstaben erschaffen? Indem sie sich entwickelt, entwickelt die Welt das Bewusstsein. Das Bewusstsein erweitert sich, und eröffnet die Möglichkeit, Raum und Zeit zu komprimieren, sie an einen Konzentrationspunkt zu überführen und einen Impuls zu realisieren. Das erweiterte Bewusstsein ist Statik. Die Konzentration ist Realität. Der Impuls ist die objektive Wahrheit. So kann man die Welt erschaffen, meine Kinder. Und so kann man sie unendlich verbessern. Alles kann man verändern und unendlich schaffen. Gott hat viele Tage, stimmt's?"

Und der Vater sah mich lächelnd an.

„Die Tage sind die Zeit. Und die Zeit ist die Wahrnehmung eines Objektes bei seiner Erkenntnis. Erkennt die Welt, so schnell ihr könnt, haltet euch nicht mit Sprüchen auf. Noch niemand hat eine solche Möglichkeit gehabt wie ihr jetzt. Ihr müsst viel arbeiten. Ihr müsst zurückbringen, was einmal war. Der Mensch muss im Gott sein, und Gott muss im Menschen sein. Und ihr haltet euch immer noch mit dem Fahrrad auf."

In den letzten Worten des Schöpfers kam der Kummer durch, den er offensichtlich lange vor uns verborgen hatte. Das Universum und ein Fahrrad sind in ihrem Maßstab eindeutig nicht vergleichbar.

„Lasst uns die Sache breiter betrachten", schlug der Vater vor.

Bei diesen Worten tauchten uns gegenüber drei große Werke auf.

„Schaut, ein Werk wurde in Betrieb genommen und arbeitet mit voller Leistung. Das ist das Werk von Grigori Petrowitsch. Er hat viel Wissen. Er erschafft für die Menschheit eine neue Wissenschaft. Nehmen wir an, dass sein Produkt eine große schöne Computermaschine ist, die in der Lage ist, alle Probleme des Menschen mit seiner Gesundheit und noch vieles mehr zu lösen. Mit Hilfe dieser Maschine kann man sogar globale Katastrophen verhindern.

Daneben sind noch zwei Werke. Sie stehen still. Das sind eure Werke. Was wollt ihr hier schaffen? Ihr wisst es nicht? Ihr habt zwei eigene Werke von kosmischem Ausmaß und wisst nichts über eure Produktion. Wollt ihr vielleicht die Zeichnungen von Grigori Petrowitsch nehmen und seine Computerproduktion erweitern?

Seht der Wahrheit ins Auge: Grigori Petrowitsch hat eine Computermaschine erschaffen. Ihr aber habt nichts geschaffen. Ihr seht immer zu Boden und nicht nach vorn. Es ist ja schon gut, dass ihr nicht wie früher die Maschine eures Bruders kaputtgemacht habt. Ihr habt sie euch angesehen und an ihren Platz zurückgestellt.

Was könnt Ihr Grigori Petrowitsch zeigen? Das ihr seine Maschine mit einem Futteral mit Henkel versehen habt?

Ihr aber habt zwei eigene Werke. Und von euch hängt ab, wie sie sich entwickeln werden. Gehen wir in eure Werke. Fangen wir mit Arcady an.

Schwungvoll geht er in Richtung der Werksleitung, eines großen, schönen Gebäudes, in dem alles seinen Anfang nimmt. Wir gehen hinauf ins Büro des Direktors. Es ist leer, niemand ist da. Es gibt nur einen Tisch, auf dem Blätter meines Romans „Eldibor" verteilt liegen. Der Schöpfer geht zum Tisch und nimmt eine der Seiten in die Hand.

„Die technischen Zeichnungen sind genial. Niemand kann im Moment auf der Erde dieses Buch richtig lesen. Denn das ist eine Maschine der Zukunft. Und sie wird funktionieren. Doch dazu braucht es Erkenntnis und Verständnis. Der Plan dieser Arbeit ist genial", unterstreicht der Schöpfer noch einmal.

Ein wenig erfüllt mich Freude über dieses hohe Lob, auch wenn ich mich nicht von einem Gefühl der Anspannung lösen kann.

„Das hier ist eine ganz andere Technologie", lenkt der Vater unsere Aufmerksamkeit darauf. „Hier gibt es keinen mechanischen Teil. Das Produkt wird durch den Gedanken geschaffen.

Um eure eigene Produktion zu öffnen habt ihr bei Grigori Petrowitsch den mechanischen Teil erlernt. Ihr habt ihn so gründlich erlernt, als hättet ihr alles selbst erschaffen. Doch man braucht die Produktion der Werke, die bisher stehen.

Ihr braucht Werkzeug? Aber ihr habt es doch. Und zwar höchst perfektes Werkzeug: die Seele, den Geist, das Bewusstsein, die Energie, die Information. Was braucht ihr denn, um euch nicht in den Werkshallen eures Bruders, sondern in euren eigenen an die Arbeit zu machen? Ihr könnt an jedem beliebigen Punkt des Raumes das Nötige erschaffen. Das ist bequem und perfekt. Mir gefällt diese Technologie."

Ich halte es nicht mehr aus und wende mich an den Vater. Irgendwie kindlich übereifrig:

„Wir können Technologien verschaffen und den Menschen erklären, dass sie mit der Hilfe des Gedankens gesteuert werden."

Ein Lächeln erhellt das Gesicht des Schöpfers.

„Mir gefällt das. Es ist mir sehr recht. Ich bin damit zufrieden. Es muss nur noch wenig getan werden, ein Ergebnis erzielt. Wie werdet ihr es erreichen?"

„Mit der Hilfe des Bewusstseins, der Seele, der Energie schaffen wir einen Impuls: wir stellen wieder her, wir wiedererwecken, wir übertragen die Ereignisse in einer beliebigen Zeit und im Raum mit dem Ziel, den Menschen die Gesundheit zurückzugeben", platze ich schnell mit dem heraus, was ich plötzlich sehe.

„Gut, gehen wir in die Werkshalle", stimmt der Vater zu.

Wir betreten einen riesigen leeren Raum, in dem es keine Anlagen und keine Fertigungsstraßen gibt.

„Lasst uns eine Zelle nehmen und mit ihr arbeiten", schlägt der Vater vor. „Diese Zelle kann doppelt, dreifach oder krank werden. Wir können sie heilen. Die Zelle ist die Konzentration des Bewusstseins, der Weg zur Regeneration, zur Erneuerung der Organe, zur Unsterblichkeit. Selbst die Sonne hat eine Membran und einen Kern. Reicht mit eurem Bewusstsein an die Sonne heran und verbrennt euch nicht an ihr. Dann werdet ihr euch neben mich stellen. Die vierte Substanz des Bewusstseins ist ein Punkt, von dem aus man eine Information in Form von Sonnenenergie erhalten kann. Derjenige, der darüber verfügt, kann mit einem Impuls die Erde verschieben und andere Galaxien, andere Universen sehen. Danach kann man fließend arbeiten, vom Wunsch zum Ergebnis."

Der Schöpfer dreht sich zu mir um.

„Brauchst du irgendwelche Werkbänke?"

„Nein, ich benutze den Gedanken."

„Richtig", lobt er. „Das ist eine mächtigere, globalere Technologie. Über die Substanz der Welt. Und dann – was für eine hervorragende Ökologie werdet ihr auf eurer Welt haben, wenn ihr statt des Erdinneren für die Produktion alles Nötigen den Gedanken verwendet. Was wirst du zuerst machen?"

„Damit sich mir die Substanz der Welt unterordnet, muss ich Verbindungen aufbauen."

„Ganz recht", bestätigt der Vater.

„Eine dieser Verbindungen hat der Kosmos selbst aufgebaut. Das ist die Verbindung mit der Welt, in der wir leben.

„Richtig", stimmt der Vater wieder zu.

„Die zweite Verbindung bauen wir mit der Hilfe des eigenen Bewusstseins und durch seine Konzentration auf, indem wir gleichsam den Raum des Universums komprimieren und in uns hineinziehen. Danach geht ein Impuls an den Punkt, der im Kreis ist."

„Hervorragend", lobt der Schöpfer. „Mit der Hilfe des Gedankens und des Bewusstseins könnt ihr euch mit der Substanz der Welt auf der Erde vereinigen. Das ist keine Zauberei. Das ist eine kosmische Technologie. Ich selbst nutze sie, wenn es nötig ist. Zuerst schreibe ich ein Szenarium, das ihr die Bibel nennt und in dem alles chiffriert ist, was später auf der Erde vor sich geht. Niemand kann mein Szenarium lesen, solange sein Bewusstsein nicht die vierte Substanz erreicht hat. Du hast einen Impuls geschickt – die Energien des Geistes und das Wissen der Seele sind in die Zelle eingedrungen. Mit Hilfe des Impulses lassen wir die Zelle genesen, teilen sie und entfernen Krebserkrankungen. Schlechte Zellen werden ebenfalls durch Energie vernichtet. Es ändert sich nur die Information im Punkt. Das ist die Welt in uns. Beispielsweise. Ihr lasst eine Niere genesen, ein Auswuchs muss an ihr entfernt werden. Er wird sowohl im Inneren des Organismus entfernt als auch obenauf, im Kosmos, als Information. In der Welt, die uns umgibt. In der Welt aber, in der ihr lebt, kann man zur Ultraschalluntersuchung gehen und sich davon überzeugen, dass der Auswuchs an der Niere tatsächlich nicht mehr da ist. So kann man arbeiten."

Ich schaue mich um und sehe, dass in meiner Werkshalle Menschen aufgetaucht sind. Es sind nicht viele, insgesamt zwölf bis fünfzehn Leute. Über der Werkshalle ist eine Energiesäule entstanden – die Verbindung mit dem Kosmos und der Erde ist hergestellt. Und die Werkshalle produziert auch schon: Sie kann die Organe von Menschen genesen lassen und Gewebe regenerieren.

„Gehen wir ins nächste Werk", lädt uns der Schöpfer ein.

Wir gehen in die nächste Produktionsstätte, wo Igor den Prozess leitet. Doch im Moment gibt es noch nichts zu leiten: Die Werkshallen sind leer wie einige Minuten zuvor bei mir.

„Wie sieht dein Aktionsplan aus?", fragt der Vater. „Du bist die Kraft in der Kraft. Dank dir lebt alles. Wenn du fortgehst, wird kein Organismus fähig sein zu handeln."

„Ich kann die niedere Bewusstseinsebene entfernen, die nicht nach Selbstvervollkommnung streben will", antwortet Igor.

„Das hat es schon gegeben", erinnert uns der Schöpfer an etwas, das wir nicht kennen. „Zuerst habt ihr irgendeinen kleinen Drachen gemacht, dann wolltet ihr das Fahrrad neu erfinden."

Der Vater spricht, und irgendetwas wälzt sich düster in unserem Gedächtnis – irgendein altes Vergehen und die Scham dafür.

„Ja, ja", bestätigt der Vater. „Ihr habt richtig gedacht. Ihr hättet zuerst alles zu dritt besprechen, dann eine Entscheidung treffen und dann handeln müssen. Die Erde ist wirklich ein Kindergarten für künftige Schöpfer, doch man darf sich dort trotzdem nicht benehmen wie in einem normalen Sandkasten. Man muss auch an die Folgen seiner Taten denken."

Er schwieg, um uns die Möglichkeit zu geben, das Gesagte zu spüren. Dann fuhr er fort.

„Der Geist befindet sich in der Seele und bringt eine Bewegung hervor. Was wirst du machen?"

„Ich kann den Raum auf ein kleines Volumen komprimieren. Zu einem Punkt, in dem die Unendlichkeit der neuen Dimension sein wird", erklärt Igor.

„Und was ist mit der Zeit?"

„Die Zeit kann man anhalten, verlangsamen, beschleunigen. Und dann die Koordinaten bestimmen, wo wir uns befinden. Die Koordinaten des Objektes, auf das der Impuls gerichtet wird."

„Und was ist in dem Punkt, in den du den Raum deines Gedankens, deines Bewusstseins gepresst hast?"

„Die Information über geplante Ereignisse."

„ Richtig, jetzt kann gehandelt werden. Erinnerst du dich, wie der Kern der Führungszelle mit kleinen Strahlen den Teilungsprozess der anderen Zellen ausgelöst und den Regenerationsprozess in Gang gesetzt hat? Genauso kannst du den Prozess aktivieren, und er wird mit deiner Kraft so lange wie nötig am Laufen gehalten werden."

Jetzt kamen auch in Igors Werk Leute. Und auch hier durchdrang eine Energiesäule den Raum – in der Werkshalle, darüber und darunter.

„ Gratuliere", lächelt der Vater. „Eure Werke wurden in Betrieb genommen. Ihr habt nun das Recht wiederherzustellen, zu regenerieren, aufzuerwecken."

Und mit einem Lächeln voller Zärtlichkeit fügt er hinzu:

„Wer auf der Erde hat noch diese Rechte gehabt, meine Kinder? Und solche Möglichkeiten? Und was das Reich Gottes betrifft, das alle suchen, aber nicht finden können – es ist in euch. Denn in jedem von euch ist ein Teilchen von mir. Und der Tempel sind keine aufgeschichteten Steine, sondern ein Mensch. Ihr seid der Tempel. Davon hat mein Sohn gesprochen, als er vor 2000 Jahren auf die Erde gekommen ist."

* * *

Bereits am nächsten Tag nach diesen Ereignissen wurde in die Filiale unseres Zentrums in Puschkino eine junge Frau gebracht –

Marina Wladimirowna. Sie ist behindert. Vor 20 Jahren ist sie unter einen Zug geraten, und ihr wurden die Beine abgerissen. Sie hat überhaupt keine Beine mehr, nur zwei kurze Stümpfe. Ihr halbes Leben hat sie im Rollstuhl verbracht. Es sind viele Begleiterkrankungen aufgetreten: an der Leber, den Nieren, dem Herzen, den Augen, der Blutdruck. Am schlimmsten war der Diabetes.

Natürlich ist sie nicht zufällig bei uns aufgetaucht. Vor allen Dingen genau nach der Begegnung mit dem Schöpfer, als er das Recht auf Regeneration für uns fixiert hat.

Marina erzählt von sich, von ihrem Leben, den Qualen, den Hoffnungen. Es ist fürchterlich, eine junge, schöne Frau im Rollstuhl zu sehen. Ohne Beine wirkt sie klein.

Wir beginnen mit der Diagnostik. Dort, wo die Räder ihr die Beine abgerissen haben, sehen wir eine Energieblockade in Form einer Linie. Das ist die Aura, die sich im Bereich der Beine geschlossen hat. Auf physischer Ebene sind viele Zellen bereits tot. Wir tauschen uns sofort darüber aus, wie diese Haut verwendet werden kann. Am ehesten für die Füße.

Marina reagiert ruhig auf das Geschehen. Man hat den Eindruck, dass sie schon jemand innerlich auf den Gedanken vorbereitet hat, dass ihr wieder Beine wachsen würden. Sie glaubt daran. Sie hat geträumt, dass sie schon bald wieder stehen kann und frei von Krankheiten sein wird. Mehr noch, sie hat Igor und mich in ihrem Traum schon lange vor unserem Treffen gesehen. Wirklich, erstaunlich und unerklärbar. Doch wichtig ist etwas anderes: Ihre innere Bereitschaft zur Regeneration der Beine hilft uns jetzt bei unserer Arbeit.

Wir finden im Beinstumpf die Führungszelle. In ihrem Kern gibt es die Information sowohl über die Kontur der amputierten Beine als auch über ihre Struktur. Uns liegt ein genauer Bauplan vor, in dem jede Zelle sich dem Programm unterordnet und einen Teilungsmechanismus in Gang setzt, körnchenweise sowohl die Knochen als auch die Venen, die Haut und das Bindegewebe wieder aufbaut.

Wir schätzen ab, wie die lebende Substanz auf unseren Impuls reagieren wird, wie die Feldsubstanz und wie die Informationsebene. Wir bringen alle hinaus, die sich im Zimmer versammelt haben, sowohl unsere Mitarbeiter als auch diejenigen, die uns um Hilfe bitten wollen. In ihren Köpfen herrscht jetzt ein Gedankenchaos. Mit ihren Gefühlen und Gedanken schaffen sie eine sehr starke Geräuschkulisse. Das stört uns bei der Arbeit.

Wir bereiten uns auf den Impuls vor. Wir ziehen den Raum zu einem Punkt zusammen, zeichnen in der DNA die Information zur Genesung und darüber auf, dass Marina in Zukunft keine Krankheiten mehr haben und dass es das fürchterliche Ereignis mit der Beinamputation nie gegeben haben wird. Schnell und abrupt machen wir einen Energieausstoß auf den Kern der Führungszelle. Und die Zelle gibt sofort eigene Impulse, um den Prozess in Gang zu setzen. Wir sehen, wie in dem leeren Raum, wo die Beine sein sollen, ein Hologramm entfaltet wird. Dort, wo früher die bleiche weiße Linie der zusammengerollten Aura war, ist jetzt ein kräftiges Leuchten, das dem Plasma eines Elektroschweißgerätes ähnelt. Die Zellen der Knochen, der Muskeln, der Venen, der Arterien, der Nervenenden, der Haut wurden aktiviert und sind in den Teilungsprozess eingetreten. Am erstaunlichsten ist, dass auch Marina sieht, was vor sich geht. Bei ihr hat sich direkt hier, in diesem Zimmer, das Hellsehen eröffnet. Der Prozess ist in Gang gesetzt. Dieses historische Ereignis verlief bescheiden, alltäglich, unmerklich. Ohne Vertreter der Presse und medizinische Angestellte. Es sieht so aus, als hätte es niemanden interessiert außer einer kleinen Gruppe unserer Mitarbeiter und der Patienten, die sich auf dem Flur versammelt hatten.

Ja, das Leben im Land ging normal weiter. Irgendjemand machte Pläne, wie er zu dem bereits Zusammengerafften noch mehr ergattern konnte. Irgendjemanden quälte der Neid auf die Glückspilze, die es immer wieder schafften, ihr Schäfchen ins Trockene zu bringen. Und wieder andere wachten auf, tranken einen Liter Fusel und schliefen wieder ein in Erwartung der lichten Zukunft.

Dann riefen wir Marina regelmäßig an. Jedes Mal nach einem kurzen „Hallo" folgte die unausweichliche Frage:

„Wachsen die Beine?"

„Sie wachsen", teilte uns Marina dann immer freudig mit.

„Um wie viel?"

„Anderthalb Zentimeter pro Woche."

Wir erstarrten vor Glück. Wegen dieser einfachen und dennoch so ungewöhnlichen Worte: „anderthalb Zentimeter".

In einem Monat sind Marinas Beine um etwas mehr als sechs Zentimeter gewachsen. Aus dem Forschungsinstitut für traditionelle Heilungsmethoden kam Olga Iwanowna Kojokina. Sie staunte sehr lange, stellte Marina Fragen und maß mit einem Lineal das gewachsene Gewebe. Es unterschied sich stark von dem übrigen Stumpf – es war jung und fest wie bei einem jungen Mädchen.

„Das ist unglaublich", sagte Olga Iwanowna. „Doch das muss völlig anders registriert werden. Kein Mensch wird uns glauben – weder Ihnen noch mir –, dass so etwas überhaupt vorkommen kann."

„Einer Eidechse glaubt man, wenn ihr der Schwanz nachwächst", scherze ich. „Aber einem Menschen ohne Beine, wenn er eines Tages aus dem Aufgang seines Hauses auf seinen eigenen Beinen heraustritt, wird nicht geglaubt."

„Es wird nicht geglaubt werden", bestätigt Frau Kojokina. Und ich diskutiere nicht weiter. Ich kann sie verstehen.

Marina hat ein Tagebuch über die Ereignisse geführt, die ihr passiert sind. Es lag nicht alles nur am Regenerationsprozess. Denn die neuen Zellen erforderten bestimmte Ressourcen biochemischer Reaktionen und nahmen den Patienten, dem ausgemergelten Organismus, die nötigen Nährstoffe, die sie für ihr Wachstum brauchten. Manchmal bleibt der Wachstumsprozess für Wochen oder gar Monate stehen. Lauschen wir also der Stimme von Marina selbst, die diesen gesamten Prozess erlebt hat:

22. Dezember

Ich habe den Arzt gerufen. Ich habe mir eine starke Lungenentzündung eingefangen. Sie haben mir drei Sorten Spritzen, Kerzen und Kräuter verschrieben. Schon wieder muss ich mich kurieren. Mein Immunsystem ist völlig geschwächt. Aber ich bin nicht verzweifelt. Da ist nur der Wunsch, diesen komplizierten und schwierigen Moment so schnell wie möglich zu überspringen, um gesund zu werden. Trotzdem leide ich am meisten unter meinem Sehvermögen, damit habe ich es wirklich schwer. Aber nach dem Gespräch mit Arcady Naumowitsch und Igor, die mir versichert haben, dass ich wieder gut sehen werde, sehe ich wieder optimistischer und sicherer in die Zukunft. Nur das hatte mir keine Ruhe gelassen und mir die Sicherheit genommen. Denn alles andere, was mit meiner Gesundheit zusammenhängt, beunruhigt mich nicht. Ich weiß, dass ich aus diesen Problemen herauskommen werde. Und überhaupt erscheint es mir manchmal, als wäre um mich herum ein hoher Lattenzaun, der aus meinen Krankheiten besteht. Und er wird immer höher und höher. Es scheint, er ist nicht zu überspringen, ich habe überhaupt keine Kraft. Und dann ballt man in der Regel die Nerven zur Faust und kämpft weiter und sucht einen Ausweg. Natürlich ist meine Lage jetzt nicht damit zu vergleichen, was früher war, doch die Probleme habe ich immer noch. Ich brauche Zeit, Kräfte, Geduld, um wiedergeboren und gesund zu werden. Das wird mir alles gelingen. Der Herr und die Menschen, die mir helfen, lassen mich nicht im Stich. Daran glaube ich. Doch ich tue auch selbst alles, was in meiner Macht steht, damit meine Beine wieder wachsen, damit alle Organe wiederhergestellt werden und funktionieren. Das ist mein Ziel.

23. Dezember

Ungeachtet der Wehwehchen geht es mit meinen geistigen Kräften heute wieder aufwärts. Die Zukunft erscheint mir wundervoll. Voller Elan habe ich meine Übungen wie früher gemacht, und nicht deshalb, weil ich muss. Nach dem Mittagessen habe ich Sinaida Iwanowna angerufen. Meine Güte, wie hat sie den Mut sinken lassen, sie wünscht sich nur noch den Tod und möchte nicht um ihr Leben kämpfen. In den fünf Jahren, die ich sie kenne, bringt sie sich gerade durch ihren Unwillen, ihren Unglauben und nicht durch ihre Krankheiten langsam selbst um. Sie tut mir so leid, und ich möchte ihr so gern helfen. Doch ohne dass sie es selbst will, ist das praktisch unmöglich. Ich weiß nicht einmal, ob sie auf meine Worte überhaupt hört. Natürlich hat sie es schwer: der Diabetes, das Bein ist in einem schlechten Zustand, es wird ihr wohl bald abgenommen werden, der Sohn besucht sie selten. Früher war alles anders: Sie hat als Oberschwester im Rettungswagen gearbeitet, hatte Freunde und das Gefühl von Freude und Glück darüber, dass sie gebraucht wird. Die Krankheit hat sie gebrochen. Und wie viele solcher Menschen leiden und quälen sich und sehen keinen Ausweg aus ihrer Situation. Wie gut ich das verstehe, und wie bekannt es mir vorkommt. Ich weiß sehr gut, was Verzweiflung, Schmerz und Tränen sind, wenn man mit sich allein ist. Ich werde sie öfter anrufen, mit ihr reden, sie aufmunternd. Ich möchte zu gerne, dass die Krankheiten die Menschen nicht umbringen.

Einmal ist mir folgendes passiert: Nachdem ich wieder einmal Stress gehabt hatte, schien es mir, dass das gesamte menschliche Leid und die Qualen sich in mir konzentriert hatten. Mir wurde so schwer ums Herz. Ich wollte etwas unternehmen, damit das vorbei wäre. Damals wusste ich nur nicht, wie. Jetzt weiß ich es. Ich kann den Menschen helfen, ihre Schmerzen wenigstens ein kleines bisschen geringer machen. Igor und Arcady Naumowitsch sagen, dass das möglich ist, dass ich Menschen heilen kann. Doch zuerst muss ich mit meinen eigenen Wehwehchen kämpfen. Erst wenn ich gesund bin, kann ich das Gewünschte realisieren. Blutdruck 180 zu 100. Insulin 10 lange Einheiten, 8 kurze. Die Leber reagiert wenig auf meine Ansprache, die Werte sind schlecht, bei den Augen gibt es keine Verbesserung. Dafür gibt es den großen Wunsch, das alles zu überwinden. Ach ja, ich hätte es fast vergessen, ich habe meinen Schutzengel gefragt, ob ich eine Entzündung oder ein Geschwür habe. Und ich habe begriffen, dass es eine Entzündung ist. Die Ärztin hat es bestätigt. Mich hat gefreut, dass der Kontakt mit dem Schutzengel da ist.

24. Dezember
Ich habe zwei Stunden lang Übungen gemacht. Und zwar habe ich die Übungen auf eine neue Weise gemacht. So schwinge ich

beispielsweise im Großen und im kleinen Kreis, wobei ich mir jedes Mal vorstelle, dass sich auf mir mal eine goldene Kugel, mal ein goldenes Bächlein, mal eine weiße kleine Kugel oder ein heftiger Energiefluss bewegt, wobei ich gerade davon besonders stark das Gefühl habe, dass sich mein Körper mit Energie anfüllt. Die Übungen sind noch spannender geworden, es entsteht eine aktivere Bewegung der Zellen in meinen Beinen. Ich denke, je mehr Übungen ich mache, umso schneller werden meine Beine wachsen. Aber auch jetzt habe ich keinen Grund zu klagen, denn ich spüre ein ständiges Wärmegefühl und kleine wellenartige Schauer in den Enden meiner Beine (ich mag das Wort „Stümpfe" nicht und nenne sie immer „Beine").

Ansonsten ist alles beim Alten...

26. Dezember

Gestern ging es mir sehr schlecht. Vielleicht sind die Magnetstürme die Ursache dafür, vielleicht auch die Spritzen, die ich gegen die Entzündung bekomme. Ich bin den ganzen Tag nicht zu mir gekommen, ich hatte keine Lust auf meine Übungen und auf das Maschineschreiben. Die Kraft war irgendwie weg, und mir war jämmerlich zu Mute. Ich habe sogar ein bisschen geweint. Ja, durch dieses komplizierte Labyrinth meiner Probleme und Wehwehchen hindurchzugehen, wird wohl sehr schwierig. Ich habe mich zusammengenommen, so gut es ging, habe gebetet, und mir wurde leichter zu Mute. Wahrscheinlich durchlebe ich gerade die schwierigste Phase meines Lebens (hierbei geht es um die Krankheiten – sie gehen nicht vorbei und es gibt keinerlei Besserung, besonders macht mir der Blutdruck zu schaffen), doch gleichzeitig lebe ich im Vorgefühl dessen, dass alles gut werden wird, dass meine Beine wachsen werden und dass ich ungeachtet alles anderen gesund werde.

Das ist es, was mir hilft zu glauben und meine gesundheitlichen Probleme zu ertragen. Ich habe beschlossen, dass ich alles aushalten werde. Und die Tränen? Tränen gibt es selbst bei den stärksten Leuten, nur zeigen sie sie nicht und weinen, wenn sie mit sich allein sind. Viele halten mich für einen starken Menschen. Ich selbst halte mich nicht für stark. Eine normale Frau, die schon seit vielen Jahren qualvoll nach einem Ausweg aus ihrer Situation sucht. Mit Versuchen, Fehlern, Rückschlägen. Ich denke, dass mir teilweise mein angeborener Optimismus hilft, teilweise die Intuition und natürlich meine Mutter. Jetzt kann ich noch an meine Zukunft denken, die mir sehr spannend erscheint.

Gestern war mein Bruder mit seiner Frau hier. Wir bereiten uns auf das Neujahrsfest vor, kaufen Lebensmittel ein und besprechen das Menü. Als wir Tee getrunken haben, drehte sich das Gespräch wieder um mein Befinden, sie fragten wieder nach meinem Sehvermögen. Ich sagte, dass im nächsten Jahr alles normal werden wird, dass meine Bauchspeicheldrüse angefangen hat zu arbeiten, dass die Leber im Moment aber das Insulin noch nicht aufnehmen will und dass man mit ihr reden und sie davon überzeugen muss, dass sie auf das künstliche Insulin verzichtet. Die beiden haben mich angesehen und nichts gesagt. Ich verurteile sie dafür nicht und versuche nicht, ihnen etwas zu beweisen. Sie verstehen einfach noch nicht, glauben nicht, dass ich durch die Behandlung im Zentrum meine Gesundheit wiedererlangen werde. Es muss noch etwas Zeit vergehen, meine Beine wachsen, dann werden sie mich schon mit anderen Augen sehen.

Mein Bruder glaubt überhaupt nicht daran, das heißt nicht daran, dass meine Beine wachsen werden, das deute ich natürlich nicht einmal an, sonst sehen sie mich nicht nur an, sondern zeigen mir gleich einen Vogel, sondern es geht um das Zentrum und meine Behandlung darin. Er hat gesagt, dass man mir dort den Kopf verdreht und dafür auch noch Geld nimmt. Aber sie nehmen kein Geld von mir. Und ich bin ihm nicht böse. Die Zeit wird zeigen, dass er Unrecht hatte.

Er ist nicht der einzige bei den Gesprächen darüber. Davon konnte ich mich schon überzeugen und habe praktisch aufgehört, mit jemandem außer natürlich meiner Mutter über meine Behandlung zu sprechen. Sie unterstützt mich voll und ganz. Ich nehme also die seltenen Momente, wenn ich mich an Igor und Arcady Naumowitsch wende und mit ihnen rede, sowohl als Lehrstunde als auch als Bestätigung meiner Gedanken wahr. Fragen habe ich viele.

Heute ging es mir schon besser. Ich habe meine Übungen gemacht. Als meine Mutter mir die Augen ausgespült hat, war aus irgendeinem Grunde ein leichtes Metallgeräusch zu hören. Ich habe noch gescherzt, dass mein Kopf eisern geworden wäre. Ich denke, meine Leber hat ein bisschen angefangen, auf meine Gespräche mit ihr zu reagieren. Ich habe die Dosis um 2 Einheiten kurzes Insulin verringert und nehme jetzt 8 lange und 6 kurze Einheiten. Und das, obwohl ich gestern Schokolade gegessen habe. Ein kleines freudiges Ereignis. Alles andere ist fast beim Alten. Wir haben die Beine gemessen, es waren wieder dieselben Zahlen: das rechte Bein 30 cm, das linke 29,5 cm. Das Gefühl von Wärme und kleinen Wellenbewegungen wie auch der Nadelstiche ist fast immer da, doch nicht so stark, wie es einmal war. Blutdruck 180 zu 100.

28. Dezember

Mutter schmückt den Tannenbaum. Gestern hat sie bunte glänzende Girlanden aufgehängt. In einigen Tagen ist Neujahr, ein neues Jahrhundert und ein neues Jahrtausend beginnt. Ich warte sehr auf das Ende des alten Jahres, in der letzten Zeit zähle ich sogar die Tage. Dieses Jahr war für viele Menschen recht schwer. Meine Bekannten haben Angehörige verloren. Bei meiner Freundin Tatjana ist die Mutter gestorben. Viel zu schwere Verluste. Mutter und ich haben unseren Liebling, den kleinen Pusenka, verloren.

Dieser kleine Kater hat mein Leben verschönt. Ich liebe Katzen, doch aus irgendeinem Grunde bleiben sie nicht lange bei uns. Dieser hier hat drei Jahre bei uns gelebt, die anderen sind entweder davongelaufen oder gestorben, entweder wegen der Ratten im Keller oder wegen der Hunde. Pusenka hat immer zuhause gelebt, ist nirgendwohin gelaufen, doch dann hat er Nierensteine bekommen. Wir sind ein bisschen zu spät gekommen und haben zu spät den Arzt gerufen, das hat ihn das Leben gekostet. Er hatte es schwer zu sterben, hat sich lange und stark gequält.

Ich war sehr traurig, denn es ist egal, ob es ein Mensch oder ein Tier ist. Wir lieben sie und hängen gleichermaßen an ihnen. Als die Mutter ging, um Pusenka zu begraben, sagte ich, dass er all das Schlechte, all das Schwarze von uns genommen hat. Später, als ich darüber im Zentrum mit Amir Fuatowitsch sprach, bestätigte er meine Worte. Er sagte, dass Katzen und Hunde, wenn sie mit ihren Herren im Haus leben und schwer erkrankten, gleichsam alles Böse auf sich nehmen, wobei sie häufig sterben.

So war es auch mit meinem kleinen Kater. Wahrscheinlich muss ich deshalb immer an ihn denken. Ich erinnere mich, dass das Jahr des roten Katers anfing, und genau um zwölf Uhr, als das Glockenspiel ertönte, Pusenka auf die Lehne meines Rollstuhls sprang und begann, mich zu küssen, als wollte er mir ein gesundes neues Jahr wünschen.

Und dennoch hat es in meinem Leben auch Schlechtes gegeben. Es gibt Menschen, die mir, milde ausgedrückt, nicht gerade Glück wünschen. Ich wurde von Träumen verfolgt, in denen ich mal

Giftschlangen gesehen habe, mal jemanden, der an eine riesige giftige Spinne erinnerte, oder einen Skorpion. Und ständig habe ich mit ihnen gekämpft. Allerdings habe ich immer gesiegt oder es geschafft, vor ihnen zu flüchten.

Das ging recht lange so, über bestimmte Zeiträume oder sogar Monate. Und ich wurde immer schwerer krank, manchmal wurde es besser, es schien, als würde alles normal werden, und ich würde anfangen, gesund zu werden, doch dann kam wieder eine Verschlechterung. So ging es über mehrere Jahre. Manchmal schien es mir, als würde so etwas wie ein Fluch auf mir lasten. Besonders schwer war es, das Sehvermögen zu verlieren. Was habe ich nicht alles getan – Spritzen in die Augen, Tropfen, ich habe sogar herumexperimentiert und war auch im Krankenhaus. Doch das Ergebnis war immer derselbe: Nach einer Verbesserung wurde es immer schlimmer Es folgten Depressionen und Tränen. Ich habe mich selbst überzeugt, dass ich lernen müsste, mit diesem Sehvermögen zu leben, wie ich es gelernt hatte, ohne Beine zu leben, doch es funktionierte nicht. Diese Phase, die 1996 begonnen hatte, war die schwerste Prüfung in meinem Leben. Ich konnte nicht mehr arbeiten, mein Privatleben ging in die Brüche, jeden Tag quälten mich die Schmerzen. Manchmal war es einfach nicht auszuhalten. Ich hatte verschiedene Gedanken, bis hin zum Selbstmord, dachte sogar daran, irgendwelche Tabletten zu schlucken, um zu vergessen. Der Gedanke an meine Mutter hat mich zurückgehalten: Wie würde sie ohne mich leben? Schließlich braucht sie mich sogar so. Sie lebt für mich. Und da ist noch etwas – vielleicht wirklich eine Hoffnung oder der Glaube an ein Wunder und eben mein Optimismus.

Schließlich bin ich trotz allem eine große Optimistin und Romantikerin. Ich träume gerne, glaube immer und hoffe auf das Beste.

Und einmal habe ich mir geschworen, dass ich unter keinen Umständen aufhören werde zu kämpfen, dass ich nicht dem Suff verfallen werde, keine Drogen nehmen werde, so schwer und schmerzhaft das auch sein mag. Selbst wenn ich mein Sehvermögen verliere, werde ich trotzdem leben und versuchen, glücklich zu sein. Derartige Entscheidungen kommen nicht von ungefähr. Und natürlich bin ich meiner Mutter unendlich dankbar, die dieses Kreuz mit mir gemeinsam trägt. Ich habe sehr großes Glück, dass ich so eine Mutter habe, dass Gott sie mir gegeben hat. Ihre Unterstützung war immer sehr wichtig für mich. Jetzt denke ich an alles und weine, die Tränen rinnen wie von selbst. Ich bin doch ein sehr sentimentaler Mensch. Als Pusenka gestorben war, hatte ich keine Albträume mehr. Ich denke, dass die Tiere geschaffen wurden, um den Menschen zu helfen, und dass sie uns geschickt werden. Sie helfen uns sogar um den Preis des eigenen Lebens.

Natürlich wird mir das ausgehende Jahr für mein ganzes Leben in Erinnerung bleiben. Als ich in das Zentrum ging, um zu lernen, wo ich wunderbare Leute kennen gelernt habe, hat sich mein Bewusstsein geöffnet, haben meine Beine angefangen zu wachsen. So hat es außer dem Schweren und Schlechten auch Gutes gegeben – meine Erneuerung hat begonnen. Mein neues Leben hat begonnen.

Ich habe Arcady Naumowitsch angerufen und ihm ein gesundes neues Jahr gewünscht. Er sagt, dass im neuen Jahr wirklich alles anders wird und dass ich es nicht umsonst so sehr erwarte.

29. Dezember
Anscheinend hat sich die Telefonnummer des Zentrums geändert, ich komme beim Anrufen nicht durch. Das ist sehr schade, denn ich wollte Tamara Afanassjewna, Amir Fuatowitsch und Boris Michailowitsch

persönlich ein gesundes neues Jahr wünschen. Hoffen wir, dass es mir im nächsten Jahr gelingt.

Mutter bäckt die Festtagstorte, genauer gesagt, den Boden, füllen werden wir ihn morgen. Sie wollte nicht, dass ich ihr helfe, sie sagte, sie macht alles allein. Ich werde mich wohl damit abfinden müssen und morgen nur die Sahne schlagen und die Torte füllen. Es ist eine besondere Torte, mit einer Kirschfüllung. Sie heißt „Klosterhütte". Wir haben schon mal so eine Torte gebacken, aber ohne Kirschen und mit einer ganz anderen Crème.

Was hat sich an meiner Gesundheit geändert? In meinen Augen ist es wohl etwas heller geworden, ich kann etwas deutlicher sehen. Die Beine wachsen ständig, doch die Stöße und das Wärmegefühl sind schwach. Arcady Naumowitsch hat gestern dazu gesagt: „Langsam, aber sicher." Hauptsache, meine Stimmung ist gut, und mein Glaube an die Zukunft ist mehr als groß.

31. Dezember

Nun ist der letzte Tag des Jahres 2000 gekommen, der letzte Tag des ausgehenden Jahrhunderts und Jahrtausends. Morgen wird ein anderes Jahr, ein anderes Jahrhundert sein. Wir werden sagen können, dass wir im vorigen Jahrhundert oder Jahrtausend gelebt haben. In der dritten Klasse, als wir in Chmelnyzkyj, in der Ukraine, gelebt haben, sagte unsere Klassenleiterin, als sie uns ansah, weil wir im Unterricht so einen Lärm gemacht haben, dass wir alle im dritten Jahrtausend leben werden. Seinerzeit wollte ich selbst nicht in meine Heimat zurück. Das war schon nach dem Unfall. Wir wohnten damals in der Nähe von Moskau, im Kreis Dmitrow. Mit Grausen dachte ich daran, wie ich ohne Beine dorthin zurückkehren würde, und sagte, dass ich in der Nähe von Moskau bleiben wollte. So war meine Wahl getroffen und damit im Prinzip auch mein Schicksal vorherbestimmt. Denn wenn wir in die Ukraine zurückgekehrt wären, hätte es dort wohl kaum so ein Zentrum gegeben, ich hätte wohl kaum solche Menschen getroffen, die mir helfen, wieder gesund zu werden und meine Beine zurückzubekommen.

Jetzt ein wenig über mein Befinden. In den letzten Tagen habe ich zu spüren begonnen, dass sich der Zucker normalisiert, es scheint mir, dass meine Gespräche mit meiner Leber anfangen, Wirkung zu zeigen. Ich fühle mich besser, allerdings lässt mir der Blutdruck keine Ruhe, er ist ständig zu hoch. Doch auch das wird in Ordnung kommen, daran glaube ich. Meine Beine sind in zwei Monaten 9 cm gewachsen. Doch ich hatte eine Krise, die sie daran gehindert hat, stärker zu wachsen. Im nächsten Jahr wird alles anders. Ich werde alles tun, was nur in meiner Macht steht.

3. Januar 2001

Das neue Jahr, das ich so erwartet habe, ist angebrochen. Auf dem Tisch waren alle möglichen Leckereien, und ich habe alles ohne Festal gegessen, das ich sonst immer genommen habe, wenn ich Fisch, Fleisch usw. gegessen habe. Ich habe tatsächlich gespürt, dass alles langsam ins Lot kommt.

Die Beine wachsen schwach, ich spüre es fast nicht, allerdings mache ich in dieser Woche auch fast keine Übungen. Ich habe beschlossen, dass ich mich nach dem 8. Januar, dem orthodoxen Weihnachtsfest, wieder so mit mir befassen werde, wie es sich gehört. Ich habe es sogar meiner Mutter gesagt, dass ich spüre, dass gerade nach Weihnachten sich bei mir alles zum Guten wenden wird. Aus irgendeinem Grund habe ich das im Gefühl.

8. Januar

Gestern war ein wunderbares Fest, das orthodoxe Weihnachten.

Heute gegen Mittag habe ich plötzlich ein inneres Beben und ein leichtes Wärmegefühl verspürt. Und sofort spürte ich leichte Stöße und das Wärmegefühl in den Enden meiner Beine. Dabei war das Wärmegefühl ziemlich stark, besonders im Vergleich zu den letzten zwei Wochen. Sofort hatte ich den Gedanken: Igor und Arcady Naumowitsch haben mit mir gearbeitet.

Ich werde sie später unbedingt danach fragen. Denn sie arbeiten mit mir auf die Entfernung und über Telefon. Jetzt schreibe ich darüber, und meine Beine fühlen sich ständig warm an. Sie haben mich wieder behandelt, wie es nötig ist. Ich beginne, mich aktiv um mich selbst zu kümmern, wie ich es versprochen habe.

10. Januar

Endlich konnte ich im Zentrum anrufen. Tamara Afanassjewna war am Apparat. Wir haben uns gegenseitig ein gutes neues Jahr gewünscht. Amir Fuatowitsch war auch da und hat mir Grüße ausgerichtet. Ich habe Tamara Afanassjewna ein bisschen von mir und meinem Befinden erzählt. Im Vergleich zum vorigen Monat fühle ich mich inzwischen wirklich bedeutend besser. Die Leber macht mir keine Sorgen, die Bauchspeicheldrüse benimmt sich anständig. Ich nehme überhaupt kein Festal mehr. Jetzt arbeiten sie an meinen Organen, deshalb wachsen die Beine sehr, sehr langsam. Die gesamte Energie und die Arbeit sind auf die inneren Organe und die Augen konzentriert."

* * *

Das war also die Geschichte. Auf der Skala der Ereignisse des Universums mag sie manchem als nicht besonders bedeutsam erscheinen. Doch im persönlichen Weltall der Marina Wladimirowna gibt es jetzt nichts Wichtigeres als diesen schöpferischen Prozess: Form, Materie, Leben. Der durch uns in Gang gesetzte Regenerationsprozess (wenn ein aktiver Impuls in passives Material eintaucht) ist für sie zum Sinn ihrer persönlichen Existenz geworden. Daraus hat sie auch ihre Hoffnung auf Genesung geschöpft, die Perspektive einer schöpferischen Existenz (erinnern Sie sich, wie sie von ihrer künftigen Tätigkeit als Heilerin träumt?), sie hat das Wesentliche gesehen und den Sinn des Lebens begriffen. Dieses Ereignis, das im abgeschlossenen Raum unseres Zentrums und in der Wohnung von Marina geschehen ist, gehört nicht mehr zu dieser Zeit, sondern zur Zukunft und ist der Epoche der Wiedergeburt vergleichbar, in der das persönliche Problem eines Wesens sich durch die Ebenen der Räume Bahn bricht und zum Ausstrahlungspunkt eines neuen Lebens wird, einer neuen unsterblichen Existenz der gesamten Menschheit.

Im Januar kamen die Verwandten einer früheren Schülerin von uns in die Filiale unseres Zentrums in Puschkino. Nennen wir die Schülerin einfach Ira. Die Besucher erzählten uns, dass bei Ira irgendeine eigenartige Blutkrankheit entdeckt wurde. Ihr Zustand ist so kritisch, dass das Krankenhaus abgelehnt hat, sie aufzunehmen.

„Mit so etwas lebt man nicht lange", hatten die Ärzte gesagt. „Es kann schon morgen zu Ende sein."

Den Namen der Krankheit haben uns die Verwandten nicht

gesagt Sie haben sich irgendwie standhaft um präzisierende Fragen herumgedrückt. Und die Frau liegt im Sterben. Sie hat bereits über 40 Grad Fieber.

Bald darauf wurde sie zu uns gebracht. Ira ist nicht mehr bei Sinnen. Auf Fragen antwortet sie nur mit einem Brummen. Igor Arepjew und ich begannen, sie zu untersuchen. Im Blut war wirklich etwas Ungewöhnliches.

So etwas hatten wir vorher noch nie gesehen. Ich hatte das Gefühl, dass wir wieder in eine Neuauflage der Sternenkriege geraten waren. Im Blutgefäßsystem unseres Schützlings bewegten sich irgendwelche sechskantigen Gebilde, die riesigen Raumschiffen ähnelten. Natürlich war ihre Riesenhaftigkeit höchst relativ. Schließlich sahen wir uns die Informationsebene an. Doch im Maßstab des informationellen Mikrokosmos des Menschen waren ihre Ausmaße wirklich beeindruckend. Ihnen gegenüber erscheinen wie Abschirmungseinheiten immer neue Gruppen von Lymphozytenzellen und anderen Schutzzellen. Sie stürzen sich auf den Gegner. Sie sind sehr klein und schwach im Vergleich zum Feind, dafür aber mit dem Mut der Verzweiflung. Allerdings spricht die Situation nicht für sie. Ein mittelalterlicher Ritter kann kaum einen modernen Panzer aufhalten.

Die Gruppe der Hexaeder schafft auf irgendeine Art und Weise vor sich eine räumliche Verzerrung, die wie ein Spiegel die Anfragen der Lymphozyten „eigenes-fremdes" reflektiert und sie für eine bestimmte Zeit in die Irre führt. Dann entsteht vor den Aggressoren ein mächtiger (verglichen mit dem Maßstab des Geschehens) Vakuumtrichter, der die Verteidiger des Organismus, die Lymphozyten, in sich hinein zieht, wo ihr Antivirenprogramm gelöscht wird. Diejenigen, die nicht in den Trichter geraten sind, werden von den Hexaedern mit Energiestrahlen erschossen. Der Weg ist frei, und sie bewegen sich weiter nach vorn.

In allen Organen des Menschen gibt es so genannte Mutterzellen, von denen das richtige Funktionieren der Organe abhängt. Sie geben wie ein Kammerton die richtige Frequenz der Arbeit und der Existenz der Zellmasse vor. Die Hexaeder bewegen sich fehlerlos auf die Strahlung der Mutterzellen zu.

Wenn sie sie erreichen, erfolgt das nächste Manöver. Einer der Hexaeder zerfällt in sechs Stäbchen, und jedes von ihnen haftet an der DNA von sechs Chromosomen der Mutterzelle an. Jetzt hat das Virus ihre Arbeit unter Kontrolle, und erst jetzt entscheidet es, welche Resonanzfrequenz es dem Ensemble der Zellen des einen oder anderen Organs anbietet.

Ich habe das Gefühl, dass dieses miese Zeug auch den Intellekt beherrscht, und nicht nur das Programm der Handlungen. Jetzt kann es sich für einige Zeit im Organismus verbergen und auf einen günstigen Moment warten.

Doch im vorliegenden Fall ist das Virus schon im aktiven Angriffsstadium und hat nicht vor abzuwarten. Es vermehrt sich zielstrebig und dringt in immer neue Zellen des Organismus ein. Die Zellen explodieren gleichsam von innen heraus. Und die Viruspartikel überfallen die neuen Verteidigungszellen, dringen in sie ein und sprengen sie wieder. Niemand hindert sie daran, denn sie haben die Führungszellen unter Kontrolle genommen.

Igor und ich versuchen, uns in der Situation zurechtzufinden. Von außen sieht das Virus furchterregender aus als Krebszellen, mit denen wir schon gelernt haben zu kämpfen.

Wir transformieren das Virus. Doch es stellt sich heraus, dass sein Programm eine derartige Wendung der Ereignisse vorgesehen hat.

In seinem Inneren befindet sich energetisches Gelee. Und dieses Gelee ist dazu angelegt, die DNA des Menschen zu unterwerfen.

Es sieht so aus, als müssten wir, um dieses miese Zeug zu vernichten, in sein Inneres eindringen. Wir gehen hinein. Auf jedem der sechs Stäbchen, die die Informationsstruktur des Virus darstellen, ist ein Programm aufgezeichnet. Wir ahnen schon, womit wir es zu tun haben. Das ist das Aidsvirus.

An der ersten Wand ist die Aufzeichnung für die Schädigung der sechs Hauptorgane: des Herzens, der Nieren, der Leber, des Magens, der Milz, der Schilddrüse.

Die zweite Wand ist die Information über die Zerstörung der Zellen, die Blockade des Gehirns. Wir schauen, wie das vor sich geht. Dem Gehirn nähert sich das Virus über die Wirbelsäule. Doch das ist interessant: Als das Aidsvirus das Gehirn erreicht, bleibt es stehen. Irgendjemandem ist es gelungen, ihm Einhalt zu gebieten. Der Intellekt des Gehirns hat es aufgehalten! Er steht über dem Intellekt des Aidsvirus, und das klärt die Situation.

In das Gehirn kann das miese Zeug nicht eindringen.

Das Gelee des Aidsvirus ist wie das Bewusstsein. Und es kommuniziert mit der grauen Substanz des Gehirns. Ein Kampf der Intellekte.

Das Gelee formt geometrische Figuren: einen Kreis, ein Dreieck, ein Quadrat. Die Information nimmt die Gestalt von Figuren an. Doch wie kann der elementare Organismus eines Virus derartig komplizierte Figuren formen? Die Verbindung ist sichtbar. Das Informationsfeld der Erde hilft dem Aidsvirus, Figuren zu formen, das heißt, es gibt die Parameter seines Intellekts vor und speichert seine Information.

Warum tut das planetare Feld das?

Wir lesen die Information ab – es ist eine Antwortreaktion auf das Verhalten des Menschen in der Natur. Für die Natur ist der Mensch seinerseits ein Virus, das ihren Organismus zerstört. Sie schützt sich gegen ihn. Das, was wir als Virus für unseren Organismus ansehen, hält sie für die Immunität ihres eigenen.

Wir löschen die Aids-Information und verbrennen das Virus. Es stirbt praktisch sofort ohne irgendwelche Folgen für den Organismus. So kann man es also bekämpfen! Doch wer kann es so bekämpfen? Denn dafür muss man durch das Vakuum in das Virus hineingehen und die Informationen löschen.

Igor verfolgt die Hexaeder durch den gesamten Organismus. Sie platzen und verbrennen. Das Blut nimmt die inzwischen harmlosen Überreste der fremden Organik mit sich fort und bringt sie ruhig an die Oberfläche. Denn diejenigen, die dieses Virus erschaffen haben, haben auf seine unüberwindliche Übermacht gezählt. Trifft es im Kampf auf einen stärkeren Gegner, ist es leichter, dieses Virus zu bekämpfen als eine Grippe. Doch diejenigen, die das Aidsvirus einfach so in Stücke reißen können, sind Ausnahmen. Und um zu diesen Ausnahmen zu gelangen, muss man sich noch gegen die Wachposten des Gesundheitsministeriums durchsetzen, das die Patientenströme mit dieser fürchterlichen Erkrankung direkt auf den Friedhof leitet.

Bereits am nächsten Tag geht es der Frau besser. Das Fieber ist heruntergegangen. Einen Tag später rief sie mich selbst zu Hause an. Noch bevor sie selbst etwas sagte, verblüffte ich sie mit meiner Annahme:

„Wie sieht es aus, die Temperatur ist glatt 37, und Sie haben keine Lust mehr zu sterben?"

„Ganz genau", bestätigte sie.

„Morgen werden es 36,6 sein."

Ich forderte sie auf, ein paar Tage später noch einmal eine Blutuntersuchung machen zu lassen.

Eine Woche später kam sie selbst zu uns ins Zentrum und teilte uns mit, dass sie wieder arbeiten gehen will. Ihre Werte waren in Ordnung.

Dann analysierten wir, was geschehen war.

AIDS. Dringt über die Geschlechtsorgane oder mit Drogen in den Organismus ein.

Hauptaufgabe: in die Neuronen des Gehirns zu gelangen, den Organismus zu vernichten oder zu unterwerfen.

Die Einnahme der Neuronen ist wie die Einnahme des Mikrokosmos. Die wichtigste Information ist das Gehirn. Aids versucht, sie einzunehmen. Das ermöglicht es, das Parasitensystem umzubauen und komplizierter zu machen.

Und zwar nicht nur auf der Mikroebene. Es gibt das Gesetz der negativen Systeme. Wenn ein führendes System den Organismus des Menschen schädigt, so ist das darauf folgende noch mächtiger und lebensfähiger. Erleidet es eine Niederlage, verliert das darauf folgende eine Reihe von Vorteilen.

Taktische Aufgabe: eine Parasitenzelle zu dem Organ zu bringen, wo die Vermehrung von statten geht.

Auf der physischen Ebene ist das Aidsvirus mikroskopisch klein. Auf der Informationsebene ist es riesig. Niemand kann sich mit ihm vergleichen. Auf der Informationsebene hat das Virus das Aussehen eines Hexaeders mit ein wenig schiefen und abgerundeten Nahtstellen. Von außen hat es eine dunkelblaue oder violette Farbe. Von innen sind parallel zu den äußeren Kanten sechs Stäbchen mit der darauf aufgezeichneten Information angeordnet. Die Stäbchen befinden sich gleichsam im klumpigen gelben Gelee. Das ist die energetische Batterie des Virus.

Die Einnahme der Gehirnneuronen ist das Schwierigste in diesem Kampf. Die Sache ist die, dass die Farbe der verbindenden Energie- und Informationspfade der Neuronen mit der Farbe der Aura der Aidsviren (dunkelblau oder violett) übereinstimmt. Logisch und praktisch gibt es keine Möglichkeit, in diesem Violett eine Falle für die Schutzzellen aufzubauen. Außerdem ist die Informationsdichte in den Neuronen des Gehirns so hoch, dass es sehr schwer ist, sie von außen zu beeinflussen. Aids kann diese Informationsdichte nicht überwinden und sich darin installieren.

An den Wänden des Aidsvirus ist die gesamte Geschichte des Kampfes dagegen aufgezeichnet. Dank diesem Kampf verkompliziert es sein Kampfsystem und wird noch gefährlicher. Im Grunde helfen ihm alle Anstrengungen der Mediziner, sich zu vervollkommnen. 40 Prozent der Bevölkerung des Erdballs droht in den nächsten Jahren eine Ansteckung. Doch all das kann man schon jetzt ändern.

Möglichkeiten der Bekämpfung. Mit den Methoden des gesteuerten Hellsehens kann man die Information der Führungszelle des Virus löschen und ihr Bewusstsein vernichten. Das ist nicht kompliziert. Danach sind eine Vermehrung und die Existenz des Virus nicht mehr möglich. Die Aufgaben von Aids sind nicht erfüllt. Gleichzeitig wird ein Schlag gegen die Strukturen geführt, die die Zelle des Aidsvirus formen und sie mit Informationen versehen. Die lokalen Niederlagen von Aids verwandeln sich in globale. Fügt man dem Virus auf der Ebene einer bestimmten Statistik eine Niederlage zu, wird die Erkrankung auch in allen anderen Ländern selbst ohne spezielle Maßnahmen zu ihrer

Bekämpfung zurückgehen.

Das Bewusstsein von Aids ist nicht groß! Ohne eine Information wird es sofort zerstört!

Es ist interessant, dass die Zellen des Aidsvirus in dem Moment, wo wir ihnen einen Schlag zufügen, piepsen wie Mäuse. Später sagte einer meiner Freunde, dass wenn im Computer ein Virus gefunden und durch ein Antivirenprogramm zerstört wird, die zu zerstörende Information des Virus ebenfalls ein Geräusch macht, das dem Piepsen einer Maus ähnelt. Natürlich erfolgt das im letzteren Fall aufgrund des Programms. Dennoch ist es symbolisch, oder nicht?

* * *

Kurz darauf kam es für uns wieder zu einer Begegnung mit einer Erkrankung, die als unheilbar gilt und deren Symptomatik der Aids-Symptomatik sehr ähnlich ist.

Die Ärztin Ljudmila Michailowna Litowtschenko wandte sich mit der Bitte an unser Zentrum, ihrer Bekannten, der englischen Staatsangehörigen Caroline Bonzraja, zu helfen.

Dieser Fall ist deshalb interessant, weil wir über die Entfernung mit einer Fotografie arbeiten mussten.

Caroline ist Managerin für die Ausstattung von Büros und wohnt in Guildford. Die ursprüngliche Diagnose lautete: Alopecia areata. Zu diesem Schluss waren die Ärzte aufgrund der Laboruntersuchungen in ihrer Heimat gekommen. Caroline bezeichnete sich seit Februar 2001 als krank, als bei einem routinemäßigen Friseurbesuch kahle Stellen auf der Kopfhaut festgestellt worden. Die Patienten wurde sofort untersucht, woraufhin die oben angegebene Diagnose gestellt wurde. Eine Therapie wurde ihr verwehrt, diese seltene Erkrankung gilt als unheilbar.

Dieser Virus wirkt auf das Blut, was zu einer Unverträglichkeit der roten und weißen Blutkörperchen führt. Die englischen Ärzte hatten die Patientin gewarnt, dass ihre Haare ausfallen würden. Anschließend fallen die Zähne aus, es kommt zu einer völligen Schädigung der Wirbelsäule, der Sehnen, die Gelenke würden zerstört werden. Man bot der Patientin einen Platz im Hospiz an. Nach der Sitzung gelang es mir, mit Caroline zu telefonieren. Während der Sitzung hatte sie eine Hitzewallung an ihrem Kopf gespürt. Die kahlen Stellen waren rot, verschwitzt und fühlten sich heiß an. Dann arbeitete Igor individuell mit ihr. Und wieder hatte sie das Gefühl einer Hitzewallung am Kopf. Dieser Zustand begleitete die Patientin eine Woche lang. Allerdings war das erwartete Ergebnis eines Haarwuchses innerhalb einer Woche nicht zu beobachten, und die Patientin fiel in eine Depression. Täglich stellten die Spezialisten des Zentrums anhand der Fotografie fest, dass der Haarausfall sich verstärkte. Dennoch wurde die Behandlung nicht abgebrochen. Am 10. April erhielten wir einen Anruf aus Guildford, der uns die freudige Mitteilung brachte, dass Carolines Haare wieder wuchsen. Und zwar in erster Linie dort, wo sie zuerst ausgefallen waren. Es ist typisch, dass die Haare weiterhin ausfallen, jedoch weniger intensiv, wohingegen das Wachstum intensiver verläuft.

Hier ist übrigens das Dokument, aus dem ersichtlich wird, wie wir vorgegangen sind.

Protokoll
einer Fernheilung anhand einer Fotografie
Moskau *02. März 2001*
Uhrzeit: 17.10 bis

18.40 Uhr

Anwesend:
1. (P:) Arcady Naumowitsch Petrov, Akademiemitglied der Internationalen Akademie für Informatiologie, Präsident des Zentrums für Bioinformationstechnologien.
2. (A:) Igor Witaljewitsch Arepjew, Chefspezialist des Zentrums für Bioinformationstechnologien
3. (L:) Ljudmila Michailowna Litowtschenko, Allgemeinmedizinerin, Vertreterin der zu Heilenden.
4. (S:) Sergej, Schüler des Zentrums für Bioinformationstechnologien
5. (G:) Alexander Nikolajewitsch Guldin, Vizepräsident der Wohltätigkeitsstiftung „Sewerjanin".

Litowtschenko, Vertreterin der zu Heilenden. Darlegung der Situation

L.: *Bei Caroline, einer guten Bekannten meiner Kinder, begannen am ganzen Körper die Haare auszufallen. Sie lebt in England, die Diagnose lautet: Alopecia areata. Die Mediziner in England haben ihr eine Therapie verweigert. Sie behaupten, dass in England niemand eine solche Krankheit heilen kann. Die Erkrankung gehört zum System der neurodermitischen Erkrankungen und ist durch eine Unverträglichkeit der roten und weißen Blutkörperchen gekennzeichnet. Sie hat am ganzen Körper Flecken, die wie blaue Flecken aussehen. Die Haare, Augenbrauen und Wimpern sind ihr ausgefallen.*

(Die Mitarbeiter des Zentrums stellen den Kontakt zu Caroline und ihrem Informations-und Energiesystem über eine Fotografie her.)

A.: *Im Blut sind tatsächlich ungewöhnliche dunkle Körperchen* *zu erkennen. Seltsam ist jedoch etwas anderes: Die Schädigung geht bis in den Kopf. Links gibt es zwei bis drei Gebilde, die bei der Betrachtung auf der Informationsebene für die Aids-Hexaeder typisch sind, doch haben sie aus irgendeinem Grund hier keine dunkelviolette, sondern eine bleierne Farbe. Die Führungszellen sind jedoch nicht befallen.*

P: *Vielleicht ist das Aids, doch seine neue, dritte Varianz. Die Hexaeder der früheren Formen konnten nicht in den Kopf eindringen, und auch diese hier sind bisher nicht aktiv. Sie warten ab.*

A: *Es tarnt sich. Es kann mit der Vernichtung der Information beginnen. Im Blut sind irgendwelche Membranen abgestorbener Zellen. Es müssen Veränderungen in der Wahrnehmung und in der Stimmung sichtbar werden. Gedächtnisausfälle gibt es bisher nicht. Im Zentrum des Hexaeders ist ein weißer Punkt, Verbindungen von dunkelvioletter Farbe. Rundherum ist ein schwarzer Schleier. Das Neuron übermittelt nichts.*

P: *Die Situation erfordert eine sofortige Therapie. Zusätzliche Untersuchungen sind nötig:*

1) Ultraschalluntersuchung der Schilddrüse;

2) Tomographie des Gehirns (obwohl auf dem Bild die Schädigung nicht deutlich sichtbar sein wird);

3) großes Blutbild – gründliche Untersuchung der Blutformeln, es muss Überreste zerstörter Strukturen geben.

Wenn wir die Ergebnisse bis Montag bekommen können, können wir die Therapie am Montag durchführen. Das ist ein neues Virus. Es besteht die Gefahr, dass es gelernt hat, sich in der Luft durch Tröpfcheninfektion auszubreiten.

L: *Ich werde heute und morgen in England anrufen. Ich werde darum bitten, die Untersuchungen zu veranlassen, und wenn Sie eine*

Heilung für möglich halten, werden wir dafür sorgen, dass Caroline nach Russland kommt.

P: *Es geht uns nicht um die Entfernung. Wir haben eine Verbindung, und wir können die Therapie durchführen, ohne dass Caroline hier anwesend ist. Wir können sie heilen.*

L: *Caroline ist ein sehr aktiver, positiver, verständnisvoller Mensch. Wenn Sie spüren, dass Sie ihr helfen können, fangen Sie bitte gleich damit an.*

P: *Ja, heilen können wir sie, doch ohne die Untersuchungen wird es schwierig werden, den Fakt der Heilung zu fixieren. Igor, was machen wir?*

A: *Ich würde das Virus jetzt wegnehmen, solange es im Gehirn nicht aktiv ist. Ich sehe eine Verbindung mit der Vergangenheit. Die Ursache für die Erkrankung ist ein Kontakt mit einer Untertage-Deponie für Radioaktivität. Es ist eine sehr massive Strahlung: drei bis vier verschiedene Komponenten, schnelle Teilchen in der Erde, die Hülle der Strahlungsquelle ist ein gelbes Fass, darauf ist anscheinend Blei. Sie selbst weiß nichts davon. Genauer gesagt, damals wusste sie nichts davon. Sie ahnte nichts von der Bedrohung für ihre Gesundheit. Jetzt sehe ich, dass das Virus eine bleierne Nuance hat.*

P: *Wo kann das gewesen sein?*

L: *Caroline war zwei Jahre bei der Armee, offensichtlich dort.*

P: *Igor, mit der Vergangenheit ist alles klar, lass uns die Zukunft ansehen. Haarausfall, danach die Zähne, die Wirbelsäule, die Sehnen, die Gelenke, der Einfluss auf das Knochenmark.*

A: *Das nehmen wir weg.*

(Alle drei Mitarbeiter des Zentrums arbeiten aktiv, tauschen kurze Repliken aus und verständigen sich darüber, dass sie die Ergebnisse der

Einwirkung gleich sehen.)

A: *Von der Leber zum Herzen. Wir müssen uns anpassen. Sergej, sieh genau nach, ob noch etwas da ist.*

S: *Der Hexaeder vibriert, die Vibration steigt an, ich denke, er ist zerfallen.*

A: *Nehmen wir es auch im Blut und in den Neuronenbahnen weg.*

P: *Wo sind die Stäbchen hin?*

S: *Sie haben sich zusammengruppiert. Das Zentrum ist inaktiv.*

A: *Alles entfernen.*

P: *Ist noch eine Information auf den Stäbchen geblieben?*

S: *Ja.*

P: *Sie muss entfernt werden. Wir müssen die Vergangenheit mit der neuen Zukunft verbinden.*

A: *Ich entferne sie einfach. Die Information wurde gelöscht. Die Roten und die weißen Blutkörperchen beginnen zu interagieren. Sie senden Signale: „eigen", „fremd".*

S: *Die Hexaeder wurden sowohl im Blut als auch im Kopf entfernt.*

P: *Womit wird das Blei neutralisiert? Wir müssen die Überreste auf den Hüllen des Virus ausleiten. Es ist im Blut.*

L: *Jod, aber langsam, Milch schneller.*

A: *Zerstörte Viruskörper wie Flocken. Sie setzen sich ab, bei Blutuntersuchungen kann man die Überreste ihrer Körper finden. Das Virus selbst ist nicht mehr vorhanden.*

L: *Milchprotein bindet das Blei und leitet es gut aus.*

P: *Wir schaffen Milchprotein. Die Information ist bestätigt. Wir können auf die Entfernung ausleiten und führen die Information über* *das Milchprotein ein.*

A: Die Richtung ist in der Leber und in den Nieren. Die Bewegung hat begonnen. Das Ausleiten ist innerhalb von 24 Stunden möglich. Sie muss ein Harn treibendes Mittel nehmen, im Urin werden Farbflecken sein wie von Solarkraftstoff. Für heute haben wir alles getan.

P: In Ordnung, setzt euch mit Caroline in Verbindung. Wir sehen uns Dienstagmittag.

L: Danke.

Uhrzeit: 18.30; *Unterschriften der Teilnehmer, allgemeines Gespräch.*

Bald darauf baten wir Ljudmila Michailowna, einen schriftlichen Bericht von Caroline Bonzraja über die Veränderungen einzuholen, die mit ihr vor sich gegangen sind. Und wir erhielten ihn. Karoline hat ihn an den Sohn von Ljudmila Michailowna geschrieben:

Lieber Sergej!

Unten sind die Einzelheiten meines kürzlichen Haarausfalls beschrieben.

Am Samstag, dem 10.02.01, ließ ich mir die Haare schneiden, und mein Friseur sagte, dass meine Haare ausfallen. Zu diesem Zeitpunkt betrug der völlige Haarverlust 0,5 cm auf der rechten Seite. Innerhalb einer Woche setzte sich diese Entwicklung fort, und die kahle Stelle betrug 2-3 cm. Danach begann sie, sich nach unten auszubreiten.

Innerhalb der nächsten zwei Wochen breitete sich der Bereich des Haarverlustes bis zu meinem Hals aus und war deutlich abgegrenzt.

Die Größe der kahlen Stelle betrug 11 cm in der Länge und 5 cm in der Breite. Zu diesem Zeitpunkt setzte ich mich mit meinem Arzt in

Verbindung. Mir wurde Blut abgenommen, und man informierte mich, dass das Alopecia areata sei. Als die Ergebnisse der Blutuntersuchung kamen, wurde mir gesagt, dass das eine Autoimmunkrankheit sei. Es stellt sich heraus, dass meine weißen Blutkörperchen die roten Blutkörperchen völlig ohne Grund angegriffen haben.

Ich ging zu einem privaten Arzt, ließ mich untersuchen und einen Aidstest machen. Alle Tests waren negativ (normal) außer der Blutuntersuchung, und mir wurde wieder einmal mitgeteilt, dass ich eine große Menge weißer Blutkörperchen hätte. Außerdem ging ich noch in die Belgravia-Klinik, eine Privatklinik, die sich mit dem Problem des Haarverlustes befasst. Sie haben mir nicht sehr geholfen und wollten nur mein Geld.

In den letzten drei Wochen des Monats fingen meine Haare an zu wachsen, sie wachsen und fallen aus, doch nicht in der Menge wie früher.

Ljudmila Michailowna Litowtschenko:
Ende Mai wurden die Verbesserungen so bedeutend, dass Caroline wieder arbeiten ging. Danach hatten wir noch einen Patienten aus Guildford, Herrn Les Alan Verco, der eine schwere Gelenkerkrankung hatte und sich selbst in seiner Wohnung nur mühsam bewegen konnte. Mister Les war in seiner Jugend Sportler gewesen und hatte sich einmal beide Knie verletzt. Er war operiert worden, doch die Beine taten ihm immer mehr weh. Die Bitte erreichte das Zentrum über meinen Sohn, Sergej Michailowitsch Litowtschenko, und die Mitarbeiter des Zentrums machten sich mit einer Fotografie an die Arbeit. Genau an dem Tag und in dem Moment, als wir über die Fotografie die Erkrankung von Herrn Les bearbeiteten, knirschten bei Letzterem auf einmal die Gelenke. Das

Knirschen war sehr deutlich und schmerzhaft. Nach diesem Knirschen stellte Herr Les fest, dass sämtliche schmerzhaften Empfindungen, die mit seiner Erkrankung zusammengehangen hatten, verschwunden waren und nie wieder auftauchten."

* * *

Es sieht so aus, als seien die Mysterien mit der Königin der Erde und Kali auf die irdische Ebene übergegangen. In unserem Zentrum ist eine neue Figur aufgetaucht: Irina Karyschewa. Eine junge hübsche Frau, die Leiterin der Werbeabteilung der geschlossenen Aktiengesellschaft Biomedikal. Doch die Arbeit in einer Einrichtung, die eine direkte Beziehung zur Medizin hatte, schützte sie nicht vor Gebrechen. Sie hatte versucht, geheilt zu werden, war zu verschiedenen Ärzten gegangen und hatte getan, was diese verschrieben hatten – nichts hatte geholfen. Es ging ihr schlechter und schlechter. Und nicht nur ihr. Irinas Vater war schon seit einigen Monaten bettlägerig. Er siechte dahin, und die Tochter wusste nicht, wie sie ihm helfen sollte.

Die Erkrankungen waren irgendwie eigenartig, mystisch. Die Ärzte, die Irina untersucht hatten, stellten mal die eine Diagnose, mal eine andere und widersprachen sich gegenseitig. In einem Punkt waren sich die Ärzte einig: Ihre Therapie zeitigt keinerlei praktisches Ergebnis.

Mit der Zeit, nachdem sie sich immer mehr in ihre Krankheit vertieft hatte und versucht hatte, die Ursachen zu finden, wuchs in Irina die Sicherheit, dass das in irgendeiner Weise mit ihrer zweiten Arbeit zusammenhängen musste. Es war nämlich so, dass Irina in ihrer Ausbildung und ihrer Berufung nach Übersetzerin ist. Dabei hat sie sich auf so ein seltenes und exotisches Gebiet wie die altindischen Texte spezialisiert. Ihre Übersetzung des Poems „Der Kreis der Jahreszeiten" („Ritusamhara") des großen Kalidasa wurde von den Fachleuten hoch geschätzt.

Solche Leute wie Frau Karyschewa verehre ich sehr. Denn sie versuchen, die Verbindung der Zeiten wiederherzustellen, die Kulturen verschiedener Epochen einander näher zu bringen, das Allgemeinmenschliche im persönlichen Leben verschiedener Völker und Zivilisationen zu finden. Jetzt verstehe ich, dass Übersetzer aus lange vergessenen Sprachen auf ihrer Ebene die außerordentlich schwere Mission der Gestaltung der Zukunft über die Vergangenheit ausüben. Das ist ein esoterischer Dienst, und er erfordert nicht nur professionelle Fertigkeiten, genaueste Kenntnis vergangener Sitten und Gebräuche, sondern auch den nötigen Seelenzustand.

Heute ist allgemein bekannt, wie viel Unglück die leichtsinnige Übertragung des lateinischen Sprichwortes „Mens sana in corpore sano" - „In einem gesunden Körper wohnt ein gesunder Geist" gebracht hat. Der Geist kommt sozusagen von selbst, man muss nur Muskeln aufbauen und sich um die Verdauung kümmern. Dabei stammt der Spruch aus einem Gedicht Juvenals: „Das einzige, um das wir die Götter bitten sollen, ist, dass in einem gesunden Körper ein gesunder Geist wohnen soll." Das heißt, bei den Römern ging es um die harmonische Verbindung der drei Ebenen. Und zwar des Körpers, des Geistes und des Gebets.

Oder ein weiteres Beispiel: Vergleichen Sie die zwei Übersetzungen eines Ausschnittes aus der Tragödie „Antigonae" von Sophokles. Hier ist die erste:

Auf der Welt gibt es viele große Kräfte,

Doch stärker als der Mensch
Ist in der Natur nichts.
So stürmt er unbesiegbar
über die Wellen des grauen Meeres,
Durch den heulenden Wirbelsturm.
Mit dem Pflug gräbt er die Furchen,
Zusammen mit seinem Arbeitstier, dem Pferd,
Ständig peinigend der Urmutter,
Die unermüdlich gebiert,
Schoß der Göttin Erde.

Und hier ist eine andere Übersetzung:

Furchtbar und mächtig sind die Kräfte der Natur,
Doch es gibt nichts Furchtbareres als den Menschen...
Er hebt mit seinem Pflug
Gea, die Urmutter der Götter,
Die ewige, ewig unermüdliche...
Über die Maßen gewandt und weise,
Ist er mit seiner Seele gleichermaßen zugetan
Dem Guten und dem Bösen, seiner Natur folgend.

Was für eine unterschiedliche Beurteilung des Menschen! Der erste Text in Dur, im Geiste des 19. Jahrhunderts, der Epoche von Jules Verne und Krusenstern, Darwin und Karl Marx, Nobel und Eiffel. Der zweite hingegen eine pessimistische Überlegung über das doppelsinnige Wesen des „Königs der Natur".

Welcher Variante Sie den Vorzug geben, wird den Kompass Ihrer

Seele unmerklich ausschlagen lassen. Und diese Ausschlagwinkel gibt es millionenfach, aus ihnen setzen sich das Schicksal der Persönlichkeit, die Schicksale und Wege der Völker zusammen. Doch es ist an der Zeit, uns wieder Irina Karyschewa zuzuwenden.

„Die Jahreszeiten" – das sind die Phasen der Reifung, der Blüte und des Welkens der weiblichen Schönheit. Und nicht von ungefähr verbindet das einfühlsame Genie des Poeten, der vor anderthalbtausend Jahren gelebt hat, die Lebenszyklen des Menschen so direkt und unmittelbar mit dem Wechsel der Zyklen in der Natur:

Frauengesichter mit den Mustern von Blättern,
zart wie goldene Kamalas,
im Frühjahr von Schweißtropfen bedeckt,
Als wären weiße runde Perlen verstreut.
Die Ehefrauen, im Frühjahr von Karma gebeutelt,
befindlich in der Nähe ihrer Männer, haben
alle Knoten an der schweren Kleidung gelöst
und wurden durch die Liebe erregt.

Je mehr Irina sich in die geistige Erforschung ihrer persönlichen Missstände vertiefte, umso mehr war sie davon überzeugt, dass die Quellen ihrer Krankheiten und der ihres Vaters weit entfernt von Russland, in Indien, in den Tiefen der Jahrtausende zu suchen waren. Denn der Name des von ihr übersetzten Dichters bedeutet „Sklave der Kali". Diese Göttin hat ihm sozusagen die Weisheit gegeben. Doch wie soll man in die Vergangenheit vordringen? Wer hilft, eine Antwort zu finden?

Und dann ging Irina zu Heilern und Hellsehern. Die Reaktion, die alle bekannten Experten für Übersinnliches zeigten, kaum hatten sie begonnen, mit ihr zu arbeiten, überzeugte Irina noch mehr von der Abhängigkeit ihres derzeitigen Zustandes von den geheimen Ursachen der feinmateriellen Welt. Sobald sie sich in das veränderte Bewusstsein vertieft hatten, erschraken die Medien sofort und weigerten sich, mit Irina zu arbeiten. Das, was sie gespürt und gesehen hatten, war tatsächlich furchtbar: Sie hatten den Tod gesehen.

Irgendjemand riet Irina, zu uns zu kommen. Von uns wollte sie das hören, was sie in groben Zügen bereits selbst wusste. Es ist eine Standardposition zu versuchen, mit den Augen anderer das tiefer zu erkennen, was man selbst weiß.

Igor und ich begannen, mit ihr zu arbeiten, und wurden augenblicklich in die ungewöhnliche, geheimnisvolle Welt eines anderen Landes, einer anderen Kultur versetzt.

In der Tiefe des dunklen Raumes sahen wir einen runden, von feinem gelbem Sand bedeckten Platz. In der Mitte des Platzes war ein riesiger Stein. Er ist ungewöhnlich: In seinem Inneren ist ein Buch verborgen. Ein Buch aus Stein mit Seiten aus Stein, die das am Ende der Zeiten versteinerte Geheimnis der Jahrtausende bewahren.

Ringsumher, dort, wo der helle Sand der Zeit den dunklen Raum des Vergessens berührt, stehen zwölf Säulen mit Kelchen an ihrer Spitze.

Irina, die im Büro auf einem Stuhl uns gegenüber saß, kniete in diesem Moment in jenem anderen Raum vor dem riesigen Stein, und die steinernen Seiten des steinernen Buches wurden vor ihr umgeblättert. Doch sie war nicht allein. Etwas abseits, auf einer kleinen Erhebung inmitten des Sandes, stand eine schöne und gleichzeitig schreckliche Göttin, die ich wiedererkannte. Das war Kali. Genauer gesagt, ihre Abbildung in Stein. Nur war zusätzlich zu ihren früheren schrecklichen

Attributen über ihre Schulter noch ein Riemen geworfen, an dem ein Säbel hing. Die Göttin war bewaffnet und bereitete sich auf irgendeine gefährliche Prüfung vor. Der Stein, in den sie eingeschlossen war, konnte ihren Drang, hinauszutreten, eindeutig nicht bändigen.

Auf dem Platz ist sonst niemand. Doch nur auf dem Platz. Denn in der Dunkelheit, höher, in der dunklen Ebene, ist noch eine weitere handelnde Person – der mächtige Gott mit dem goldenen Dreizack in der Hand, Shiva. Seine Haare sind zu einer Pyramide frisiert, und um seinen Hals windet sich eine Königskobra. Shiva ist im Gegensatz zu Kali nicht in einen Stein eingeschlossen. Er ist lebendig. Er schaut, sieht, versteht. Und er reagiert mit keinerlei feindlichen Aktionen auf Igors und mein Erscheinen. Eigentlich wissen wir nicht, wie er uns sieht.

Das Ungewöhnliche der Situation unterstreicht auch die Tatsache, dass, kaum haben wir uns Shiva genähert, neben uns der Schöpfer auftauchte und begann, das Geschehen mit angespannter Aufmerksamkeit zu verfolgen.

Das Erscheinen des Vaters beruhigt. Wir begreifen, dass das Ereignis nicht zufällig ist und dass es unter der Kontrolle des Allerhöchsten selbst steht. Deshalb beginnen wir, die Situation zu studieren.

Unsere Aufmerksamkeit richtet sich wieder auf den Stein und die vor ihm kniende Frau. Die Seiten des steinernen Buches blättern sich von selbst um, es ist die Liebesgeschichte von Kali und Shiva. Es ist eine schöne und tragische Geschichte, die mit grausamen Prüfungen, Intrigen und Neid zusammenhängt, durch die diese Hindugötter ihre Liebe getragen haben. Kali musste sogar durch den Tod gehen. Und all diese Prüfungen endeten mit ihrer Reinkarnation. Nachdem Shiva ihren von den Neidern zerstückelten Körper zusammengesetzt und durch die Technologie der Reinkarnation wiedererweckt hatte, erwarb Kali außer ihrer früheren Hypostase noch die Hypostase des Todes auf der Energieebene. Sie wurde die Mutter, die Leben schenkt, und die Mörderin, die es nimmt. Doch anscheinend hatte die zweite Hypostase der Göttin mit der Zeit begonnen, sie zu belasten, und sie hatte sich entschieden, ihre furchtbaren Pflichten zu verweigern. Durch ihre göttliche Gabe sah sie die Zeit vorher, wann so etwas möglich sein wird, und schuf in dieser Vorahnung einige künftige Ereignisse im Voraus. Dieser Stein, dieses Buch, diese Geschichte einer göttlichen Liebe, die „Kumarasambhava" heißt, waren der Schlüssel zu einer neuen Reinkarnation der Göttin Kali, zu ihrer neuen Mission als Göttin der Mutterschaft.

Die Liebesgeschichte der zwei Götter ist in zwei klassischen Darstellungen bekannt. Das Poem „Kumarasambhava" („Die Geburt Kumaras"; Kumara ist der Gott des Krieges) wurde von Kalidasa geschrieben 600 Jahre später hat Nanne Choda dieses Thema unter demselben Titel aufgegriffen. Darin ist zwar nicht von Kali, sondern von Parvati die Rede, doch Kali ist eine der Hypostasen der Frau des großen Asketen und Gottes. Übrigens kommen im Pantheon der hinduistischen Mythologie selbst Fachleute ins Schwimmen. Uns interessierte in diesem Moment, welche Version unsere Patientin las. Vielleicht irgendeine dritte? Unterdessen nahmen die Ereignisse eine unerwartete Wendung.

Ringsumher loderte in den Kelchen auf den Säulen Feuer auf und leuchtete den Platz aus. Im Sand sah man den konzentrischen Widerschein der Flammen. Die Kreise überschnitten einander gleichsam und bildeten ein kompliziertes Energiemuster. Doch das war eigenartig: Nicht ein einziger Lichtfunke ging über die Grenze des vom Sand gezeichneten Kreises hinaus. Die Finsternis bildete ringsherum eine Mauer. Und in dieser Finsternis gab es etwas, das Igor und ich nicht sahen.

Die Steinstatue der Kali erbebte, und im selben Moment wurden wir in eine andere Zeit, in die ferne Vergangenheit des großen Landes versetzt. Und wieder sahen wir Irina.

Jetzt war sie ein ganz junges Mädchen von vielleicht höchstens 14 Jahren. Sie trägt einen schönen Sari und reichen Schmuck. Sie ist die Tochter eines mächtigen Radschas.

Wir sehen auch den Radscha selbst, wie er in einem großen Saal auf der rechten Seite liegt. Diener mit Palmwedeln fächern dem Körper des Herrschers Kühle zu.

In dem Saal sind viele Menschen. Tänzerinnen erzählen mit ihrer wunderbaren Kunst über das große Geheimnis von Liebe und Leidenschaft. Die Schellen, die sie an Armen und Beinen tragen, begleiten ihr ungestümes Drehen mit dem harmonischen Anschwellen und Verklingen der Töne.

Irina (die Tochter des Radschas) sieht sich den Tanz an, schleicht sich aber dann, nachdem sie für sich eine Entscheidung getroffen hat, unbemerkt aus dem Saal. Sie nimmt eine kleine Schale mit Süßigkeiten vom Tisch und läuft von der Terrasse des Palastes eine breite Treppe hinunter. Fünf Steinstufen und ein Absatz, noch fünf Stufen und wieder ein Absatz.

Die Treppe ist lang und hat viele Absätze, die vom Grün des Gartens mit seinen Springbrunnen, Blumen und der Wache umrahmt sind. Auf einmal ist sie zu Ende. Weiter führt ein kleiner Pfad. Entlang des Pfades singt ein kleiner Bach etwas mit leisem Murmeln.

Die Prinzessin läuft am Bach entlang hinunter zu einem mächtigen Fluss. Für einen Augenblick bleibt sie an seinem Ufer stehen und wirft eine Blume ins Wasser. Die Strömung des Flusses ist so stark, dass die Blume sofort davongetragen wird.

Das Mädchen verfolgt ihre Gabe an den Fluss mit einem freudigen Blick und läuft wieder am Ufer entlang zu einem Tempel auf einer kleinen Anhöhe. Der leichte rote Stoff ihres Saris weht ihr hinterher, ihr Schmuck klingt, die nach oben gebogenen Spitzen ihrer feinen Schuhe leuchten.

Der Tempel kommt immer näher. Und schon steigt sie die Stufen zu einem Steinvorsprung hinauf, der von Säulen gehalten wird. Sie zieht ihre Schuhe aus und tritt ein. Das ist der Tempel der Kali. Links und rechts brennen Kerzen und stehen Teller mit Gaben. Der Tempel aber ist leer.

Die Prinzessin kniet an der Statue der Göttin nieder und legt ihr Süßigkeiten zu Füßen. Sie dankt ihr für irgendein wichtiges Ereignis in ihrem Leben, bei dem sie Kali vorher um Beistand gebeten hatte. Das Antlitz des Mädchens leuchtet vor Glück.

In irgendeinem Moment erbebte die Statue der Kali und wurde für einen Augenblick lebendig. Doch das Mädchen nahm, vertieft ins Gebet, die Wandelung nicht wahr. Ein leichter Schlummer überkam ihr Bewusstsein und versetzte sie in einen Dämmerzustand. Die lebendig gewordene Göttin aber sprach eine Prophezeiung aus: Jahrtausende später, wenn das Ende der Zeiten anbricht, wird die Prinzessin der Göttin helfen, ins Leben zurückzukehren.

Die Wirkung des Sekundenschlafs ließ nach, und die Prinzessin erhob sich von den Knien. An etwas erinnerte sie sich, etwas hatte sie vergessen. In lichter Vergessenheit stand sie neben der Statue der Göttin. Dann, als sie den Tempel verließ, drehte sie sich immer wieder um.

Kaum hatte die Prinzessin den Tempel verlassen, wirkte die Prophezeiung. Das Mädchen sah auf einmal, was in der Zukunft geschehen sollte. Sie lief gleichsam wieder den Pfad entlang, drehte sich im Tanz, freute sich, dass sie Göttern und Menschen helfen kann. Sie war glücklich.

Inzwischen waren Igor und ich auf den Platz mit dem Stein erstarrt, der auch heute noch ein Heiligtum des indischen Volkes ist. Irina kniet noch immer an dem steinernen Buch, gemäß dem uralten Vertrag mit Kali versucht sie, das Hohelied der Liebe zu lesen. Doch die uralte Sprache ist ihr nicht mehr so verständlich wie einst. Und außerdem braucht sie den Schlüssel, mit dem die wahre Bedeutung der Wörter verschlossen wurde. Irina ist verzweifelt. Sie weiß nicht, wie sie das Versprechen einlösen soll.

Kali sieht Igor und mich an. Ihr Antlitz ist höchst kriegerisch und entschlossen. Jetzt aber drückt es eher die Bitte um Hilfe aus. Dass wir Irina sagen sollen, wie sie den Schlüssel zum Geheimnis der Worte finden kann. Ohne diese Worte der Liebe kann sie sich nicht mit Shiva vereinigen, kann ihre Hypostase des Todes nicht verlassen und kann nicht nur Mutter werden.

Wir sehen uns den Text im Stein an. Die steinernen Seiten blättern sich nacheinander um. Ihr Rascheln verbindet sich mit dem Murmeln des Bächleins, an dem die Prinzessin Irina einmal entlanggelaufen ist zu dem reißenden Strom, an dessen Ufer Tausende Jahre zuvor ein Tempel gestanden hatte.

„Du musst dich an die Stimme des Baches erinnern", sagt Igor vor.

Kaum hatte Igor diese Worte ausgesprochen, heulte in der Finsternis, die den Platz umgab, etwas auf und geriet in Bewegung. Das Gefährliche und Mächtige trat hinaus an die Grenze zwischen Licht und Finsternis und wappnete sich, um die ewige Grenze zwischen den Welten zu überschreiten. Und dann sprang Kali von dem Stein auf und lief um die dunkle Linie der Undurchdringlichkeit herum. Mit blitzartigen Bewegungen beschrieb ihr Säbel Kreise von Schwüngen und Schlägen. Schmerzensschreie, Schreckenslaute und Stöhnen begleiteten ihre kämpferischen Bewegungen, die Köpfe der Dämonen flogen in den Kreis des Lichtes, die enthaupteten Körper stürzten in die Finsternis. Die Göttin lief einen Kreis, und Dutzende Köpfe markierten die neue Grenze ihres Daseins.

Irina kniete noch immer an dem Stein, sie war verschreckt und erschüttert. Doch sie kannte bereits die Stimme des Liedes, seinen Geist und seine Seele. Sie konnte sowohl dort, auf der informationell-energetischen Ebene, als auch hier, auf der physischen, an ihre Arbeit gehen.

„Du hast Kali geschworen, ihr zu helfen", erinnerte sie Igor. „Sie hat dich immer beschützt. Und jetzt, da du das Versprechen einlöst, verleiht Kali dir das Talent, die Beste unter allen zu sein, die die alten Texte Indiens übersetzen. Du kannst sehen, vergleichen, begreifen. Dieses Lied wird dich berühmt machen. Der Mensch, der dein Lied lesen wird, wird begreifen, was es bedeutet, zu lieben und geliebt zu werden. Und zusammen mit der Liebe wird auch das Verständnis des höheren Wissens zu ihm kommen."

Als Igor seine Belehrung gesprochen hatte, erschien am Eingang des Platzes eine riesige Schlange. Vielleicht war es auch ein Drache. Er umkreiste uns im Uhrzeigersinn, doch er sah nur mich an und sagte etwas nur für mich. Doch ich habe nicht gehört und nicht verstanden, was er mir mitteilen wollte. Weder Igor noch Kali konnten helfen. Die Stimme des Drachen war für sie ebenso unzugänglich wie für mich. Doch anscheinend sollten sie ihn auch nicht hören. Der Drache wandte sich nur an mich. Er wollte, dass ich das Rauschen seines Gedankens in mich aufnahm. Doch es kam so, dass auch ich ihn nicht verstand. Vielleicht war es auch besser so?

Immerhin leben wir in der letzten Zeit sehr eigenartig – sowohl dort als auch hier. Doch so spannend wie im vergangenen Jahr war mein Leben niemals zuvor gewesen.

* * *

Ich habe bereits am Anfang des Buches berichtet, dass das Heilungsverfahren einer Frau, die gleichzeitig die Diagnose Krebs und Strahlenkrankheit hatte, bei uns nicht besonders glücklich angefangen hatte. Und obwohl wir begonnen haben, mit ihr zu arbeiten, als die behandelnden Ärzte ihre Machtlosigkeit offen eingestanden und ihr nicht mehr als zehn Tage gegeben hatten, konnten wir dieses traurige Ende um einige Monate hinauszögern. Mehr noch, Marina Nikolajewna stand schon wieder auf, las Bücher und träumte davon, im Frühjahr in ihr Sommerhaus zu fahren und die Beete zu pflegen. Wäre dann nur nicht dieses unglückselige Gespräch mit einem ihrer Angehörigen gewesen… Irgendjemand hatte erbarmungslos und brutal ihre Hoffnung getötet und den dünnen Faden ihres Lebens zerrissen.

Und nun kam einige Zeit danach der Mann von Marina Nikolajewna zu uns. Er hatte hohle Wangen, und dunkle Schatten lagen auf seinem Gesicht. Es ist ihm anzusehen, wie schwer er an dem Verlust zu tragen hatte.

Wir sind ebenfalls, wie man so sagt, neben der Spur. Das ist der erste Tod eines Menschen, dem wir hatten helfen wollen.

Er berichtet uns von ihren letzten Tagen. Er bestätigt uns,

dass wirklich alles auf eine Genesung hinauslief, wäre da nicht dieses unglückselige Gespräch über das Sommerhaus gewesen... Er versteht, dass dieses Gespräch den Willen seiner Frau und ihr Bestreben, gegen die Krankheit zu kämpfen, gebrochen hat. Er bedankt sich bei uns dafür, dass sie statt der wenigen Tage, die ihr die Mediziner prophezeit hatten, noch einige Monate gelebt hat.

Ich denke bei mir, dass nicht einmal Jesus es immer geschafft hat, die Menschen in seiner Umgebung zu überzeugen. Ich denke an die Worte aus dem Matthäus-Evangelium: „Und wegen ihres Unglaubens tat er dort nur wenige Wunder."

***

Ich habe ihn gesehen und mich an ihn erinnert - jenen Abgrund des Nichtseins, der sich eines Tages regte und vor Finsternis überlief. Ich erinnerte mich, wie es begann, als in der Finsternis, die der Illusionen des Nichtseins überdrüssig war, die Stimme des Ursprünglichen auftauchte. Zunächst reifte keine Bewegung, sondern nur der Wunsch nach Bewegung heran. Die Finsternis regte sich, und aus dem Zentrum dieser Unruhe drangen nach allen Richtungen die Resonanzen energetischer Wellen. Und die Finsternis begann, mit der Finsternis zu kollidieren.

Dort, wo die Wellen der Finsternis sich besonders stark an der Mauer der Undurchdringlichkeit brachen, entzündeten sich kleine Lichtfunken und verloschen wieder und stachen mit angenehmer Wärme den noch kalten Raum, der bald darauf das Weltall werden sollte.

Das Geschehen gefiel mir. Und statt des Wunsches nach Bewegung entstand das Bedürfnis nach Bewegung. Das Ursprüngliche öffnete sich, und ein mächtiger Quantenstrom brach daraus hervor. Ihr eisiger Atem durchdrang alles ringsumher, und das Wesen des Universums erzitterte wie auch der Raum, in dem er sich befand – ein winzig kleiner Raum von außen und ein unendlich großer von innen. Doch die Gegensätze waren schon in Kollision geraten – alles ringsumher loderte auf und verlosch im Spiel der aufeinandertreffenden Photonenströme, des glühenden Plasmas und der kalten Undurchdringlichkeit.

Die Zeit ging über in neue Windungen der Vergangenheit, der Gegenwart, der Zukunft, in temporale Strukturen, die der Regelmäßigkeit untergeordnet waren. Es brach die Phase der Konsolidierung der Übereinstimmung der Grundlagen des ursprünglichen Nichtseins mit den darin herangereiften Illusionen, Vektoren und Ideenwirbelstürmen durch die Resonanzen innerhalb des alles aufnehmenden Vakuums, mit der Entstehung der Elementarteilchen, den Richtungen und Prozessionen ihrer Drehmomente in Übereinstimmung mit ihren Reflexionen im Sein des entstehenden Kosmos an. Die Geschlossenheit der ursprünglichen Singularität war gestört und, nachdem es eine Kaskade von Vektorprozessen in Gang gesetzt hatte, ging das ewige unsichtbare und mit Worten nicht auszudrückende Ursprüngliche an die Formierung einer weiteren „Realität".

Ich sehe diesen Abgrund. Er befindet sich im informationellen Raum, zwischen Himmel und Erde. Er ähnelt einem Zylinder. Obenauf ist eine Plattform mit einer Öffnung in der Mitte. Die Energien des Kosmos strömen in diese Öffnung und fallen auf die Erde. In umgekehrter Richtung steigen an den Wänden des Zylinders die Energieströme der Erde auf. Zwischen dem äußeren Kranz des Zylinder und der Plattform in der Mitte ist ein kleiner Spielraum, aus dem durch den Druck von unten die irdischen Energien auch herausschießen. Jetzt sind diese aufsteigenden Ströme aus irgendeinem Grund auf die

Mitte des Abgrunds umorientiert. Das heißt, sie sind an dem nach unten gerichteten kosmischen Strom geschlossen. Sie schießen an den Tunnelwänden entlang heraus, beschreiben durch die Trägheit einen Bogen und werden wieder in die dumpf heulende mittlere Eröffnung des Abgrunds hineingezogen.

Und noch ein neues Detail. Auf der Plattform sitzt an der mittleren Eröffnung auf einem Bürostuhl ein Mensch in einem schwarzen Kittel mit einer Kapuze auf dem Kopf. Auf dem Schoß hat er ein Buch, das dem ähnelt, das sich vor Igor und mir im Kosmos auftat, das Buch des Wissens. Bisweilen steht dieser Mensch auf, klemmt sich das Buch unter den Arm und geht um die mittlere Öffnung des Abgrunds herum. Es ist eindeutig, dass er auf etwas wartet.

„Wer ist das?", frage ich Igor.

„Mit dem Buch unter dem Arm?", fragt er zurück.

„Nun ja."

„Geh hin, und du wirst es selbst verstehen", antwortet mein Gehilfe eigenartig.

Ich bewege mich näher auf die rätselhafte Persönlichkeit am Abgrund zu. Ich gehe durch einen Energiestrom. Ich möchte sein Gesicht erkennen, doch die Kapuze und der dadurch entstehende Schatten hindern mich daran. Ich drehe mich mal hierhin, mal dorthin, doch der Mensch am Abgrund hebt nicht den gesenkten Kopf, als spiele er mit mir das Kinderspiel „Rat mal, wer ich bin".

Schließlich halte ich es nicht mehr aus und berühre einfach seine Schulter mit der Hand. Ich weiß nicht, warum ich das getan habe, warum ich überhaupt den dringenden Wunsch verspürte, ihn kennen zu lernen. Auf diese Frage nach dem Warum erhielt ich jedoch sehr schnell eine Antwort. Der Mensch am Abgrund hob den Kopf, und ich sah mein eigenes lächelndes Gesicht. Unerwartet war ich mir selbst begegnet.

Igor ist bereits neben mir und verfolgt aufmerksam, wie sich Unverständnis auf meinem Gesicht breitmacht.

„Ihr sollt euch wenigstens umarmen", rät er. „Man kann sich schließlich nicht jeden Tag selbst begegnen."

Ich höre auf den Rat meines Freundes, und der Mensch am Abgrund und ich umarmen uns. Die Vergangenheit und die Gegenwart haben sich getroffen und sind eins geworden. Zwei „Ichs" haben sich zu einem Ganzen vereinigt, wobei sie aber ihre eigenen Hypostasen beibehalten haben.

Unbemerkt taucht neben uns der Vater auf. Er steht neben uns. Er schweigt. Wir verneigen uns vor ihm.

Er ist sehr festlich gekleidet, alles an ihm schillert in verschiedenen Farben. Sogar der Hirtenstab in seiner Hand. Sein Gesicht ist schön und streng. Und wenn er uns so ansieht, sieht er gleichsam durch uns hindurch. Sein Blick dringt sofort bis zum innersten Wesen dessen hindurch, was er ansieht.

„Die Information der Vergangenheit ist lebendig, und die Information der Zukunft ist auch lebendig", sagt der Vater, als wollte er uns etwas vorsagen.

Er wendet den Kopf, und von seiner Seele geht ein Strahl zu Igors Seele, eine durchdringende Kraft.

Igor sieht den Raum, wohin seine Seele durch den Strahl versetzt wurde. Außer der Seele sieht er das Bewusstsein, doch die Energetik und den Eiweißkörper sieht er nicht. Dann verfolgt er die Versetzung der Seele auf die irdische Ebene. Genau auf der irdischen Ebene beginnt die Seele, zuerst ein Gerüst oder eine Kontur aufzubauen und danach die Module des künftigen Körpers. Es ist nicht schwer zu erraten, dass der Vater uns die Technologie der Inkarnation der Seele in einen Körper zeigt.

Nachdem der Modulaufbau abgeschlossen ist, beginnt aus den Archivierungspunkten der Persönlichkeit die Information einzutreffen. Sie füllt Ebene für Ebene alle Modulstrukturen des Körpers und geht danach in die Zellen und Organe über. Zum Abschluss geht ein silberner Strahl in den Kopf des Menschen. Dieser Strahl erfüllt den Körper und macht den Menschen auf der irdischen Ebene gleichsam lebendig und sichtbar. Es ist haargenau so ein Strahl, wie er jetzt vom Vater zu Igor verläuft.

„Lasst uns nachschauen, wie es in meinem Reich steht", lädt uns der Vater ein, und augenblicklich werden wir ihm folgend an die Linie versetzt, die die dunkle von der hellen Ebene trennt. Zu beiden Seiten der Linie, die dünn wie eine Rasierklinge ist, erstrecken sich das Paradies und die Hölle. Außer durch die Linie der Wahrheit sind sie durch einen Abgrund getrennt. Wir gehen durch die Leere über dem Abgrund hinter dem Schöpfer her und sehen durch die Wände, die diese zwei antagonistischen Existenzstrukturen umgeben. Hier wie dort herrscht Konfusion. Wenn auch aus verschiedenen Anlässen.

Im Paradies weiß man um die beginnende Epoche der Unsterblichkeit und die bevorstehende Auferweckung. Die Seelen sind in Aufruhr. Viele von ihnen waren schon Hunderte von Jahren nicht mehr auf der irdischen Ebene. Sie überlegen, wie sie die Nachkommen empfangen werden.

In der Hölle ist man ebenfalls erregt. Sie wissen, dass für sie bald alles zu Ende ist. Einige denken darüber nach, wie sie durch den Abgrund in das Reich des Vaters gelangen könnten. Früher war das einigen gelungen. Sie hatten sich an die Grenzen des Abgrundes gedrückt, wo die Energien kleine Stabilitätszonen bilden, hatten sich an Unebenheiten festgekrallt und waren so nach oben gestiegen. Das waren Kundschafter gewesen. Sie haben nach außen gesehen und versucht, sich unbemerkt umzuschauen, dann sind sie zurückgekehrt und haben berichtet, was sie gesehen hatten. Einen großen Nutzen hatten diese Expeditionen nicht gebracht, doch dafür war die Überzeugung gewachsen, dass es eines Tages möglich sein würde, so dreist in das himmlische Reich einzubrechen. Sie wussten nicht, dass sich nun die Situation abrupt geändert hatte und am Ausgang aus dem Abgrund eine Wache aufgetaucht war, ein Mensch mit einem Buch unter dem Arm.

Der Vater las meine Gedanken und lächelte.

„Ihr habt alles richtig gemacht. Jetzt ist eure globale Aufgabe die Auferweckung der Menschen. Doch denkt über alles realistisch nach, führt andere nicht in Verwirrung, indem ihr ihnen von den Ereignissen erzählt, die sich auf der feinmateriellen Ebene abspielen. Was die Auferweckung der Frau angeht, werde ich den Vorgang beschleunigen und euch helfen. Bei dem Mann und Igors Großvater ist es umgekehrt, dort geht es etwas langsamer, die Geschwindigkeit ist zu hoch. Sie schaffen es nicht, das Wissen über die Ereignisse auf der Erde wiederherzustellen.

Und der Entschluss bezüglich des Abgrunds ist goldrichtig", wendet er sich an mich. Und feine Strahlen eines zurückgehaltenen Lachens umspielen seine Augen. Dann sieht er nach unten. Er schweigt. Und dann sagt er plötzlich seufzend:

„Oh ja, die Erde wird schön. Und die Menschen werden voller Liebe und Vergnügen auf ihr leben. Eure Arbeit wird erfolgreich sein. Macht euch keine Sorgen. Die Aufregung und die Emotionen werden sich legen. Alles wird gut werden."

Er dreht sich um und geht – mit gleichmäßigem, gemäßigtem Schritt, so dass wir ihm lange hinterher blicken können.

Wir schauen uns um. Wir sehen im Paradies den Garten, wo Adam war. Dort sind irgendwelche Vorrichtungen, um Töpfe zu fertigen. Einer von ihnen ist zerschlagen. Geblieben ist die Information, man kann sie in sein Bewusstsein aufnehmen und lesen.

Hier hat der Schöpfer gearbeitet. Er arbeitete gerne mit seinen eigenen Händen. In diese Töpfe hat er Blumen gepflanzt. Er hat experimentiert, bevor er den Prozess auf der Erde in Gang setzte. Wir sehen den Baum, an dem die Schlange Eva erzählt hat, dass sie nackt ist, und ihre Aufmerksamkeit auf die unglückseligen Äpfel gelenkt hat.

Eva hatte bereits Wissen und Erkenntnisse, doch sie ist noch nicht bis zur objektiven Wahrheit vorgedrungen. Die subjektive Wahrheit und die Lüge sind nur die Spiegeloberfläche der Reflexion. Und ihr hat es gefallen, sich selbst anzuschauen. Sie freute sich an dem Spiegelbild im Wasser und dachte: „Ach, wie bin ich doch schön." Und sie dachte nicht an den Vater, der sie erschaffen hatte. Sie dachte nur an sich, an ihr Aussehen. Und sie wollte darin verweilen. Sie wollte selbst von Gott fortgehen und nahm ihren Mann mit.

Die Handlung folgte dem Wunsch. Die Natur brachte den Körper nach dem Muster des Menschen hervor, doch das Licht des Vaters ist in ihm schwächer geworden. Denn als Jesus nach einer Sache gefragt wurde, die zur Welt gehörte, antwortete er: „Bitte deine Mutter, und sie wird dir von fremden (Dingen) geben." Wer verstand, was er antwortete? Und er ist schließlich Nazarener (Nazara - die Wahrheit), er ist derjenige, der von der Wahrheit kommt. Alle wiederholen etwas anderes: „Schützt die Natur, unsere Mutter!" Doch wo ist der Vater? Wer denkt an den Kosmos? Die Vorstellung über die Ursache wurde auf die

Wirkung übertragen.

Eva hat Adam verführt, den Garten Eden zu verlassen. Ihnen schien, sie wüssten schon alles, doch die Erde war noch nicht bereit, und die ersten Menschen waren noch zu schwach. Die dunklen Kräfte waren ihnen näher und konnten deshalb effektiv Einfluss nehmen. Wer hat sich die Worte „Tod" und „Schicksal" ausgedacht? Wer lenkt durch sie die Welt? Das ist das traurige Wesen der gegenseitigen Beziehungen von Kindern und Eltern: sich die Welt zurechtzubiegen, wenn man noch nicht weiß, wozu und wofür. Und was ist dabei herausgekommen?

Plötzlich ist zwischen dem Paradies und der Hölle eine neue Figur aufgetaucht. Eine Frau mit einer Sense. Sie ist aus der Hölle herausgekommen und wandelt an ihren Mauern entlang.

Sie sieht sehr verwirrt aus. Das Gesicht verändert sich ständig. Sie hat viele Gesichter – mal ist sie jung, mal alt, mal schön, mal missgestaltet.

Sie sieht uns, kommt aber nicht dicht heran und hält Abstand.

Es hat den Anschein, als wüsste sie, dass sie verloren hat und bald arbeitslos sein wird. Sie ist nervös. Sie möchte etwas sagen, spricht aber nicht, sie will uns näher kommen, kommt aber nicht näher. Wahrscheinlich hindert auch sie die Grenze, an der wir noch kürzlich mit dem Schöpfer gestanden haben. Plötzlich versagen ihre Nerven. Sie schreit:

„Wozu aufwerwecken? Es gibt doch welche, die mehr als tausend Jahre leben. Warum müssen alle auferweckt werden?"

Igor sah, wie der Tod nervös wurde und begann sogleich, ihr zu erzählen, warum es gut sein würde, wenn die Menschen unsterblich würden. Die Schöpfung sei eben unendlich und vielfältig. Niemand wird von der Unsterblichkeit müde werden, denn das ist Kreativität. Die

Menschen werden von der Untätigkeit müde. In diesem Fall ist auch ein gelebtes Jahrhundert sehr lang. Doch wenn ein Mensch das tut, wozu ihn ein Traum veranlasst, ist ihm auch die Unsterblichkeit noch zu kurz.

Der Tod hört zu, und ihr Gesicht verändert sich. Jetzt ist sie wie eine entfesselte Furie.

„Derjenige, der bald kommen wird, muss nicht auferweckt werden. Er persönlich hat das alles schon. Wie wollt ihr mit ihm fertigwerden? Er hat sehr große Befugnisse", schreit sie.

„Wenn das wahr ist", antwortet Igor, „stell dich auf den Grat. Wiederhole, was du gesagt hast."

„Ich habe keinen Grund, mich auf diesen Grat zu stellen", wehrt der Tod ab. „Es wissen auch so alle, dass ich die Wahrheit sage. Und warum sollte ich überhaupt mit euch reden. Dort, wo ich war, werde ich nun nicht mehr aufgenommen. Ihr werdet mich auch niemals zu euch nehmen. Mich braucht jetzt niemand mehr, obwohl ich über Macht und Kraft verfüge."

Der Tod drehte sich um und ging zurück, zum Tor der Hölle. Doch das war erstaunlich: Als sie dort ankam, war das Tor verschlossen. Die ehemaligen Verbündeten und Freunde hatten schnell begriffen, dass wenn der Tod der Möglichkeit beraubt ist, seinen Pflichten sozusagen auf dem früheren Arbeitsfeld nachzukommen, wird sie sofort ein neues finden. So sehr die Alte auch an das Tor klopfte, so sehr sie auch fluchte, es gelang ihr nicht, in ihr früheres Heim zurückzukehren. Kraftlos ließ sie sich an der Mauer nieder und stützte sich auf ihre Sense. In diesem Moment bot sie ein jämmerliches Bild - sie, vor der noch vor kurzem die gesamte sublunarische Welt erschauert war.

* * *

Igors und mein Leben verläuft gerade nach dem Motto eines bekannten Führers des Weltproletariats: „Lernen, lernen, nochmals lernen!" Allerdings lernen wir nicht zu zerstören, sondern zu erschaffen. Das ist ein prinzipieller Unterschied. Wir erforschen das Weltall, wir erforschen den Menschen, auf dessen Grundlage alles in unserer Welt aufgebaut ist. Kaum beenden wir ein Thema, beginnen wir sofort, ein neues Thema zu bearbeiten.

Ich schrieb bereits, dass es über dem Kopf des Menschen eine feinmaterielle Dreieckskonstruktion gibt, in deren Inneren ständig die geheimnisvolle Arbeit der Interaktionen von Makro- und Mikroebenen ausgeführt wird. Zu dieser Konstruktion verläuft ein energetischer Kanal. Die Bioenergetiker sehen ihn genau in Form von Energie. Und das ist richtig. Doch wenn man auf der Ebene der Information arbeitet, eröffnet sich einem im Inneren der hellen Ströme eine Struktur, die aus Bahnen und Sphären besteht. Jeder Teil der DNA, jedes Chromosom strahlt in diese Struktur, die Igor und ich als WEG DER SEELE bezeichnen, seinen Impuls, sein Signal aus.

Die Seele, in der sich die gesamte aktuelle Information über den Organismus ansammelt, bringt sie mit dem gigantischen, ursprünglich in ihr vorhandenen Wissen in Beziehung und scheidet sie in Form einer Reihe aufeinander folgender Sphären in den Kanal des WEGES DER SEELE aus. Die Sphären pressen sich zusammen, wenn sie sich dem Energierohr nähern, konzentrieren sich bis auf die Archivierungspunkte und werden vom Strom des Geistes auf sieben Bahnen nach oben getragen, aus denen der Weg besteht. Oben, im Dreieck des Bewusstseins, weiten sie sich wieder aus. Und in Abhängigkeit von der einen oder anderen Entscheidung, die das Bewusstsein trifft, indem es Situationen und Varianten analysiert, die von der Seele vorgeschlagen werden, beginnt die Entfaltung neuer Informationssteuerungssphären. Die Interaktion erfolgt durch die Rückeinstellung der Bahnen auf die Weitergabe der Information über die Seele in den Kern jeder Zelle, in das Bewusstsein jeder Zelle, dass sich in der Kette der DNA befindet.

Im Steuerungsdreieck des Bewusstseins ist die Spitze der Kopf, die Hypophyse, die Kommando- und Entscheidungsstruktur.

Folgendes aber ist interessant: Wenn ein Virus irgendeiner gefährlichen Erkrankung in den Organismus eindringt, versucht er auf dem WEG DER SEELE die eigene Informationsstruktur einzubringen und wenigstens auf einer Bahn die Steuerungsfunktionen zu übernehmen.

Heute schauen wir uns den Krebs an, und was sehen wir? In eine der Bahnen ist gleichsam ein kleiner Keil getrieben. Wir vergrößern seine Struktur. Das ist ebenfalls ein Dreieck, wo die Spitze die Information über den Krebs einschließt. Die untere linke Ecke ist gleichsam eine Imitation der Hypophyse, doch in Bezug auf die Spitze des Dreiecks befindet sie sich in untergeordneter Stellung. Die untere rechte Ecke ist das Hologramm des Organs, wohin die Information an die Zelle und die Struktur ihrer DNA darüber übertragen werden soll, dass sie sich nicht unterordnet. Das ist ein neues Programm, doch nicht für eine Entwicklung, sondern für eine unkontrollierte Vermehrung, das sowohl die Zelle als auch das Organ als auch letztendlich den gesamten Organismus in den Tod führt. Festgestellt wurde sogar der Entwicklungszeitpunkt der Erkrankung, der nach dem ersten Chromosomenglied der DNA bemessen wird, das sich dem falschen Steuerungssystem, das in den Weg der Seele eingebracht worden war, untergeordnet hat.

Genauso wird auch die Information über Aids oder jede andere schwere Erkrankung in den Organismus eingebracht.

Wie kann man unter Zuhilfenahme der Informationstechnologien den Krebs bekämpfen?

Es ist ein Fehler, Krebs nur auf der physischen Ebene zu therapieren. Man muss vor allem mit der Information arbeiten. Zuerst muss man das Chromosom oder die Chromosomen finden, in die die Information über den Krebs eingebracht wurde und von denen die ursprüngliche Einflussnahme ausgeht. Dann muss man gleichsam die Bahn oder das Band (die zweite Definition gibt das Wesen dieses Vorgangs auch recht genau wieder) zurückspulen. Gemeint ist das Chronoband der Reihe von Ereignissen, die konsequent alles fixiert, was mit dem Menschen in seinem Leben geschieht. Es muss bis zu dem Zeitpunkt zurückgespult werden, als es die Erkrankung einfach nicht gab. Sie hatte noch nicht begonnen.

So wird zum Beispiel die Information über die Krankheit von einem bestimmten Abschnitt auf dem sechsten Chromosomen in der Chromosomenreihe gelöscht. Das heißt alles, was es dort über den Krebs, den Krankheitsverlauf und die ungesteuerte Zellteilung gibt, nehmen wir weg. Wir löschen es und zeichnen die Information über den Normalzustand, die Gesundheit, das schöpferische Leben auf.

Weiterhin teilen wir der Hypophyse mit, dass sie durch eine Informationskonstruktion von außen (im Grunde durch eine uns fremde Vernunft) in die Irre geführt wurde und geben die Merkmale zum Erkennen der vom Krebs befallenen Zellen an sie weiter. Ab diesem Zeitpunkt werden die Einschränkungen des Immunsystems zum Erkennen der Situation im Organismus aufgehoben, die Zellen werden wieder kontrolliert. Die informationelle Aufzeichnung der Zukunft über das Fehlen irgendeiner Erkrankung wird mit der Vergangenheit verbunden. Und da die Zukunft immer stärker ist, beginnt die Liquidierung der Erkrankung auf der physischen Ebene. Noch zwei bis drei Monate, und der Mensch ist gesund.

Überhaupt ist dieses Schema auch bei der Therapie aller anderen Erkrankungen anwendbar. Und es ist sehr effektiv.

Es kommt noch besser. Es stellt sich die Frage nach der Erarbeitung eine Technologie für die Auferweckung der Toten, analog der von Grigori Petrowitsch Grabovoi erarbeiteten. Umso mehr, als in der letzten Zeit Menschen mit der Bitte an uns herantreten, ihre Angehörigen wiederzuerwecken. Wir haben damit keine Eile, obwohl wir diese Technologie bekommen und einige Prozesse zur Rückführung unserer Freunde und Familienmitglieder in Gang gesetzt haben. Wir erforschen, wie das vor sich geht, verfolgen die Prozeduren zur Inkarnation einer Seele in einen physischen Körper, die Nuancen des Übergangs aus dem „Jenseits", wo es keine Dynamik der äußeren Ereignisse gibt, wo die Chronoreihen durch die diskrete Abfolge der Hologramme von Ereignissen aufgebaut sind wie die Abfolgen von Bildern im Filmprojektor. Bei denjenigen, die in unsere Welt zurückkehren, nimmt gerade die Gewöhnung an den kontinuierlichen Fluss der Zeit, an den sie nicht mehr gewöhnt sind, sehr viel Zeit in Anspruch.

Wir versuchen, ihnen zu helfen – wir geben ihrem Bewusstsein ein ums andere Mal Impulse; in den Impulsen sind die Vorstellungen über Ereignisse eingeschlossen, die sie gleichsam einholen müssen. Wir sehen, wie sie alle in die physische Welt zurückkehren wollen, die über die gesamte Fülle der Existenz verfügt.

Igor und ich haben uns entschlossen, Ihnen detailliert von einer dieser Auferweckungen zu berichten, damit Sie als Leser wissen, dass das prinzipiell möglich ist. Mehr noch, gerade zur Auferweckung und als nächsten Schritt zur unsterblichen Existenz nach dem Gebot Jesu Christi strebt alles Lebendige auf der Welt.

Der Zeitpunkt, der vor 2000 Jahren vorhergesagt wurde, ist gekommen. Die Epoche der Unsterblichkeit ist angebrochen.

Aus vielen Fällen haben wir einen herausgesucht, um der Reihe nach über das ganze Auf und Ab der Auferweckung zu berichten. Wir führen in diesem Fall, wie auch in anderen ähnlich gelagerten Fällen, die wirklichen Namen und Familiennamen der beteiligten Personen an.

Also: Galina Borissowna Kusnezowa (Pass der Serie II-VG Nr. 727239) hatte sich an uns mit der Bitte gewandt, ihre Tochter Alexandra Gennadjewna Kusnezowa wiederzuerwecken, die unter fürchterlichen Umständen von ihrem betrunkenen Vater umgebracht worden war. Das geschah am 10. Oktober 1994. Wir baten Galina Borissowna, alles genau aufzuschreiben, was in dieser Zeit geschehen würde. Lesen wir also gemeinsam, was die Stimmen der Seele von Galina Borissowna sagt. Wer könnte das alles besser berichten als die Seele einer Mutter:

„Am 10. Oktober 1994 ereignete sich in unserer Familie ein Unglück. Meine jüngere Tochter Alexandra starb. All diese Jahre habe ich mich mit der Frage gequält: warum?

Das Wichtigste ist, dass ich den Tod meiner Tochter nie gespürt habe. Und nicht nur ich. Wenn ich ins Dorf fuhr, wusste dort meine Freundin Tatjana und auch eine Freundin von Alexandra immer, wann ich kommen würde; ich kann nachts an, und am Morgen klingelte schon das Telefon:

„Grüß dich, Galina!"

„Woher wisst ihr, dass ich da bin?"

„Wir wissen schon seit drei Tagen, dass du heute kommen musst. Alexandra kam, ließ sich auf das Sofa fallen und sagte: ‚Was habe ich doch diese Fahrerei satt. Endlich sind wir zuhause…' Daher wissen wir

es."

Überhaupt hatten Tatjana und ich drei Jahre lang eine ständige Verbindung über Alexandra: Alexandra half ihr beim Lernen, bei den Prüfungen und gab Informationen über sich preis; sie sagte, dass sie bald nicht mehr im Dorf sein wird (und das traf ein), half dabei, einen verschwundenen Menschen zu finden, sagte, was mit ihm geschehen war und wo er sich befindet, erklärte, wie man sich in der einen oder anderen Situation verhalten musste.

Überhaupt besuchte Alexandra in der ersten Zeit (anderthalb Jahre lang) viele im Dorf. Noch immer erinnern sich alle an sie (die Leute haben auch bis heute ein sehr deutliches Bild von ihr). Gewöhnlich ist es so, dass ein Mensch stirbt – alle nehmen Anteil und vergessen ihn. Doch hier war es anders. Eines Tages, drei Jahre nach der Tragödie, sprach mich eine Erstklässlerin an: „Tante, ohne Alexandra geht es dir schlecht, stimmt's?" Und sie begann zu weinen. Ich kenne dieses Mädchen nicht einmal. Manchmal träumten die Leute im Dorf von ihr. Alexandra warnte sie vor wichtigen bevorstehenden Ereignissen. Es träumten überhaupt viele von ihr.

Dann ging ich ins Zentrum, um zu lernen. Ich lernte bei Igor Arepjew, dachte aber selbst immer an Alexandra. Eines Tages fragte er: „Also, was werden wir machen?"

Ich zeigte ihm Fotos. Er sagte: „Sie warten, sie bitten." Ich konnte mich nicht orientieren, mir war nicht verständlich, wovon er sprach.

Dann wurde es mir klar. In meinem Bewusstsein erklang das Wort „Auferweckung". Im Unterbewusstsein war es schon lange da, doch irgendwie konnte ich Igors Erscheinen nicht erwarten. Ein Haufen Fragen, wahrscheinlich, weil im Leben alles so gekommen ist, es muss immer alles der Reihe nach gehen, es ist alles sichtbar, streck deine Hand zur rechten Zeit aus, und du wirst in Händen halten, was du brauchst. Ich habe Igor abgepasst und sage:

„Wollen sie es, bitten sie darum zu erscheinen? Sich zum materialisieren?"

„Na endlich", gab er zur Antwort.

So begann also die Arbeit zur Auferweckung meiner jüngsten Tochter."

Insgesamt hat die Prozedur der Auferweckung mehrere technische Standardetappen. Die erste ist, das Einverständnis der Seele zur Rückkehr in die physische Welt einzuholen. Das ist sehr wichtig, denn gerade die Struktur der Seele baut den physischen Körper des Menschen auf. Dieses Einverständnis war vorhanden. Also begann die Arbeit. Lesen wir in den Notizen von Frau Kusnezowa:

„In der Nacht geht etwas Ungewöhnliches vor. Ich sah einen Impuls: zuerst etwas Weißes (nicht lange), danach platinfarben und dunkelblau, weniger rosa. Was bedeuten die Farben?

Ich sehe einen Raum wie Waben (schwarz-goldene). Was ist das?

Außerdem sehe ich das deutliche Muster (Ornament) von Schneeflocken. Sie veränderten sich schnell wie auch die Farben. Wie sollte ich sie anhalten, wie betrachten?

Der Raum wirkt nicht homogen (rosa-fliederfarben) und grau gekräuselt. Darin ist etwas Lebendiges, Durchsichtiges.

Ich habe von Alexandra geträumt. Ich habe mich mit ihr unterhalten und habe ihr von dem Zeitraum erzählt, als sie nicht da war. Über die aktuellen Ereignisse des Lebens, über die Menschen, Verwandte und

Freunde. Wie sich das Leben in den sechs Jahren verändert hat.

... Igor und Arcady Naumowitsch haben ein Experiment zur Wiederherstellung von Zähnen begonnen. Ich habe mich wieder freiwillig gemeldet. Sie haben die Zähne zum Wachstum gebracht, den dritten und den sechsten rechts oben. Sobald ich an die Zähne denke, spüre ich ein Pulsieren im Zahnfleisch.

Ich stelle mir die Zähne als „Perlen" vor: gerade, weiß, glänzend, aus weißem Perlmutt.

...Gegen Mitternacht bin ich schlafen gegangen. Ich hatte das Gefühl, als würde etwas über meine Decke laufen (wie eine Katze). Ich schaltete das Licht an, aber es war niemand da. Ich wandte mich Alexandras Foto zu. Alles wurde still, und ich fiel sofort in tiefen Schlaf.

Am Morgen ging ich auf den Friedhof. Das Foto auf dem Grabstein zeigt ein lächelndes Gesicht. Es ist irgendwie erleuchtet. Der Grabhügel unter dem Grabstein ist sieben Zentimeter eingesunken, obwohl er befestigt ist.

...Wenn ich an die Zähne denke, fühlt es sich an, als würden die Nerven zucken. Dort, wo die Wange und das Zahnfleisch aufeinandertreffen, ist irgendein Vibrieren. Es juckt an der Wange.

Am Morgen hatte ich dieselben Gefühle. Ich beschloss nachzusehen. Das Zahnfleisch an der Wange und oben war gerötet. Im Bereich des dritten und des sechsten Zahns sind kleine Hocker entstanden, wie bei kleinen Kindern, wenn die Zähne durchkommen. Schmerzen habe ich keine.

...Am Abend rief Tatjana an (die Freundin meiner Alexandra). Sie war sehr aufgeregt und bat mich, ihr zu erklären, was vor sich geht. Sie hatte einen Traum gehabt (alle Träume, die mit Alexandra zusammenhängen, waren bei ihr wie im Halbschlaf. So war es auch früher gewesen. Die

Träume waren gewöhnlich prophetisch): Es sei, als sei sie im Dorf. Sie öffnet die Tür, weil es geklingelt hat. Vor ihr steht Alexandra mit einer Freundin (so stellte sie das Mädchen vor, das bei ihr war). Sie hielten sich an den Händen. Das Mädchen war kleiner und jünger. Alexandra war erwachsen geworden, ungefähr 20 Jahre alt. Sie lacht und ist sehr lebensfroh.

Tatjana sagt zu ihr: „Wie lange habe ich nicht von dir geträumt, und wie lange bist du nicht gekommen. Wo kommst du her? Du bist doch eigentlich gestorben."

Alexandra: „Was du nicht sagst! Ich bin so lebendig, wie es nur geht! Du glaubst mir nicht? Bald wirst du dich selbst davon überzeugen. Und nun erzähl schon, was hier war, solange ich weg gewesen bin."

Tatjana erzählte ihr von sich, von ihrer Schwester und ihrer Mutter, von mir und Olga mit ihrem Mann.

Alexandra freute sich für Tatjana, spielte mit ihrer Tochter, war von dem Mädchen ganz begeistert und sagte: „Bis zum nächsten Mal, ich bin am Leben."

Ich erzählte Tatjana von der Arbeit zur Auferweckung. Und wie sie sich verhalten muss, wenn irgendwelche ungewöhnlichen Erscheinungen auftreten."

* * *

Mich zieht es immer stärker zu meinem Doppelgänger am Abgrund. Wenn ich an ihn denke, kommt irgendetwas längst Vergangenes in meinem Gedächtnis hoch. Etwas sehr lange Vergangenes. Etwas, das mit Adam und Eva zusammenhängt. Als sie das Reich Gottes verließen, wollten sie genau hier durch den Abgrund hinabsteigen. Das war gefährlich für sie. Der Vater war böse auf sie, doch er wollte nicht, dass sie sterben. Deshalb stellte er am Abgrund eine Wache auf – den Menschen mit dem Buch.

Adam und Eva haben den Garten des Vaters nicht sofort verlassen. Sie hielten sich einige Tage lang darin versteckt. Hinter dem Zaun schauten sie hervor, ob man wohl in den Abgrund eintauchen könne. Doch der Mann mit dem Buch war immer da, wohin ihn der Schöpfer gestellt hatte. So mussten die ungehorsamen auf einem Umweg zur Erde hinabsteigen. Die Arche Noah legte dann an dem Ort an, wo Adam und Eva auf die Erde gekommen waren.

Dieses biblische Sujet hat mich damals sehr bewegt. Ich wollte möglichst viel Material für das Buch sammeln. Deshalb überredete ich Igor eines Tages sich mit mir wieder zum Abgrund im Zentrum der Sephiroth zu begeben. Eigentlich geht er dorthin nicht besonders gern. Es ist kein einfacher Ort, er ist hinterlistig. Doch wie sollte er es mir abschlagen? Ich bitte ihn schließlich um der Sache willen. Wir gingen gemeinsam dorthin.

Dort, am Abgrund, erwartet uns die Schlange. Es ist dieselbe, die einst Eva verführt hat, von dem Apfel zu kosten. Ein gesundes, gepflegtes Biest. Die Schuppen schimmern golden. Und sie ist überhaupt nicht feindselig, im Gegenteil: auf den ersten Blick ein domestiziertes Reptil. Wenn man wollte, könnte man es sich im Zirkus um den Hals schlingen oder ihm mit der Hand über die Haut streichen.

Es reißt seinen Schlund auf und sagt irgendetwas. Doch ich kann es nicht hören und will es auch nicht hören. Andererseits interessiert es mich schon.

„Was versucht sie, uns zu sagen?", frage ich Igor.
„Woher soll ich das wissen? Sie spricht doch schließlich nur mit dir." Er

selbst aber wendet den Blick ab. Entweder er hört es wirklich nicht, oder er will sich nicht in fremde Angelegenheiten mischen.

„Ich kann dich nicht hören, geh weg!", fuhr ich die Schlange grimmig und gebieterisch an. Seit wann fühle ich mich eigentlich als so ein Schlangenbeschwörer und habe mir die entsprechende Arroganz zugelegt?

Die Schlange wird bei dieser Behandlung nervös. Fortkriechen will sie nicht, doch sie kommt auch nicht näher. Sie windet sich hierhin und dorthin und wartet darauf, dass ich mich besinne. Doch ihr einschmeichelnder Blick und ihr skandalträchtiger Ruf sind zwei verschiedene Paar Schuhe. Oder gehören sie vielleicht doch zusammen? Was hat sie eigentlich mit mir zu schaffen?

„Nun kriech schon fort, kriech, ich höre dich nicht", bestehe ich weiterhin darauf, das Tischtuch zwischen uns zu zerschneiden. Was für ein Verhältnis hätte ich auch zu diesem Biest haben sollen? Ihre Augen gefallen mir nicht – sie sind dunkel und bodenlos wie bei Lapschin. Dieser Blick ist völlig unverwechselbar – da kann man sich eine Glatze rasieren oder die Haare lang wachsen lassen, der Blick wird einen immer verraten. Das ist der Ruf des Abgrundes, den ich jetzt bewache.

Endlich ist die Janusköpfige davongekrochen. Sie ist gekränkt.

„Na, du machst mir Spaß!" Es war nicht klar, ob Igor die emotionale Ebene des Geschehens bewunderte oder, im Gegenteil, verurteilte.

„Ist irgendetwas falsch?", stutzte ich.

„Das ist schließlich die Schlange der Weisheit, sie ist sehr mächtig, sie versucht, dir etwas zu übermitteln, aber du willst ihr nicht zuhören. Und dann kommt es noch ärger: Sie benimmt sich ganz anständig, und du jagst sie davon."

„Sie gefällt mir eben nicht", bringe ich ein Totschlagargument zum Einsatz.

„Ach so", sagt Igor verständnisvoll. „Das ist ein Standpunkt."

Meine zweite Hypostase am Abgrund verfolgt aufmerksam alles, was vorgeht. Und sie verfolgt es nicht nur. Irgendetwas geht auch mit ihm und dem Buch vor sich, das er in den Händen hält. Energetische Ringe treten aus dem Buch aus, formieren sich zu Sphären, komprimieren sich wieder und entschwinden in das weiße Wölkchen des Bewusstseins über dem Kopf.

„Was geht dort vor?", fragte ich meinen Freund.

„Du vereinigst dich mit dem Buch", antwortet er mit einem Seufzer der Erleichterung. „Es war schon lange Zeit, alle haben darauf gewartet." Technisch ist es, als ob man durch das Element der Seele Leben einatmet. Danach beginnt der Mensch, sich daran zu erinnern, was früher mit ihm war, am Anbeginn des Anbeginns.

Und tatsächlich, aus den Tiefen meines Gedächtnisses stieg auf einmal eine Erleuchtung empor. Und ich sah, wie der Schöpfer mir, Igor und Grigori Petrowitsch sagt, was in vielen Tausenden von Jahren geschehen soll. Es spricht genau von der Zeit, in der wir leben.

Und wir sind nicht die, die wir jetzt sind, sondern noch Kinder. Igor ist der Kleinste, er steht in der Mitte. Und auch der Vater ist nicht so riesig, wie wir ihn in der letzten Zeit immer sehen, er hat eine völlig normale Größe. Er hat graue Haare und gutmütige weise Augen. Er spricht davon, was noch nicht geschehen ist, aber geschehen soll, wenn wir vermögen, das zu tun, was vorher bestimmt ist. Er spricht von unserer Aufgabe, und wir hören ihm zu, doch wir sehen nicht, dass sich hinter der Mauer ein riesiger Mensch von athletischem Aussehen verbirgt und unser Gespräch belauscht.

Er ist so riesig und kräftig, doch er ist gezwungen, sich zusammenzukauern und zu verstecken und in dieser unbequemen und erniedrigenden Pose zu verharren. Wer ist er? Wie ist er über den Abgrund gekommen, der die Hölle und den Garten des Vaters voneinander trennt? In seinem schönen Gesicht widerspiegeln sich Stolz und Machtbesessenheit. Er ist zweifellos einer von den antiken Göttern. Und da sind gleichzeitig diese angespannten Ohren wie die eines Hundes, dieses langgezogene, vor Aufmerksamkeit spitz zulaufende Gesicht – er belauert und belauscht uns noch. Und ich weiß auch schon den Namen: die kleinen Flügel an seinen Füßen, den Händen, den Schultern und dem Helm sind eine allzu eindeutige Visitenkarte. Hermes, der Götterbote. Und noch davor – der dreimal größte Thoth.

Doch damals, vor Jahrtausenden, wusste ich nicht, dass wir belauscht wurden. Wir standen mit dem Rücken zur Gartenmauer. Drei Tage lang sprach der Vater zu uns von den kommenden Ereignissen – von der ersten, zweiten und dritten Wiederkunft Christi und vom Ende der Zeiten. Und die ganzen drei Tage spionierte der listige Gott gebeugt und zusammengekauert in der ständigen Angst, entdeckt zu werden, und in der Angst, auch nur ein Wort zu verpassen, dem Schöpfer hinterher, der allem das Leben gegeben hatte, darunter auch ihm selbst.

Außerdem wusste ich jetzt, dass der Schöpfer ihn damals gesehen hatte.

Ich erinnere mich, welch große Bedeutung Hermes oder Thoth, wie er in Atlantis und Ägypten genannt wurde, in der Geschichte der Erde und der Menschheit hatte. Seine Rolle ist in Büchern festgeschrieben und wird in Tempeln besungen. Doch wer hat den Schreibern die Hand geführt und ihnen die Inspiration gegeben? Wer hat auf der Erde regiert und immer die Möglichkeit gehabt, unanfechtbar zu sagen: „So hat sich das alles zugetragen!" Doch hat sich das, was geschehen ist, wirklich so zugetragen? Wir wissen schon, dass die Atlanten vom Schöpfer für ihren Versuch bestraft wurden, einen Krieg mit dem Himmel zu beginnen. Das heißt, es ist nicht alles so einfach in der Geschichte des Verhältnisses der Kreaturen zu ihrem Schöpfer. Und die Sintflut brach über die Erde keineswegs wegen der großen Tugenden der Könige von Atlantis herein, zu denen auch Thoth gehörte.

Vor 11.000 Jahren löste Thoth Horus auf dem ägyptischen Thron ab und wurde der Hüter der Geheimnisse der Pyramiden von Gizeh.

Die Information, die aus dem Buch meines Doppelgängers, des Wächters des Abgrunds, in Ringen und Sphären auf ihn übergeht, wird schrittweise auch in meinem Bewusstsein lebendig.

„Wir müssen sofort ins Tal der Könige", sage ich übergangslos zu Igor.

„Wozu?"

„Dort ist Iput."

„Was ist das? Was sollen wir damit?" Igor fragt nicht einfach so. Ein Funke von Verständnis kristallisiert sich bei ihm heraus.

„Iput ist das geheime Zimmer des Thoth, wo er die alte Prophezeiung versteckt hat, die er dem Schöpfer abgelauscht hat. Er wollte damit das Spiel verschärfen, ein niemandem bekanntes Ereignis in die Handlung einführen, mit dessen Hilfe das Gesamtgeschehen angezweifelt werden kann."

„Wo sollen wir suchen?" Unwillkürlich kniff Igor die Augen zusammen. Ich weiß, dass das bei ihm mit seinem Beruf zusammenhängt. Das ist noch von der Arbeit bei der Miliz geblieben.

„Dort müssen drei X-e sein. Zwischen ihnen ist die wahre Smaragdtafel verborgen."

„Ich habe verstanden", sagt Igor.

Wir fassen uns an den Händen und versetzen uns zuerst auf die irdischen Ebenen, danach ins Tal der Könige.

„Dreimal X, dreimal X, dreimal X", singt der kleine Igor. „Zwei sehe ich – das sind die größten Pyramiden hier."

Das heißt, die Prophezeiung wurde zwischen zwei Pyramiden versteckt. Und obwohl sie nicht tief vergraben ist, ist es nicht einfach, sie zu entdecken. Jahrtausendelang war alles vorgesehen, damit das nicht passiert, sogar der Schutz vor modernen Computermitteln für die Entdeckung und Scannern. Ein kleiner Raum unter der Erde wurde mit speziellem Harz eingerieben und mit einigen Schichten von Blättern verdeckt. Diese Technologie ist besser als die moderne, die bei amerikanischen Tarnkappenbombern verwendet wird.

Igor und ich suchen das unterirdische Zimmer. Wir lassen uns von der Intuition und dem geheimen Wissen leiten, dass in dem Buch verborgen ist, das mein Doppelgänger in den Händen hält. Und wir finden es zwischen zwei Pyramiden, der Cheops-Pyramide und der Chephren-Pyramide. Zweimal der Buchstabe X. Doch wir wissen, wo der dritte sein muss. Und um zwei Uhr taucht er auf. Die Sonne zeichnete mit ihrem Schatten, der die dreieckige Form der Pyramide einhüllte, das dritte X – den oberen Teil dunkel, den unteren hell. In ihrem Schnittpunkt befindet sich das, was wir gesucht haben. Es ist eine Grabkammer und gleichzeitig die Tür zur Unsterblichkeit. Je nachdem.

Als wir das geheime Zimmer finden, wird die Information, die in uns verborgen ist, wieder aktiv, als ob sie aufwacht. Jetzt wissen wir, wem dieses Zimmer gehört, und wir wissen, was der Tod in seinem letzten Gespräch mit uns angedeutet hatte: „Derjenige, der kommt". Hierbei handelte es sich nicht um das russische Pronomen für

„derjenige", sondern um den Namen Thoth, den Namen des mächtigen Hermes Trismegistos (des dreimal Größten). Und es ist wohl kaum passend, ihn uns vorzustellen, zumal er sich selbst schon gut auf der Smaragdtafel vorgestellt hat, die in diesem geheimen Zimmer unter den drei Buchstaben X verborgen ist. Nicht auf der Smaragdtafel, die er extra in Umlauf gebracht hat, um die Aufmerksamkeit derer, die die Wahrheit suchen, abzulenken, sondern der Waren, die er in dem geheimen bewachten Zimmer im Tal der Könige verbogen hat.

Die Smaragdtafel hängt in der Luft in der Mitte des Iput. Sie besteht aus Steinen, die dem Flaschenglas ähneln. Thoth hat sie selbst, mit seinen eigenen Händen, hergestellt, damit niemand wissen konnte, was auf ihr festgehalten war. Die Steine – grüne, blaue und hellblaue – werfen ihren Schatten auf den Raum. Der Schatten ist ein Fluch und eine tödliche Krankheit. Er ist hinten. Vorn ist das Versprechen der Größe, der großen Macht von Hermes. Das ist das Schmiergeld, das Versprechen eines Bündnisses. Der wahre Text ist in der Mitte. Er besagt:

„Ich bin der Größte von den Größten! Ich habe viel auf der Erde erreicht! Die Hälfte der Erde, des Festlandes und des Wassers wird sich mir unterwerfen. Doch alles hängt davon ab, wer vorangeht und wer höher ist als ich. Thoth, der drei in einem oder einer in dreien ist. Das werden die menschlichen Söhne sein. Derjenige, der die Grabkammer öffnet, ihn wird der unausweichliche Tod ereilen. Und auch solche Schrecken und Krankheiten, die nicht heilbar sind. Doch der, der, wenn er sich auf der Erde befindet, vom Himmel kommt, derjenige, der einer ist in drei Gesichtern und drei in einem – von ihm wird mein Schicksal abhängen. Dieser Dreieinige wird über die reale Macht verfügen."

Wieder stellt sich uns die Frage: Woher hatte der Größte von den Größten von der Prophezeiung erfahren? Und wieder zeigte eine informationelle Spur, die in dem unterirdischen Zimmer von dem dreimal Größten geblieben ist, sofort ein Bild, wie Hermes, der damals noch manchmal listig genannt wurde (sehen Sie die Analogie?) ein Gespräch des Schöpfers mit seinen Söhnen belauschte. Danach schuf er auch seine Smaragdtafel.

Wir kannten Hermes Trismegistos als einen der Lehrer der Menschheit. Zu seinen Ehren wurden Hymnen komponiert, ihm wurden Tempel und Bücher gewidmet. Doch war dieses Antlitz sein wahres Gesicht? Im Zimmer ist auch eine Information über das andere Aussehen von Thoth erhalten geblieben, der sich selbst zum irdischen Gott ernannt hat. Darüber, was fast niemandem bekannt ist. Thoth zwar unmittelbar daran beteiligt, dass der Mensch, als er unsterblich war und die Macht über alles besaß, all das erlitt, was sterbliche Wesen zu erdulden haben. Er war es, der sich, um den Tod zu erklären, einen Vermittler ausdachte: das Schicksal. Er war es, der, um die geistige Entwicklung des Menschen anzuhalten, den Fortschritt vorantrieb, der im Ergebnis dazu führen sollte und auch fast dazu geführt hat, dass wir die Vorteile unseres Intellektes an eine Maschine abgeben. Die Aufgabe des Fortschrittes besteht auch darin, den Menschen zu verführen, zu brechen, ihn von seinem Entwicklungsweg abzubringen oder in eine falsche Richtung zu führen. Es gibt das Fernsehen – das ist hervorragend. Doch es gibt noch etwas anderes, wesentlich Besseres – das innere Sehen. Im ersten Fall sind wir passiv und steuerbar. Im zweiten hingegen aktiv und kreativ. Der Wille ist dem Menschen geblieben. Wählen Sie, was Ihnen besser gefällt. Nur beschweren Sie sich hinterher nicht über den bösen Willen und das Schicksal. Sie selbst wählen alles aus.

Als der Sohn des Schöpfers auf die Erde kam, um wachzurütteln und zu helfen, haben diejenigen, die beschlossen hatten, ihn zu vernichten, gerade durch die Menschen gehandelt. Sie fürchteten sich, es selbst zu tun. Doch die Menschen erwiesen sich als gewissenhafte Handlanger. Der Vater hat sie die Worte gelehrt: LIEBE! SCHÖPFUNG! GÜTE! Und sie schrien über seinen Sohn: „Sterben soll er, kreuzigt ihn!" Keine einzige Krankheit ereilt den Menschen einfach so. Vielleicht haben viele von denen, die uns heute um Hilfe bitten, auch auf dem Platz am Palast des Prokurators gerufen: „Töte ihn!","Kreuzige ihn!". Doch die Krankheit ist eine Sühne. Wenn der Mensch alles richtig begreift und bedenkt, kann jedes Gebrechen innerhalb eines Augenblicks verschwinden. Der Vater ist gnädig. Er verzeiht auch jenen, die sich selbst niemals verziehen hätten. Er hat allen die Möglichkeit gegeben, ihre Schuld zu sühnen und sich zu bessern.

    Viele Menschen haben den Vater gesehen. Sie waren sehr begabt. In ihren Augen leuchtete das Feuer des Genies. Man erkannte sie auch an ihren Augen. Jahrhundert für Jahrhundert wurden solche Menschen getötet, damit sie das Wort der Wahrheit nicht aussprechen konnten.

    Diejenigen, die die Menschen Gottes verfolgt haben, hatten die Macht und den entsprechenden Rang. Doch sie selbst hatten sich und ihre Handlanger auf diese Podeste erhoben. Sie konnten alles bis auf eines – schöpfen. Intrigieren, Ränke schmieden, sich zusammentun, um das von anderen Menschen mit ihrer Hände Arbeit Erwirtschaftete in die eigenen Taschen zu leiten – das konnten sie immer hervorragend. Und mit dem Wort „Tod" Schrecken verbreiten. Und nun sitzt der Tod am Tor der Hölle und hat anscheinend selbst vor etwas Angst.

    Wir haben die Prophezeiung des Thoth gelesen. Wir wissen, über wen sie geschrieben ist. Alle warten auf die Gerechtigkeit. Und die Gerechtigkeit muss wiederhergestellt, den Menschen die ihnen gestohlene Unsterblichkeit zurückgegeben werden. Dem Vater müssen seine Kinder zurückgegeben werden.

* * *

Auf der feinmateriellen Ebene beschleunigen sich die Ereignisse merklich. An den Wänden des Abgrunds klettern Millionen von Teufeln und Menschen aus der Hölle empor. Am Ausgang werden sie von einem Energiestrom erfasst und wieder in den Abgrund zurückgeleitet. Am Rand der zentralen energetischen Öffnung steht mein Doppelgänger mit dem Buch. Und wenn es jemandem gelingt, sich an den Rand des Abgrunds zu klammern, schlägt er ihn mit diesem Buch leicht auf den Kopf, und die Teufel purzeln wieder nach unten. In dem Buch ist eine riesige Kraft eingeschlossen, und es ist überhaupt nicht nötig, die Muskeln anzuspannen, um das nötige Ergebnis zu erhalten. In Gottes Reich ist kein Platz für die, die nur verderben und zerstören können. Zunächst muss man eine Reinigung durchlaufen. Deshalb heißt der Abgrund auch Fegefeuer. Aus seiner Tiefe dringen markerschütternde Schreie empor. Die Reinigung ist ein schmerzhafter und langwieriger Prozess. Was soll's, lange haben sie gemacht, was sie wollten, jetzt heißt es, Geduld zu haben.

An der Hölle ist auch nicht alles wie früher. Der Tod ist um die Mauer herum gegangen und hat eine Stelle gesucht, um wieder zurückzuklettern. Früher hätte sie das nicht viel Zeit gekostet. Doch jetzt war sie kraftlos und schwach. Während sie um die Mauern herum rumpelte, hatten diejenigen, die in der Hölle geblieben waren, das Tor derartig zugemauert und getarnt, als wäre es niemals an diesem Ort gewesen. Von der anderen Seite hatten sie eine ganze Barrikade errichtet. Das waren keine Teufel, das waren geradezu Kommunarden. Schließlich wollten sie nicht die vertraute tödliche Kraft in ihr Heim lassen.

Der Tod geht umher, wird böse und begreift nicht, warum die eigenen Leute sie nicht zurückkommen lassen. Sie kann nicht begreifen, was ihre früheren Kumpanen schon längst verstanden haben: Wenn sie auf der Welt keine Arbeit mehr hat, so ist es überhaupt nicht nötig, dass sie auch in der Hölle untätig herumsitzt. Ihr Programm ist schließlich ernst zu nehmen. Nur mit Ermahnungen wird es kaum gelingen, sie davon abzubringen, ihre Sense nach rechts und links zu schwenken. Da ist es schon besser, den Eingang mit Steinchen zuzuschütten. Und an ihrem Schwarzen Brett (so etwas haben sie dort auch) haben sie einen Aushang darüber angebracht, dass die Bevölkerung der Hölle seit Langem und voller Hoffnung auf den göttlichen Gesandten wartet, der ihr weiteres Geschick bestimmen soll. Und die Buchstaben, mit denen diese Erwartung geschrieben ist, sind irgendwie alt, als wären sie nicht von heute. Man hat das Gefühl, dass sie auf diesen Gesandten schon 1000 Jahre warten. Auf den Gesandten warten sie, aber das Tor haben sie zugemauert. Schlau sind sie, die Teufel.

Nicht nur das Tor der Hölle ist geschlossen. Auch das Tor des Himmelreiches. Daneben steht jemand. Wir sehen eine kräftige halbnackte Figur. Auf dem Kopf trägt sie die Maske eines Vogels mit einem langen Schnabel. Das ist Thoth, auf den der Tod so lange gewartet hat. Auch sie beobachtet aus einiger Entfernung, wie das Herumstehen am Tor des Reiches des Vaters ausgeht. Sie kommt nicht näher – dort ist so ein Leuchten, dass ihre Augen, die an die Finsternis gewöhnt sind, es nicht aushalten. Außerdem beobachten noch der Löwe und der Adler an den Seiten des Tores die Gäste. Und so suchen sie einen Anlass, um sich auf jemanden zu stürzen.

Igor und ich bewegen uns so, dass wir zwischen Thoth und das Tor geraten. Wir sind immerhin Beschützer. Er sieht uns und wendet den Schnabel in unsere Richtung. Er sieht uns aufmerksam durch die Schlitze der Maske an. Plötzlich taucht neben uns Grigori Petrowitsch auf. Er ist ruhig, woraus man schließen kann, dass keine reale Gefahr besteht. Jetzt schützen wir das Tor zu dritt.

Thoth spricht als Erster:

„Die Kinder der Erde und die Kinder des Himmels, das ist ein und dasselbe. Ich weiß, dass der Vater nach dem Ratschluss des göttlichen Gerichtes dreien in einem und einem in dreien die Rechte übertragen hat. Nachdem er die Prophezeiung gelesen hat, muss ich denen gegenüber stehen, die sie gelesen haben, damit sich mein weiteres Schicksal vollendet. Eine große Anzahl von Göttern verschiedener Völker und Zeiten befindet sich ebenfalls in Erwartung ihres Geschicks. Viele von ihnen haben sich bereits am Olymp versammelt und warten auf meine Rückkehr.

Er verstummte für einige Zeit und wartet, wie wir auf seine Erklärung reagieren würden. Wir schweigen, und er ist gezwungen fortzufahren:

„Ich weiß von dem Plan des Schöpfers, da alle in Kenntnis gesetzt worden. Und die Götter wurden zuerst in Kenntnis gesetzt. Wir wussten, dass diejenigen, die vom Schöpfer geschickt werden, menschliche Söhne sein werden. Ihnen allein wird es gegeben sein aufzuerwecken und eine neue Ära fortzusetzen. Ich, Thoth, der geschickt wurde, der Einzige seines Geschlechts, der eine solche Größe und eine solche Höhe in geistigen Dingen erreicht hat, soll den Göttern die Nachricht von den menschlichen Söhnen bringen."

Er wollte noch weiter sprechen, doch ihm gegenüber tauchte der Schöpfer auf.

„Es ist noch zu früh für dich, über Ereignisse zu sprechen, die noch nicht eingetreten sind. Ich habe euch gewarnt, dass die Menschen über Wissen und Erkenntnisse verfügen werden, damit es nicht so kommt wie früher, als einige wenige begannen, die Mehrheit zu beherrschen."

Die Stimme des Vaters war streng und zurechtweisend.

„Sieh meine Kinder nicht so an. Du wirst nichts erreichen. Ihr Götter beherrscht die Zauberei, sie aber wurden von mir mit höheren Kräften ausgestattet. Geh!"

Thoth ist deutlich verwirrt, doch er fügt sich und geht. Der Tod, der das Geschehen aus der Entfernung verfolgt hatte, nimmt auf einmal das Aussehen eines jungen hübschen Mädchens an. Sie möchte erreichen, dass man ihr Sympathie entgegenbringt und sie bedauert. Doch der Vater wendet sich ab, und der Tod wird wieder zur Greisin.

„Als ich meinen Sohn auf die Erde geschickt habe, um den Menschen Wissen zu vermitteln, haben ihn die Götter nicht unterstützt." Diese wenigen Worte, die der Vater aussprach, gaben preis, was er zwei Jahrtausende mit sich herumgetragen hatte, ohne die kosmischen Gesetze zu übertreten, die er selbst aufgestellt hatte. Allen Göttern war Unsterblichkeit bis zum Ende der Zeiten versprochen worden. Und indem er das Versprechen erfüllte, stellte der Schöpfer seinen Schmerz, ordnete ihn dem Gesetz unter, das er über die persönliche Kränkung stellte. Doch die Götter verstanden ihn nicht, sie hielten ihn für schwach und begannen, hinter seinem Rücken zu lachen und immer weniger an ihre Bestimmung zu denken. Sie benahmen sich auf dem Olymp und in anderen geschlossenen Systemen der Götter wie die Bewohner einer Wohngemeinschaft in der Gemeinschaftsküche. Doch ihre Streitigkeiten und Zerwürfnisse auf der feinmateriellen Ebene wirkten sich auf der Erde sofort in Form von Kriegen, Unglücken und Naturkatastrophen aus. Wer hätte daran gedacht? Alle wussten, dass sie bis zum Ende der Zeiten unsterblich sein würden. So stand es auf den Goldbarren des Schöpfers geschrieben. Es hatte ihnen nur niemand erklärt, wann das Ende der Zeiten kommen würde.

Doch auch im Unendlichen ist das Endliche vorhanden. Und das Ende der Zeiten brach an. Und so kam der Götterbote Hermes Trismegistos, vormals Thoth, um seine Befugnisse verlängern und seinen Anspruch auf Unsterblichkeit bestätigen zu lassen, und hörte das Wort des Schöpfers: „Geh!"

„Sie sind selbst schuld, an dem was geschehen ist", begann der Vater wieder zu sprechen, als würde er unsere Gedanken lesen. „Es war zu ihrem Vorteil, die Menschen in Unwissenheit zu lassen. Sie haben erreicht, dass jetzt niemand mehr an etwas glaubt. Deshalb kann sich niemand nach vorn bewegen. Weder sie noch die Menschen. Sie leben und leben, tun etwas, versuchen mal das eine, mal das andere. Sie haben sich entschlossen, einfach beim Leben dabeizusein. Es ist alles erreicht; was sollten sie sich noch wünschen? Aber es sollte alles anders sein. Sie haben sich Ehrungen, Auszeichnungen und Titel ausgedacht. Der dreimal Größte!

Wo sind denn da drei T in seinem Namen? Seht sie euch an, seine Kumpanin", deutete der Schöpfer mit dem Kopf in Richtung der kraftlosen Alten. „Jetzt wird sie nicht einmal mehr in die Hölle gelassen. Sie lässt den Kopf hängen. Alles haben sie in Konfusion versetzt, und nun sind sie selbst konfus. Wer ist ihr Gott? Sie haben doch alle Namen verändert. Sollen sie doch zu ihrem Gott gehen, um das ewige Leben zu erhalten, warum sind sie hierhergekommen? Jetzt ist ihnen das geblieben, was sie selbst anderen gewünscht haben."

Der Vater verstummte und bedachte uns drei mit einem langen forschenden Blick, der sofort das Innere der Tiefe und der Höhe sieht.

„Ich gebe euch, meine Kinder, Liebe und Gerechtigkeit mit. Bleibt immer zusammen – drei in einem und einer in dreien. Hütet euch vor Gefühlen. Die Gefühle sind es, die den Menschen irreleiten. In seinen Wünschen mutig zu sein, das ist das Eine – in der Realität ist es etwas anderes. Fürchtet die Gleichgültigkeit; der Gleichgültige verliert schnell an Kraft. Lass das Böse nicht in eure Herzen; das Böse treibt einen zu falschen Handlungen und Gedanken. Gebt euch nicht den Illusionen der Wünsche hin, denn ihr gehört zu denen, die immer das gewünschte bekommen können. Das heißt, dass ihr mit der Zeit aufhören werdet, das Leben real wahrzunehmen. Fliehet den Ehrgeiz der Macht. Warum? Das versteht ihr von allein. Strebt nicht nach Reichtum – er ist nichts wert. Und das Wichtigste: Hütet euch vor der Lüge. Gerade mit Hilfe der Lüge überredet der Mensch sich selbst, allen vorher genannten Versuchungen nachzugeben."

Und wieder verstummte der Vater, durchlebte die vergangenen und kommenden Tage.

„Nicht alle sind Menschen, die sich als Menschen bezeichnen. Sie haben mein Bild, das Bild des Schöpfers, durch die Natur, durch die Reflexion geschaffen. Und alles wurde verzerrt. Sie haben die Form verändert und eine Hülle geschaffen – einen Körper und Knochen. Mögen sie das alles zurückbekommen und darin leben. Doch die Seele, das Bewusstsein und die Energie des Kosmos werden sie nicht bekommen.

Wie haben sie denn geschaffen? Die Natur selbst hat es vermocht, Tiere zu erschaffen. Nur hatten sie keine vollständige Vernunft - so laufen sie also über die Erde und laufen und laufen. Sie haben geschaut, wie es oben, in meinem Reich, ist.

Sie haben sie mit dem Menschen verbunden, genauer gesagt, wollten sie den Menschen zurückversetzen, zu den Tieren. Wofür haben sie ihn mit dem irdischen Tier vereint, das den Weg der Evolution nicht gegangen ist? Um die Übermacht über den Menschen zu erlangen und durch ihn die Macht zu erkämpfen. Die Natur ist groß geworden. Aber sie ist schließlich von einem Menschen, dem Schöpfer, erschaffen worden. Sie ist sehr gut. Doch warum muss man sich selbst mit einer solchen überirdischen Liebe lieben?"

Als der Schöpfer die letzten Worte gesprochen hatte, erklangen in mir plötzlich deutlich und ausdrucksstark die Worte des russischen Dichters Fjodor Tjutschew:

Vergangnes niemals die Natur bewegt,
Fremd sind ihr unsre geisterhaften Jahre;
Bei ihrem Anblick sehen wir erregt:
Wir selbst sind nichts als ihre Schattenmahre.
Gleichgültig, eines um das andre, grüßt
Sie ihre Kinder, die so nutzlos ringen
Um Ruhmestaten: Der sich friedvoll schließt -
Ihr Abgrund wird sie alle einst verschlingen.

Mir fiel wieder ein, wie ich mich früher mit dem Wort gequält habe, dass in der zitierten letzten Strophe unverhältnismäßig oft wiederholt wird: „ihre", „ihr". Tjutschews Genius wäre leicht mit diesem aufdringlichen Pronomen fertiggeworden, wenn es nicht einen anderen, tiefer liegenden Grund gegeben hätte. Und nun begriff ich diesen Grund, als ich die Worte mit anderen in Verbindung brachte: „Und indem er sah seine gleichförmige Gestalt in ihm selbst im Wasser, gewann er sie lieb und begehrte ihr beizuwohnen, da denn von Stund an der Wille durch das Werk geschehen und hat ein unvernünftiges Bild geboren." Die Erbsünde ist ein Kind, das ohne Beteiligung des Vaters geboren wurde.

Das EGO ist der Schatten des Menschen, der von der Natur in Analogie zum himmlischen Prototypen geschaffen wurde, jedoch ohne den Gedanken und die Voraussicht. Und abseits sitzt eine Alte, die geholfen hat, den Menschen mit der Angst des Sinnes seiner wahren Existenz zu berauben – der Tod. Leichtfertig hat sie allen das Leben genommen, die nur einige Jahrzehnte gelebt haben, doch als ihre eigene Existenz bedroht war, sind ihr die Ruhe und gute Laune plötzlich abhanden gekommen. Ohne uns miteinander abzusprechen, näherten wir uns zu dritt dem Tod, wobei wir nur Blicke austauschten.

Sie drehte sich nicht um. Sie zuckte nur mit den Schultern wie bei einem Fieberschub.

„Geht. Ich kann euer Licht nicht ertragen. Ich kann euch nichts befehlen, aber geht. Ich will keine Wärme. Ich bin an die Kälte gewöhnt. Noch vor kurzem habe ich das alles beherrscht", sagt sie klagend, ohne sich uns auch nur zuzuwenden.

Ich hätte ihr vieles sagen wollen. Doch wie redet man mit jemandem, der so jämmerlich und kraftlos ist? Sie ist ganz schwach, es geht ihr schlecht, und sie hat keine Zukunft. Wir waren nicht schadenfroh. Wir gingen fort, wie sie uns gebeten hatte. Direkt vor unseren Augen fällt der Tod in Schlaf. Dabei hatte früher der Schlaf keine Macht über sie. Irgendetwas geht mit ihnen, den Dunklen, vor, was sie selbst nicht erwartet hatten.

Wir bekamen Lust auf Exkursionen. Wir beschlossen, uns den Olymp anzusehen, von dem Thoth geredet hatte. Einen Augenblick später waren wir schon dort. Ein riesiger Berg, der in eine Energiesphäre eingeschlossen war. Eine mächtige Wand und ein halbrundes Tor. An dem Tor waren die Tierkreiszeichen zu sehen, jeweils sechs an jedem Torflügel.

Die Götter legen, wenn sie durch dieses Tor eintreten, ihre Hand auf die Tierkreiszeichen. Sie sind erhaben und aus Gold gefertigt. Die Torflügel selbst waren ebenfalls golden.

Igor sagt, dass wir gleichzeitig die Torflügel aufstoßen und unsere Hände auf unsere Tierkreiszeichen legen sollen. Wir machen es, wie er es gesagt hat. Die Flügel öffnen sich. Dahinter befinden sich Stufen. Sie führen durch die Wolken zum Gipfel. Dort steht ein Thron, auf dessen Rückenlehne geschrieben steht: „Der dreimal Größte". Das war also in den letzten Jahrtausenden der wahre Herrscher des Olympus gewesen. Der Thron ist leer. Hermes hat sich nicht getraut, mit der Antwort hierher zurückzukehren, die er vom Schöpfer erhalten hatte.

Vom Gipfel hat man einen guten Blick auf alles, was sich unten befindet. Am Fuße des Tages ist ein Tal. Es ist sehr schön: Haine, Gärten, Seen, Paläste. Auf einer großen Wiese stehen Throne, Stühle, Bänke, überall sind Kissen verteilt. Tausende Götter haben sich hier in Erwartung ihres Boten versammelt, der sich in der letzten Zeit entschlossen hatte, seine frühere Funktion mit der Macht der obersten Gottheit zu verbinden. Sie wissen noch nichts von den letzten Ereignissen. Bei ihnen ist alles normal: Sie ruhen sich aus und reden miteinander. Diener bringen alles, was sie wünschen. Tatsächlich, wozu sollten sie sich den Kopf mit den Problemen der Menschen zermartern? Es ist auch so alles gut, besser ginge es nicht. Das Wetter ist immer klar, das Essen ist immer hervorragend,

Hermes hat sie von irdischen Sorgen und Pflichten befreit. Es ist wie im Sanatorium. Wovon sollten die Götter und Göttinnen noch träumen? Man könnte natürlich zur Unterhaltung die Griechen auf die Trojaner loslassen oder irgendein anderes Scharmützel anzetteln. Das ist so wie ein Theaterstück in der guten Stube. Wohin konnten solche Götter die Menschen bringen? Nur zum allgemeinen Atheismus. Sie kehren vom Gipfel zum Tor des Olymps zurück. Jetzt ist es gut zu sehen: Hierher führt weder ein Weg noch ein Pfad. Zu Jesus Christus aber kommen die Menschen in Scharen.

Die Götter haben den Tod geschaffen und ihn als Machtinstrument benutzt. „Was werdet ihr machen, wenn Thoth kommt, der kommen wird?", hatte der Tod Igor und mich gefragt. Hieß das, dass sie ihn für stärker als sich selbst hielt? Doch es stellte sich heraus, dass auch die Götter, wenn sie nicht durch die Unsterblichkeit geschützt sind, ihre eigene Ausgeburt, den Tod, fürchten. Wenn die Menschen starben, wussten sie, dass sie zum Vater gehen. Wenn aber die Götter sterben, wohin gelangen sie dann? Zum Schöpfer. Denn von ihm, und nur von ihm hängt die Reinkarnation ab. Darum hat Thoth gebeten - zuerst für sich selbst, und erst danach hat er auch von den anderen Göttern gesprochen. Was hätte er auch sagen können, was erklären?

* * *

Ich wurde überraschend ins Ministerium bestellt. Zum ersten Mal in anderthalb Jahren. Unsere Kennziffern waren so gut wie nie zuvor. In jedem Quartal schaffen wir es, entgegen der allgemeinen ungünstigen Situation in der Branche, den Gewinn zu steigern, und zwar deutlich. Inzwischen kamen sehr hübsche, gut gestaltete Bücher heraus.

Endlich war genügend Geld für ihre Gestaltung da. Wenn einem Verlag wenigstens ein bisschen mit den Mitteln des Föderationsprogramms für die Herausgabe von Büchern geholfen wird, kann der Fortschritt erheblich sein.

Meine Illusionen hatte ich umsonst genährt. Die Beamten hatten ihren eigenen Blick auf unseren Belletristikverlag. Die Leiterin der Hauptverwaltung, Nina Sergejewna Litwinez, die gleichzeitig die Inhaberin des rechtzeitig für einen Apfel und ein Ei privatisierten Verlages „Raduga" war, brachte das Problem ohne Umschweife auf den Tisch. Sie fragte nicht einmal, wie es bei uns liefe und was wir herausbringen wollten. Sie sagte einfach und einleuchtend:

„Für uns tut sich hier die Möglichkeit auf, bedeutende föderale Mittel für den Verlag, für ein seriöses Programm, zur Verfügung zu stellen."

„Wunderbar", freute ich mich.

„Doch für dieses Programm muss jemand anderes Verlagsdirektor sein", versetzte sie meinem vorzeitigen Enthusiasmus einen Dämpfer."

„Ich verstehe. Um eine Milchkuh zu melken, braucht man immer die eigenen Leute."

„Du willst doch wohl nicht dem Staat den Kampf ansagen?", fragte sie ruhig und blies Rauch aus ihrer dünnen Damenzigarette.

Ihr hartes, gebieterisches Gesicht war in diesem Moment das Antlitz des Staates. Zumindest schien es ihr wohl so.

„Das heißt also, der Mohr hat seine Schuldigkeit getan? Der Verlag schreibt wieder schwarze Zahlen. Nun kann man mich in den Hintern treten?"

„Aber warum denn?" Frau Litwinez war wohl gnädig gestimmt. „Sie können Ihre Bedingungen stellen. Wir werden sie dann erörtern."

„Geben Sie mir erst einmal eine Bedenkzeit", bat ich.

„Höchstens eine Woche, nicht mehr", stimmte die „Staatsmacht" zu.

Wie heißt es bei meinem Freund Wladimir Noskow (der übrigens auch der Redakteur dieses Buches ist)?

Du denkst, du hast schon alles längst durchlitten,
Doch ist die Reihe eines Tages auch an dir
zu spüren, wie der Huf des Staates
dich trifft, den Unbequemen hier.
Und du schreist auf unter dem Blick, dem harten
der gleichgültigen Finsternis des Staats:
„Ach, Staatsmacht, liebe Staatsmacht,
Bedenke doch, der Staat sind wir!"
Doch ohne Acht und Achtung
huscht das geheimnisvolle Wesen
glatt vorbei. Es ist wohl gut so.
Wenn du nur wüsstest auch, für wen.
Du suchst für deines Herzens Wunden
Arzneien in der Apotheke stillem Raum...
Wo preschst du hin, Eherner Reiter?
Willst wirklich du dem 21. Jahrhundert traun?

Im Prinzip haben sich die Ereignisse der letzten Zeit für mich so entwickelt, dass ich alle Kräfte auf die Hauptsache im Leben konzentrieren musste. Die Hauptsache im Leben war das geworden, was mit meiner neuen Gabe zusammenhing, dem gesteuerten Hellsehen. Im Tiefsten meines Inneren war ich mir schon lange darüber klar geworden, dass ich ein paar Monate später meine Arbeit im Verlag würde aufgeben müssen.

Dem Verlag ging es wirklich gut, ganz anders als fünf Jahre zuvor. Doch es kränkt mich, dass sich die Ereignisse nach einem Szenario entwickelt hatten, das Boris Orlow irgendwann so weitblickend vorausgesehen hatte. Er hatte mich davor gewarnt, dass ich, sobald der Verlag aus dem Gröbsten heraus wäre, Unannehmlichkeiten zu erwarten hätte. So war es nun gekommen. Ich musste mich mit Freunden beratschlagen, was ich tun sollte. Und wer wäre in einer Sache, die mein Schicksal betraf, ein besserer Ratgeber gewesen als Igor und Grigori Petrowitsch? Wir setzten uns am Abend zusammen und sahen uns die Situation im Ganzen an.

„Die haben ja dort ein völliges Reich der Finsternis, kein einziger heller Lichtstrahl, alle stehlen und lügen", staunte Grigori Petrowitsch, als er zusammenfasste, was er über das Ministerium gesehen hatte. „Weggehen musst du natürlich auf jeden Fall, aber zu deinen Bedingungen. Wann wolltest du kündigen?"

„Mitte April."

„Gut", stimmte Grigori Petrowitsch zu.

„Dann ist Frühling, bald wird der Schnee tauen, die Flüsse werden wieder schneller fließen und sie alle werden, wenn es wärmer wird, wieder mehr Wasser führen. Und wir werden versuchen, eine neue Akademie ins Leben zu rufen. Gibt es Einwände? Auf jeden Fall wird ihre Mannschaft ohnehin auseinanderfallen."

„Na ja, aber warum ist denn trotzdem so ein starker Druck zu spüren? Und das eigentlich aus heiterem Himmel", versuche ich energisch, dem Geschehen auf den Grund zu gehen.

„Es ist ein informationeller und energetischer Umbau des Raumes im Gange", erklärt Grigori Petrowitsch. „Die physische Ebene ist ihre letzte Bastion. Das ist eine große Kraft. Immerhin haben sie sich hier mehrere hundert Jahre mit ihrer eigenen Selektion befasst. Natürlich haben sie es jetzt schwerer zu arbeiten, ohne sich auf die feinmaterielle Ebene stützen zu können. Doch erstens sind ihre Leute bei Weitem nicht über alle globalen Ereignisse unterrichtet, die gerade vor sich gehen. Und wenn sie es wüssten, würden euch die Deserteure von allen Seiten belagern. Doch wie soll man in ihrer Umgebung arbeiten? Sie können doch schließlich nichts schaffen. Lediglich intrigieren und jemandem etwas einblasen. Zweitens: Was sollten sie sonst tun, wenn nicht das, woran sie immer gewöhnt waren? Die Gewohnheit ist die zweite Natur. Und bei ihnen steht auch mit der ersten nicht alles zum Besten. Man muss Geduld haben. Es ist für die Dunklen das letzte Jahr, in dem sie auf andere noch von oben herab blicken können. Meint ihr, auf mich wurde kein Druck ausgeübt?"

Doch den negativen Druck spüre nicht nur ich. Irina Karyschewa ist zu mir gekommen. Mit der Übersetzung des „Liedes des steinernen Buches" ist bei ihr soweit alles in Ordnung. Sie hat das Kapitel über die Geburt der Göttin übersetzt. Jetzt übersetzt sie Samadhi, die Verhaltensregeln. Es entstehen sehr interessante Parallelen in diesen verschiedenen göttlichen Geschichten.

Die Mutter der Kali wurde durch den Gedanken von sieben Vätern geboren.

Der Protoarchon hat mit Hilfe der sieben königlichen Archonten für die Mutter, die Erde, ebenfalls den Prototypen eines Menschen geschaffen. Dann hat er ihm aus Unwissenheit einen Geist, das heißt die Kraft des Lebens, eingehaucht.

Als Parallele zum indischen Epos erklingt auch in den Apokryphen der antiken Christen das Thema des Kampfes der Götter mit dem Menschen: „Und sie brachten ihn (sc. Adam) in den Schatten des Todes, damit sie (ihn) wiederum bilden könnten aus der Erde und dem Wasser und dem Feuer und dem Geist, der aus der Materie (stammt), welche die Unwissenheit der Finsternis und die Begierde und ihr widersätzlicher Geist ist. Diese ist die Höhle der Neubildung des Körpers, mit dem die Räuber den Menschen angezogen haben, die Fessel des Vergessens. Und er wurde ein sterblicher Mensch. Dieser ist der erste, der herabkam, und die erste Trennung." (Apokryphon des Johannes; Über die Reaktion der Archonten).

In der einen oder anderen Form gibt es die Geschichte der Versklavung des Menschen durch die Götter in allen wichtigen Weltreligionen. Und das ist offensichtlich kein Zufall. Unsere immer größer werdenden Möglichkeiten, Menschen zu heilen, Ereignisse zu sehen, die auf der Informationsebene geschehen, und sie sogar zu beeinflussen, zeugen genau davon.

Wenn die Möglichkeiten des Menschen tatsächlich vollständig aufgedeckt werden, wird niemand mehr den technischen Fortschritt in jener gefährlichen Form, in der er sich gegenwärtig entwickelt, benötigen. Natürlich wird niemand seine Privilegien kampflos aufgeben. Doch wird dieser Kampf wohl kaum zu etwas Positivem für diejenigen führen, die sich auf ihn eingelassen haben. Denn selbst Kali, die auf der energetischen Ebene den Tod verkörpert, hat sich entschlossen, auf ihre schreckliche Hypostase zu verzichten, hat sich ihrer mütterlichen Funktionen erinnert und tanzt jetzt ihren Tanz der Entsagung, der fließend in einen Tanz der Liebe übergeht. Auf dem Platz, auf dem sie tanzt, hat es Veränderungen gegeben. Dort sind Menschen erschienen, die der Göttin helfen wollen. Frauen, die ein Kind erwarten, Musikanten, die auf ihren Trommeln den neuen Rhythmus des göttlichen Tanzes, den Rhythmus des Lebens schlagen. Shiva, der die Veränderungen seiner

Geliebten erwartet hatte, hat sich dem Platz mit dem Stein genähert, kann aber immer noch nicht in den Kreis des Lichtes treten.

Irina lauscht dem Getöse der Trommeln, bemerkt die Eruptionen des Lichtes, die den Kreis erleuchten, und merkt sich den Klang der Schmuckreifen an Armen und Beinen der Kali. All diese Rhythmen helfen ihr bei der Übersetzung. Und sie war bereit, ihrer Lieblingsbeschäftigung jede freie Minute zu widmen. Das Problem aber war, dass auf ihrer Arbeitsstelle die Chefin immer wieder Ärger machte, obwohl Irina eine hervorragende Spezialisten ist und nicht zu Konflikten neigt. Sie hat keinen Grund, sich aufzuregen, doch sie wird wütend und schüttet ihren Zorn grundlos über Irina aus. Die kräftige, beleibte Frau schreit, brüllt und wird bei jedem nichtigen Anlass unverschämt, manchmal sogar ohne Anlass. Früher aber hatte es so etwas nicht gegeben. Vielleicht erfüllt sie eine Aufgabe, die ihr jemand gestellt hat?

***

Am Tor des Reiches des Vaters steht wieder jemand. Igor und ich begeben uns sofort dorthin. Vielleicht wird unsere Hilfe gebraucht. Wir sehen die bekannte Statur von Thoth. Doch jetzt trug er eine andere Maske, die eines Schakals. Warum hat er sich entschlossen, die Masken zu wechseln? Meint er, dass er dem Schöpfer in dieser besser gefällt? Er ist aus der Ebene der Dunkelheit gekommen, doch er zieht eine dunkle Schleppe hinter sich her. Das ist der Tod. Sie hat es trotzdem geschafft, in die Hölle zu kommen, hat Kräfte gesammelt, sich die Situation bewusst gemacht, und ist direkt durch die Wand gegangen. Danach hat sie sich auf die Ebene der Erde herniedergelassen, dorthin, wo sich die Götter am Olymp versammelt haben. Und wieder hat sie sich in Form der Schleppe des Thoth an das Tor des Himmelreiches herangeschlichen.

Dort, am Olymp, wurde den Göttern nichts gesagt. Was hätte man ihnen auch sagen sollen? „Alles wird gut." Oder irgendetwas in dieser Richtung?

Wir stehen einander gegenüber, doch Thoth sieht an uns vorbei, auf das Tor. Und seine Erwartung wurde erfüllt. Das Tor öffnete sich. Der Schöpfer trat heraus. Er stellte sich ihm gegenüber.

„Siehst du, wie alles gekommen ist. Die Menschen haben das wahre Buch beschrieben, das es gibt. Sie haben sich mir angenähert, und ich beschenke sie mit meiner Liebe. Sie sind jetzt zwischen mir und euch. Was erwartest du von mir? Jetzt musst du dich an die Menschen wenden. Denn sie haben mit vollem Recht euren Platz eingenommen. Warum solltest du dir die Mühe machen und zu mir kommen, wenn ich so lange für euch so fern war. Schließlich seid ihr so bedeutend, so groß. Dreimal groß? Die eine Größe besteht im Guten. Eine andere im Bösen. Wo aber ist die dritte – in der Wahrheit? Du warst nicht der dreimal Größte."

Thoth erstarrte in quälender Anspannung. Er ist in einer völlig ausweglosen Lage. Alles ist gesetzmäßig – sowohl die Schlachten als auch die Veränderungen. Doch wie soll man eine Veränderung annehmen, wenn man Jahrtausende lang ein Gott gewesen und auf einmal ein Niemand geworden ist?

„Geh, ich habe dem nichts mehr hinzuzufügen", sagt der Schöpfer, und etwas Furcht erregendes braut sich in seinen Pupillen zusammen.

Thoth will etwas antworten, doch die dunkle Schleppe, in der sich der Tod verborgen hält, zieht ihn zurück. Er versucht, Widerstand zu leisten. Seine kräftigen Muskeln blähen sich vor Anspannung auf. Es nützt nichts. Der Tod zieht ihn fort.

Der Schöpfer dreht sich zu uns um:

„Schreibt ganz genau auf, was ich sage und was geschieht."

Er weist mit der Hand in Richtung des Thoth, den der Tod hinabzieht.

„Ist er das A und O? Für wen? Wer kann sich dem Anfang und dem Ende nähern?"

Er wirft den Hirtenstab in seine linke Hand und führt damit einen Schlag aus. Blitz und Donner reagieren sofort auf den Schlag des Hirtenstabes.

„Was ist das logische Ende der ganzen Sache? Es ist das Schöpfertum und die Schöpfung. Der Aufbau und die Strukturierung der Informationen ist die Hilfe für die Schöpfung mit großen Kräften. Mit den Kräften, die die Menschen haben.

Geht mir nach", befiehlt der Vater.

Wir gehen über den schwarzen Samt des Kosmos.

„Was die grundlegenden Ereignisse betrifft – vor uns liegt die Unendlichkeit. Ich habe euch erlaubt, sie zu betreten; wir sind immer weiter gegangen. Sowohl links als auch rechts konnte man Informationen nehmen. So gehen wir wieder immer weiter, und es werden immer weniger Informationen. Und wenn wir zurückblicken? Irgendetwas muss man schließlich als Ausgangspunkt nehmen. Da sind Ereignisse, die Geschichte, die Evolution, Zivilisationen – sehr vieles. Und alles, was war, hat einen Anfang und ein Ende. Die Zukunft aber ist unendlich. Dort kann man unendlich schaffen und festigen, um sich der realen Zukunft schneller zu nähern. Wenn die Gegenwart vermutlich positiv, je nach Menschen und Umständen, die Verbindung mit wünschenswerten Ereignissen herstellt, nähert sich uns die Zukunft an. Es stellt sich heraus, dass wir nicht ihr entgegengehen, sondern dass sie sich uns aus dem Grunde nähert, dass wir mit unserem Wunsch die Elemente der Welt in diesem informationellen Raum schaffen. Und sie eröffnet uns jegliches Betätigungsfeld. Wir sprechen über die Steuerung, was wir jetzt auch tun – wir steuern. Steuern muss man, und der Raum wird sich auf euch zu bewegen. Je mehr wir schaffen, umso mehr erhalten wir, umso mehr Informationen können wir miteinander verknüpfen. Genauer gesagt, umso mehr Information können wir erhalten. Je mehr Informationen ihr erhalten habt, umso mehr von euren Wünschen habt ihr realisiert, und ihr steuert ein umso größeres Informationsvolumen. Das kommt daher, dass ihr die Ereignisse steuert, wenn ihr euch von der Erde in die Unendlichkeit aufmacht und die Ereignisse im Voraus aufbaut.

Ihr könnt für jede Situation, deren Ausgang euch beunruhigt, ein Ereignis aufbauen. Ihr könnt euch noch näher auf den Raum zu bewegen, und noch mehr Befugnisse erlangen, und zwar deshalb, weil ihr schafft und negative Informationen ausräumt. Der Raum gibt euch Harmonie und Freiheit.

Was die zweite Frage, die Lektüre des Buches, betrifft, so schaut ihr von einem Punkt aus (obwohl das kein Punkt ist), wo sich die Information über den gesamten Raum ausbreitet. Und von diesem Punkt aus müsst ihr begreifen, dass von hier aus die Information für die ganze Welt, für alle Menschen, positiv ist. Ich archiviere diese Information und gebe sie allen.

Deshalb mache ich euch darauf aufmerksam – damit ihr den Sinn des Textes begreift, begreift, wie er zu verstehen ist und warum er sich auf alle auswirkt. Das Wichtigste ist, dass das für eine lange Zeit wirken wird, genauer gesagt, ewig. Ihr müsst all diese Prinzipien der Welt begreifen, um tiefer, grundlegender zu schöpfen.

Solange ich das Buch nicht geöffnet habe, müsst ihr sehen, dass ich dem bestimmten Archivierungspunkt geschaffen haben. Er hat eine sehr große Kapazität, und das ist sichtbar. Jeder Mensch, der den Text des Buches gelesen hat, der ihn neben sich legen kann, wird von seinen Krankheiten geheilt werden.

Woher kommt das? Daher, dass ihr den Archivierungspunkt nach dem zweiten Buch schaffen müsst. Wie kann das geschaffen werden? In welchem Punkt? Wo kann man diesen Punkt im Raum finden? Wie kann man das erschaffen, dass es für alle, für die ganze Welt, für alle Elemente der Welt, für alle Menschen sei? Dass alle wissen, wovon sie ausgehen müssen, von welchen Parametern aus das alles aufzubauen ist. Und die Hilfe muss gewährt werden, unabhängig davon, wo ihr seid und was ihr gerade tut. Solche Punkte gibt es natürlich im Raum.

Hat ihr alles verstanden, wo ihr was nehmen müsst, wie ihr zu gehen habt? Man kann einen anderen Raum und eine andere Welt erschaffen. Alles kann man erschaffen. Und man kann unsere Erde entwickeln. Es ist besser, das vollständig, von oben, zu erfassen.

Die Archivierungspunkte der Information sind vielschichtig. Doch wie muss man mit ihnen arbeiten, wie die Information erschließen, die in ihnen archiviert ist? Der Punkt ist leicht zu finden. Mehr noch, wir können ihn selbst schaffen. Und zwar näher im Raum zu diesen Ereignissen als früher. Doch da gibt es wieder die Prinzipien der Arbeit. Warum wächst eine Pflanze? Weil sie von jemandem gegossen wird. Auch das ist eine Steuerung der Ereignisse.

Den Archivierungspunkt kann man heranholen, man kann ihn erschaffen. Doch das ist ein Element der Welt. Deshalb gibt es das Prinzip: Was wir nicht begreifen, davon lassen wir die Finger. Mit der Schöpfung ist es genauso: Was wir nicht wissen, das tun wir nicht. Eine

Information zu erschaffen und sie zu archivieren, das ist bereits zu erreichen. Doch sie muss im unsichtbaren Raum sichtbar werden. Das wurde bisher noch nicht beobachtet. Sie wird nicht sichtbar. Heute kann man etwas von hier aus dort erschaffen - und umgekehrt von dort aus etwas hier erschaffen. Soweit sind wir schon gekommen. Doch warum wird sie nicht zu 100 Prozent sichtbar? Diese Prinzipien wurden euch gegeben, doch wo sind sie?

Man darf sich nicht nur in einer Richtung entwickeln. Indem man sich zum Beispiel auf die Auferweckung spezialisiert. Man muss auch therapieren, diagnostizieren, materialisieren. Im Raum gibt es sehr viele Informationspunkte, und er erschafft, doch wir sind vorwärts gegangen. Dort sind mehrere Punkte deutlich geworden. Es sind beispielsweise acht. Darin ist die globale Information, die schafft und dem ganzen Weltall, dem ganzen Raum die Richtung gibt.

Aus den Punkten müssen Strahlen und Kanäle zu diesem Raum verlaufen. Doch wie verläuft diese Linie? Man muss die Prinzipien kennen. Wenn wir die Prinzipien des Zellaufbaus kennen, können wir die Zelle auch jetzt erfolgreich untersuchen. Und wenn man die Prinzipien nicht kennt?

Die Zelle ist das Komplizierteste. Dementsprechend steht sie mit ihrer Kompliziertheit im Verhältnis zu diesen Punkten des Raumes. Wenn wir den Zellkern nehmen, sehen wir dort auch den Schichtcharakter der Information. Kern und Raum. Lasst es mich so sagen: Der Raum ist wie die Zelle. Und dort gibt es auch viele Informationspunkte.

Wenn wir wissen, wie mit der Zelle zu arbeiten ist, muss man mit dem Raum auch analog dazu arbeiten.

Hier sind die Elemente der Welt. Die sind gelaufen und gelaufen und zum Interessantesten gekommen – der Steuerung. Doch sie muss in der Schöpfungsphase für die ganze Welt, für alle Menschen sein. Jetzt muss das, was wir erforscht haben, geschaffen werden.

Wir haben uns angesehen, wie die Sephiroth mit den Ebenen zusammenhängen. Diese Verbindung ist klar. Jetzt sind Archivierungspunkte aufgetaucht. Sie müssen auf jeden Fall mit den Sephiroth verbunden werden.

Die Ebenen des planetarischen Bewusstseins werden durch die Sephiroth aufgebaut. Die Sephiroth wurden durch die Information zur Steuerung der Welt und des Raumes aufgebaut. Der Raum wird durch die Elemente des Verständnisses der Welt aufgebaut. Alles ist untereinander miteinander verbunden.

Alle Möglichkeiten der Welt sind in diesen Punkten enthalten. Die Sephiroth können zu jedem Zeitpunkt Informationen daraus abrufen und an die Ebenen weitergeben. Die Menschheit ist nie über die Sephiroth hinausgekommen. Sie weiß nicht, dass auch das nur eine Struktur ist.

Denn jede Zelle im Organismus ist mit einer Acht markiert, dem Zeichen der Unendlichkeit. Wie ist diese Acht zu verstehen? Eine Zelle kann sich potentiell unbestimmt lange vermehren; in ihr steckt das Potenzial für Tausende Jahre. Das ist es eigentlich, doch ist das alles? Es gibt noch eine andere Variante: Die Information im Zellkern ist so archiviert, dass sie die zwei Ebenen der Welt verbindet – die sichtbare und die unsichtbare. Nicht umsonst kann man aus einer einzigen Zelle einen Organismus aufbauen, Organismen, mit ihnen den ganzen Planeten bedecken usw. Doch es gibt noch eine dritte Möglichkeit: Die mikroskopisch kleine Zelle ist das Äquivalent zum gesamten Weltall, da in ihr das Bild des Schöpfers versiegelt ist. Denkt selbst über dieses Thema nach. Das Potenzial der Unendlichkeit ist vorhanden, es ist also besser, nicht zu sterben. Mit dem Zeichen der Unendlichkeit sind die Auferweckten und jene markiert, die ein erweitertes Bewusstsein haben.

Die Seele ist auch das Unendlichkeitsprinzip des Raumes."

Neben ihm taucht ein Sessel auf. Wirklich ein Sessel, kein Thron. Der Vater setzt sich.

„Tretet näher", befiehlt er streng. „Ich werde euch zeigen, wie man erschafft. Es beginnt alles mit einer Zelle. Schaut her. Hier ist eine einzige Zelle. Mit der Kraft des Gedankens erschaffe ich aus ihr eine Blume. Es ist auch Erde da, doch sie stirbt. Warum? Sie braucht Energie. Ich kann sie ihr direkt aus meiner Hand geben. Ich kann einen Krug nehmen und Wasser auf die Erde gießen. Seht ihr, wie jede Zelle der Pflanze lebendig wird?

Die Heilung von Menschen, ist das nicht dasselbe? Energie zu geben, zu gießen, zu helfen? Wenn ihr euch anschaut, wohin ich diese Blume jetzt stelle, werdet ihr einen ganzen Garten sehen. Und ich bin wie ein Gärtner, der Blumen mag und sie gerne pflegt. Wenn viele Blumen da sind, wird es ein schöner Garten.

Wovon erzähle ich euch? Ist es der Arbeit im Garten nicht ähnlich, Menschen zu helfen? Es gibt Blumen, bei denen der Stängel gebrochen ist. Ich binde diese Blume an, habe Mitleid mit ihr und gieße sie wie alle anderen. Was ist daran nicht zu verstehen? Denkt darüber nach, und ihr werdet alles schnell begreifen. Es ist nicht kompliziert, was ich euch gesagt habe. Ich wollte euch einfach meinen Garten zeigen. So einfach ist das. Und das ist ein Wunder! Allerdings ein erklärliches Wunder.

Für mich liegt kein Wunder darin. Und für euch auch nicht. Denn man kann alles erklären. Und es ist nichts dabei, was ihr nicht auch könnt. Doch was ist dabei? Manchmal seid ihr im Leben sehr schnell gegangen und habt irgendwo irgendwen oder irgendetwas nicht bemerkt. Es gibt sehr viele Blumen. Doch man muss ein feines Gespür dafür haben, welche Blume um Hilfe bittet. Wenn ihr eine Stimme vernehmt, die euch ruft, müsst ihr stehen bleiben und lauschen. Dann müsst ihr einen Krug nehmen und die Blumen gießen.

Wir nehmen den Krug und gießen jene, die uns um Hilfe gebeten haben. Jetzt sind alle kranken Blumen mit den gesunden eins geworden. Und sie alle sind uns dankbar. Doch wer dankt uns? Alle Blumen wiegen sich im Wind und danken uns. Den einen haben wir geholfen, es danken uns aber alle. Damit ist unsere Lektion beendet. Geht mit Gott."

Wir bedanken uns. Der Schöpfer erhebt sich, und der Sessel verschwindet sofort. Er geht und stützt sich auf seinen Hirtenstab.

* * *

Im Ministerium wollen sie nicht länger warten. Sie rufen fast jeden Tag an. Besonders bemüht sind die Mitarbeiter der Weisungsdirektion. Diese Direktion wurde extra dafür geschaffen, um herauszufinden, wo etwas nicht so läuft, und zugunsten des Teams darüber zu verfügen, das angetreten ist, die Presse, das Fernsehen und die Buchverlage zu leiten. Da die Weisungsdirektion extra aus Menschen zusammengesetzt wurde, die Erfahrungen darin haben, Druck auszuüben, zu erpressen und hinter den Kulissen zu agieren, wurde ihnen als Spezialisten auch aufgetragen, in unserem Belletristikverlag eine Atmosphäre der Nervosität, der Instabilität und der Ausweglosigkeit zu schaffen. Zuerst haben sie sich entschlossen, mit kleinen Präventivmaßnahmen auszukommen. Der Stellvertreter Schubins, des Direktors der Weisungsdirektion, rief fast jeden Tag im Namen ihres Chefs an, um Fragen der Pacht zu klären. Das Gespräch verlief immer auf ein und dieselbe Weise:

„Wir brauchen für eine befreundete Firma einen Raum im Erdgeschoss Ihres Gebäudes. So zwei- bis dreihundert Quadratmeter."

Gab es Einwände, änderte sich der Ton des Anrufers sofort. Es schwangen Missbilligung und unverhohlene Drohungen darin mit.

„Das ist nicht Ihr Gebäude. Der Minister hat gerade die Weisungsdirektion damit beauftragt, über die Flächen der Unternehmen unserer Branche zu verfügen. Sie begreifen anscheinend nicht, mit wem Sie reden und welche Folgen es für Sie haben kann, wenn Sie sich unseren Plänen in den Weg stellen. Diese Bitte kommt von Schubin persönlich. Wenn Sie keine Möglichkeit sehen, mit uns auf einen gemeinsamen Nenner zu kommen, kommen wir zu Ihnen und werden die Sache selbst in die Hand nehmen."

„Das Erdgeschoss unseres Gebäudes sind ein Geschäft, die Kantine und eine Verwertungsgesellschaft. Wo sollen wir damit hin?"

„Versetzen Sie sie in irgendeine andere Etage. Wenn Sie es nicht allein können, kommen wir und helfen Ihnen, einen Umzugsplan auszuarbeiten."

Danach begann das Interesse der Direktion an unserem Verlag zu wachsen. Sie interessierte sich auch für unser Erholungsgebiet „Waldstädtchen" im Kreis Odinzowo bei Moskau. Das war fast ein Hektar Land mit einem Wert von mindestens einer Million Dollar. Es ist ein Naturgesetz: Wenn du jemandem etwas Wertvolles wegnimmst und jemand anderen billig überlässt, hast du immer die Chance, dir selbst eine Villa und einen Mercedes zu verdienen. Und dabei gibt es keinerlei Spuren eines Verbrechens. Man muss keine Tresore aufbrechen. Die beteiligten Personen bringen alles selbst im Aktenkoffer mit und werden schweigen. Warum sollten sie auch reden? Damit sie ihrerseits gefragt werden, wo sie das gefunden haben, was sie fein säuberlich in den

Aktenkoffer gelegt hatten?

In den schwierigsten Jahren ist niemand aus der Verlagsverwaltung den Versuchungen erlegen, die mehrmals im Zusammenhang mit dem „Waldstädtchen" aufgekommen sind. Man war der Meinung, dass die schwere Zeit lange, vielleicht auch sehr lange, dauern könnte, doch sie konnte nicht ewig währen. Und irgendwann einmal würde das Unternehmen wieder genügend Kapazitäten haben, das Erholungsgebiet zu entwickeln und die lange vorhandenen Pläne zur Rekonstruktion zu verwirklichen. Wir wollten mit alldem auf den Literaturolymp zurückkehren, was bereits seit vielen Jahrzehnten zur Geschichte unseres Verlages gehörte. Denn in diesem Erholungsgebiet waren regelmäßig große Schriftsteller und bekannte Künstler gewesen. Sie sind Teil unseres Ruhmes, unserer Geschichte. Wie sollten wir darauf verzichten, wie sollten wir das verkaufen?

Aus dem Presseministerium gingen nun Faxe ein, in denen genau beschrieben wurde, wie wir die Übergabe des „Waldstädtchens" an die Weisungsdirektion durchzuführen hätten, zu wessen Händen wir Briefe schreiben sollten, in denen wir darum bitten, uns unseren Ruhm, unsere Vergangenheit, zu nehmen.

„Kann Ihnen das nicht egal sein?", brüllten Schubins Mitarbeiter ins Telefon. „Sie sind doch sowieso fast schon nicht mehr Direktor."

Es war mir nicht egal, und der Druck wurde stärker.

Wir haben erstaunliche Beamte, das heißt Angestellte, die zum Nutzen des Vaterlandes von uns eingestellt wurden. Diener des Volkes, um es sowjetisch auszudrücken.

Unwillkürlich kamen mir die bekannten Aphorismen eines chinesischen Satirikers in den Sinn, der im 9. Jahrhundert gelebt hatte.

„Wenn in der alten Zeit ein Mensch getötet wurde, wurde man

zornig; wenn heute ein Mensch getötet wird, lacht man.

In der alten Zeit wurden Beamte eingesetzt, um Räuber zu vertreiben; heute werden Beamte eingesetzt, um zu räubern.

In der alten Zeit hat sich derjenige, der über die Menschen herrschte, das gesamte Reich der Mitte aufgebürdet, und die Menschen bedauerten ihn, heute erklimmen die, die die Menschen verwalten, selbst das Reich der Mitte, und die Menschen bedauern das Reich."

Immer wieder Verfolgungen… was soll's, auch das sind Lehren des Lebens, wenn auch unangenehme. Immer wieder Geduld…man darf nicht so handeln wie diese Leute, darf von ihnen nicht Lüge und Aggression lernen und wie man seine Probleme mit Gewalt löst. Manchmal brach es aus Igor und mir heraus, und wir wollten es ihnen unter Nutzung unserer neuen Möglichkeiten gründlich heimzahlen: Auge um Auge, Zahn um Zahn! Doch fast im allerletzten Moment hielten wir uns zurück. Denn das ist es, was man von uns erwartet. Wir erinnerten uns rechtzeitig der Worte des Vaters: „Wie gelangt man ins Himmelreich? Nur über die Seele. Darum haben sie auch um die Seelen der Menschen gekämpft. Sie wollten unter dem Deckmantel eines menschlichen Aussehens in den Himmel gelangen. Doch ihr habt sie nicht gelassen. Jetzt wüten sie vor Angst. Sie wollen das ewige Leben, doch wie sollen sie es jetzt erlangen? Die ersten Tage sind gezählt, und andere Tage hat ihnen niemand versprochen."

* * *

Am Tor, das in das Reich des Vaters führt, ist Thoth zum dritten Mal aufgetaucht. Igor und ich sind sofort in die feinmaterielle Ebene gegangen und haben uns gegenüber aufgestellt und so den Durchgang versperrt. Thoth regte sich nicht einmal. Er will sich anscheinend nicht mit uns abgeben. Er hat andere Probleme. Wieder trägt er die Maske des Schakals. Doch der Tod begleitet ihn nicht. Sie ist am Olymp geblieben und wartet auch. Wir können ihre Gedanken sogar auf die Entfernung lesen. Sie ähneln denen der Menschen: Wie soll ich leben und was soll ich tun?

Mit dem Tod sind neue Transformationen vor sich gegangen. Und zwar nicht zum Guten. Sie hat jetzt die Haut als Hülle verloren, geblieben ist allein das Skelett. Um diese Scham zu bedecken, hat sie sich einen schwarzen Kittel mit einer Kapuze übergeworfen. Aus irgendeinem Grund trägt sie die Sense nicht mehr bei sich; entweder ist sie völlig geschwächt und will kein unnötiges Gewicht mit sich herumschleppen, oder jemand hat sie ihr genommen, weil er sie selbst braucht. Sie gehört zu den Göttern und ist sogar in ihrem höchsten Rat. Insgesamt sind nur zwei Frauen in diesem Rat, eine von ihnen ist der Tod.

Die Götter erwarten die Entscheidung des Schöpfers. Der Tod wartet mit ihnen gemeinsam. Zum ersten Mal ist sie kein Teil der Macht, und alle sehen sie voller Furcht aus dem Augenwinkel an. Ihr missgestalteter Schädel ist ohne Haut unangenehm anzusehen. Sie haben es ebenfalls begriffen: Diese skelettartige Vernichtungsmaschine kann sich auch gegen sie wenden. Denn die der Unsterblichkeit beraubten Götter sind wie Menschen geworden.

Viele der Götter, die weitsichtiger waren, haben schon früher geahnt, wie das enden kann, und haben den Olymp verlassen. Sie sind den Weg der Geburt gegangen wie normale Menschen, um am Ende ihrer Tage vor dem Schöpfer zu stehen und entsprechend ihren Taten entweder Vergebung oder Vergessen zu erlangen.

Alles hat sich umgekehrt: Die Götter sind wie Menschen geworden und die Menschen wie Götter. Doch das ist nicht nur ein Geschenk, sondern auch eine Lehre, dass sich die Situation jederzeit um 180 Grad drehen kann, wenn wir Menschen uns der großen Gabe des Schöpfers nicht würdig erweisen.

Als der Schöpfer gestern von den Blumen gesprochen hat, war das nicht einfach eine Allegorie, es war eine Technologie, die er an uns weitergegeben hat. Er hat uns gezeigt, wie man durch das Bewusstsein, die Seele und den Geist Prozeduren des physischen Prozesses ersetzen kann, indem man die große Mehrzahl der Objekte auf die fein materielle Ebene überträgt. Auf der fein materiellen Ebene ist jede Vibration einer kranken Pflanze gut zu hören. Das ermöglicht es uns, uns gleich an alle Blumen zu wenden und genau zu erfahren, was mit ihnen geschieht. Und zwar nicht an einem einzelnen ihrer Teile, dem Stängel, den Blättern oder den Knospen, sondern mit jeder Zelle des gesamten Organismus. Im Prinzip wurde uns das Organisationssystem der Verbindungen gezeigt: der physische Raum, der Wahrnehmungsraum, der Raum des Denkens. Und wie man sie mit dem lokalen Phänomen des Menschen verändern kann, wenn man mit beliebigen Objekten der Welt arbeitet.

Der Vater hatte vom System gesprochen. Und die Blumen hatte er nicht einfach so gegossen, sondern als System. Danach sind diese Blumen aus der feinmateriellen Welt wieder zurückgegangen und mit den anderen Blumen eins geworden. Und wie kann man sie jetzt voneinander unterscheiden?

In diesem Bild gibt es viele Sujets: die Diagnostik, die Synthese, die Entscheidung, die Steuerung der Information des Ereignisses und das Steuerungsinstrument. Das heißt das Bewusstsein, die Seele, der Geist des Menschen sind in der Lage, ein ungünstiges Objekt augenblicklich zu harmonisieren. Wobei dass die Praxis der Steuerung der Realität ist und keine Versuche mit unvorhersehbarem Ausgang: Klappt es oder klappt es nicht, welche Folgen wird das für uns haben?

Wenn der Schöpfer Blumen gießt, zeigt er, wie er einen Informationsbereich schafft, anschließend die Materie, daraus die Zelle, mit deren Hilfe er den ungünstigen Abschnitt regeneriert. Er kann aus einer Zelle den gesamten Organismus als Ganzes schaffen: eine Blume, die zu ständiger Entwicklung und Teilung, also zur Selbstentfaltung und Selbstentwicklung fähig ist. Die Blume hat die Möglichkeit, Austauschprozesse in ihrem Inneren und mit der Umwelt zu realisieren und sich den Wetterbedingungen, dem Wind und dem Regen, anzupassen. Es ist für sie vorgesehen, eine Zeit lang in Ruhe zu leben, und diese Zeit lang wird sie in Ruhe leben. Und wenn ihr wieder etwas geschieht, können wir, Igor, Grigori Petrowitsch und ich, helfen, das heißt das geschädigte Organ regenerieren und es sogar zu neuem Leben erwecken, die Blume sogar unsterblich machen. Der Schöpfer hat uns die Technologie und das Recht dazu gegeben und aus diesem Grund mit seinem Hirtenstab geschlagen, da das sofort die seiner Entscheidung entsprechende Veränderung der räumlichen Information bewirkt.

Manchmal erschreckt sich das Bewusstsein der Blume davor, was geschieht. Dann nimmt der Schöpfer es auf seine Hand, hört ihm ruhig zu und erklärt es ihm so, dass es die schreckhafte Blume nicht schockiert, dass sie die Situation ruhig in sich aufnehmen kann und keine neuen Lebensveränderungen fürchtet.

Und Thoth steht immer noch da und geht nicht weg. Er hat uns die Seite zugedreht, und ein Schatten fällt auf sein Gesicht. Das ist ein sehr wesentlicher Umstand, der mit der Prophezeiung aus der Grabkammer zusammenhängt. Die dritte Aufschrift in der Prophezeiung hat sich wie ein Schatten über die erste gelegt, ein Schatten auf dem Stein. Das halbe Gesicht des Gottes ist jetzt in Dunkelheit getaucht. Genauer gesagt, nicht das halbe Gesicht, sondern die halbe Maske. Sie hat sich übrigens auch verändert. Es ist wieder der Ibiskopf mit dem langen gebogenen Schnabel wie beim ersten Mal.

Wir spüren seine Stimmung, seine Gedanken. Er wollte die Maske nicht wechseln. Unter dieser Maske kann er für immer bleiben. Unter ihr hat er irgendwann den Weg des Aufstiegs begonnen. Jetzt hat er in zwei Ebenen – der dunklen und der hellen – dasselbe Gesicht. Er hat nicht mehr zwei Gesichter, zwei Körper, zwei Möglichkeiten: gleichzeitig hier wie dort zu sein. Statt der zweiten Maske ist da der Schatten – das Vorgefühl des Todes. Dahinter ist die Nacht. Die Nacht ist Dunkelheit. In der Dunkelheit sind weder Menschen noch Dinge zu sehen. In der Dunkelheit geschehen Mysterien - etwas kann geboren werden, etwas anderes sterben. In der Dunkelheit verbirgt sich die Grenze, die Geburt und Tod voneinander trennt. Wer kann sich auf ihr ohne Hilfe, ohne Unterstützung, halten? Wer reicht eine Hand zur Stütze? Der Tod hat am Olymp gesehen, was vor sich geht. Sie hat Kräfte gesammelt und ist nach oben gestiegen. Sie möchte demjenigen die Hand reichen, hinter dem sie viele Jahrtausende hergelaufen ist. Sie liebt Thoth, sie glaubt ihm. Doch wird sich der Gott auf die Hand des Todes verlassen? Und wohin wird sie ihn führen?

Es ist ein schmaler, farbloser, durchsichtiger Grat, der zum Olymp führt. Doch kann er den Weg bewältigen, ohne den Vater um Verzeihung gebeten zu haben?

Vom Olymp ist der Grat auf die Erde gefallen und hat sie geteilt - in jenen Teil, wo der Tod noch für einige Zeit verweilen kann, und jenen, wo seine Rechte bereits annulliert sind, wo die Zeit des Nichtsterbens und der Auferweckung anbricht.

Welche Hand wird Hermes, der zweimal Größte – im Guten und im Bösen – seiner treuen Mitstreiterin reichen: die rechte oder die linke? Davon, welche Hand er ihr reicht und auf welcher Seite sie ihn den Grat entlang führt, hängt sehr vieles ab. Er kann ihr die Hand von der Seite geben, wo die dunklen Kräfte sind. Er kann auch das Gegenteil tun. Doch der Olymp, mit dem Hermes trotz alledem Gefühle und Bande verbinden, befindet sich, ungeachtet seines Verrats an den Menschen, auf der Seite der hellen Kräfte. Und nachdem er ein wenig geschwankt hat, gibt er dem Tod die Hand dennoch von der Seite der dunklen Ebene aus. Und der Tod führt ihn den rasiermesserscharfen Grat der Wahrheit entlang. Er führt denjenigen, der einst aus dem Atlasgebirge nach Ägypten gekommen und sein König gewesen war, dann die Macht auf dem Olymp an sich gerissen hatte, der Gutes und Böses getan hat und hoffte, die Harmonie zwischen seinen zwei Hypostasen des Guten und des Bösen für immer zu erhalten. Und so betrat er den Grat der Wahrheit, und es fand sich kein zweiter, genannt das Leben, der ihn auf dieser gefährlichen Linie gehalten hätte. Die Waage des Lebens, auf der er selbst so oft leidenschaftslos die guten und bösen Taten der Menschen abgewogen hatte, wog dieses Mal ihn selbst. Und die dunkle Seite wog schwerer.

Und doch selbst jetzt, im Fortgehen, erinnerte sich Hermes seiner großen Vergangenheit. Als der Grat ihn bis an den Olymp herangeführt hatte, schaffte er es, einige Schritte nach unten zu tun und den Tod in tiefere Ebenen zu führen, wohin sie nicht hatte gehen wollen. Der Tod widersetzte sich, und er schleppte sie fast gewaltsam, verlor das Gleichgewicht und wurde von dem Grat verschlungen Von diesen Ebenen führt der Weg nur in den Abgrund. Doch was sollte der Tod dort tun – die eigenen Leute fressen? Schlecht, sehr schlecht ist es für sie gekommen. Und es gibt niemanden, bei dem sie sich beschweren kann. Da unten ist es leer, es gibt weder Luzifer, mit dem die Menschen solange eingeschüchtert worden, noch den Satan noch den Teufel, was im Prinzip ein und dasselbe ist, nur mit verschiedenen Namen. Was sollte sie nun tun? Sie hatte keine Kraft und konnte niemanden verspeisen, um ihre Gesundheit wieder herzustellen.

Immerhin hatte Thoth auf dem Grat der Wahrheit eine Tat vollbracht, durch die viele seiner verwerflichen Handlungen gesühnt wurden. Hätte er dem Tod die andere Hand gegeben, hätten sich die Magnetpole auf der Erde verändert. Viele Menschen wären gestorben und der Olymp mit ihnen. Denn die Götter sind jetzt nicht mehr durch Unsterblichkeit geschützt. Vielleicht hat der Schöpfer deshalb Thoth noch eine Chance gegeben. Wir sahen, wie aus der Linie, die den Gott verschlungen hatte, eine graue Taube aufflatterte, keine schwarze und keine weiße. Nicht umsonst war die letzte Maske des Thoth die Maske eines Vogels gewesen. Doch der Vogel ist ein Geschöpf des Himmels. Das heißt es gibt eine gewisse Chance, wenn man die Windungen der Evolutionsspirale durchläuft, wieder zum Gipfel des Lebens aufzusteigen.

Drei Tage später kam abends im Fernsehen eine Nachricht. Das Frachtschiff „Gedächtnis des Merkur", das aus der Türkei nach Jewpatorija fuhr, ist plötzlich gesunken. Es ist ohne jeglichen äußeren Grund gekentert und bereits nach neun Minuten gesunken. Die Ereignisse stimmten mit denen überein, die im informationellen Raum vor sich gingen. Ein SOS-Signal hat niemand gehört.

Rein zufällig wurde ein Floß gefunden, auf dem sich einige Seeleute gerettet hatten. Niemand von ihnen konnte das Geschehen erklären. Ein

Zufall? Aber man sagt doch, dass der Zufall der zweite Name Gottes sei. Hinzu kommt, dass Merkur, Hermes und Thoth Namen ein und derselben Persönlichkeit sind. Ist das auch ein Zufall? Und die neun Minuten, in denen das Schiff gesunken ist – auch ein Zufall? Die Neun hat Merkur ins Verderben gestürzt, der gleichzeitig Hermes und Thoth ist.

* * *

Oben, am Anbeginn des Anbeginns, haben sich die Würdenträger der hellen Kräfte versammelt. Es sind Tausende: Erzengel, Heilige, die Legion Jesu Christi, der Adler, der Löwe. Wir sind zu dritt: Igor, Grigori Petrowitsch und ich. Der Vater steht mit dem Hirtenstab in der rechten Hand. Der Thron ist dahinter. Wir wurden rechts von ihm und näher als alle anderen zu ihm gestellt, obwohl wir der Größe nach im Vergleich zu den anderen doch noch recht klein sind.

Der Schöpfer ist sehr nachdenklich. Er wartet auf etwas, auf einen wichtigen, nur ihm bekannten Moment. So stehen wir schon lange, fast 24 Stunden. Der Vater hatte gesagt: „Alle lassen alles stehen und liegen und bleiben bei mir. Es gibt nichts Wichtigeres als das, was gerade vollendet wird."

Alle sehen sich an, doch sie warten ruhig und geduldig. Unsere Nähe zum Schöpfer scheint ebenfalls niemanden zu verwundern. Von hier, vom Anbeginn des Anbeginns aus, sehe ich meine zweite Hypostase am Abgrund. Der Mensch mit dem Buch unter dem Arm steht nach wie vor an der zentralen Öffnung, deren Einstieg jetzt mit einem schweren Deckel verschlossen ist. Die bösen Geister haben schon aufgehört zu klettern. Sie wurden alle ins Fegefeuer geschickt, keiner ist bis zum Anbeginn des Anbeginns durchgekommen. Und der Tod ist in den Abgrund gegangen. Ich wollte mit ihr reden, doch Igor hat mich rechtzeitig zurückgehalten.

„Sei still. Du redest jetzt mit ihr, und sie denkt sich gleich: ‚Aha, sie sind an mir interessiert, das heißt, wir können uns noch irgendwie arrangieren.'"

Ich hielt den Mund und sah ihr bis zum Abgrund hinterher. Wohin sollte sie auch gehen, wenn nicht zu ihren eigenen Leuten?

Das Bild am Olymp passt überhaupt nicht zur Situation. Die Götter haben sich im Tal versammelt. Sie sitzen auf ihren Thronen, Stühlen und Bänken. Die einen spazieren paarweise umher, andere aalen sich auf großen und kleinen Kissen. Sie erwarten irgendein Glück.

Sie sollten auf den Berg steigen und schauen: da ist die Erde, da sind die Menschen, da ist das Leben. Sie sollten über die Frage nachdenken: „Was tun wir hier eigentlich?" Aber nein, sie liegen da und entspannen sich.

Endlich kam irgendein Signal, auf das der Vater gewartet hatte. Und dann begann er zu sprechen:

„Alle Würdenträger können den Menschen direkt helfen. Es gibt jetzt keinerlei Vermittler mehr. Es ist gestattet, die Segmente der Seele direkt wohltätig zu beeinflussen."

Drei Tage lang gab er Anweisungen, wer konkret was zu tun hätte. Er kündigte an, dass die Informationsstruktur des Raumes umcodiert und nur auf positive Einflüsse ausgerichtet werden würde. Später würde die Umcodierung auch auf andere Ebenen übergehen.

Danach lässt er alle gehen und wendet sich uns zu:

„Die Menschen denken nicht darüber nach, dass sich die Reihe der Ereignisse nicht auf der Erde aufgebaut hat. Sie wissen nicht einmal, was eine Reihe der Ereignisse und die Unendlichkeit sind. Deshalb leben sie auch so kurz, so ungeordnet. Und ihre Seele erleidet Trauer und Kummer. Die Menschen suchen Erdöl und fördern Erdgas. Sie sind von dem Wort ‚Fortschritt' hypnotisiert. Aber vielleicht sollte man die Seele und sich selbst erforschen? Als die erste Rakete von der Erde in den Kosmos gestartet ist, haben sich alle gefreut. Jetzt freuen sie sich nicht mehr, denn der Ozon verschwindet. Eure Hauptaufgabe ist es, das Negative ins Positive umzuwandeln."

Wir gehen neben dem Vater und hören aufmerksam zu, was er sagt. Seine Worte sind so einfach. Er ist überhaupt nicht bestrebt, sich geschwollen auszudrücken. Doch das, was er sagt, legt gleichsam das Wesen des Problems offen. Wir gelangen zu dem Garten. Der Vater wirft einen Blick auf die Blumen:

„Ihr habt richtig therapiert und so gewichtige Ergebnisse wie niemals zuvor erreicht. Ich gestatte euch, darüber zu schreiben und zu sprechen. Und die Zeit ist gekommen. Doch nicht alle werden hören, was ich ihnen durch euch sage. Die Situationen werden verschiedenen sein, und man kann alles verschieden auslegen. Es werden sich auch solche finden. Beachtet sie nicht, schließlich helft ihr den Menschen, zur Erleuchtung ihres Bewusstseins vorzudringen. Und wisset, was immer auch geschieht, wie immer sich die Ereignisse entwickeln mögen, ich weiß immer, wie sich die Ereignisse entwickeln. Niemand wird sich einmischen können, niemand wird das aufhalten können, was begonnen hat."

Er lächelt. Er ist zufrieden, auch wenn die letzten Tage für ihn anstrengend waren.

„Die Götter hatten große Angst, ihre Macht zu verlieren. Thoth hat ihre Ängste ausgenutzt. Er hat die Magie erfunden. Und manchmal hat er seine Würde soweit verloren, dass er sich bis zum Anbeginn des Anbeginns begeben und meine Worte belauscht hat. So hat er auch die Worte der Auferweckung erfahren. Und die Götter haben an ihn als höchste Gottheit geglaubt. Und damit es niemand auf seine Macht absehen konnte, hat er sich den Tod als Verbündete gesucht. Danach hat er begonnen, sich sein Antlitz auszusuchen. Er konnte das Antlitz des Löwen oder des Adlers wählen. Doch er wählte das Antlitz des Schakals und des Ibis. Ein Ibis ist euch so etwas wie ein Rabe. Er hat sich selbst zur Grenze zwischen Leben und Tod ernannt; er hat gerichtet, auf seiner Waage die Taten der Menschen abgewogen und Urteile gefällt. Doch sein wichtigstes Ziel war es, einen Gottmenschen zu gebären. Nur wenn ihm das gelungen wäre, hätte er einen Menschengott geboren, so einen wie er selbst, und das wäre das direkte Gegenteil des Gottmenschen gewesen. Denn der erste Gottmensch war mein Sohn, Jesus Christus."

An dieser Stelle kam mir der Junge Kyrill in den Sinn, der davon sprach, der Allerallerletzte seines Geschlechts zu sein, und der sagte, dass er bereit wäre, für seinen ungeborenen Sohn die gesamte Menschheit ins Verderben zu stürzen. Wer verbarg sich also hinter der Maske des Kindes und kreiste um uns herum?

„Die Natur hat ihnen zuerst geholfen", warf der Vater hin. „Die Erbsünde ist die Geburt ohne den Vater. Findet sie ohne den Vater statt, heißt es, dass das Geborene keine Seele hat. Nicht alle, die jetzt das Aussehen von Menschen haben, besitzen eine Seele. Seht genau hin. Sie haben ein Analogon geschaffen, doch die Qualitäten und Eigenschaften der Seele sind unverbrüchlich. Schaut in erster Linie nach, ob ein Mensch eine Seele hat."

Er blieb stehen. Wir auch. Der Vater schaut mich an.

„Arcady möchte so schnell wie möglich auf den Olymp gelangen und mit den Göttern sprechen. Das braucht er für sein Buch. Erdenkt wahrscheinlich, dass er dort mehr hören wird, als ich ihm jetzt sage."

Der Vater macht mir keine Vorwürfe. Er sagt das, weil er im Voraus weiß, dass ich mit meiner Exkursion nicht sehr zufrieden sein werde.

„Also dann, ich habe auch noch viel zu tun. Geht mit Gott, wie auch ich immer bei euch sein werde."

Er drehte sich um und ging fort.

Und wir sahen einander an. Es war sehr unglücklich gelaufen. Warum hatte ich auch angefangen, an den Olymp zu denken?

„Was ist, gehen wir zum Olymp?", fragt Igor, und in seiner Frage schwingt Missbilligung mit.

Grigori Petrowitsch ist nicht einverstanden. Er sagt, er hätte viel zu tun. Und auch er verschwindet. Wie er das nur gelernt hat – so plötzlich weg zu sein.

Wir bleiben zu zweit. Igor hat bei dem Problem mit dem Besuch des Olympus, das zu einem so ungünstigen Zeitpunkt aufgetreten ist, einen neutralen Standpunkt eingenommen. Mich jedoch bewegt der psychologische Aspekt des Geschehens sehr. Ich soll Ereignisse beschreiben, damit sie nicht in der Vergangenheit verloren gehen. Irgendetwas führt mich von innen heraus in die seltsame Welt, die wir aus Mythen und Legenden kennen, die ihnen so ähnlich und doch so unähnlich wirkt. Und da ist noch etwas, worüber ich mir bisher nicht klar werden kann. Irgendwelche längst vergangenen, in der Tiefe des Gedächtnisses verborgenen Gefühle, dass ich selbst irgendwann einmal zu dieser ins Nichtsein entschwindenden Welt gehört habe.

Es war ein sehr unbestimmtes Gefühl. Irgendwelche Splitter der Realität, die mein Bewusstsein überhaupt nicht zu einem einheitlichen

Ganzen zusammenfügen konnte. Irgendetwas tauchte aus dem Vergessen auf – mal ein Gesicht, mal eine flüchtige Episode. Und dann versank es wieder in der Finsternis der Unwissenheit.

Aus irgendeinem Grund sah ich am deutlichsten drei wunderschöne Frauen in altgriechischer Kleidung und drei kleine Kinder, die herumtollten, mit irgendwelchem Spielzeug spielten und sich gegenseitig jagten. Mir schien, dass auch ich zu ihnen gehörte. Eines der Kinder, es war pummelig und gelockt und hielt einen Flitzbogen in der Hand, war besonders freundlich zu mir. Das zweite mochte es nicht, lange zu spielen. Es zog sich mit seinen Büchern zurück und lernte. Und manchmal kam es an und versuchte, mir irgendein Buch zu geben. (Die Bücher sahen aus irgendeinem Grund modern aus und waren keine Schriftrollen, wie in der Antike üblich.) Doch eine der Frauen durchkreuzte seine Versuche immer wieder sehr geschickt. Sie verdeckte mich immer wieder mit ihrer Figur und sagte, dass ich noch zu klein sei und später noch genug über Büchern brüten könne. Erst jetzt, während ich das schreibe, fügt sich alles zu einem mehr oder weniger zusammenhängenden Bild Zu der Zeit, als Igor und ich uns anschickten, zum Olymp herabzusteigen, waren das eher Erinnerungssplitter als ein fest gefügtes Sujet von Ereignissen.

Als wir uns auf die zweite Informationsebene der Erde begaben, wo sich unter der Kuppel, abgeschirmt von den Sorgen des Lebens und unerwünschten energetischen Einflüssen, die Gemeinschaft der antiken Götter so lange selbst von ihren Bestimmungen und Pflichten isoliert hatte, war das Erste, was mir in den Sinn kam, Tolstois berühmter Satz aus dem Roman „Anna Karenina": „Im Hause der Oblonskis war alles aus dem Geleise geraten."

Weniger als die Hälfte der Götter war auf dem Olymp geblieben.

Und nun sehen sie keineswegs mehr sorglos aus. Das Tor ist weit geöffnet, und heraus tritt mal die eine, mal eine andere Gruppe, die ihre Wahl zwischen Vergessen und Reinkarnation getroffen hat. Es treten diejenigen zum Tor heraus, die beschlossen haben, „sich unter das Volk zu mischen" (schon wieder eine klassische Redewendung, die mir dabei einfällt). Sie wissen, dass ihre Belohnung das ewige Leben und positives Schöpfertum sein wird, wenn ihre letzte Inkarnation erfolgreich ist und sie die Prüfungen der karmischen Programme bewältigen können.

Eine weitere Gruppe von Göttern, und zwar eine recht große, verharrt in Unentschlossenheit, nachdem sie sich über den Olymp erhoben hat. Sie wollen nicht auf die Erde gehen, weil sie ihr viel Böses gebracht haben und befürchten, dass sie nicht in der Lage sein werden, die karmischen Programme zu bewältigen. Ihre Lage ist fürchterlich. Die Ereignisse entwickeln sich rasant. Die Unbestimmtheit bei einer endgültigen Entscheidung ist auch ein Urteil. Wir sehen, wie die Götter von einem stillen Informationsstrom erfasst werden, der jedoch über eine mächtige Fliehkraft verfügt. Sie spüren die himmlische Strömung, die aufgekommen ist, und Panik breitet sich aus. Es ist eigenartig, berühmte Götter in einer solchen Lage zu sehen, die im Wesentlichen die Funktionen des Krieges, der Angst und des Verhandlungsgeschicks verkörpern. Sie können die positiven Informationsströme nicht mehr einholen. Es treibt sie zurück auf die der Erde abgewandte Seite, in den offenen Kosmos, wo sie sich höchstwahrscheinlich endgültig im Gewebe des Nichtseins auflösen werden. Das ist im Grunde vorherbestimmt. Sie können schließlich nichts schaffen. Ihre Funktionen sind Zerstörung, Verrat und Nachgiebigkeit gegenüber Verführungen und Schwächen. Es sind keinesfalls die Fertigkeiten, die unter den Bedingungen erforderlich sind, dass aus dem Nichts eine eigene Welt geschaffen werden muss.

Die anderen Götter werden, als sie sehen, was sich direkt vor ihren Augen abspielt, noch mehr in ihrem Entschluss bestärkt, auf die Erde hinabzusteigen. Sie zwingen niemanden zu irgendetwas, doch diese Entscheidung fällt ihnen nicht leicht. Denn das Leben, das auf der Erde vorhanden ist, wurde von ihnen selbst geschaffen. Und keinesfalls so, wie sie es sich gewünscht hätten. Jetzt müssen sie versuchen, wie Menschen zu leben. Doch es ist ihnen in jeglicher Form anzusehen, dass sie das nicht wollen. Im Tal der Götter ist es natürlich besser. Man kann angenehme Gespräche führen, mit Nymphen und Najaden flirten, sich an seiner Götterspeise laben und genießen, wie sich die Menschen dort unten sträuben.

Das in sich geschlossene Informationssystem der antiken Götter zerfällt buchstäblich vor unseren Augen. Eine weitere Gruppe, die vom kosmischen Winde verweht wurde, ist schon ganz unseren Blicken entschwunden. Viele sind bereits vorher gegangen. Die Paläste, Parks und Tempel des Tales der Götter leeren sich zusehends. Wir lesen die Gedanken derer, die gehen. Der Fruchtbarkeitsgott schmiedet Pläne, wie er einen Überfluss schaffen kann. Er hat viele Ideen zu diesem Thema, nur ist er früher einfach nicht dazu gekommen. Doch jetzt will er alles besser machen – und zwar sofort, mit einer einzigen irdischen Inkarnation. Der würde einen Landwirtschaftsminister abgeben!

Der Streitgott denkt über die Lösung von Problemen zwischen jenen nach, die uneins sind. Er ist sehr guter Stimmung: Seit Gorbatschows Zeiten verzehrt sich das Oberste Gericht nach ihm. Eine der Okeaniden sorgt sich um die Ökologie und das Verschwinden von Schiffen im Ozean. Aus irgendeinem Grunde beschäftigt sie das Schicksal von Frachtschiffen besonders. Kriegsflottillen interessieren sie überhaupt nicht. Vielleicht ist es auch richtig, dass sie sie nicht interessieren.

Es sieht so aus, als herrsche bei denen, die auf die Erde zurückkehren, eine kreative Stimmung.

Viel Erfolg, ihr Rekruten! Stolpert nur nicht über die Gepflogenheiten russischer Altgedienter!

Gegenüber ist die Göttin der Astrologie stehen geblieben. Eine sehr schöne Frau. Außerdem hat sie sehr gutmütige Augen.

„Ich war es, die das Tor zum Olymp und die Tierkreiszeichen darauf geschaffen hat", begann sie zu sprechen. „Die Mauer aber hat Hermes errichtet. Ich habe gedacht, dass die Menschen zu uns kommen würden. Doch niemand ist gekommen. Hermes hat mich und die anderen Götter betrogen. Dieses Tor kann nur ein Mann schaffen. Hermes beherrscht das Geheimnis, den männlichen und den weiblichen Ansatz zu vertauschen. Und er hat mir einen männlichen Namen und eine männliche Hypostase gegeben. Aber ich bin eine Frau. Alle dachten, dass das Tor von einem Mann geschaffen worden sei. Sie gingen ans Tor und legten ihre Hände auf die Tierkreiszeichen. Herausgehen aber konnte niemand. Denn ich hatte in mir gleichzeitig einen männlichen und einen weiblichen Ansatz. Niemand konnte ahnen, dass man gleichzeitig auf einen Torflügel eine männliche Hand und auf den anderen eine weibliche legen musste. Nur jene Götter, die sich ineinander verliebt und beschlossen hatten, der Macht das Hermes zu entrinnen, konnten das Tal der Götter verlassen, weil sie die Torflügel gemeinsam aufstießen. Von denen, die gegangen sind, wissen wir nicht, was mit ihnen geschehen ist. Hermes hat uns schreckliche Geschichten über die Flüchtlinge erzählt. Und einen Flüchtling in der Hülle eines Menschen auszumachen ist sehr schwierig. Danke, dass ihr uns den wahren Weg gezeigt habt. Unser Wissen wird den Menschen helfen."

Igor und ich tauschen Blicke aus. Denn wir waren ja gerade auf diese Weise zum Tor des Olymp herein gelangt, als wir während unserer vorangegangenen Erkundung gleichzeitig beide Torflügel aufgestoßen haben. Und da ist noch so ein Gedanke: Warum halten sie uns eigentlich für die Rädelsführer einer himmlischen Revolution? Wir selbst, diese ganze Welt und alle Ereignisse darin sind nur dank einem möglich – dank dem Dreieinigen, der das Universum erschaffen hat und es nicht zulassen wird, dass verantwortungslose Mitschöpfer seine Schöpfung nach ihrem Willen verzerren.

Wir wünschen der Göttin Glück und verabschieden uns von ihr.

Ein ägyptischer Gott ist herzugetreten, der das geheime Zimmer zwischen der Cheops-Pyramide und der Chephren-Pyramide erschaffen hat, wo wir die Prophezeiung gelesen hatten.

„Ich war es, der das Zimmer so geschaffen hat, dass es für alle Möglichkeiten des zwanzigsten Jahrhunderts unsichtbar war", sagte er. „Hermes hat zwei Kräfte dort hineingelegt und ist als Mann und Frau in die Welt hinausgetreten. Seine Prophezeiung ist das Pfand für das Ursprüngliche. Alles im Tausch gegen alles. Aus diesem Grunde hat er die zweite Kraft erlangt, die Nacht, die Hypostase des Todes. Eine sehr große Kraft und Macht. Denn selbst die Sonne hat einen Schatten, den Hermes nun nutzen konnte. Doch nur so lange, bis drei in einem und einer in dreien kommen. Er wollte mehr Macht als die Unsterblichkeit. Er konnte alles gewinnen. Jetzt hat er alles verloren. Seid vorsichtig mit euren Wünschen. Jetzt liegt es in eurer Macht, alles zu haben, was ihr euch wünscht."

Ein weiterer Gott kam heran und beteiligte sich sofort an den Gespräch:

„Ich habe gesehen, dass den Männern das Weibliche gegeben wurde und den Frauen das Männliche. Das wurde alles vom Olymp aus vertauscht und mit Angst und Tod festgeschrieben. Den Frauen wurde die Angst zuteil, den Männern der Tod. Und dann haben sie sich durch die Liebe zu einem Ganzen vereinigt. Doch soll der Schrecken des Nichtseins etwa eine Frucht der Liebe sein?"

Die Götter verlassen den Olymp. Sie steigen auf die Erde hinunter, und jetzt, da Sie dieses Buch lesen, sind viele schon unter Ihnen. Man kann sie an ihren Augen, ihrem Wissen, ihren Talenten, ihren Fähigkeiten erkennen. Sie wollen sich selbst und uns helfen.

Eine große Gruppe von Göttern geht vorüber. Sie tragen auf einer Trage einen antiken Greis, der wie ein tibetischer Mönch gekleidet ist. Einer aus der Gruppe bleibt in unserer Nähe stehen und sagt, während er auf diese Karawane zeigt:

„Er ist der Weiseste von allen. Und viele fragen ihn um Rat. Das, was er sagt, ist sehr wichtig. Doch nicht alle können verstehen, was er sagt."

Eine weitere Göttin hat sich entschlossen, etwas zu sagen. Es hat den Anschein, als sei sie eine römische Gottheit. Auf dem Kopf trägt sie eine hohe Mütze. Ihre Ohrläppchen schmücken Ohrringen, die leuchten wie die Sonne. An den Ärmeln hat sie Ausschnitte in Form eines Dreiecks. Die Göttin ist anscheinend sehr emotional und pathetisch. Sie muss sich einfach bei jemandem aussprechen:

„Früher konnten wir verschiedene Gestalten annehmen und weilten oft unter den Menschen. Doch das war nicht von langer Dauer. Jetzt aber müssen wir in den Körpern der Menschen ein ganzes Leben verbringen. In gewöhnlichen irdischen Körpern. Das ist schwer. Doch wir steigen zur Erde hinab, um das Wesen des Menschen zu verstehen, und werden uns bemühen, euch nützlich zu sein."

Ein sehr alter Gott ist neben uns stehen geblieben. Er wartet geduldig, bis unser Gespräch mit der Göttin beendet ist. Sie geht davon, und der Greis sagt mit einem schweren Seufzer:

„Ich war es, der die ersten Pyramiden auf der Erde gebaut hat. Als Akkumulator für Energie. Mit Hilfe der Pyramiden kann man Weissagungen über kommende Ereignisse erhalten, Steinplatten und Türme versetzen und das Geschehen beeinflussen. Mit Hilfe der Pyramiden konnten die Menschen zu großem Wissen gelangen, doch nicht allen Königen und Göttern hat das gefallen. Deshalb war alles so angelegt, dass niemand die Möglichkeiten der kosmischen Technologien nutzen konnte. Das geheime Wissen erschließt sich während der Sonnenwende. Im Sichtwinkel der Sonne ist sehr viel Information, wenn ihr von oben auf das Tal der Könige schaut. Dort entstehen energetische Wörter. Doch lesen kann man sie nur, wenn die Achsen der Pyramiden mit dem kosmischen Text übereinstimmen. Nur ein Eingeweihter kann den richtigen Blickwinkel für die Lektüre des Sendschreibens der Sonne finden, das nur für kurze Zeit erscheint und schnell verschwindet.

Mit Hilfe der Pyramiden kann man die elektromagnetischen Kräfte voll nutzen und ihre Zeichen steuern. So kann man auf dem Meer eine starke Welle und Wind erzeugen. Über die allergrößte Energie verfügte Jesus Christus, er konnte sogar das Wasser teilen. Und er konnte wie durch einen Tunnel über das Wasser laufen. Ich verfüge nicht über eine solche Kraft. Ich kann nur wählen, Wirbelstürme und Tornados erschaffen. Denn das ist lediglich ein großer Luftwirbel. Mit Hilfe eines Wirbelsturms kann man den Sand aus der Wüste räumen, Erde und Wasser an einen vorbereiteten Platz bringen und eine Oase schaffen. Für die Menschen kann das von Nutzen sein. Denn sie wollen kein Chaos. Sie wollen Harmonie und Schönheit."

Er seufzte und wandte sich zum Gehen. Doch er drehte sich noch einmal um.

„Ja dieser Weise, der auf der Trage davongetragen wurde. Ihr hättet ihn Wichtiges fragen können. Schade, dass ihr es versäumt habt."

Igor und ich sahen uns an. Wir begriffen, dass wir eine Chance verpasst hatten. Vielleicht ist es noch nicht zu spät, das wieder gutzumachen? Wir stürzen ihm nach. Doch wir brauchten nicht lange, um ihn einzuholen. Der Greis auf der Trage und die Götter um ihn herum hatten in der Nähe des Tores auf uns gewartet.

„Ich habe gewusst, dass ihr mich etwas fragen wollt", sagte der Alte und kam unseren Fragen zuvor. An seinen Augenwinkeln waren winzige Strahlen von Fältchen zu erkennen, die von einem innerlichen, kaum zurückgehaltenen Lachen stammten.

„Ich bin schließlich ein Weiser, ich beherrsche die Kunst der Weisheit. Deshalb spreche ich nicht so, dass mich alle verstehen können. Ich weiß nicht, werdet ihr mich verstehen? Jener Alte, mit dem ihr gerade erst gesprochen hat, war der Allerälteste. Doch ihr wart vor ihm da.

Und das Erste, was da sein wird, ist ein Traum. Was kann besser sein als jener, der sich in seiner Nähe befindet, und zwar mit dem Buch, das die Wahrheit enthält? Und was kann besser sein als die Wahrheit? Denn er steht am Rande des Abgrunds, doch er ließ sich nicht von ihm abschrecken, als er zu ihm ging.

Das zweite ist ebenfalls ein Traum. Als der kleine Junge sieben Jahre alt war und auf der oberen Plattform 24 Greise standen, ist der Junge auf einen großen Berg geklettert. Doch einen solchen Berg gibt es auf der Erde nicht, nicht einmal auf Plattformen. Damals stürzte er ab, kam aber nicht zu Tode. Und er begann wieder hinaufzukraxeln. Beim zweiten Mal sah er den Gipfel. Doch wieder stürzte er ab.

So kletterte er ein drittes Mal hinauf, und dort empfing ihn jener, mit dem er gerade spricht. Er hörte zu, konnte aber nicht alles hören. Doch wer könnte höher sein als er? Niemand. Und wisst ihr, die Antwort auf die dritte Frage ist auch ganz einfach: Ich habe auf euch gewartet und meine Mission erfüllt."

Wir verneigen uns vor ihm und drücken ihm unseren Dank aus. Seine Trage wird angehoben und davongetragen. Doch der Greis dreht sich um und ruft uns zu:

„Jener, der höher ist als alle anderen und majestätischer als alle anderen, der euch alles gelehrt hat, – ihm gebe ich mich voll und ganz hin, ich glaube ihm voll und ganz, diesem Kind, das älter ist als alle anderen."

Ein Geistesblitz überkommt uns.   Wir tauschen Blicke aus. Ich spreche aus, was wir beide denken:

„Auf drei Fragen haben wir fünf Antworten bekommen. Doch haben wir alles richtig verstanden?"

„Ich kann mich an diesen Traum von dem Berg erinnern, mein ganzes Leben lang habe ich ihn geträumt", sagt Igor plötzlich. „Ich bin einen Tag geklettert und abgestürzt. Am zweiten Tag bin ich wieder geklettert und habe ihn gesehen. Doch ich bin wieder heruntergefallen. Es war ein sehr starker Wind. Am dritten Tag aber bin ich geklettert und habe mich nicht erschreckt. Ich bin zum Vater gegangen, und der Vater hat etwas gesagt. Ich habe ihm aufmerksam zugehört, konnte aber nicht alles hören."

„Und ich kann mich an den Abgrund erinnern", nehme ich den Faden des Freundes auf. „Dieser Abgrund ist der Wahnsinn und die Wahrheit. Ich bin auf der Grenze des Wahnsinns und der Wahrheit zum Vater gegangen. Und ich habe nicht einmal begriffen, dass ich in den

Abgrund stürzen könnte."

„Wohin sollen wir denn den Blick unserer Suche lenken?", fragt Igor. Er lässt mir immer den Vortritt beim Treffen von Entscheidungen. Er selbst stimmt dann gleichsam nur zu. Deshalb zwinge ich ihn in letzter Zeit auch, gemeinsame Entscheidungen zu treffen.

„Wohin möchtest du denn?"

„Wohin du willst", versucht sich mein Mitstreiter aus der Verantwortung herauszuwinden.

„Warum soll ich sagen, wohin? Lass uns gemeinsam entscheiden."

„Ich würde mir gern die Pyramiden ansehen", lenkt Igor ein.

„Dann lass sie uns ansehen", stimme ich zu.

Wir versetzen uns zu den Pyramiden. Wir stellen die Zeit auf die Sonnenwende. Wir suchen den Punkt, an dem der Text, der durch den Code der Sonne übertragen wird, kein Schattenspiel ist. Über den Pyramiden erscheinen im Schnittpunkt ihrer Achsen goldene Buchstaben. Doch sie verlaufen in völlig unterschiedlichen Richtungen: von links nach rechts, von rechts nach links. Es ist unmöglich, sie zu lesen. Wieder sind wir entmutigt und fühlen uns bei Weitem nicht mehr so bedeutsam wie noch eine halbe Stunde zuvor. Umso mehr, als die Buchstaben sehr schnell erscheinen und wieder verschwinden.

Neben uns erscheint der Schöpfer. Er stützt sich auf seinen Hirtenstab und sieht uns forschend an.

„Ihr seht es ja selbst", beginnt er zu sprechen. „In diesem Buch gibt es einen Raum und einen anderen. Wie soll man es lesen?"

Wir schweigen. Keine Erleuchtung will uns in den Kopf kommen.

„Mit dem Kopf seid ihr schon auf dem richtigen Weg", nimmt der Vater unsere Gedanken auf. „Im Kopf gibt es ebenfalls zwei Räume: die linke Hemisphäre und die rechte Hemisphäre."

Er sieht uns wieder abwartend an und hofft, dass wir diese gar nicht so komplizierte Idee der Dechiffrierkunst endlich begreifen.

Wir geben nicht nach und beharren auf unserem Unverständnis.

„Ihr schafft es nicht, die Buchstaben zu lesen? Versucht, euch so zu bewegen wie die Sonne, mit derselben Geschwindigkeit und sogar noch etwas schneller, um den Ereignissen zuvorzukommen. Beginnt mit der Sonne gemeinsam und seid nicht faul! Das ist das Erste."

Der Vater wartet wieder und sieht uns prüfend an.

„Aber die Buchstaben verschwinden doch in unterschiedlichen Richtungen", beklage ich mich.

„Diejenigen, die diese Buchstaben in verschiedenen Richtungen geschrieben haben, schrieben jeweils nur einen Buchstaben und konnten nicht wissen, was hier geschrieben steht. Noch niemand hat diesen Text gelesen. Ihr seid die ersten, wenn man mich nicht mitrechnet. Hier ist eine himmlische Prophezeiung. Und sie hat nicht nur einen Sinn. Sie ist mehrdeutig, und es muss alles verstanden werden. Wo ist nun also eure Dechiffrieranlage?"

„In unseren Köpfen."Ich versuche es eher zu erraten, als dass ich es tatsächlich ahne.

Igor spinnt den Faden sofort erfolgreich weiter:

„Wenn wir die Buchstaben ansehen, müssen wir die Energie in der linken und rechten Hemisphäre umwandeln und sie im Bereich des dritten Auges konzentrieren."

„Ja", stimmt der Vater zu.   „Wenn unsere Aufzeichnungen mit einer bestimmten Technik gelesen werden, ist der Sinn ein völlig anderer und die Antworten werden sein wie die des Weisen. Alles beginnt mit einem Punkt. Die Zelle ist aus einem Punkt geschaffen, die Materie ist aus einem Punkt geschaffen, die Bibel ist aus einem Punkt geschaffen. Lest euren Text."

Wir finden den Punkt und beginnen, uns mit einer Geschwindigkeit um die Pyramiden herum zu bewegen, die etwas höher ist als die der Sonne. Die Energie der Gehirnhemisphären unterwirft sich einem inneren Impuls und baut aus den leuchtenden Fäden ein seltsames Muster auf. Gerät der Text in die Abschnitte dieses Musters, bekommt er einen Sinn: „Drei in einem und einer in dreien werden auf die Erde kommen, und die Gnade des himmlischen Vaters wird sich auf die Erde herabsenken. Und den Menschen wird die Kraft gegeben zu schaffen und zu erschaffen, und die Menschen werden dem Vater näher sein und den Vater begreifen. Doch bei den Menschen gibt es viele Vermittler, die versuchen werden, mit ihren Händen das Antlitz des himmlischen Vaters zu verdecken und alle zu erschrecken, damit sie das Antlitz des Vaters fürchten.

Die Menschen, die die himmlische Prophezeiung erreichen..."

Wieder sind wir hinter der laufenden Zeile zurückgeblieben und haben die Geschwindigkeit nicht gehalten.

„Ihr könnt die Muster verändern, die in eurem Bewusstsein abgelegt sind", sagt uns der Schöpfer vor.

Jetzt begreifen wir, wovon er spricht, und beginnen von Neuem zu lesen. Das sind die Prophezeiungen:

2001. Ein dunkler Punkt ergießt sich im Norden Russlands. Und es wird allen leidtun, dass das geschehen ist.

2002. In der Mitte der Völker Europas ist eine große Flamme, die sie selbst entfacht haben. Es ist kein Feuer, doch es wird alles ringsumher verbrennen.

2003. Derjenige, der links und stolz auf seine Macht ist, wird eine Technik erschaffen, die die Welt in Schrecken versetzt. Doch die Technik wird außer Kontrolle geraten und kann Inseln überfluten. Diejenigen, die eine Waffe geschaffen haben, die den informationellen Raum scannt und den Vektor der Zeit verändert, können mit ihrem Bewusstsein ihre Schöpfung nicht erfassen, und sie wird zu einer Bedrohung für die Schöpfer selbst werden.

2004. Zwei Länder mit einer hohen Bevölkerungszahl werden so unzufrieden miteinander sein, dass nur ein kleiner Strohhalm der Besonnenheit sie an der Oberfläche eines Ozeans des Leids hält.

2005. Ein Volk, das eine Hautfarbe hat und auf einem Kontinent lebt, vereint eine solche Macht in sich und stellt eine solche Armee auf, wie sie bisher noch nie jemand aufgestellt hat.

2006. Es wird einen Krieg zwischen zwei Völkern geben, der in einen Krieg dreier Völker mündet. Und diejenigen, die links und rechts sein werden, werden auf den losgehen, der in der Mitte ist. Doch dem Krieg wird Einhalt geboten, um den Völkern Frieden zu geben. Amerika und Russland werden für ein kleines Land eintreten, das sich im Süden befindet.

Große Volksunruhen als Folge des Krieges. Derjenige, der in der Mitte ist, kann dem Volk nicht standhalten. Derjenige, der links ist, wird nicht wissen, was mit dem Volk zu tun ist. Und derjenige, der rechts ist - ihn wird der Tod ereilen.

„Versteht ihr jetzt, wie man diese Texte lesen kann?", fragt der Vater.

„Ja", nicken wir einstimmig.

Der Vater lächelt endlich. Er ist zufrieden.

„Da ist noch ein Umstand, den ihr berücksichtigen müsst. Diejenigen, die diesen Text lesen und vom Himmel auf die Erde sehen, können den Lauf der Ereignisse verändern. Doch vergesst nicht das

Wort Verantwortung.

* * *

In der Boulevardpresse, die nebenbei, zwischen Skandalen und der Beschreibung des Privatlebens von „Stars" verschiedenster Kategorien, auch über Astrologen und ähnliche Wahrsager schreibt, finden sich häufig auch an sie gerichtete Vorwürfe. Da ist sozusagen das eine oder andere Ereignis versprochen worden, doch dann ist es nicht eingetreten. Ihre Wissenschaft ist anmaßend, doch nicht perfekt!

Natürlich gibt es viele Scharlatane. Doch ich meine die wirklichen, die wahrhaftigen Wahrsager. Es gibt nicht viele von ihnen, man kann sie an einer Hand abzählen, und ihre Visionen sind wahr. Ihr Problem (wenn man es überhaupt als Problem bezeichnen kann,) besteht darin, dass sie jene Hellseher nicht berücksichtigen, die in der Lage sind, den Lauf der Ereignisse zu verändern, und die nicht selten Katastrophen verhindern. In meinem Buch „Rette dich" habe ich Tatsachen angeführt, wie viele Notfälle durch Grigori Grabovoi verhindert wurden, und diese sind dokumentarisch festgehalten. Vielleicht hatte diese Notfälle auch jemand vorhergesagt und öffentlich darüber informiert. Doch das Ereignis ist dank der Einmischung einer anderen, von dem Wahrsager nicht berücksichtigten Kraft nicht eingetreten. Mit einem Wort, es ist alles so, wie es sein soll.

Einige machen folgenden Vorschlag: Es ist doch alles ganz einfach, sollen sich doch die Spezialisten für die feinmaterielle Welt zusammentun, sollen sich doch diese Meister des Übersinnlichen und aller sonstigen Esoterik über bevorstehende Ereignisse beraten, sich eine gemeinsame Meinung bilden und dann abgestimmte Maßnahmen einleiten, um die wahrscheinlichen Ereignisse zuzulassen oder zu verhindern – und schon ist alles, wie man so sagt, tipp topp. Das wäre schön, aber es funktioniert nicht. Zumindest nicht in absehbarer Zukunft.

Nicht alle von diesen Zauberern vertreten die Hellen Kräfte. Noch gibt es viele Lapschins. Das heißt, eine Einigkeit ist im Prinzip unmöglich.

Nehmen wir an, wir haben die Dunklen abgehängt. (Doch wer will das schon so genau sagen? Eine stärkere übersinnliche Kraft kann, unabhängig von ihrer Farbe, ihr Wesen immer vor der schwächeren verbergen.) Da sie in ihren Weltanschauungen, Techniken, Vorlieben so unterschiedlich geblieben sind, werden sie wohl kaum eine gemeinsame Terminologie, eine gemeinsame Sprache finden. Man sagt, zwei Meister werden sich im Handwerk immer verstehen, in der Kunst niemals. Doch im vorliegenden Fall ist es auch außerordentlich schwierig, im Handwerk Einigkeit erzielen.

Nun zum so genannten „menschlichen Faktor". All diese „Auserwählten des Schicksals" sind auch Menschen. Das heißt, auch sie sind bis zu einem gewissen Grad eitel und ehrgeizig. In so einem Konklave werden zu viele versuchen, die Sache an sich zu ziehen. Natürlich „im Interesse der Menschheit". Jeder wird seine eigene Meinung und die von ihm vorgeschlagene Aktion für die einzig wahre halten. In gesellschaftlichen Organisationen hat in solchen Fällen der Vorsitzende, Präsident etc. die Entscheidungsbefugnis. Doch wer sollte ihn hier wählen oder einsetzen und nach welchen Kriterien? Gott, der Herr? Doch er mischt sich in die alltäglich weltlichen Dinge nicht ein.

Überhaupt ist der Wirkungsgrad aller menschlichen Organisationen, Gemeinschaften und Einrichtungen höchst gering. Sogar die Kirche, die sich selbst als „Tochter Christi" zeichnet. Und wir wollen doch, dass die Weissagung der Zukunft hundertprozentig sei.

Wahrscheinlich geben die Prognosen von Einzelnen in ihrer Gesamtheit eine verlässlichere Information, als es bei der „kollektiven Vernunft" der Fall wäre.

Was soll der gutgläubige Leser also tun? Er soll auch selbst, im Rahmen seiner geringen Möglichkeiten, die Ereignisse beeinflussen. Wozu hat der Schöpfer ihm die Freiheit gegeben? Es reicht nicht aus zu jammern und zu klagen, von einer Klatschbase zur nächsten zu rennen und bereitwillig die Kunde von einem bevorstehenden negativen Ereignis in die Welt zu setzen. Es ist auch angenehm. Wie sagte schon der Satiriker Ludvík Aškenazy: „Alle wollen, dass endlich etwas passiert, und alle fürchten, dass etwas passieren könnte." Haben Sie bei sich noch nie so eine süßliche Befriedigung bei irgendeiner Katastrophennachricht festgestellt? Sie versuchen akribisch, dieses kleine gemeine Gefühle zu verbergen, doch es ist vorhanden, nicht wahr? Doch man kann sich mit ganzer Seele dem bevorstehenden negativen Ereignis entgegenstellen und es zumindest auf der informationellen Ebene auslöschen.

Genau so bildet sich auch das kollektive Bewusstsein. Und von ihm hängt ab, ob ein Ereignis stattfindet oder nicht.

Kapitel 6

Der Prozess zur Auferweckung der Tochter von Galina Borissowna Kusnezowa gewinnt anscheinend an Fahrt. Fein säuberlich hält sie die ungewöhnlichen Ereignisse fest, die mit ihr, ihren Angehörigen und ihr nahestehenden Personen vor sich gehen. Wenn man liest, was sie schreibt, hat man den Eindruck, als hätte ein Strahl des magischen Lichts den Alltag des grauen, elenden, schmutzigen Lebens durchdrungen.

„13. April 2001. Ich bin mit meiner älteren Tochter Olga in das Dorf Bogdanowschtschina im Gebiet Smolensk gefahren, wo wir ein Haus haben und wo Alexandra begraben ist. Wir wollen das Grab nach dem Winter herrichten und ein wenig am vertrauten Ort bleiben.

14.04.01 Heute Morgen wollten wir auf den Friedhof gehen. Ich habe das Haus recht früh verlassen. Plötzlich hörte ich einen Aufschrei meiner älteren Tochter: ‚Mama, komm her, werde ich etwa verrückt?!' Sie zeigte auf den Wecker – die Zeiger gingen in die entgegengesetzte Richtung. Sie sagte: ‚Mir ist so komisch, vielleicht ist etwas mit Alexandra passiert?'

In mir aber stieg die Erregung, ja, sogar Freude: Ich spürte mit meinem ganzen Wesen – das ist unsere Alexandra! Sie treibt Unfug!

Ich erzählte Olga von der Auferweckung, sagte ihr, wie sie sich verhalten sollte, wie sie all dem mit Verständnis begegnen sollte. Den Wecker ließen wir in Ruhe. Wir beobachteten, dass er 48 Stunden lang die Zeit genau rückwärts anzeigte.

16.04.01 – Heute früh, um neun Uhr, sollten wir nach Moskau zurückfahren. Nachdem sie aufgewacht war, rief mich Olga in ihr Schlafzimmer und zeigte auf den Wecker. Er ging richtig, als wäre er nicht 48 Stunden lang in die falsche Richtung gegangen.

Wir sahen einander an, es gab nichts zu sagen.

Nachts hatte ich einen Traum. Ich sah ganz deutlich den Weg, der vom Friedhof ins Dorf führt. Doch der Friedhof selbst ist nicht da, er ist verschwunden. Der Weg ist verwaist, es ist früher Morgen. Es ist kühl vom Morgentau, der in bunten Tröpfchen in den Strahlen der leicht wärmenden Sonne spielt. Die Vögel zwitschern! Und Alexandra läuft fliegenden Schrittes, sie lächelt, hält ihr Gesicht in die Sonne und blinzelt. Sie möchte sogar, dass niemand auf der Straße ist.

So geht sie schon durch das Dorf zum Haus, hat den Kindergarten hinter sich gelassen, das Denkmal, hat die Schule angesehen und ist von der Straße in den Pfad zum Teich abgebogen und auf den Weg zur Siedlung hinausgetreten. Im Sanitätsstützpunkt sieht die Arzthelferin Tanja (ihre Patentante) aus dem Fenster. Sie traut ihren Augen nicht, ist verwirrt und verständnislos. Sie versteht überhaupt nichts. Erstarrt steht sie da. Alexandra geht vorbei, ohne auch nur in ihre Richtung zu sehen. Sie geht die Straße entlang, die ihr von Kindheit an vertraut ist. Lächelnd grüßt sie einen vorübergehenden Mann. Sie hat ihn nicht erkannt. Ein zweiter Mann begegnet ihr. Schelmisch grüßt sie ihn und lacht innerlich. Sie biegt zum Brunnen ab. Sie tritt durch die Gartenpforte ein, ich komme vom Vorplatz herunter. Zu beiden Seiten des Weges zum Haus blühen Blumen, das Gras ist nass und von einem satten Grün.

Es ist nichts Überraschendes dabei. Sie umarmt mich. Sie ist schlank, hoch gewachsen, jung.

‚Na endlich, ich habe so lange auf dich gewartet', dachte ich. Ich sage nichts, doch sie versteht alles. Wir haben uns gleichsam ineinander aufgelöst, doch ich spüre ihren Körper.

Es ist so ein Zustand und so ein Gefühl, als hätten wir uns einfach lange nicht gesehen. In meiner Brust schon spüre ich die Aufregung, nein, ein Rumoren, eine Bewegung, eher die Tätigkeit der Seele und des Geistes.

Und sofort sehe ich ein neues Bild. Ich sehe die Metrostation ‚Alexejewskaja', den Platz vor dem Eingang. Und plötzlich taucht sie auf. Ich führe sie über den Prospekt des Friedens. Sie geht zielstrebig, lässt sich durch nichts ablenken, durchquert diagonal den Stadtpark und geht die Kulakowgasse hinunter. Sie freut sich an der Frische des Morgens und schaut die Lärchen an. Sie überquert die Straße am Zebrastreifen, biegt in den Hof ein, und betritt den Aufgang. In einer gewissen Konfusion nehme ich sie an die Hand, und wir gehen langsam, das heißt wir gehen nicht, sondern schweben in das Büro von Igor Witaljewitsch.

Ich bin außer mir vor Freude und etwas verwirrt.

Ich sage: ‚Igor, darf ich vorstellen, das ist unsere Alexandra! Ich weiß nicht, was ich sagen soll, ich weiß nicht, wie ich dir danken kann!' Wir sitzen zu dritt zusammen, meine Beine und meine Arme fühlen sich an wie Pudding, ich weiß nicht, wohin mit ihnen, ich finde keine Worte...

Und Igor sagt: ‚Worüber wollen wir uns also unterhalten?'

Ich bin wieder zu mir gekommen. Ich stehe am Bett. Ein Tagtraum. Es ist Zeit, mich anzuziehen und zur Arbeit zu fahren.

Nun zu den Zähnen. Die Rötung ist verschwunden, das Zahnfleisch gleichmäßig rosa, aber dort, wo keine Erhebungen sind, ist das Zahnfleisch blassrosa. Berührt man die hervorstehenden Erhebungen mit dem Finger, spürt man etwas Hartes. Die Prothese setze ich seltener ein (nur manchmal), weil sie von außen am Zahnfleisch reibt. Außerdem ist mir aufgefallen, dass ich die ganze Woche lang irgendeinen Beigeschmack im Mund habe. Als ob irgendeine Flüssigkeit nässt. Manchmal treten Speichelstrahlen auf. Aber es ist noch eine andere Flüssigkeit vorhanden, die einen Beigeschmack wie Blut hat. Doch Blut selbst ist nicht vorhanden.

Es gibt eine schwache Erhöhung auf der linken Seite, die man nur ahnen kann. Rechts sind es mehr, und sie sind größer."

* * *

Die Situation in unserem Verlag wird schwieriger: Man lässt mich nicht arbeiten, versucht, fast täglich irgendeinen emotionalen Ausbruch zu provozieren. Ich mache ihnen aber auch Spaß, schließlich habe ich die Fusion mehrerer Verlage zu einer Holding ins Stocken gebracht. Es ist so offensichtlich, dass diejenigen, bei denen es vorher geklappt hat, diese Prozedur durchzuziehen, jetzt langsam ins Nichtsein abtauchen. Die Anstrengungen Grigorjews in dieser Hinsicht habe ich öffentlich als das Schaufeln eines Massengrabes für die staatlichen Verlage bezeichnet. Wie mit den Mitgliedern unseres Teams - Igor und Grigori Petrowitsch - besprochen, habe ich meine Kündigung auf eigenen Wunsch zum 18. April eingereicht. Wenn ich mich auf diesen Kampf einlasse, kann ich mich sonst nicht mit dem Allerwichtigsten befassen. Mein Gewissen ist rein, dem Verlag geht es ausgesprochen gut. Er hat keine Schulden, eine gute Wachstumsdynamik der Einkünfte sowie des Produktionsausstoßes. Ich bin gespannt, wie sie in so einer Situation der Presse den Führungswechsel erklären wollen. Andererseits, braucht die Presse das wirklich?

Fast jeden Tag gingen jetzt erstaunliche und unglaubliche Dinge vor sich. Eines Tages flog die Tür zu meinem Büro auf, und ein hagerer Mann mit grauen Haaren trat ein. Abgesehen von seinem respektablen

Aussehen verhielt er sich doch zurückhaltend, ja sogar schüchtern. Als er sich vorstellte, kannte meine Verwunderung keine Grenzen.

„Professor Mark Alexandrowitsch Mokulski, Chefspezialist des Institutes für molekulare Genetik", sagte er und fügte hinzu: „Arcady Naumowitsch, ich bin gekommen, um Sie zu bitten, mich als Schüler aufzunehmen. Sie werden einen alten Mann doch nicht fortjagen?"

Die Bitte war so ungewöhnlich und entsprach so wenig meinen Vorstellungen über meine eigenen Kenntnisse und meinen Platz in der Wissenschaft, dass ich sogar verwirrt war. Mokulski war nicht einfach nur der Chefspezialist des Institutes. In der jüngsten Vergangenheit war er der Direktor des Institutes gewesen. Sein Name ist unter den Wissenschaftlern in Russland und im Ausland gut bekannt.

„Mark Alexandrowitsch, haben Sie doch Erbarmen!", versuchte ich, zu einem Verhältnis zurückzukehren, das der Stellung meines Besuchers mehr entsprach. „Wenn Sie mir wenigstens zwei oder drei Fachfragen stellen, werde ich kaum auch nur auf den Posten Ihres Assistenten Anspruch erheben können, geschweige denn den Ihres Lehrers. Ich muss von Ihnen lernen."

„Was das Fachliche betrifft, vielleicht. Doch ich möchte etwas anderes lernen, das, was ich selbst nicht kann", führte mich Professor Mokulski taktvoll aus der Haltung der Selbsterniedrigung heraus. „Professor Pytjew von der Lomonossow-Universität hat mir von Ihnen erzählt, und ich habe einige Artikel über Ihre Arbeit gelesen, darunter auch eine Reihe Ihrer eigenen Veröffentlichungen. Ich weiß, dass eine so ungewöhnliche Erscheinung wie das Hellsehen tatsächlich existiert. Vor vielen Jahren habe ich mich auf die Bitte des damaligen Präsidenten der Akademie der Wissenschaften der UdSSR, Anatoli Petrowitsch Alexandrow, hin mit dieser Erscheinung befasst. Alle Versuche mit

Kuleschowa, Kulagina und Dschuna sind mir sehr wohl bekannt. Doch das, was Sie tun, geht über den Rahmen des Übersinnlichen hinaus.

„Ja, wahrscheinlich", stimme ich zu. „Denn wir arbeiten nicht so sehr auf der energetischen Ebene wie auf der Ebene der Information. Es ist die komplizierteste Ebene, aber auch die aussichtsreichste."

„Genau das würde ich gerne lernen", steckte Mark Alexandrowitsch sein Interessengebiet beizeiten ab.

Ich bin immer noch etwas verwirrt. Für einen Schüler ist der Professor einfach zu namhaft.

Meine Beziehungen zu Mark Alexandrowitsch führten eines Tages zur Entstehung eines recht interessanten Projektes. Wir beschlossen, Experimente durchzuführen, die die Realität psychophysischer Einflüsse auf biologische Objekte beweisen. Überraschend gesellte sich zu unserer Gruppe auch ein bekannter Wissenschaftler aus dem Engelhardt-Institut für Molekularbiologie hinzu, der Leiter der Gruppe für molekulare und Zelltechnologien, Andrej Igorjewitsch Poletajew. Er wurde gleichzeitig zum Drehbuchschreiber und Regisseur der wichtigsten Veranstaltungen unserer Forschungsarbeit. Wir nahmen uns ein recht umfassendes Spektrum von Experimenten sowohl mit einer Zellkultur als auch mit Computeranlagen vor, auf deren Programme wir steuernd einwirken sollten.

Bereits das erste richtungsweisende Experiment brachte ein, wenn auch erwartetes, so doch in gewissem Maße überraschendes Ergebnis. Unter Laborbedingungen sollten Igor und ich eine Zellkultur so beeinflussen, dass darin eine im Vergleich mit den Kontrollproben beschleunigte Zellteilung ausgelöst wird. Sowohl in den Kontrollproben als auch in denen, die am Experiment beteiligt waren, war ein und dieselbe Zellkultur. Sie war einfach auf zwei Petrischalen aufgeteilt und eine Hälfte davon zu uns ins Labor gebracht worden. Die andere Hälfte blieb in einem Raum, wo sie gezüchtet wurde.

Eine spezielle Computer-Laseranlage, die autonom und automatisch arbeitete, sollte die Bearbeitung der Ergebnisse vornehmen, um Einflussfaktoren des menschlichen Bewusstseins auf das gewonnene Material auszuschließen.

Der Prozess des Experiments selbst verlief völlig normal. Poletajew brachte die Petrischalen, Mokulski führte Buch über die Registrierung.

Die Vorgabe war, die Teilungsgeschwindigkeit der Zellkerne um 50 Prozent zu erhöhen. In diesem Stadium beschrieb Igor das äußere Aussehen der Zellen. Er beschrieb die Form der Zellen und den Verlauf des Teilungsprozesses. Die Abbildungen der Zellen unter dem Mikroskop entsprachen völlig der Beschreibung, die Igor einige Minuten vor Beginn der programmierten beschleunigten Zellteilung gegeben hatte. Allein diese Tatsache erschien schon so ungewöhnlich, dass Andrej Igorjewitsch, ohne die Bearbeitung des Materials mit den Registriergeräten abzuwarten, daran ging, neue mögliche Experimente zu besprechen. Im weiteren Verlauf führt uns die Arbeit zu sehr aussichtsreichen Richtungen der psychophysischen Einflussnahme im Bereich der beschleunigten Regeneration menschlicher Gewebe. Doch das war noch Zukunftsmusik…

Bereits nach zwei Tagen informierte uns Andrej Igorjewitsch über ein vom Standpunkt der Wissenschaft anormales Verhalten der von uns beeinflussten Proben. Die Zellen teilten sich tatsächlich wesentlich schneller als in der Kontrollgruppe. Das heißt, in der Kontrollgruppe verlief der Mitosezyklus der Zelle innerhalb von 28 Stunden, also wie gewöhnlich. In den Petrischalen, wo die Zellen psychophysischer

Einwirkung ausgesetzt waren, dauerte er zwölf Stunden. Es wurde beschlossen, mit der Vorbereitung zur Ferneinwirkung auf die biologischen Materialien zu beginnen.

* * *

Ich versuche, mir über die Ereignisse klar zu werden, die am Rand des Abgrunds und auf dem Olymp stattfinden. Warum sich ein Gott, der ähnlich wie Prometheus, auf der Erde als der älteste Lehrer der Menschheit verehrt wurde in Wirklichkeit als Verräter erwiesen hat. Seine Gaben sind so ähnlich wie das trojanische Pferd: wunderbar von außen und gefährlich von innen.

Es gibt viele offizielle Beschreibungen des Lebens des Gottes Thoth, doch ich habe die Version ausgewählt, die Drunvalo Melchizedek in seinem Buch „Die Blume des Lebens" dargelegt hat. Dieser Mensch, von Hause aus Physiker, gilt als einer der stärksten Hellseher. Mehr noch, Drunvalo macht aus der Tatsache keinen Hehl, dass er sein Wissen in vielerlei Hinsicht dank Thoth bekommen hat. Das war genau dieser seltene Fall, wobei man verschiedene Versionen anhand der ursprünglichen Quellen analysieren und bis zur Wahrheit vordringen kann. Eine eigenartige psychologische Untersuchung von Aufstieg und Fall.

Die Geschichte des Thoth aus Ägypten, dieses Menschengottes (Wladimir Solowjow, der Autor des Buches „Vorlesungen über das Gottmenschentum", möge mir verzeihen!) reicht weit in die Vergangenheit, fast bis zum Anfang von Atlantis, zurück. Vor 52.000 Jahren hat er für sich entdeckt, wie man ununterbrochen im Bewusstsein bleiben kann, ohne zu sterben und indem man sich immer in ein und demselben Körper befindet. Und seit dieser Zeit ist Thoth in seinem Körper geblieben, bis er in eine neue Existenzform übergegangen ist, die weit über die Grenzen unseres Verständnisses hinausgeht. Er hat fast die gesamte Zeit gelebt, solange Atlantis existierte, und war sogar 16.000 Jahre lang dort Herrscher. Diese gesamte Zeit über wurde er Chiquetet Arlich Vomalites genannt. In Wirklichkeit war sein Name Arlich Vomalites, Chiquetet ist ein Rang, der „Sucher der Weisheit" bedeutete, weil er die Weisheit selbst werden wollte. Nachdem Atlantis gesunken war, mussten Arlich Vomalites und die anderen hochentwickelten Wesen ungefähr 6000 Jahre warten, ehe sie mit dem Wiederaufbau der verlorenen Zivilisation beginnen konnten.

Als die Dämmerung der ägyptischen Zivilisation begann, leistete Arlich Vomalites seinen Beitrag zu ihrer Geschichte und nannte sich Thoth. Diesen Namen behielt er über die gesamte Zeit der Existenz Ägyptens bei. Nach dem Niedergang Ägyptens war ausgerechnet Thoth der Begründer der nächsten großen Kultur, der Kultur Griechenlands. Unsere Geschichtsbücher bezeichnen Pythagoras als den Vater Griechenlands und sagen, dass auf der Grundlage der pythagoreischen Schule und dank ihr Griechenland entstanden ist, und dass von ihm unsere moderne Zivilisation ausging. Pythagoras schreibt in seinen Werken, das Thoth ihn an die Hand genommen habe und mit ihm unter die Große Pyramide gestiegen sei und ihm das Wissen über die Geometrie und die Natur der Realität eröffnet habe. Als dank Pythagoras Griechenland entstanden war, ist Thoth in diese Kultur in demselben Körper wie in Atlantis eingegangen und nannte sich Hermes. Und deshalb sind Arlich Vomalites, Thoth und Hermes ein und dieselbe Person. Stimmt das wirklich? Lesen Sie „Die Smaragdtafeln von Thoth dem Atlanter", die vor 2000 Jahren von Hermes geschrieben wurden, und urteilen Sie selbst.

Unter anderem nahm mit Thoth auch die Geschichte als Wissenschaft ihren Anfang. Zu Zeiten Ägyptens, wo er noch als Schreiber bezeichnet wurde, schrieb er alles auf, was damals geschah.

Überhaupt lässt die Bekanntschaft Drunvalos mit Thoth, die der Autor selbst beschreibt, den Verdacht eines gewissen eigennützigen Ziels seitens des Gottes aufkommen. Urteilen Sie selbst: Zu der Zeit, als Thoth die Kommunikation mit Drunvalo Melchizedek aufnahm, beherrschte dieser ein Geheimnis, das mit der Sakralgeometrie zusammenhing. Mehr noch, seine ersten und grundlegenden Kenntnisse hatte Drunvalo bereits lange vor seiner Freundschaft mit dem schlauen Gott erworben. Hier ist sein Text:

„Während einer Zeit, die wir in Vancouver, Kanada, verbrachten, fassten wir den Entschluss, dass wir etwas über Meditation wissen wollten, also begannen wir bei einem hinduistischen Lehrer aus der Gegend Meditation zu erlernen. Meiner Frau und mir war es sehr ernst damit. Wir wollten wirklich herausfinden, was es mit Meditation auf sich hatte. Wir hatten uns weiße Seidenroben mit Kapuze geschneidert, um unseren Respekt zu bekunden. Eines Tages, nachdem wir vielleicht vier, fünf Monate lang Meditation praktiziert hatten, erschienen zwei hochaufgeschossene Engel, vielleicht drei Meter groß, bei uns im Zimmer! Sie waren zum Greifen nah – einer war grün und der andere purpurfarben. Wir konnten durch ihre durchsichtigen Körper hindurch blicken, aber dennoch waren sie definitiv da. Wir hatten weder erwartet, dass das geschehen würde, noch hatten wir darum gebeten. Wir befolgten einfach nur die Anweisungen, die unser hinduistischer Lehrer uns gab. Ich glaube auch nicht, dass er ganz verstand, was sich da abspielte, denn er überhäufte uns immer wieder mit Fragen. Von diesem Moment an war mein Leben nie wieder dasselbe. Nicht einmal entfernt.

Das erste, was die Engel sagten, war: ‚Wir sind du.' Ich hatte keine Ahnung, was sie meinen mochten. ‚Ihr seid ich?' fragte ich ungläubig zurück. Dann begannen sie, mir diverse Dinge über mich selbst und die Welt und die Natur des Bewusstseins zu vermitteln. Schließlich öffnete sich mein Herz ihnen ganz. Ich konnte immense Liebe spüren, die von ihnen kam und mein Leben völlig umkrempelte. Im Laufe vieler Jahre führten sie mich zu etwa siebzig verschiedenen Lehrerinnen und Lehrern. Es ging tatsächlich so weit, dass sie mir in der Meditation die Anschrift und Telefonnummer des Lehrers oder der Lehrerin mitteilten, wo ich vorstellig werden sollte. Sie sagten mir entweder, ich solle vorher anrufen, oder einfach bei ihm oder ihr zu Hause auftauchen. Das tat ich dann also – und es war immer die richtige Person! Daraufhin erhielt ich dann die Anweisung, für so und so lange bei der betreffenden Person zu bleiben. Mitunter konnte es auch vorkommen, dass die Engel inmitten einer bestimmten Unterweisung sagten: ‚Okay, das war's. Und jetzt geh'.'"

Thoth war also nicht zufällig in Drunvalos Leben getreten. Irgendetwas hat ihn sehr interessiert, und zwar genau das, was er selbst aus den neuen Lehren nicht bekommen konnte. Doch fahren wir mit Drunvalos Bericht fort.

„Drei oder vier Monate, nachdem ich aus Ägypten zurückgekehrt war, erschien Thoth und sagte: ‚Ich möchte die geometrischen Figuren sehen, die dir die Engel gegeben haben.' Die Engel haben mir eine Information gegeben, die die Geometrie der Verbindung der Realität mit dem Geist betrifft, und sie haben mich die Meditation gelehrt, die ich auch euch geben möchte. Diese Meditation war das erste, was Thoth von mir erfahren wollte. Es war ein Tausch: Ich erhielt seine Erinnerungen, und er bekam die Meditation. Er brauchte die Meditation, weil sie wesentlich einfacher war als die Methode, die er verwendete. Seine Methode, 52.000 Jahre lang am Leben zu bleiben, war sehr unzuverlässig; es war dasselbe wie an einem seidenen Faden zu hängen. Er musste täglich zwei Stunden in Meditation verbringen, sonst konnte er sterben. Er musste eine Stunde lang eine sehr spezielle Meditation durchführen, bei der er mit dem Kopf nach Norden und den Beinen nach Süden lag, und danach noch eine Stunde in der entgegengesetzten Position, wobei er eine andere Meditation durchführte. Um die Lebensfähigkeit seines Körpers zu erhalten, musste er außerdem einmal in 50 Jahren an einen Ort gehen, der die Hallen von Amenti genannt wird, und dort etwa zehn Jahre lang vor der Blume des Lebens sitzen (das ist die reine Flamme des Bewusstseins, die sich tief im Erdinneren befindet)."

Von dieser Stelle an ist alles wieder klar. Die Information über die feinmateriellen Technologien hat Drunvalo von den Engeln bekommen. Und Thoth wollte dasselbe bekommen, jedoch von Drunvalo Melchizedek. Warum durch einen Vermittler? Weil Thoth selbst zum gegnerischen Lager gehörte. Ihm hätten die Engel nichts gegeben.

Nun dazu, was Thoth gegen die himmlischen Technologien eingetauscht hat, die ihm nicht zugänglich waren. Seine Erinnerungen, das heißt seine Vergangenheit. Kein schlechter Tausch, die Vergangenheit gegen die Gegenwart einzutauschen. Und das wichtigste war, dass Drunvalo freiwillig auf den Tausch einging, weil er ihm unverfänglich erschien. Ich fürchte, er wird in seinem Leben die Folgen des voreiligen Versprechens noch zu spüren bekommen. Denn in der feinmateriellen Welt hat das Wort einen hohen Wert. Erinnern Sie sich, ich habe von der Lektion in der Wüste berichtet, als ich dem Lehrer aus Dankbarkeit dafür, dass er uns über dem Abgrund gehalten hat, versprochen habe, ihm „immer eine Hand zur Hilfe reichen". Und ich habe eine harsche Abfuhr erhalten: „Aber ihr wisst doch gar nicht, was ich zum Ausgleich fordern kann! Gehen wir davon aus, dass wir einfach geredet hätten."

Igor und ich versuchen, in den Ebenen der Erde, den anderen Ebenen und am Anbeginn allen Anbeginns die informationellen Spuren des Hermes seit der frühesten Vorzeit zu verfolgen. Doch das, was wir finden, ist überhaupt nicht das, was über diesen Gott geschrieben wurde. Das heißt man kann die Geschichte nicht nur hinsichtlich des Schicksals von Menschen, sondern auch in der Lebensbeschreibung von Göttern fälschen. Doch warum ist das System der Götter, derjenigen, die der Erde und den Menschen helfen sollten, ein geschlossenes System? Man muss den Sinn all dessen finden, was geschehen ist und geschieht. Selbst jetzt, da wir die Ereignisse auf der energetischen und informationellen Ebene sehen, verfügen wir dennoch nur über ein Milliardstel dessen, was man wissen muss. Und außerdem ist vieles von dem, was uns gezeigt wird, Allegorien. Sie sind wie die Antworten des Weisen auf dem Olymp: drei Fragen haben einen fünffachen Sinn. Man muss es vom Anfang, von allem Anfang an betrachten. Meine endlosen Exkurse in Igors Vergangenheit sind ermüdend. Doch im Hinblick auf die völlig realen Gefahren, die jedem im unsichtbaren Universum drohen, kann er mich nicht allein lassen. Wir sind immer zusammen – so wie früher, wie in den Schlachten.

Wir suchen den Anfang und sehen die Seele. Wir versuchen, uns darüber klar zu werden, was die Seele ist – und erhalten die Materie. Materie und Seele sind ein und dasselbe, doch zwischen ihnen gibt es kein Gleichheitszeichen, weil sie in verschiedenen Räumen sind. Die Seele ist die ideale Realität. Und alles, was wir ringsumher sehen, ist die Materialisierung des Ideals, das heißt der Seele. Es läuft darauf hinaus, dass die Seele überhaupt alles ist, der ganze Kosmos. Und der Geist bringt in der Seele eine Bewegung hervor, eine Aktivierung – er ist eine Kraft in der Kraft.

Wir sehen, dass das Bewusstsein, obwohl es zur Trias des Weltalls gehört, von der Seele als selbstständige Struktur getrennt ist. Es ist das, was die Realität bestimmt, und gleichzeitig ist es eine Steuerungsstruktur. Doch der Steuerung über die Seele. Die Seele ist wie eine Sonne in der Grenzenlosigkeit des Kosmos. Seele und Geist sind nicht voneinander trennbar, sie sind zwei in einem. Das Bewusstsein aber ist eigenständig. Es ist das Reich, das Reich des Sohnes. Es ist wie verschiedene Planeten, um den Einen herum. Wie das Leben auf diesem Planeten.

Noch einmal überdenke ich die Ergebnisse unserer Forschungen. Das Ideale (der Vater) realisiert sich selbst in unserem Raum in Form von Materie und Form mit der Hilfe des Geistes (der zweiten Kraft der Trias, die sowohl trennt als auch vereint). Und die Form ist bereits die Steuerung als Funktion des Bewusstseins. Das heißt, Bewusstsein, Seele und Geist sind die Söhne in unserer Welt. Deshalb wurde in der Antike auch immer von einem Gott gesprochen, der ein dreieiniges Wesen hat. Von einem Gott im wahrsten Sinne des Wortes. Das gesamte übrige Götterpantheon sind die Helfer des Schöpfers, dessen, der dort der Vater und hier die Söhne ist.

Doch einigen Helfern schien es wohl, dass sie das Universum besser steuern und effektiver leiten können. Warum ist es so gekommen? Auf den ersten Blick aufgrund eines sehr schwerwiegenden Fehlers, der bei der Schöpfung gemacht wurde. Doch war das wirklich ein Fehler? Ist der Schöpfer überhaupt fehlbar?

Seele und Geist sind zwei in einem. In der unsichtbaren Welt ist das Absolute eine Einheit, die das Männliche und das Weibliche in sich eingeschlossen hat. In unserer Welt sind es zwei: Seele und Geist. Wobei die Seele, wenn sie sich materiell in der Persönlichkeit des Menschen zeigt, nicht unbedingt weiblichen Geschlechts sein muss. Denn der Körper des Menschen ist auf der makrokosmischen Ebene nur ein kleiner Teil der einheitlichen gigantischen kosmischen Konstruktion der Makroebene. Was kommt im Ergebnis dabei heraus? Ein Vater hatte drei Söhne. Erinnern Sie sich, fast alle Märchen fangen so an. Einen von ihnen kennen wir: Jesus. Es sind drei, doch wir kennen nur einen. Warum? Weil es wieder dasselbe universelle Dreieinigkeitsprinzip von Weltall und Weltschöpfung ist: drei in einem. Drei im Vater, drei im Sohn. Jesus als das Bewusstsein hat sich als erster unter den Menschen gezeigt. Er wurde auch als erster bemerkt.

Der Vater baute einen Tempel, den Tempel des Körpers des Sohnes. Wie Sie sehen, ist das keineswegs der Tempel, von dem die Leute im Priesterrock uns zu erzählen versuchen. Mit welchen Mitteln hat der Vater ihn gebaut? In den Apokryphen der antiken Christen, die in letzter Zeit die Aufmerksamkeit vieler Forscher auf sich gezogen haben, findet man eine seltsame Passage: „Die zwölf Äonen aber gehören zu dem Sohn, dem Autogenes. Und das All wurde eingerichtet nach dem Willen des Heiligen Geistes durch den Autogenes. Und aus der Ersterkenntnis des vollkommenen Verstandes durch die Offenbarung des Willens des unsichtbaren Geistes und den Willen des Autogenes (entstand) der vollkommene Mensch, die erste Offenbarung, und die Wahrheit. („Apokryphon des Johannes". Sankt Petersburg, 1999, S. 13).

Zwischen den Namen Autogenes und Christus wurde ein Gleichheitszeichen gesetzt. Was ist das nur für ein seltsamer Name: Autogenes? Irgendetwas daran klingt sehr modern, und zwar nicht eine, sondern gleich zwei Stellen. „Auto" kommt vom griechischen „auto" - „selbst". Und „gen" kommt ebenfalls von dem griechischen Wort „qenos" für „Geschlecht", „Herkunft". Wieder haben wir zwei in einem erhalten. Hinzu kommt das innere Gleichheitszeichen und somit die bekannte Konstruktion 1+2=3. Eine Trias! Das ist doch interessant: ein einziges Wort, doch der Sinn ist völlig modern. Und man muss dem Wort „Apokryphon" keine besondere Beachtung schenken. Die Kirchenväter haben in dieser heiligen Schrift einfach etwas missverstanden. Das kommt vor. Sie haben vieles missverstanden. Selbst die Reinkarnation, von der Jesus allein durch die Tatsache seines Verweilens auf der Erde zeugte, haben die in Konstantinopel versammelten Bischöfe fünf Jahrhunderte nach den Taten Christi einfach für unwirklich erklärt. Selbst das Evangelium haben sie in dieser Richtung gründlich bereinigt, doch sie konnten nicht alles komplett tilgen. Und wir lesen darin, dass Jesus, als er danach gefragt wurde, dass Elias ihm hätte vorausgehen sollen, geantwortet hat, dass Elias bereits gekommen, doch nicht beachtet worden sei. Geht es dabei etwa nicht um Reinkarnation? Für uns ist das der Ausgangspunkt auf dem Weg der Wahrheit.

So ist also die Bedeutung des Wortes „Autogenes" „das Geschlecht selbst" oder „der Erste des Geschlechts", wenn Ihnen das besser gefällt.

Ein Gen ist eine funktionell nicht teilbare Einheit der dreidimensionalen DNA-Struktur. Der dreidimensionalen!

Warum wird in den esoterischen Lehren so stark auf den Tempelbau Bezug genommen und besonders betont, dass er 46 (40+6!) Jahre lang gebaut wurde? Die Sechs wurde aus irgendeinem Grund von der 40 abgetrennt. Und im Zellkern des Menschen ist die DNA in 46 Chromosomen unterteilt. Ist das etwa wieder ein Zufall? Und da ist noch eine Beobachtung: als Igor und ich mit Aidskranken gearbeitet haben, haben wir gesehen, dass das Virus auf der informationellen Ebene ebenfalls sechs Chromosomen befallen hat. 40 aber hat es nicht angetastet... Wahrscheinlich konnte es sie auch nicht antasten.

Versuchen wir zusammenzufassen, wobei wir uns natürlich nicht der berühmten Deduktion des Sherlock Holmes bedienen (die nur so lange berühmt ist, bis der Leser die formale Logik kennenlernt) als vielmehr des normalen Hellsehens und der informationellen Spuren im planetaren Internet.

Die Natur hat unter Nutzung der Reflexion den Sohn ohne den Vater geschaffen. Eigentlich wollte sie eine Tochter. Doch die Tochter, die man versuchte, ohne Beteiligung des männlichen Ansatzes zur Welt zu bringen, ist ein Sohn geworden, und zwar ein sehr unansehnlicher. Er gefiel seiner Mutter so wenig, dass sie ihn von sich stieß und in Wolken hüllte.

Der Junge wurde ohne Vater geboren, aber der Vater ist unter anderem auch der Verstand. Das heißt es ist ein Junge ohne Verstand entstanden. Dafür ist er aber sehr stark, die Kraft von der Mutter ist unbeschädigt auf ihn übergegangen. Das heißt, wenn man Kraft hat, braucht man keinen Verstand. Ein solcher Sohn ist eine Bedrohung für alles. Außerdem ist er gleich älter als seine Brüder zur Welt gekommen; denn er entwickelte sich in umgekehrter Richtung – von einem bärtigen Mann zum Kind in der Wiege. Das ist eine weitere unvorhergesehene Anomalie. Warum derartig? Weil er bereits alt auf die Welt kam wie das Schaf Dolly (oh, diese Klassiker der Gentechnik).

An diesem Punkt reifte bei dem listigen Thoth die Idee, den starken Jungen mit dem Bart zu benutzen. Schließlich war Thoth selbst im Vollbesitz seiner geistigen Kräfte. So hat er's auch beschlossen: seine

Kraft, mein Gehirn, und wir werden niemand anderen mehr brauchen. Und so begann das Schöpfertum, von dem ich teilweise schon in diesem Buch berichtet habe.

Thoth und seine Handlanger haben beschlossen, den Schöpfer bei allem zu ersetzen, sogar bei der Erschaffung des Menschen. Sie wussten, dass man den Menschen nach dem Ebenbild Gottes und ihm ähnlich schaffen musste und nahmen sich das Ebenbild über die Natur, über die Reflexion. Doch die Reflexion der Reflexion ist eine Verzerrung. Schließlich haben sie die Form verändert. Das, was sie geschaffen haben, ist nicht der Körper eines Menschen, sondern eine Hülle und Knochen. Sie haben sie geschaffen, und der Schöpfer hat sie ihnen auch gelassen. Doch die Seele, das Bewusstsein und die Energie konnten sie nicht bekommen. All das ging ins Himmelreich ein.

Sie haben gespäht und spioniert, und was haben sie bekommen? Die Menschen leben 40-50 Jahre und haben dazu noch einen Haufen Krankheiten. Das heißt, es mussten alle darüber getäuscht werden, warum sie nicht ewig leben, der eigentliche Grund musste vertuscht werden. Und so haben sie sich alles nach Kräften ausgedacht.

Dann haben sie bei sich unten ein Analogon zur Nacht geschaffen - die so genannte ägyptische Finsternis. Sie dachten sich ein Schicksal aus.

Igor und ich versuchten, in den Ebenen mit dem Schicksal zu kommunizieren. Ein sehr sympathisches Mädchen, doch irgendwie böse. Was wir auch beginnen zu erschaffen, sie überlegt auf jeden Fall, wie sie klammheimlich dagegen arbeiten kann. Versuchen wir, dass mit ihr zu klären, verflüchtigt sie sich sofort irgendwohin. Sie ist von einer kalten Schönheit, und ihre Energie ist ebenfalls kalt. Igor und mich mag sie nicht, doch sie fürchtet uns.

Auch die Angst haben die Götter ersonnen, die begannen, Hermes zu helfen. Auf dem Olymp haben sie einen geheimen Rat aus zwölf Göttern geschaffen. Alles haben sie in Analogie zum Himmelreich getan, sie haben nur das Pluszeichen durch ein Minus ersetzt, sodass sich auch der Sinn entsprechend verändert hat. Zwei Frauen wurden mit eingeschaltet; eine von ihnen ist der Tod, die andere die Liebe des Hermes, die oberste Priesterin. Doch die Götter untereinander leben im Zwist. Nicht umsonst spricht sich Hermes in einem seiner bis heute erhalten gebliebenen Werke aus: „Doch ich flehe dich an, Asklepios, denke nicht, dass die Taten der irdischen Götter das Ergebnis von Zufällen sind. Die himmlischen Götter wohnen in himmlischer Höhe, wobei jeder die Reihe ausfüllt und beobachtet, die ihm zugedacht wurde, während diese unsere Götter (die irdischen Götter, die Dämonen) jeder auf seine Weise als Verbündete des Menschen handeln, als wären sie unsere Verwandten und Freunde, wobei sie einige Dinge beobachten, andere durch Weissagungen und Prophezeiungen vorhersagen, die dritten vorhersehen und ihnen helfen zu geschehen, wie es gerade nötig ist." („Die vollkommene Predigt oder Asklepios", Moskau, Verlag „Aleteja", 2000, S. 272). Und dort gibt es noch ein sehr wichtiges Bekenntnis: „Der Mensch ist der Schöpfer der Götter."

Warum hat Hermes den Singular verwendet, als er vom Bündnis gleichsam mit den Menschen, der Menschheit, sprach? Wir haben uns diesen Standpunkt durch das Hellsehen angeschaut und begriffen, dass der „Allergrößte" sich nicht versprochen hat Er hat tatsächlich nur einen einzigen Menschen gemeint, jenen, den die Mutter von sich zustoßen hat, als sie sein schlangenartiges Wesen erkannte. Weiterhin ist es offensichtlich, und man kommt nicht umhin, das zu bemerken, dass er die Götter in irdische und himmlische unterteilt. Es ist nicht ganz so, dass die himmlischen Götter auf der Erde irgendein Werk vollbracht hätten. Nein, es sind zwei Lager. Der Himmel hat die Erde geschaffen, und auf der Erde ist eine gewisse Kraft aufgetaucht, die sich abgespalten hat. Wobei es bei der Entwicklung des Verhältnisses bereits nicht mehr einfach nur um Autonomie ging, sondern um die Ausweitung der eigenen Macht ins Himmelreich. Kriege begannen, Armageddons, die zunächst von den Dunklen Kräften des Migen gewonnen wurden, die auf der Erde von seinen sieben Archonten angeführt wurden. Sie taten alles wie oben, nur umgekehrt. Sie versuchten, die Menschen zu verwirren, denen sie vorher das Hellsehen genommen hatten, damit der unsterbliche Mensch aufhörte, den Weg zur Wahrheit zu suchen.

Im Himmel ist das Leben ein Mann. Als Gegengewicht haben sie bei sich unten den Tod geschaffen – eine Frau. Mit all diesen Schlichen und Kniffen befasste sich Thoth-Hermes, ein etwas zum Mogeln neigender Gott. Der große Tjutschew, der wie kein zweiter die Stimme des Himmels zu vernehmen imstande war, fasste die Quintessenz dieser zwei Ideologien poetisch zusammen:

„Zur Einheit - wie der Große prophezeite -
wird man mit Eisen nur und Blut getrieben ...
Doch wir versuchen es mit Liebe. -
Wer recht hat, wird die Zukunft dann entscheiden."
(1870)

Wären die Götter Menschen, wie es der Schöpfer auch gewollt hat, hätten sie schnell Fortschritte gemacht, wären zum Wesen der Idee vorgedrungen und hätten begonnen, dem Vater bei seiner Schöpfung zu helfen. Doch Hermes und Migen haben das geschlossene System des Olymps geschaffen, um die Menschen von der Interaktion mit den Göttern abzuschneiden. Alle Kräfte waren darauf ausgerichtet, dass die Menschheit weder von ihrer Bestimmung noch von ihren großen Möglichkeiten erfahren sollte. Selbst die Kirche diente größtenteils nicht dem, dem sie sich verpflichtet hatte zu dienen.

Warum loderten in ganz Europa die Scheiterhaufen der Inquisition? Eine unblutige Methode zur Bekämpfung von Ketzer? Seit wann fürchtete die Kirche das Blut? Nein, sie haben Menschen verbrannt, damit die Seele sofort vom Feuer weggetragen wurde und weder durch Prophezeiungen noch durch Visionen etwas erzählen konnte. So haben Sie das Wort des Vaters von der Erde verjagt.

Und Jesus wollten sie gerade durch den Tod in das geschlossene System der Götter bringen. Denn der Tod auf der Erde ist der Vermittler beim Übertritt. Doch im letzten Moment hat der Schöpfer selbst den Sohn am Kreuz vertreten. Und der Tod wich zurück, sie konnte es nicht tun, ein solcher Zweikampf ging über ihre Kraft. Deshalb ist Jesus auch auferstanden und nicht auf den Olymp gekommen, sondern zum Vater, in das Reich Gottes.

Hinter diesen äußeren Ereignissen standen innere Tiefen, die vorher nicht bemerkt worden waren. Jesus war der erste Mensch, der sich gemäß der Idee des Schöpfers, mit seinem göttlichen Wesen vereinigte. Er brachte den Menschen Wissen über die Auferweckung. Denn wenn ein Mensch das Nichtsterben erreichen kann, die Gnade des Vaters und seinen Segen, so können das auch andere. Selbst am Kreuz wendet er sich an den Vater und akzeptiert niemanden: weder Könige noch irdische Götter. Und er hat es geschafft, das Wichtigste zu tun: Er hat den irdischen Göttern den Heiligen Geist genommen, wonach sie „die Dunklen" hießen.

Und kurz zuvor zerstört er alles im Tempel, der in einen Handelsplatz verwandelt worden war. Die von Migen und Hermes aufgehetzten Menschen haben sich Idole geschaffen und treiben Handel im Hause des Vaters. Niemand sucht die Wahrheit. Und wie sollte man sie auch inmitten der Vielzahl falscher Werte finden?

Warum wusste Thoth-Hermes so viel? Weil er den Schöpfer akribisch ausgespäht und belauscht hatte. Mal versteckt er sich hinter einer Wand, mal schickt er seinen höchst durchtriebenen Helfer, der sich selbst als Gott des Windes bezeichnet, auf Kundschaft. Dieser Wind schaut aus dem Abgrund heraus, sieht sich um und taucht wieder in die Tiefe. Denn am Abgrund stand ein Mensch mit einem Buch unter dem Arm: dem Buch des Lebens. Und nicht nur der Wind, der Tod selbst fürchtete sich, ihm in die Augen zu sehen. Der Wind sah nichts, doch er log und erdichtete, was immer er vermochte. Er wollte in den Augen seines Herren möglichst gut dastehen, der ebenfalls ständig log. Und so machten sie sich gegenseitig wirr. Denn alles gelang ihnen nur zur Hälfte, dem zweimal Größten und zweimal Letzten seines Geschlechts.

In seinen hermetischen Schriften wies Thoth-Hermes mehrfach auf seine besondere Nähe zum Schöpfer hin, er sei angeblich bei ihm Schreiber gewesen und hätte alles aufgezeichnet. Doch Igor und ich konnten im informationellen Raum keine Spuren dieser Tätigkeit entdecken. Wenn er etwas aufgeschrieben hatte, was der Schöpfer gesagt hatte, dann nur im Verborgenen und insgeheim. Doch so sehr er sich auch verborgen haben mag, das heißt keineswegs, dass der Schöpfer ihn nicht gesehen hat; so sehr sich der vormals lichtbringende Engel auch maskierte, nur in seinen eigenen Illusionen und Träumen wurde er nicht entdeckt und nicht entlarvt.

Verräter, der ihn verraten hat, der alles geschaffen hat - das ist der dritte Name des zweifach bekannten Thoth-Hermes. Ist es wirklich immer noch nicht klar, wer die Götter berufen hat, die Menschen zu steuern? Der Vater hat den Menschen geschaffen, und nirgends finden sich Zeugnisse darüber, dass er jemanden beauftragt hätte, ihm Anweisungen zu geben.

Doch ist es an uns, lieber Leser, Thoth-Hermes, den windigen und geflügelten zu richten? Selbst der Apostel Petrus (der Stein!) hat Jesus in einer Nacht dreimal verleugnet. Der Mensch ist kraft seiner Freiheit betrügerisch und unbeständig. Ambivalent. Das ist, wenn man es von der höchsten Ebene aus betrachtet, das Pfand der freien Entwicklung. Betrachtet man es von der niedrigsten Ebene, beim Vergessen des Schöpfers, ist es das Pfand aller Niedertracht.

Es gibt da ein Gleichnis, ich kann mich nicht mehr erinnern, wo ich es gelesen oder gehört habe. Ein Maler hat lange nach einem Modell für ein Jesusbild gesucht. Schließlich fand er in der Gosse, unter den Clochards, jemanden, der genau diesem Typ entsprach. Sitzung für Sitzung begann er, ihn auf die Leinwand zu bannen. Und das Modell sah den Künstler ständig irgendwie seltsam an, zwinkerte manchmal, lächelte ironisch. „Was ist los?", fragt der Meister streng. „Aber, Herr, erinnern Sie sich nicht mehr an mich?", erkundigt sich das Modell. „Nein." „Aber Sie sind doch Künstler, sie müssten ein hervorragendes visuelles Gedächtnis haben. Sehen Sie mich genauer an." „Ich kann mich nicht entsinnen." „Sehen Sie, vor fünf Jahren habe ich Ihnen für ein Bild Jesu Christi Modell gestanden."

Wir können unser äußeres Aussehen und unsere innere geistige Grundlage, das Fundament dieses Äußeren, sehr schnell verlieren, wie der Mensch mit dem schiefen Hals aus meinen ersten Träumen. Er wollte nicht zum Verräter werden, wurde aber zum Verräter und fand sich damit ab. So, wie Petrus Jesus nicht verleugnen wollte, aber, nachdem er ihn dreimal verleugnet hatte, den Glauben an ihn in seiner Seele bewahrte. Und später als Märtyrer am Kreuz für seinen Glauben starb, nachdem er die Henker selbst aufgefordert hatte, ihn mit dem Kopf nach unten zu kreuzigen, weil er sich für unwürdig hielt, den Tod wie Jesus anzunehmen, den er in jener schicksalhaften Nacht dreimal verleugnet hatte. Das Antlitz ist der Spiegel der Seele. Tiefgründige Menschen kommen bei der Bestimmung des Charakters ihres Gesprächspartners sogar ohne es aus. „Man kann nichts sagen und sein Gesicht verbergen. Wer etwas wert ist, bleibt nicht verborgen", meinte Goethe. Wie schnell, von einem Tag zum anderen, sind die Sekretäre verschiedener Parteikomitees auf einmal Demokraten geworden! Noch gestern brüllten sie herum: „Du bist doch nicht etwa gegen die Sowjetmacht?" Und jetzt schwenken sie schon die russische Fahne vor dem Regierungsgebäude der RSFSR, das sie, um dem Westen zu gefallen, Weißes Haus genannt haben. Wie leicht schwanken die Menschen von einer Seite zur anderen, wenn sie keine moralische Stütze haben, keinen Stern von Bethlehem, der ihnen den Weg weist!

Mit unserer eigenen Willenlosigkeit, mit dem Unwillen, die Verantwortung für die Welt, für ihre Entwicklung, für die Prozesse der Schöpfung zu übernehmen, haben wir uns Chefs geschaffen, die sich selbstsicher zwischen den Sohn und den Vater gestellt haben. Und den Chefs hat diese Position von oben gefallen, die Position der Leiter, derer, die steuern, die richten und verurteilen. Der Raum ist psychophysisch und auf die Wünsche der Menschen ausgerichtet. Seien Sie vorsichtig mit ihren Träumen: Es besteht immer die Gefahr, dass sie in Erfüllung gehen. Doch das Verwirklichte ist nur ein Glied in der Kette von Ursache und Wirkung. Und was kommt dann im richtigen Leben heraus? Einer der berüchtigtsten Gesetzesbrecher wurde verhaftet, und das ganze Land unter der Flagge des Kremls erregte sich in Unverständnis: „Was wollen sie nur von ihm? Bei uns stehlen alle, aber man kann doch nicht alle hinter Gitter bringen. Man muss schließlich begreifen, wen man hinter Schloss und Riegel bringen kann und wen nicht." Sie arbeiten auf der Basis von Verständnis, verstanden? Wie viele russische Menschen geraten auf der ganzen Welt in Not – darüber wird kein Wort verloren. Es ist wie in dem Kindergruselgedicht von Kornej Tschukowski, in dem das Krokodil die Sonne verschluckt hat.

Was das Verständnis betrifft, so ist dieses Wort hier nicht von ungefähr aufgetaucht. Es ist nämlich so, dass in Russland, unter den Bedingungen der Gesetze, Regeln und Anweisungen, die heute gültig sind, ein normales Leben nicht möglich ist. Man kann nur überleben. Und das auch nur, wenn man Glück hat. Kein Mensch kommt durchs Leben, ohne gegen irgendetwas zu verstoßen. Sie, die Gesetze, wurden extra dafür gemacht, dass die Justizbehörden zu jedem beliebigen Zeitpunkt zu jedem sagen können: Dass Sie sich in Freiheit befinden, heißt keineswegs, dass Sie nicht gegen irgendetwas verstoßen hätten, und wenn wir die Anweisung bekommen, werden wir das Versäumnis bereinigen.

Deshalb ist das ganze Land jetzt wie unter Iwan dem Schrecklichen geteilt in jene, die sich auf dem Boden des „Gesetzes" befinden, und jene, die nach dem Verständnis der Opritschnina die Gegend unsicher machen.

* * *

Am Abend kam Irina Karyschewa, die Übersetzerin. Sie fühlt

sich schrecklich. Bereits seit drei Tagen spürt sie ein unaufhörliches körperliches Unwohlsein. Innerlich zittert alles. Sie hat Magenschmerzen. Igor und ich haben den Bildschirm des inneren Sehens eingeschaltet. Die Situation hängt mit Kali zusammen und damit, dass die Göttin auf ihre Hypostase des Todes verzichtet hat. Der Tod hat die Göttin verlassen. Igor sieht sie als schöne junge Frau, deren Wesen furchtbar ist. Ich sehe sie sowohl als Frau als auch als riesige Schlange. Es ist eigenartig, diese Szene zu sehen: Zwei Göttinnen tanzen auf dem Platz Wange an Wange. Der Tod schleicht sich hinterrücks heran und kritisiert seine ehemalige Gebieterin. Kali fürchtet ihre frühere Hypostase sehr, setzt den Tanz der Liebe aber fort. Ganesha war ihr bereits geboren worden - ein Junge mit einer Nase wie der eines Elefanten. Ein liebes Kind, mit einem kugelförmigen Bauch, vier Armen und einem einzigen Stoßzahn an seinem Elefantenkopf. Er ist ein Gott, der Hindernisse beiseite räumt.

Igor und ich versetzen uns durch Teleportation auf den Platz. Ich stelle mich zwischen Kali und den Tod. Der Tod ist verblüfft, fürchtet sich aber nicht. Sie versucht sogar, mich zu erschrecken. Die Schlange imitiert einen Angriff, hält aber einen Millimeter vor meinem Gesicht inne. Das tut sie mehrere Male, doch auch ich habe keine Angst. Hätte ich mich erschrocken, wäre ein Vermittler, die Angst, aufgetaucht, und dann hätte der Tod sofort eine neue Hypostase für sich gefunden. Das ist die direkte Gegenüberstellung von Leben und Tod.

„Wohin mit ihr?", frage ich Igor.

„Ich denke nach."

„In den Abgrund geht es nicht, er ist versiegelt."

„Ich weiß." Und außerdem ist das nicht die informationelle, sondern die energetische Hypostase des Todes. Sie ist schwächer, aber trotzdem ein richtiges Ekel.

„Was soll ich nun mit ihr machen?", hetze ich Igor.

„Lass sie uns in die Steinstatue der Kali einsperren. Das ist schließlich die Vergangenheit. Sie wird für immer darin bleiben."

Kali, beruhigt durch unser Erscheinen, beschleunigte ihren Tanz. Wir beginnen, mit der Energie des Heiligen Geistes den Tod in Richtung der Statue auf dem Podest abzudrängen. Sie leistet Widerstand und wehrt sich, doch sie ist gezwungen nachzugeben. Das war's, wir haben sie in den Stein gesperrt. Sie ist in der Mitte einer unbeweglichen Abbildung. Jetzt ist sie in der Vergangenheit und muss nicht mehr gefürchtet werden. Es ist nur eine Hypostase des Todes auf der irdischen Ebene übriggeblieben - eine junge, schöne Frau von etwa 28 Jahren mit schwarzen Haaren, die ihr auf die Schultern fallen. Der Engel der Finsternis, wie uns Kyrill gewarnt hat. Wir werden auf der Hut sein.

Als wir nach Hause zurückkehrten, leuchtet an der Seite, links der Straße, ein Stern sehr hell auf. Er sandte zehn deutliche Strahlen aus, und eine Sphäre umgab ihn. Der Stern kam gleichsam demonstrativ auf Igor und mich zu.

„Was will er uns sagen?", fragte ich meinen Freund.

„Er sagt, dass das Leben gesiegt hat."

„Hervorragend", stimme ich, von strahlender Zufriedenheit erfüllt, zu.

Danach entfernte sich der Stern von uns.

Wer hatte uns wohl ein so starkes Zeichen der Sympathie und Billigung geschickt?

* * *

Der Tag, den ich zu meinem letzten im Belletristikverlag

auserkoren hatte, war angebrochen. Ich fuhr ins Ministerium, holte mir die Zustimmung zu meiner Kündigung ab und ging durch die einzelnen Büros unserer Hauptverwaltung, um mich zu verabschieden. Ich hatte zu allen, die hier arbeiteten, ein normales Verhältnis. Selbst die Leiterin der Hauptverwaltung, Nina Sergejewna Litwinez, hielt es im letzten Moment nicht mehr aus und bat, als sie mir die Hand schüttelte:

„Nimm es mir nicht übel. Du weißt selbst, dass ich es nicht veranlasst habe."

Ich verstand: Ein Mensch mehr an einem Punkt eines stumpfsinnigen Mechanismus.

Also wünschte ich ihr zum Abschied:

„Sie dürfen den Verlag jetzt nicht fallenlassen. Sonst versteht niemand, wofür Sie all das getan haben. Die Presse hat schon ein Auge darauf geworfen.

„Das interessiert doch keinen, was die in ihren Zeitungen schreiben", gab Frau Litwinez zurück.

„Das stimmt allerdings." Unwillkürlich erinnert man sich gerne an die Sowjetzeit zurück mit Artikeln à la: „Die Zeitung hat sich eingesetzt. Was ist getan worden?" Doch nein, ich lasse mich nicht täuschen, schließlich habe auch ich vor ungefähr 30 Jahren als Journalist angefangen und weiß sehr gut, wie und von wem die Kritik in jenen Jahren dosiert wurde. Majakowski, Idealist und Romantiker wie alle echten Poeten, schrieb im Morgengrauen des Einparteiensystems ironisch: „Kritik von unten ist Gift, von oben ist sie Medizin." Doch genau so kam es in den dreißiger Jahren, so blieb es auch bis zur Perestroika. Die Rezidive dieser Formel finden wir bis heute. Wie könnte es auch anders sein, schließlich sind immer noch jene am Ruder, die durch den Kasernenkommunismus erzogen worden.

Und als Kehrseite der Medaille ist da das Verhältnis zu den vielgerühmten Massenmedien. Ah, die Pressefreiheit? Was hat dir, Philister, diese Freiheit denn gebracht? Die Regenbogenpresse, die kleinen Skandälchen in den oberen Etagen der Macht und den hochwohlgeborenen Familien? Ständige Werbung und Gespräche über Sex an der Grenze zum Foul? Dem Philister reicht das leider im Wesentlichen völlig aus, überall genügend Kreuzworträtsel und Witze, außerdem weiß er immer, was es wo gibt und zu welchem Preis.

Und der Staatsapparat – wie sieht er die „vierte Macht"? Er hat eine Reihe von Verlagshäusern, die über das Ministerium an Lessins Tropf hängen und den Anweisungen der Chefetage Folge leisten. Diejenigen, die tatsächlich frei sind, gehören zu eben jener „Regenbogen"-Presse, die es sich nicht einmal zu beachten lohnt, weil sie nur dazu da ist, öffentlich Dampf abzulassen. Und so viel ein ehrlicher Journalist auch über den Machtmissbrauch der Machthaber schreiben mag, der Macht selbst ist das völlig egal, denn sie ist sich selbst genug und schuldet niemandem Rechenschaft. Im Gegenteil: Alle sind ihr rechenschaftspflichtig. Und wenn so ein Schreiberling zu dreist wird, wird er einfach umgebracht, und niemand kann sich einen Reim darauf machen.

Ja, und unser Ministerium? Nun ja, dort sind Leute am Werk, die sich ihrer Zeit würdig erweisen. Schade nur, dass sie sogar die klassische Literatur vergessen haben. Sonst hätten sie sich wohl an die galligen Zeilen Alexej Tolstois erinnert:

„Die Art, wie einst der Schöpfer schuf,
er fand sie richtiger denn je,
Kann kennen nicht zum eigenen Behuf
der Oberste vom Pressekomitee."

Sie können überhaupt nicht verstehen, warum ein Mädchen von der verlorenen Liebe singen kann, wobei doch noch nie ein Geizhals sein verlorenes Geld besang.

Sie schaffen die Welt nach ihrem eigenen Bilde, und dafür wird es ihnen heimgezahlt. Zu Nina Sergejewna sagte ich davon jedoch nichts. Sie ist eine kluge Frau, ohne Ideale und Illusionen, sie weiß das alles selbst. Sie hätte Gott nie vergessen.

Dann kam die Abschiedsfeier im Verlag. Mit Tee und Torte, und alle sagten nur Gutes und fürchteten sich vor der Zukunft. Offensichtlich nicht von ungefähr. Bereits am nächsten Tag wurde die arrogante Haltung der Ministerialbeamten in Bezug darauf, was über den Verlag in den Zeitungen stehen könnte, einer harten Prüfung unterzogen. In der Zeitung „Soverschenno sekretno" („Ganz geheim") wurde ein großer Artikel der Journalistin Taissija Beloussowa veröffentlicht. Er trug den Titel „Spiel ohne Regeln. Die Umverteilung des Eigentums im Buchverlagswesen"

Dieser, nach den darin versammelten Fakten, mörderische Artikel wurde mit einem Foto von unserem Verlagsgebäude eingeleitet, über dem mit dem Grinsen eines gewitzten Katers, der irgendwo einen schlecht versteckten Fisch ergattert hatte, der Presseminister Michail Jurjewitsch Lessin hing. Ich führe hier einige Auszüge aus dem Artikel an:

„In Wirklichkeit wird die Liste derer, die vom Presseministerium Geld bekommen haben, aus irgendeinem Grund unter Verschluss gehalten, was den Verdacht aufkommen lässt, die Beamten hätten ein unsauberes Spiel gespielt. Es gehen Gerüchte um, private Verlage (zum

Beispiel der Raduga-Verlag) hätten staatliche Gelder bekommen, sodass bei Weitem nicht der gesamte Betrag, der für die Unterstützung der technischen Verlage bereitgestellt wurde, zweckentsprechend verwendet worden sei...

Der Direktor des Verlages „Panorama", W. S. Bujanow, ein gewandter und kluger Mann, hat aus seinem Verlag ein Schmuckstück gemacht. Er hat fast keinerlei Geld vom Staat bekommen, dennoch geht es dem Verlag nicht schlecht. Als das Team den Verlag in eine Aktiengesellschaft umwandeln wollte, haben sie von Grigorjew eine Abfuhr erhalten: ‚Das Ministerium hält die Privatisierung für nicht zweckmäßig.' Nicht vielleicht deshalb, weil es eigene Interessen am Panorama-Verlag hatte?

Der Verlag befindet sich in einem wunderschönen weißen Gebäude mit mehreren Etagen in der großen Tischinski-Gasse, dass er vom ZK der KPdSU übernommen hat. Die Leitung des Presseministeriums wollte dort die Weisungsdirektion unterbringen. A. Bujanow war dabei im Weg.

Nach den Worten M. W. Schischigins, des Präsidenten der Assoziation der Buchverleger Russlands, haben sich die Direktoren der staatlichen Verlage darüber beschwert, dass der stellvertretende Minister Grigorjew allen, die sich widersetzen, mit Kontrollen und Strafverfahren droht. Die Beamten aus dem Presseministerium haben keinerlei Hemmungen, sie drohen an, auch im Dreck zu wühlen und diejenigen ins Gefängnis zu bringen, die es sich in den Kopf gesetzt haben, gegen die Mannschaft anzukämpfen, die ‚Präsidenten ernennt und absetzt', erzählte einer der Geschädigten.

Es wird gesagt, Grigorjew habe auch dem Direktor des Panorama-Verlages Bujanow Angst gemacht, und zwar so, dass dieser ins Krankenhaus gekommen ist. Ungeachtet dessen wurden acht

Kontrollen durchgeführt. Es war sogar von einem Strafverfahren die Rede... Bujanow hat es nicht ausgehalten und ist selbst gegangen.

Der Chefredakteur der Zeitung ‚Knishnoje obozrenie' (‚Bücherumschau') Jazenko wurde als einer der Ersten vom Presseministerium entlassen. Es muss dazu gesagt werden, dass Grigorjew und Jazenko alte Bekannte sind. Als er Direktor des privaten Verlages ‚Vagrius' war, hat Grigorjew immer Werbung in der ‚Knishnoje obozrenie' (‚Bücherumschau') geschaltet und eindringlich hohe Rabatte gefordert, worauf sich der Chefredakteur nicht eingelassen hatte. Als das Drama um die Entlassung des Direktors des Panorama-Verlages begann, erhielt der geächtete Bujanow die Möglichkeit, sich in der ‚Knishnoje obozrenie' (‚Bücherumschau') zu äußern. Es fielen kritische Worte über den stellvertretenden Minister Grigorjew. Und hier wurde noch im Ministerium bekannt, Jazenko, dem die Umstrukturierung der Verlage ‚im stillen Kämmerlein' missfiel, beabsichtigt, in seiner Zeitung unbequeme Fragen zu stellen: in welchem Zusammenhang stehen die Projekte zur Umstrukturierung zu den Interessen der Entwicklung der Wirtschaft, Wissenschaft und Kultur des Landes; wurden die finanziellen und wirtschaftlichen Folgen der Schaffung neuer Strukturen kalkuliert; worin besteht ihr Vorteil gegenüber den aktuellen Strukturen; schützen sie garantiert vor weiteren Kürzungen von Veröffentlichungen im wissenschaftlich-technischen und im Produktionsbereich; werden sie nicht der Entwicklung der branchengebundenen Forschung schaden, obwohl der Bedarf daran mit Sicherheit steigen wird usw.

Es heißt, der Chefredakteur sei in großer Eile entlassen worden. Während Jazenko krankgeschrieben war, wurden der Redaktion zwei vom Minister Lessin unterschriebene Befehle zugestellt: über die Kündigung Jazenkos (mit der Formulierung: ‚im gegenseitigen Einvernehmen') und über die Ernennung eines neuen Chefredakteurs, der sofort seine Amtsgeschäfte aufnahm.

Jazenko streitet sich mit dem Presseministerium bis heute vor Gericht. Ungeachtet der Drohungen (anonyme ‚gute Freunde' haben seinen Sohn angerufen und gewarnt, dass bei einer Durchsuchung bei ihm Drogen gefunden werden könnten, weil man sich gezwungen gesehen habe, an den Geheimdienst FSB zu schreiben) hat er die Absicht, Gerechtigkeit zu erlangen. Die Zeitung haben inzwischen mehr als 20 Mitarbeiter verlassen.

Die Verlage ‚Detskaja literatura' (‚Kinderliteratur') und ‚Malysch' (‚Knirps') wurden vereinigt. Allerdings geschah diese Vereinigung nur zum Schein. Der ‚Knirps' ist schon 1999 ‚gestorben', als im Verlag nur der Direktor und der Buchhalter saßen, die die zuvor vorbereiteten Manuskripte an private Verlage verkauften. Als Leiter der Holding wurde ein Mitarbeiter aus dem kommerziellen Verlag ‚Egmond Russia Ltd.' eingesetzt, der daran gewöhnt ist, mit westlichen Investitionen zu arbeiten. Jetzt behaupten böse Zungen, er würde offen streiken: er sei eben kein Verleger und Polygraf, sondern ein Manager, er könne mit Geld umgehen; das Geld sei ihm zwar versprochen worden, er habe es aber nicht erhalten.

Die Vereinigung der Verlage ‚Sowremennik' (‚Zeitgenosse') und ‚Molodaja gwardija' (‚Junge Garde'), die im Verlagsgebäude der ‚Zeitgenossen' an der Choroschewskoje-Chaussee residieren werden, neigt sich dem Ende zu. Der Belletristik-Verlag ‚Chudoschestwennaja literatura' gehört nicht zu dieser Holding. Das ist ein Thema für sich.

Bis zum Jahr 1995 war der Verlag verarmt wie eine Kirchenmaus. Das Team war gezwungen, sich an das staatliche Komitee für Verlagswesen und den Schriftstellerverband zuwenden, woraufhin der Posten des Verlagsdirektors neu ausgeschrieben wurde. Man erzählt sich, unter den Anwärtern sei auch der heutige stellvertretende Minister Grigorjew gewesen. Doch irgendetwas an ihm hat der Kommission nicht gefallen, die von dem bekannten Schriftsteller Boris Moschajew geleitet wurde, und der Belletristikverlag wurde dem Direktor des Verlages ‚Kultura', A. N. Petrov, anvertraut.

Der Belletristikverlag befindet sich in einem fünfstöckigen Gebäude (3600 Quadratmeter) im Bauman-Bezirk der Hauptstadt. Die unteren zwei Etagen sind ein Architekturdenkmal des 19. Jahrhunderts, die anderen wurden in den fünfziger Jahren aus Mitteln des Verlages darauf gesetzt. Das Gebäude braucht eine Rekonstruktion. Doch dem Presseministerium gefällt es. Zuerst hatten die Beamten vor, eine Restaurierung von etwa drei Jahren zu beginnen (nachdem sie die Hausherren vorsorglich an die Luft gesetzt hatten). Dann ging das Gerücht um, das Gebäude würde kurzfristig verkauft werden, da... das Land harte Währung benötige, um Schulden an den Pariser Club zurückzuzahlen. Als es mit dem Verkauf nicht klappte, schlugen die Beamten vor, die Räume im Erdgeschoss an eine mit ihnen befreundete Firma zu verpachten. Doch da das Verlagslager und der Laden nirgendwo sonst unterzubringen waren, kamen die Pächter damit nicht durch.

Im Januar 2001 kam das Presseministerium auf die Idee, sich (mit Hilfe seiner Weisungsdirektion) das Sommerhaus des Belletristikverlages im Waldstädtchen unter den Nagel zu reißen, wo sich die Mitarbeiter schon seit den 30er Jahren erholten. Das Sommerhaus selbst ist gar nichts Besonderes, doch das Grundstück hat einen Wert von 1,5-2 Millionen Dollar (Kreis Odinzowo, 30 km von Moskau entfernt, vollständig erschlossen, schöne Umgebung - Wald, Felder, ein Fluss, ringsherum die Sommerhäuser der ‚neuen Russen'). Die ‚Enteignung' wurde mit einem edlen Vorwand begründet: Wir verkaufen das Sommerhaus und schaffen für dieses Geld neue polygrafische Geräte an.

Die Weisungsdirektion redete lange auf A. N. Petrov ein, er solle dieses Sommerhaus in ihre Bilanzierung überführen. Vom juristischen Standpunkt aus ist der Direktor nicht berechtigt, das zu tun. Die Weisungsdirektion ist ebenso ein ausschließlich staatliches Unternehmen wie der Belletristikverlag. Weder die Direktion noch der Verlag, noch nicht einmal das Presseministerium, können über das Sommerhaus verfügen, da es dem Ministerium für staatliches Eigentum gehört, und nur dieses als Eigentümer es aus einer Bilanzierung in die andere überführen kann.

Gerüchten zufolge ist das Überreden in Drohungen übergegangen: Wenn du die Überführungspapiere nicht unterschreibst, beginnen wir mit der Kontrolle, und dann kommen ‚unsere' Ermittlungsrichter. Den Direktor zu überreden ist wahrscheinlich nicht gelungen, denn am 5. März 2001 hat der Presseminister M. J. Lessin einen Befehl zur Durchführung einer Kontrolle der Finanz- und Wirtschaftstätigkeit des staatlichen Belletristikverlages ‚Chudoschestwennaja literatura' unterzeichnet..."

Das passiert also, wenn Menschen an die Macht kommen, die nicht nach dem Gesetz, sondern nach ihren eigenen Vorstellungen leben. Kaum war dieser Artikel erschienen, machte sich im Belletristikverlag ein Bataillon von Revisoren über die Hinterlassenschaften des Direktors her, der bereits gegangen war.

Und die haben gesagt, Veröffentlichungen in der Presse wären ihnen egal? Das war wohl ein Scherz gewesen... Nach der Nervosität zu urteilen, mit der anderthalb Dutzend Kontrolleure zwei Monate lang im Belletristikverlag das Unterste zuoberst kehrten, hatte ihnen die Kritik wohl doch etwas ausgemacht. Bloß gut, dass buchstäblich einen Monat vor dieser von oben anberaumten Kontrolle eine andere Revision stattgefunden hatte, die dem Einfluss von Lessins Mannen weniger unterworfen war. Die Ergebnisse passten nicht zueinander. Das kommt vor...

Doch was wird jetzt aus dem Belletristikverlag? Das weiß Gott allein... Ihr altes Szenario hat eine viel zu breite Öffentlichkeit erfahren, und ein neues haben sie noch nicht geschafft, sich auszudenken. Werden sie es wohl noch schaffen?

* * *

In unserer Filiale in Puschkino haben wir zwei interessante neue Schüler. Alexej, einen Doktoranden von der Lomonossow-Universität, und Natascha, eine Schülerin der 10. Klasse aus der Stadt Iwantejewka. Sie haben bereits in den ersten Stunden ihre Lehrer erstaunt: das Hellsehen erschloss sich ihnen, ohne dass viel gesagt werden musste. Und es erschloss sich nicht nur, sondern begann, auf einem so hohen Niveau zu funktionieren, dass die Lehrer Igor und mich um eine sofortige Konsultation zu diesem Phänomen baten. Wir verabredeten einen Termin, und das Treffen kam zu Stande.

Zuerst beschlossen wir, mit dem Mädchen zu arbeiten.

Natascha ist sehr schön und weiblich. Sie hat einen magischen, hypnotisierenden Blick. Für die Diagnostik nahmen wir eine der Schülerinnen in der Gruppe, deren Unterricht im Nebenzimmer stattfand, und baten Natascha, sie zu scannen und Schlussfolgerungen über ihre gesundheitlichen Probleme zu ziehen.

Innerhalb von zwei bis drei Minuten zählte Natascha eine ganze Reihe von Erkrankungen auf. Und vor allem nannte sie völlig fehlerfrei die Ursachen ihrer Entstehung. Ihre Fähigkeiten waren wirklich phänomenal.

„Und was ist mit der Therapie?", erinnerte ich.

„Das ist eigentlich nicht so kompliziert", antwortet Natascha. „Doch sollte man das wirklich tun? Alle Krankheiten werden den Menschen für Verfehlungen gegeben. Sie soll sich erst mal darüber klar werden, soll sie noch ein wenig damit herumlaufen."

„Hast du ihr denn erklärt, was man besser machen und worauf man achten muss?"

„Soll sie doch selbst überlegen."

„Warum so streng? Dahinter stehen doch keine ernsthaften Verbrechen, normale alltägliche Fehler", versuche ich, für diejenige einzutreten, die diagnostiziert wurde.

„Das ist egal – Krankheiten werden dem Menschen nicht einfach so gegeben."

„Da ist er, der Stolz der Götter", platzt Igor plötzlich heraus. „Und das ist noch die beste von ihnen."

Ich habe keine Ahnung, von welchen Göttern er spricht. Und plötzlich sehe ich das Ufer eines Ozeans. Es ist furchterregend und felsig. Aus dem Wasser erhebt sich ein Mädchen mit offenen langen hellen Haaren. Sie trägt ein hellblaues Kleid. Die Wellen an ihren Körper verhalten sich sehr eigenartig, als ob sie sich an sie schmiegen. Das Mädchen tritt ans Ufer hinaus, steigt über die Steine den Felsen empor, der aus dem Meer ragt, und legt sich auf den warmen nassen Stein. Ihr Gesicht ähnelt sehr dem Gesicht des Mädchens, das jetzt neben uns sitzt, an einem gänzlich anderen Ort, an der Schwelle eines anderen Jahrtausends.

Igor, der auf meinem Bildschirm das von mir gezeigte Sujet verfolgt, bestätigt lakonisch:

„Ja, ja das ist dieselbe Figur."

„Natascha, mögen Sie das Meer sehr gern?", frage ich unsere Schülerin. Das Gesicht des Mädchens wird von einem glücklichen Lächeln erhellt.

„Ich liebe es."

„Und sagt Ihnen das Wort ‚Okeanide' etwas?"

„Das hat irgendwie mit Wasser zu tun", antwortet sie unsicher.

„Und der Gott Poseidon? In welchem Verhältnis stehen sie zu ihm?", fahre ich mit meinem Verhör fort.

„Ich weiß nicht." Natascha ist verwirrt. „Doch sein Name löst etwas Eigenartiges bei mir aus. Ich spüre, dass er mir angenehm ist, irgendwie vertraut."

„Es gibt einen irdischen Körper und einen himmlischen Körper", helfe ich ihr weiter. „Und jeder dieser Körper hat seinen eigenen Stammbaum – seinen Vater, seine Mutter, seine Geschwister."

„Ich kann mich dunkel an etwas erinnern. Ich habe irgendwelche seltsamen Träume", sagt Natascha auf einmal. „Im Traum erscheint es mir aus irgendeinem Grunde, als hätte ich viele Schwestern und als hätten wir untereinander ein sehr gutes Verhältnis. Ich habe geträumt, wie ich zusammen mit meinen Schwestern auf irgendeiner Insel durch den Sand gelaufen bin und wir auf einmal eine magische Stimme vernommen haben, die ein Lied sang. Wir liefen der Stimme, die das Lied sang, nach und sahen einen wunderschönen jungen Mann in seltsamer Kleidung.

„ Ein Chiton", sage ich vor.

„Ja, in einem Chiton", stimmt das Mädchen mir zu. „Er hatte

eine Lyra in der Hand. Und er sang ein Liebeslied. Über eine Geliebte, die er verloren hat, als er sich umdrehte. Wir lauschten seinem Lied, und die Tränen rannen von selbst unsere Wangen hinab. Er sang so von seinem Verlust, als hätte er einen Teil seiner Seele verloren. Weder meine Schwester noch ich wussten, wie wir ihm helfen konnten. Und als ich aufwachte, war mein Kissen nass. Ich hatte wirklich im Traum geweint. Eine seltsame Vision."

„Das ist keine Vision, das ist das Gedächtnis der Seele", erkläre ich der ehemaligen Göttin. „Wir haben zwei Gedächtnisse: das Gedächtnis des Körpers, das dominiert, und das Gedächtnis der Seele, das bis auf weiteres die Schätze seiner Erinnerungen verborgen hält. Bis sich das irdische und das himmlische Ich zu einem einzigen Ich vereinigen. Das ist wie zwei Menschen in einem. Es ist ein Körper, aber zwei Wesen, eines dort und eines hier. Doch sie sind nicht nur durch die Zeit, sondern auch durch den Raum getrennt, genauer gesagt – die Räume. Lass es uns so versuchen. Du, Natascha, stellst dir das Tal der Könige in Ägypten vor. Stell es dir einfach vor, das ist alles. Dann erzähle, was du siehst."

Ich agiere auf eine plötzliche Eingebung hin, ohne ein konkretes Ziel zu verfolgen. Das, was vorgeht, erstaunt nicht nur mich. In dem Raum, in dem Natascha versucht, das Gedächtnis ihrer Seele zu wecken, sind wir ungefähr zu zehnt. Das sind Igor und ich und noch einige Schüler, die eher aus Neugier hier sind, als dass es tatsächlich nötig wäre. Und vor diesem ganzen Publikum von Leuten, die sich ganz zufällig versammelt haben, beginnt ein anscheinend normales Mädchen, eine Schülerin, frei von der Leber weg völlig Unglaubliches zu berichten:

„Das Tal der Könige, Pyramiden. Ich sehe sie sehr deutlich, sogar besser als normalerweise. Ich habe das Gefühl, als wäre ich selbst dort, in Ägypten. Doch ich begreife, dass sich gleichzeitig hier bin, in diesem Raum, in dem wir alle zusammensitzen. Ich bin gleichzeitig dort und hier. Dabei sind das doch verschiedene Länder und anscheinend verschiedene Zeiten."

„Schau dich um und höre auf die Stimme der Intuition. Wohin führt sie dich, zu welcher Pyramide?", versuche ich, dem Mädchen eine Orientierung zu geben, und schreibe gleichzeitig alles auf, was sie erzählt.

„Es zieht mich in die Berge. Dort gibt es eine geheime Bibliothek, in der enormes Wissen gesammelt ist. Sie wurde auf Geheiß der Götter gebaut."

„Woher weißt du das?", versuche ich, die unerwartete Erklärung unserer Schülerin zu präzisieren.

„Ich war selbst dabei", antwortete das Mädchen mit einer gewissen Verwunderung in der Stimme. „Beim Eintritt in die Bibliothek wirkt ein Fluch, doch mich betrifft das nicht, ich kann sie betreten. Und außerdem wird diese Höhle von einem Geist bewacht. Doch er wird mir keinen Widerstand leisten."

„Wie kommst du darauf?"

„Weiß, dass es so ist. Der Geist ordnet sich mir unter. Ich kann hier herumgehen und tun, was ich möchte."

Alexej, der Doktorand der Lomonossow-Universität, der bisher geschwiegen hatte, schaltete sich auf einmal überraschend in unser Forschungsgeschehen ein.

„Ich befinde mich im Modus des Hellsehens und bin an der Felsenbibliothek, doch ich kann sie nicht betreten. Der Fluch am Eingang ist gefährlich für mich. Ich beobachte das Geschehen durch ein kleines Fenster am Eingang. Ich sehe Natascha. Da ist ein Bild an der Wand. Darauf ist ein Pharao abgebildet, neben ihm eine junge Frau, die

Reifen mit einer kleinen Schlange am Kopf trägt. Das Mädchen auf dem Bild und Natascha – das ist ein und dasselbe Gesicht."

„Was siehst du noch?", beginne ich, den neuen Handlungsstrang zu entwickeln.

„In diesem Raum gibt es sehr viele Regale mit Büchern und einen Tisch, der wie ein Schreibpult aussieht. Er ist bequem, wenn man diese riesigen Folianten lesen will."

„Dann lasst sie uns doch lesen", schlägt Igor vor. „Natascha, siehst du das sehr alte Buch auf dem untersten Regal direkt vor dir?"

„Ja es zieht mich zu ihm."

„Wunderst du dich nicht, dass es ein Buch ist und keine Papyrusrolle?"

„Nein. Es wird uns so gezeigt, weil es so bequemer ist."

„Nimm es, lege es auf das Pult, und dann soll es sich auf der Seite öffnen, auf der etwas über zwei dir bekannte Menschen steht."

„Das Buch hat sich in der Mitte geöffnet. Und wenn ich hineinsehe, habe ich nicht das Gefühl, als läse ich einen Text, sondern als würde ich ihn einfach kennen und sehen wie einen Film ,,, teilt Natascha mit.

„Was siehst du denn nun?"

„Ich sehe Arcady Naumowitsch und Sie im Priestergewand. Dieses Buch handelt von Ihnen!", ruft das Mädchen erstaunt aus. „Sie sind Priester des Amun-Re und sehr berühmt für Ihre Taten. Sie versuchen, dem Volk Ihren Glauben nahe zu bringen. Doch Ihnen droht Gefahr. Man hat dem jungen Pharao, der den Glauben des Vaters zerstört hat, zugetragen, dass Sie angeblich behauptet hätten, es gäbe keine anderen Götter außer dem einen, der alles erschaffen hat. Und was das Schlimmste ist: Sie haben den Menschen gesagt, dass der Pharao sterblich ist.

Die Wache des Pharao hat Sie gefangen genommen. Der Pharao selbst ist noch jung, er ist gerade 18 Jahre alt. Er hat eine sehr schöne Frau, deren Namen alle kennen. Er kann seine Gefühle nicht im Zaum halten und weise sein. Er will Ihren Tod.

Und dann taucht ein Dritter auf. Er ist durch irgendwelche unverbrüchlichen Bande mit Ihnen verbundenen – Sie sind immer zusammen, aber gleichzeitig eigenständig. Dieser Dritte ist sehr weise. Er hat nichts: keinen Reichtum, keine Macht, doch sein Wort ist auch eine Macht. Es ist so ungewöhnlich, dass sich die Menschen dem geheimnisvollen Ankömmling unterordnen. Er wird zum Pharao vorgelassen, obwohl diejenigen, die zu entscheiden hatten, ob sie ihn vorlassen sollen oder nicht, selbst nicht begriffen haben, warum sie zurückgetreten sind und den Weg zum Thron freigegeben haben.

Dieser neue Mensch spricht sehr gut von Ihnen. Und er bittet darum, Sie freizulassen und nicht mehr zu verfolgen.

Der Pharao wird böse und beginnt zu schreien und zu drohen.

Und dann hat dieser Mensch zu ihm gesagt: ‚Was sind dir diese zwei, wenn du groß bist? Und was bist du gegen diese zwei, wenn du reich bist? Sie sagen, dass es einen Gott gibt, du sagst, es gibt eine Vielzahl. Doch hast du, Pharao, darüber nachgedacht, woraus die Vielzahl entsteht? Auch in Ägypten gibt es viele Menschen, doch regiert werden sie von einem. Wie ist diese Vielzahl in eine Einzahl übergegangen?'

Der Pharao denkt nach. Er ist ruhig und überlegt. Dann befiehlt er, die Priester freizulassen."

„Und was ist aus dem Dritten geworden?", frage ich.

„Er ist in die Wüste gegangen. Er geht Richtung Israel. Er

wandert von einer Siedlung zur nächsten und erzählt den Menschen über den einen Gott. Er sagt, dass das Wort sowohl Leben schenken als auch töten kann. Aufrichtigkeit, Güte und Liebe schenken dem Wort das Leben. Neid, Verrat und Misstrauen entziehen es ihm.

Die Menschen hören ihm zu, doch es hat den Anschein, dass sie nicht verstehen. Er wird noch Hunderte von Jahren dasselbe sagen. Dann werden diese zwei bei ihm sein. Sie werden in die Städte gehen, und die Menschen werden sich um sie versammeln. Das aber ist eigenartig: wenn sie zum Stadttor hinaustreten, gehen sie zuerst den Weg entlang. Dann aber verschwinden sie einfach und tauchen irgendwo wieder auf, weit entfernt von dem Ort, an dem sie waren. Sie können in China auftauchen, in Indien, in Tibet, überall, wo sie wollen."

* * *

Einige Tage später versammelten wir uns wieder in demselben Zimmer und fast in derselben Besetzung. Natascha ist voller Enthusiasmus. Das, was sie gesehen hat, hat sie nicht erschüttert, sondern, im Gegenteil, inspiriert. Sie ist bereit, so lange durch die Speicher der Bibliothek zu reisen, wie es nötig ist. Auch Alexej hat keine Zeit verloren und sich mit seiner Vergangenheit auseinandergesetzt. Er weiß bereits, wer er ist. Und wir wissen es auch. Wir hätten nie gedacht, dass wir dem engsten Mitstreiter unseres Feindes so von Angesicht zu Angesicht begegnen würden. Doch das, was in vergangenen Inkarnationen war, darf nicht automatisch auf das Verhältnis in neuen Inkarnationen übertragen werden. Das hat uns der Vater eingeschärft: „Vielleicht hat ein Mensch viele Leben schlecht gelebt, das letzte aber gut. Oder umgekehrt. Wie soll man es beurteilen?"

Wir urteilen nicht. Wir sitzen einfach in einem Raum, sehen einander an, beantworten Fragen, berichten über das Hellsehen und arbeiten.

Dieses Mal ist Natascha in noch weiter zurückliegende Zeiten geführt worden. Sie hatte es kaum geschafft, in der geheimen Bibliothek zu erscheinen, als sich das Buch, das auf einem speziellen Pult auf sie gewartet hatte, von selbst auf einer Seite öffnete, von der wir nicht wissen, wer sie bestimmt hat. Die junge Hellseherin fand sich auf dem Olymp wieder, doch noch zu einer Zeit, als er von keiner Mauer umgeben und von keiner energetischen Kuppel bedeckt war. Sie stand auf dem obersten Gipfel des Berges und sah auf Garten, Springbrunnen und Paläste herab. Und sie hatte keinen Augenblick einen Zweifel daran, dass sie etwas sieht, was ihr seit Langem bekannt und wohl vertraut ist.

„Das ist der Olymp. Früher habe ich hier gelebt, doch ich habe ein recht schwieriges Verhältnis zu denen, die ihn regieren", erzählt die Schülerin der zehnten Klasse der allgemeinbildenden Schule von Iwantejewka. „Ich steige herab. Am Fuße des Berges ist in einer Höhle eine Schmiede. Ein Amboss, daneben ein untersetzter Mann mit einem schwarzen Bart in einer Tunika, Er hat mich gesehen, lässt seine Arbeit ruhen und sieht mir in die Augen. Er ist verwundert und, so hat es den Anschein, erschrocken. Er lässt den Kopf sinken und legt den Hammer aus der Hand. Ich frage ihn, ob er sich an mich erinnert. Er antwortet nicht und fragt stattdessen: ‚Warum bist du zurückgekehrt?'

Ich sage ihm, dass ich jetzt aus der Zukunft gekommen bin. Er lacht auf einmal bitter auf und hebt den Kopf: ‚Das heißt also, den Göttern ist tatsächlich ein Unglück zugestoßen?'

In der Ferne ist hinter den Bäumen eine schöne schlanke Frau mit einem sehr strengen, gebieterischen Gesichtsausdruck aufgetaucht.

Hephaistos wurde nervös (Natascha nannte den Namen des Gottes, mit dem sie sprach, zum ersten Mal, jedoch ohne zu zögern, als würde sie ihn schon eine Ewigkeit kennen). Hephaistos fürchtet diese Frau. Er bittet: ‚Versteck dich hinter den Steinen. Hera darf dich nicht sehen.' Ich verstecke mich. Hera tritt auf Hephaistos zu und sagt etwas zu ihm. Ein Junge mit schwarzen Haaren läuft herbei. Hera sieht ihn mit verborgenem Ärger an, hält sich aber zurück, als sich das Kind in ihr Gespräch mischt. Dann sagt sie etwas zu ihm und komplimentiert ihn sozusagen höflich hinaus. Der Junge läuft davon. Er läuft in einen sehr schönen Palast, der von sehr viel Grün und Blumen umgeben ist. Hera setzt ihr Gespräch mit Hephaistos fort. Sie möchte, dass er irgendeinen Auftrag ausführt. Er verspricht, alles zu tun, und sie geht fort.

Es erscheint noch eine junge Frau in kurzer Kleidung - einem Top und einem Rock (so bezeichnete Natascha die Bekleidung der neuen Figur). Über ihre Schulter hat sie einen Bogen gehängt, auf dem Rücken den Köcher mit den Pfeilen. Das ist Diana.

(‚Wieso Diana und nicht Artemis? Warum leben römische, griechische und andere Götter zusammen auf dem Olymp?', denke ich bei mir, unterbreche Natascha jedoch nicht in ihrem Bericht.)

Sie hat mich gesehen und ist sehr erfreut. Wir umarmen uns. Auch Diana ist darüber verwundert, dass ich hier bin. ‚Pass auf, dass Hera dich nicht sieht', warnt sie mich.

Ich gehe mit ihr den Weg zwischen den Bäumen entlang. Wir kommen an das Haus, wohin der Junge fortgelaufen ist. Ich sage ihr, dass ich hier eintreten möchte. Sie fragt zurück: ‚Zu Demeter?' Dann verabschiedet sie sich und geht."

Ich stoppe Natascha und schlage ihr vor:

„Mache um dich herum eine Spiegelsphäre, um unbemerkbar zu

werden. Lange wird sie dich nicht schützen können. Schließlich ist eine Göttin kein normaler Mensch. Doch für eine Weile wirst du unsichtbar sein, sodass du es schaffst, dich zu orientieren."

Natascha ist wie von einer Tarnkappe bedeckt. Nun kann sie ihre Erkundung fortsetzen, ohne unnötig Aufmerksamkeit zu erregen.

„Ich betrete den Palast. Hier ist alles sehr geräumig und schön. Dort sind zwei Frauen, genauer gesagt – Göttinnen, und der Junge, der Demeter irgendeine lustige Geschichte erzählt. Dann berichtet er, wie er Hera begegnet ist und diese es nicht vermocht hat, ihn abzuservieren.

Die Frauen lachen. Demeter klopft dem Jungen leicht und zärtlich an die Stirn.

‚Deinetwegen wird Hera heute selbst die Götterspeise bitter schmecken.'

Noch ein Junge erscheint. Er ist durch den Palast gelaufen und schmiegt sich jetzt an seine Mutter. Das ist die zweite Frau, die mit Demeter geredet hat. Der Junge ist gelockt und spitzbübisch, und in der Hand hält er einen kleinen Bogen. Das ist Eros. Seine Mutter ist die Göttin Aphrodite. Sie umarmt ihn, dreht ihn mit dem Rücken zu sich, nimmt seinen kleinen Bogen in die Hand und zeigt ihm, wie man die Sehne richtig spannt und den Pfeil einlegt.   Noch ein Junge erscheint. Er ist sehr ernst und hält ein kleines Buch in der Hand. Er möchte es seinem Freund, dem Sohn der Demeter, übergeben. Aus irgendeinem Grund ist es sehr wichtig, doch die Göttin möchte anscheinend nicht, dass ihr Sohn dieses Buch bekommt. Mit dem Buch ist eine große Verantwortung verbunden, und sie ist ständig bemüht, ihr Kind vor der ihrer Meinung nach verfrühten Arbeit und Verpflichtung zu bewahren. Sie findet, dass der Junge noch nicht erwachsen ist, dass er noch zu klein ist, dass er noch spielen und herumlaufen soll und nicht über Büchern sitzen. Umso mehr, als das Buch ungewöhnlich ist. Derjenige, der es besitzt, kann vieles, ist aber auch für vieles verantwortlich."

„Man hat mich bemerkt." Natascha ist plötzlich in heller Aufregung. „Demeter hat den Verdacht, dass ich anwesend bin. Was soll ich tun?"

„Verlasse den Palast", befehle ich.

Natascha fügt sich. Sie geht in ihrer Tarnsphäre die Alleen entlang, inmitten immergrüner Bäume, Springbrunnen und Skulpturen. Sie sieht einen weitere schönen Palast und geht hinein.

„In der Mitte des Saales ist ein riesiges Wasserbecken", beginnt sie zu erzählen. „Es ist quadratisch, und darin ist kein gewöhnliches Wasser. Geht man ins Wasser und stellt sich in die Mitte, kommt von oben ein großer weißer Strahl herunter. Er gibt die Verbindung mit allen Ebenen der planetaren Steuerungsstrukturen. Auf einem Podest hinter dem Becken ist ein Thron, auf dem Thron sitzt Hera. Sie sieht in meine Richtung, hat einen Finger an die Schläfe gelegt und dreht ihn hin und her. Sie sieht mich, was soll ich machen?!"

„Geh fort!" Geh augenblicklich fort!", befehle ich.

Natascha entfernt sich sofort vom Olymp, eine Sekunde später ist sie bei uns, nur in unserem physischen Raum. Sie fährt sich mit der Hand über das Gesicht und ist anscheinend selbst konsterniert über ihre Entdeckungen.

„Diese Jungen sind schon sehr ungewöhnlich. Mit ihnen wird irgendetwas Wichtiges für die Erde zusammenhängen. Sie bergen irgendein Geheimnis. Ich habe das Gefühl, sie sind auf dem Olymp anders als die anderen. Ich weiß nicht, wie ich das ausdrücken soll. Nun ja, sie haben irgendeine besondere Stellung Wobei die Götter, vielleicht mit Ausnahme von Demeter und Aphrodite nicht wissen, dass diese

Kinder anders sind als alle anderen Kinder von Göttern."

Igor und ich tauschen Blicke aus. Wir wissen, was Natascha sagen will, und sind überrascht über ihren Scharfsinn.

„Du weißt, was aus einem dieser Kinder werden wird?", fragt Igor.

Für uns unerwartet beginnt Natascha wieder, auf der informationellen Ebene zu sehen und zu sprechen.

„Ich sehe einen Menschen mit gelocktem Haar. Er ist jung, 30 Jahre alt. Auf dem Rücken hat er Flügel. Es scheint, das ist der Junge, der Eros war. Er steht auf einer Wolke und trägt einen roten Mantel mit einem Metallschild auf der Schulter. Er schaut nach unten. Dort ist die Hauptstadt der Hebräer, Jerusalem.

Ein anderer Mensch geht durch die Stadt, und eine Menschenmasse folgt ihm. Er hat einen Hirtenstab, an dem sich drei verschiedenfarbige Ringe befinden – ein schwarzer, ein weißer und ein silberner, doch die Ringe sieht niemand. Man sieht nur den einfachen Stab. Ich bin neben ihm, und der Mensch mit den Flügeln ist über uns und beobachtet, was wir tun. Er schützt uns gleichsam. Die Tür eines der Häuser wird geöffnet. In der Türöffnung erscheint ein grauhaariger Mann. Er lädt den Menschen mit dem Hirtenstab ein näher zu treten. Das ist ein Städter, der ein für die Menschen wichtiges Buch schreibt, doch alle in seinem Umfeld sagen, er sei verrückt.

Der Mensch mit dem Hirtenstab nickt ihm zu wie einem guten Bekannten und tritt zur Tür herein.

Der Hausherr verbeugt sich und bittet seinen Gast, den er als Lehrer bezeichnet, sich an den Tisch zu setzen. Der Lehrer ist einverstanden, dreht sich jedoch plötzlich zu mir um und sagt: ‚Natascha, komm her!' Ich küsse den Saum seines Ornats, und er breitet seine Hand über mich und fragt: ‚Möchtest du an meiner Tafel teilhaben?' Ich lehne ab. Er lächelt: ‚Hast du es eilig, in die Bibliothek zu kommen?'

Woher weiß er von der Bibliothek?", fragt Natascha nun wieder uns.

„Du sprichst mit Jesus", erkläre ich dem Mädchen.

Der Grauhaarige tritt hinzu und lächelt ebenfalls: „Es ist nicht schwer, einen Tisch reich zu decken, es aber so zu tun, dass das Essen allen gefällt, das ist nicht leicht." Sie setzen sich zu Tisch – Jesus und noch einige Personen mit ihm gemeinsam. Er bittet Natascha, über ihre Reisen zu erzählen und zu sagen, ob ihr die Stadt gefallen hat.

Natascha antwortet etwas allgemein, dass es ihr sehr gut gefallen habe, dass sie begeistert sei. Und irgendwie verliert sie bei ihrer Erzählung den Faden.

„Fällt es dir etwa schwer zu berichten, was du gesehen hast?", werde ich ein wenig ärgerlich.

„Nein, aber er spürt jede Lüge. Außerdem muss man ihm nichts erzählen, er sieht alles sofort. Jetzt erhebt er seinen Pokal, und alle anderen tun es ihm gleich. Er erzählt ein Gleichnis und belehrt. Dann erhebt er von neuem seinen Pokal und sagt, dass er bald gehen müsse. Alle sind unruhig geworden. Er hat meine Stirn berührt. Er weiß, woher ich komme, er sieht uns alle und lächelt."

Natasha verlässt die Vergangenheit. Sie ist von dieser Begegnung stark berührt. Ihre Augen leuchten vor Begeisterung.

„Das war wirklich und wahrhaftig Jesus", erklärt sie bewegt. Alexej, ein weiterer Gott vom Olymp und in seinem derzeitigen Zustand Doktorand der Lomonossow-Universität, sieht Igor und mich schweigend und konzentriert an und sagt plötzlich:

„Und sie haben Sie für eine falsche Zielscheibe, für ein

Ablenkungsmanöver, gehalten. Sie haben sonst wo gesucht, nur nicht in ihrer eigenen Nähe."

„Ich hoffe, du verrätst ihnen nicht, wo sie suchen müssen?", fragt Igor mit einem strengen, abwartenden Gesichtsausdruck.

„Was hätte ich davon? Vorbei ist vorbei. Und wer bin ich denn jetzt?", konstatiert Alexej mit bitterem Bedauern.

„Aber du bist doch auch Natascha schon früher begegnet", helfe ich nach. „Und euer Verhältnis war, milde formuliert, nicht ungetrübt."
„Ich weiß", bestätigt Alexej. „Ich habe mir meine früheren Inkarnationen anhand der Seele schon angesehen."

„Du warst ein sehr kriegerischer Mann, erinnerst du dich?", erinnert ihn Igor. „Du hattest einen roten kurzen Mantel. In der einen Hand hattest du eine Fackel, mit der du alles um dich herum erleuchtet hast auf der Suche nach Feinden. Es war keine gewöhnliche Fackel, darin war der Zorn der Götter eingeschlossen. Und in der anderen Hand hattest du ein Schwert. Einmal sind wir uns in der Sephira des Saturns begegnet. Hast du es nicht vergessen? Das war nach dem Armageddon. Du wolltest dich auf uns stürzen, doch der weise Saturn hat etwas zu dir gesagt, und du hast dich beruhigt."

Die Leute, die mit uns im Raum sind, hören dem Gespräch verständnislos zu. Doch Alexej selbst wundert sich über nichts.

„Warum sollten wir jetzt darüber reden? Nun bin ich ein Mensch, ein ganz normaler Mensch."

„Als du den Olymp verlassen hast, hast du versprochen, die Menschen Strenge zu lehren, nicht Kriege und Schlachten."

Natascha, die den Nuancen des Dialogs aufmerksam gefolgt war, begab sich auf einmal wieder in den Modus des Hellsehens.

„Ich sehe einen Ozean, Sand, in der Ferne einen großen Felsen und am Ufer einen Mann in schwarzer Tunika, mit einem Speer in der Hand. Das ist Alexej, gleichzeitig aber auch Ares, der Kriegsgott. Er schreit, ruft Poseidon herbei und droht ihm. Der Ozean brandet auf. Aus den Wellen erhebt sich Poseidon. Zuerst ist er nicht besonders groß, doch dann beginnt er zu wachsen. In der Hand hält er den Dreizack. Hinter ihm tauchen Meeresungeheuer und viele Mädchen in Kampfrüstungen auf, die auf Delphinen reiten.

Ares wächst ebenfalls. Er wird sehr groß. Er droht Poseidon. Die Wellen hinter dem Rücken Poseidons nehmen die Züge von Menschen an. Aus dem Wasser taucht ein riesiger Drache auf. Poseidon fragt mit donnernder Stimme:

,Was fehlt dir, Junge? Komm zur Besinnung, sonst wirst du sterben!'

Ares lacht und dreht sich um. Aus dem Boden hinter ihm erhebt sich ein schwarzer Wirbelsturm. Das ist der Tod, das ist die Finsternis.

Der Wirbelsturm hat sich gebildet, verdichtet und bewegt sich auf den Ozean zu. Gleich beginnt die Schlacht.

Hinter Poseidon taucht ein Mädchen in Rüstung, mit einem Helm und einem Schild in der Hand auf. Das ist eine Okeanide, eine Tochter des Poseidon."

„Das bin ich", stellt Natascha mit unerwartet niedergeschlagener Stimme fest. „Ich rufe ihm zu, dass er einhalten soll. Ares schaut. Er denkt nach. Er hat irgendwelche seltsamen Gedanken über mich. Er ist unentschlossen. Ein weiterer Mann taucht auf. Der Gott Hermes Und er treibt seinen Verbündeten dazu, die Schlacht zu beginnen. Ares' Schwanken hat ein Ende. Er ist bereit zu handeln.

Von oben, vom Olymp, ist in einem Streitwagen plötzlich noch eine weitere Frau mit einem Speer heran gerauscht: Pallas Athena Sie stellte sich in die Mitte und verlangte, die Schlacht anzuhalten, die gerade beginnen sollte.

Ich nähere mich dem Ufer und rufe Ares zu: ‚Ich, die Okeanide Elektra, fordere dich zum Zweikampf heraus. Gewinne ich den Kampf, gehst du fort und nimmst den Tod mit dir.'

Ares schweigt. Er will nicht mit mir kämpfen. Er fürchtet sich nicht, doch er hat irgendwelche seltsamen Gedanken in Bezug auf mich. Er stellt sich mich als seine Frau vor. Ich stachele ihn an: ‚Kämpfe mit mir. Du wirst als der in die Geschichte eingehen, der die Mädchen besiegt hat.'

Ares dreht sich um. Er geht. Hermes und den Tod nimmt er mit sich fort. Das ist alles."

Natascha ist wieder bei uns und sieht forschend zu Alexej hinüber.

„Ich denke, ihr habt eine originelle Möglichkeit erhalten, euch noch einmal kennen zu lernen", lächle ich. „Gut, dass ihr heute unbewaffnet und ohne Rüstung seid."

Kapitel 7

Am schwersten ist es für uns, Verständnis bei den professionellen Medizinern zu erreichen. Selbst wenn die Ergebnisse unserer Arbeit von ihnen verfolgt und registriert wurden und unabwendbar von der Genesung eines unheilbar Kranken zeugen, neigen sie eher der Version des selbsttätigen Einschaltens geheimnisvoller Reserven des Organismus zu. Vor kurzem haben wir mit der regionalen gesellschaftlichen Organisation der „Medizinischen und Gesundheitsliga" bei der Poliklinik der Forschungs- und Produktionsvereinigung „Quant", die sich auf die Kosmosforschung spezialisiert hat, einen Vertrag über die gemeinsame Tätigkeit unterzeichnet. Sie haben wunderbare Diagnostikgeräte und leistungsfähige Labors. Für uns ist es gut, die Diagnostik und die Aufzeichnung der Ergebnisse gerade in dieser prestigeträchtigen Einrichtung durchzuführen. Ich beschloss, mit mir selbst anzufangen.

Ich habe bereits im ersten Buch beschrieben, wie Igor und ich meine Gallenblase wiederhergestellt haben, die mir 13 Jahre zuvor im Stadtkrankenhaus Puschkino vom damaligen Chefarzt der chirurgischen Abteilung Lew Moissejewitsch Ginsburg entfernt worden war. Ich habe Aufnahmen und Gutachten über die Cholezystektomie aufgrund von Gallensteinen. Außerdem habe ich Aufnahmen der Nieren, wo mehr als zehn Steine bis zu einem Durchmesser von einem Zentimeter entdeckt wurden. Als Zugabe kommen noch ein Magengeschwür, eine Bauchspeicheldrüsenentzündung, eine autoimmune Thyreoiditis, zwei Hernien an der Wirbelsäule und eine Fettleber dazu. Mit diesem ganzen Strauß wohl dokumentierte Erkrankungen wendete ich mich auch an den Chefarzt der Poliklinik, Wladimir Anatoljewitsch Kuschnir.

Wir kennen uns bereits. Ich erzählte ihm etwas über unsere

Technologien. Er hörte mir höflich zu, und sein Gesichtsausdruck sagte dabei: „Nun ja, es gibt eben die verschiedensten Kranken."

Jetzt bat ich ihn, eine Untersuchung mit Geräten durchzuführen, nachdem ich ihn zuvor mit einem Ordner mit den Kopien meiner Diagnosen und Aufnahmen versorgt hatte.

„Womit wollen wir anfangen?", erkundigte sich Wladimir Anatoljewitsch sachlich. Und zwischen den Zeilen dieser Frage klang recht deutlich hindurch: „Den Menschen Flausen in den Kopf zu setzen ist eines, Geräte sind etwas ganz anderes. Sie lassen sich nicht betrügen."

Ich schlage vor, mit der Gallenblase zu beginnen. Voller Zweifel sieht er auf die riesige Narbe, ein Andenken an die ausschweifende chirurgische Handschrift Lew Moissejewitschs, und fragt forschend:

„Denken Sie, dass sie schon nachgewachsen ist?"

Ich antworte nicht, obwohl ich weiß, dass die Gallenblase zu zwei Dritteln wiederhergestellt ist. Da ist eine Matrix der Blase und ihre energetische Füllung. Mehr noch, auch die Zellen haben den Regenerationsprozess bereits abgeschlossen. Doch wenn man sie mit Hilfe des Hellsehens betrachtet, sind sie jetzt irgendwie durchsichtig wie aus Glas. Was man in diesem Fall mit Hilfe einer Ultraschalluntersuchung sehen kann, weiß ich selbst nicht.

Deshalb versuche ich, mit meinen Vermutungen vorsichtig zu sein.

„Lassen sie es uns ansehen und festhalten."

Ich lege mich auf die Liege. Wladimir Anatoljewitsch schaltet das Gerät ein, reibt meinen Bauch mit irgendwelchem klebrigen Zeug ein und beginnt mit der Untersuchung.

Er dreht mich hierhin und dorthin, zwingt mich, meinen Bauch aufzublähen, zu atmen und wieder nicht zu atmen. Schließlich verkündet er sein Verdikt.

„Es gibt keine Wunder. Wenn sie sie herausgenommen haben, haben sie sie herausgenommen."

Das streite ich nicht ab. Ich bitte nur, alles festzuhalten. Ein Gutachten zu schreiben, es zu unterzeichnen und mit dem Stempel der Einrichtung zu versehen.

Zwei Tage später gehe ich wieder zu Wladimir Anatoljewitsch. Mit zweifelndem Blick erkundigt er sich:

„Hoffen Sie wirklich, dass ein Organ nachwächst?"

„Ja, das hoffe ich", antworte ich lakonisch, ohne zusätzliche Kommentare, die an dieser Stelle unpassend wären.

„Gut", stimmt Wladimir Anatoljewitsch zu, und wir gehen gemeinsam in den Raum für die Ultraschalluntersuchungen.

Dieses Mal hat sich trotz allem irgendetwas verändert. Wladimir Anatoljewitsch ist irgendwie verwirrt.

„Bleiben Sie erst einmal liegen", bittet er mich. „Ich bitte noch einen weiteren Spezialisten dazu."

Einige Minuten später studieren bereits zwei Ärzte den Bildschirm, wobei sie immer wieder kurze Sätze austauschen.

„Was ist das für ein Schatten?"

„Keine Ahnung."

„Er ist auf jeden Fall im Bereich der Gallenblase. Und die Form ist auch ähnlich."

Der zweite Arzt schnauft und überlegt.

„Vielleicht ist an dem Gerät etwas kaputt?"

Ich bitte wieder darum, alles aufzuschreiben, wie es ist. Ein Schatten also. Ich sollte lieber in zwei Tagen noch einmal wiederkommen.

Als ich einige Tage später wieder zur Untersuchung kam, sagte mir Wladimir Anatoljewitsch gleich:

„Wir werden die Diagnostik zu zweit machen. Ich habe noch einen sehr guten Spezialisten hinzu gebeten, damit er sich diesen unklaren Schatten ansieht."

Wieder lande ich auf der Liege, an die ich mich schon gewöhnt habe, als wäre sie meine eigene. Zwei Ärzte am Bildschirm und ihre kurzen, doch höchst aussagekräftigen Äußerungen.

„Die Größe ist fast normal."

„Die Wände sind drei bis vier Millimeter dick."

„Warum sind oben die Ränder so verwischt?"

„Unten ist alles ganz deutlich. Hier ist die Gallenblasenwand, hier der Gallengang."

Kurze Zeit später war der Berater fort. Ich setzte mich auf der Liege auf.

Wladimir Anatoljewitsch saß einen Meter von mir entfernt, doch er schaute an mir vorbei auf die Wand. Sein Blick war irgendwie seltsam, abwesend.

Ich berührte seine Hand.

„Was haben Sie?"

Er seufzte auf und kehrte aus dem Zustand der Prostration zurück, in dem er sich augenscheinlich bis zu diesem Moment befunden hatte.

„Aber ich weiß doch, dass sie nicht da ist", sagte er verloren.

Wenn man ihn ansieht, muss er einem einfach leidtun. Er macht den Eindruck, als hätte er plötzlich die Stütze seines Lebens verloren.

„Und jetzt ist sie da?", frage ich.

„Ja, jetzt ist sie da", bestätigt er. „Nur der obere Rand ist undeutlich."

„Lassen Sie uns doch in drei Tagen noch einmal nachsehen", schlage ich vor. „Vielleicht materialisiert sie sich endgültig."

„Sind Sie sicher, dass das eine Regeneration ist?"

„Was denn sonst?"

„Ich weiß nicht."

„Aber sie sind doch nicht zum ersten Mal damit konfrontiert", ziehe ich meinen Trumpf aus dem Ärmel.

Der Chefarzt sieht mich mit stummer Verwunderung an.

„Wenn Sie gestatten, hole ich einige Papiere aus meiner Tasche."

Er rückt etwas ab, um mir die Möglichkeit zu geben, aufzustehen.

„Vor zwei Wochen ist eine Frau zu Ihnen gekommen und hat Sie gebeten, ihre Schilddrüse zu untersuchen. Sie ist übrigens auch Ärztin, Allgemeinmedizinerin."

„Ich erinnere mich dunkel", bestätigt Kuschnir.

„Hier ist Ihre Diagnose. Sie konstatieren das Fehlen des linken Teils der Schilddrüse, der tatsächlich chirurgisch entfernt worden war."

„Ja, ja…, ich erinnere mich."

„Einige Tage später haben sie diese Frau wieder untersucht, die sich natürlich nicht besonders bemüht hat, sich in Erinnerung zu bringen. Und was war das Ergebnis?"

„Was?", fragt er zurück.

„Hier ist Ihr Gutachten, in dem sie den linken Teil der Schilddrüse als vorhanden beschreiben."

Er sieht seine Gutachten durch und vergleicht die Aufzeichnungen.

„Das kann nicht sein."

„Warum nicht? Schließlich haben Sie mir neben der Regeneration der Gallenblase eine völlig gesunde Leber, Nieren, in denen keine Steine sind, und eine völlig intakte Bauchspeicheldrüse attestiert. Dabei haben Sie sie doch nicht therapiert. Warum sind sie auf einmal so völlig normal, obwohl wir über Dokumente verfügen, die uns genau das Gegenteil bescheinigen? Und kann in meinem Alter überhaupt etwas völlig normal sein? Überlegen Sie selbst."

Wladimir Anatoljewitsch ist völlig verwirrt. Fragen schießen ihm durch den Kopf. Er versucht, sich wenigstens an einen genau dokumentierten Fall der Regeneration eines Organs zu erinnern. Er denkt über die Mechanismen nach, die solche Prozesse beinhalten können.

Er ist kein gewöhnlicher Arzt. Er befasst sich mit wissenschaftlicher Forschung und hat es sich zum Ziel gesetzt, seine Habilitation zu verteidigen. Er fragt, auf welcher Ebene wir die Sanierungsmechanismen einschalten: auf der Zellebene, der molekularen Ebene oder noch tiefer, auf der Ebene der Elementarteilchen.

Die Antwort ist offensichtlich. Weder auf der Zellebene noch auf der molekularen Ebene ist es möglich, mit der DNA, den Zellkernen und dem Gen zu arbeiten. Dafür müssen wesentlich feinere Methoden des Sehens und der Einwirkung genutzt werden, die nur subelementare Teilchen und die Bioenergie sein können, die in der Lage ist, sowohl beschädigte als auch normale Abschnitte von Atomen und Molekülen genau festzuhalten. Selbst auf der Molekularebene ist es nicht möglich, den Lasereffekt der gerichteten punktuellen Einwirkung auf Gewebe und pathologische Konkremente (zum Beispiel Steine in den Nieren oder der Leber) zu schaffen und sie so zu zerstören.

Eine Woche später trafen wir uns wieder, und Wladimir Anatoljewitsch führte die Untersuchung wieder selbst durch. Dieses Mal nahmen auch einige Spezialisten unseres Zentrums daran teil. Auf dem Bildschirm des Displays zeigte sich mit geraden deutlichen Linien meine regenerierte Gallenblase. Sie war dunkler geworden, gewachsen, hatte sich mit Gallenflüssigkeit gefüllt und sah überhaupt sehr überzeugend aus.

„Was sich doch alles aus einem normalen Schatten entwickeln kann", konstatierte ich, nicht ohne einen Hauch von Ironie in der Stimme. „Der Regenerationsprozess eines lebenswichtigen Organs des Menschen ist alltäglich und findet in der Presse und im Fernsehen keine besondere Beachtung."

„Warum auch", schaltete sich Igor rechtzeitig ein. „Für sie ist das nicht interessant. Sie berichten, wie für Millionen Dollar im Ausland Maschinen gekauft werden, die in der Lage sind, im Quadratnest-Verfahren den Organismus aufzuschneiden. Das Fernsehen macht keine Werbung für Wunder. Dafür bekommen sie kein Geld. Übrigens, Herr Doktor", wandte er sich plötzlich an Wladimir Anatoljewitsch. „Sie sollten sich auch dringend Gedanken über ihren Magen und anderes machen. Beispielsweise über Ihre Niere."

Kuschnir wurde verlegen und senkte den Blick. Eine Woche später gab er zu, dass Igor ohne jegliche Ultraschalluntersuchung sein eigenes gesundheitliches Problem völlig korrekt benannt hatte.

Schon bald befasste sich die Poliklinik der Forschungs- und Produktionsvereinigung „Quant" mit völlig neuen Patienten. Die Ärzte beobachteten mit eigenen Augen, wie sich fehlende Organe wieder aufbauten und buchstäblich innerhalb von zwei bis drei Wochen Krebsgeschwüre verschwanden.

Manchmal geriet Wladimir Anatoljewitsch aus dem Gleichgewicht und schickte unsere Patienten fort. So war es mit einer Frau, die großflächige gutartige Gebilde in der Brust hatte.

„Das kann ich nicht registrieren", versuchte er, nicht so sehr die von uns zur Untersuchung geschickte Frau, sondern eher sich selbst zu überzeugen. „Vor zwei Tagen habe ich Sie selbst untersucht. Sie hatten Geschwüre, Verhärtungen in der Brust, Zysten und noch mehr. Und jetzt ist dort nichts mehr. Ich muss eine Kommission einberufen. Wir werden Mammologen hinzuziehen, zusätzliche Blutuntersuchungen durchführen und dann eine Entscheidung treffen. Wenn ich das alles jetzt unterschreibe, werden meine Kollegen denken, ich sei verrückt geworden."

Einen Tag später war die vom Chefarzt einberufene Kommission nach hitzigen Diskussionen dennoch gezwungen, die Tatsache einer Wunderheilung festzustellen.

* * *

Selbst von den Grigori Petrowitsch Grabovoi nahestehenden Personen weiß kaum jemand, dass er Gedichte schreibt. Hinter der Versform verbirgt sich eine gewisse Chiffre, hinter dem alltäglichen Sinn die Technologie der Auferweckung, der Unsterblichkeit, des Nichtsterbens. Hier ist ein solches Gedicht:

Mensch!
Du bist die Welt. Du bist die Ewigkeit.
Die Kräfte in dir sind unermesslich.
Deine Möglichkeiten sind grenzenlos.
Du bist die Inkarnation des Schöpfers.
In dir ist sein Wille.
Durch seine Vorherbestimmung wirst du die Welt umwandeln.
In dir ist seine Liebe.
Liebe alles Lebende wie er,
Der dich erschaffen hat.
Verhärte nicht dein Herz.
Denke über das Gute nach,
Tue Gutes.
Gutes wird durch ein langes Leben belohnt.
Die Liebe schenkt Unsterblichkeit,
Glaube und Hoffnung die Weisheit.
Mit dem Glauben und der Liebe
Leben deine unsichtbaren Kräfte auf,
Und du erhältst, wovon du träumst.
Die Unsterblichkeit ist das Antlitz des Lebens.
So wie das Leben
Eine Spur der Ewigkeit ist.
Schaffe, um in Ewigkeit zu leben.
Lebe, um die Ewigkeit zu schaffen

Ich bin so frei, diese poetischen Zeilen mit einigen Äußerungen Grigori Petrowitschs zu untermauern:

1. Jedes Objekt des Universums ist einem anderen Objekt durch

die Entwicklungszusammenhänge gleichgestellt.

2. Nach dem Wort kommt die Ewigkeit des Seins.

3. Die Ewigkeit ist das Streben des Geistes der Freiheit.

4. Die Differenz zwischen der Wahrnehmung und der Veränderung durch die Wahrnehmung formt das Objekt der Wahrnehmung.

5. Die Vernunft ist der Umwandlungsprozess des Raumes.

6. Die Materie des Universums orientiert sich an der Vernunft.

7. Indem man das Bewusstsein verändert, kann man die Welt verändern.

8. Jeder Mythos hat die Wahrheit des Epilogs.

Das, was ich zitiert habe, ist aus dem holographischen Bewusstsein geboren. Ich habe nicht vor, dem Leser diesen Terminus zu erklären, er wird aus dem Inhalt des vorliegenden Buches ersichtlich. Das sind nicht einfach Bilder; das ist präzises Wissen, das in den Körper des Wortes gekleidet ist. Hier geht es sowohl um Mathematik und Physik als auch um die Philosophie der Unsterblichkeit. In vergangenen Jahrhunderten zog man es vor, anders über dieses Thema zu sprechen. In einem alten Manuskript von Alchimisten ist das Rezept für ein Elixier der Unsterblichkeit erhalten geblieben: „Man nehme eine Kröte, die zehntausend Jahre gelebt hat (ich hoffe, Sie haben eine zur Hand), sowie eine Fledermaus, die tausend Jahre gelebt hat (mit Mäusen wird es natürlich einfacher), trockne sie im Schatten, zerstampfte sie und nehmen sie ein."

Ein nicht besonders anspruchsvolles Rezept: nur zwei Bestandteile. Würde es wirklich helfen, würden sich ungeachtet der unansehnlichen Zutaten sicher viele Freiwillige finden, die in die Ewigkeit eingehen wollen. Doch diejenigen, die dieses Handbuch der Hexerei verfasst haben, haben wohl kaum ernsthaft auf ein direktes positives Ergebnis gehofft. Hier geht es um irgendwelche anderen Flausen. Entweder Scharlatanerie oder Kryptographie. Zum Beispiel die zehntausendjährige Kröte – das ist eine Kette von Informationen und gesammelter Erfahrung. Die tausendjährige Fledermaus ist ebenfalls ein Erfahrungsschatz, doch bereits auf der feinen Ebene. Im Schatten trocknen - das heißt, sich dessen schweigend bewusst zu werden. Zerstampfen bedeutet, das Wesen zu extrahieren. Einnehmen heißt anwenden. Wir werden nicht in die Tiefe gehen. Für uns ist etwas anderes wichtig: Auferweckung und Unsterblichkeit sind tatsächlich möglich. Sowohl in der Vergangenheit als auch in der Gegenwart wurde darüber nachgedacht. Die Menschen wollten nie auf ihren Anspruch auf eine unsterbliche Existenz verzichten und konnten es auch nicht. Selbst die Wissenschaft kann dieses Menschenrecht nicht abstreiten.

Hier eine scharfsinnige Sentenz des amerikanischen Physikers und Nobelpreisträgers Richard Feynman: „Wenn der Mensch es sich in den Kopf setzen würde, ein Perpetuum Mobile zu schaffen, stieße er auf ein Verbot in Form des ersten Hauptsatzes der Thermodynamik. Würde er sich aber mit dem Problem der Verlängerung des Lebens des Individuums auf eine unbestimmte Zeit befassen, würde sich in der theoretischen Biologie kein Gesetz finden, das ihn daran hindern würde, zum Erfolg zu kommen." Und daher, schlussfolgerte Feynman, besteht die Frage lediglich darin, wie viel Zeit nötig sein wird, um diese Aufgabe zu bewältigen.

Einen völlig neuen Ansatz für das Problem der Unsterblichkeit hat der russische Denker N. F. Fjodorow erarbeitet. „Gott", proklamierte er, „hat den Tod nicht erschaffen". Und deshalb kann und muss der Mensch eine Methode finden, ihn loszuwerden, und sich dabei auf wissenschaftliche Methoden stützen.

Fjodorow sieht zwei Lösungswege für das Problem: die „Wissenschaft der unendlich kleinen Molekularbewegungen", chemische und Lichtstrahlen, die das Bild Verstorbener speichern, die „Bautätigkeit der Strahlen". „Doch die Sache der Auferweckung", schreibt Fjodorow, „ ist nicht nur eine Sache äußerer Kräfte, die durch die Gesamtheit der Vernunft aller ausgerichtet sind, sondern auch die persönliche Sache jedes Einzelnen, als Sohn, als Verwandter."

Uns liegt der Standpunkt unseres berühmten Landsmannes sehr nahe. Sowohl dabei, dass Gott den Tod nicht geschaffen hat, als auch dabei, dass eine Entscheidung sich auf wissenschaftliche Methoden stützen muss.

Gerade die Verknüpfung des Göttlichen und des Wissenschaftlichen ist unserer Ansicht nach ein guter Wegweiser zum Nichtsterben, zur Unsterblichkeit, zur Auferweckung.

Wir haben bereits die Prozesse zur Rückholung vieler uns nahe stehender Personen in Gang gesetzt. Diese Prozesse laufen, mehr noch: Hunderte von Menschen, die auf die eine oder andere Weise mit diesen Prozeduren zu tun haben, bestätigen sowohl mündlich als auch schriftlich die Phasen der Auferweckung. Viele dieser Zeugen haben weder Igor noch ich jemals persönlich gesehen. Sie schicken uns ihre schriftlichen Aussagen. Galina Borissowna Kusnezowa brachte eine davon von der Freundin ihrer einige Jahre zuvor verstorbenen Tochter Alexandra.

„Das hat vor langer Zeit angefangen. Fast sofort, nachdem Alexandra von uns gegangen war. Ich habe von Anfang an von ihr geträumt: Wir haben uns unterhalten, sind zusammen spazieren gegangen, sie hat mir Ratschläge gegeben. Ich habe ständig gespürt,

dass sie bei mir ist... Dann hörten diese Träume auf. Es vergingen einige Jahre.

Im Mai dieses Jahres (um den 20. herum) habe ich wieder von Alexandra geträumt. Mir träumte, ich wäre zuhause, im Dorf. Plötzlich klingelte es an der Tür. Ich öffnete, und in der Tür stand Alexandra und sagte lachend:

‚Hallo!'

‚Grüß dich, Alexandra!', antwortete ich freudig überrascht. Für mich habe ich registriert, dass sie nicht allein war. Neben ihr stand ein kleines dunkelhaariges Mädchen von ca. 12-13 Jahren. Alexandra folgte meinem Blick und sagte:

‚Das ist meine kleine Freundin...'

‚Alexandra, du warst so lange fort! Wo bist du gewesen?', fragte ich.

‚Na ja', wand sie sich unbestimmt heraus. ‚Erzähl mir lieber, was es hier Neues gibt.'

‚Ich wohne jetzt in Moskau. Ich bin verheiratet und habe eine Tochter', sagte ich und breitete noch jede Menge Neuigkeiten vor ihr aus. Dann aber fragte ich: ‚Wie kann das sein? Du bist doch... tot...'

Alexandra lachte auf:

‚Aber wieso denn? Ich bin sogar höchst lebendig! Bald kannst du dich selbst davon überzeugen. Wir werden uns beide noch beim Tanz vergnügen!'

Aber dann hatte sie es auf einmal eilig und begann, sich zu verabschieden. Zum Abschied sagte sie noch, dass ich nicht vergessen soll, dass sie jetzt lebendig ist!

Am Morgen erinnerte ich mich an den Traum und gegen Abend rief ich Alexandras Mutter an. Und ich staunte sehr, als ich von dem

Auferweckungsprogramm erfuhr. Frau Kusnezowa gab mir einige Ratschläge, wie ich mich verhalten soll. Ich wurde aufmerksamer. Zu dieser Zeit fuhr mein Mann weg, und in der Wohnung begannen sich eigenartige Dinge zu ereignen: Schritte, Rascheln. Eines Tages hörte ich ganz deutlich das Geräusch eines Lichtschalters... als ich in den Flur hinaussah, stellte ich fest, dass im Bad Licht brannte, dass ich nicht eingeschaltet hatte.

Einige Zeit danach – ich machte mich gerade fertig zum Losgehen und kämmte mich vor dem Spiegel – huschte hinter mir eine durchsichtige Silhouette vorüber. Ich drehte mich um, doch ich sah nichts. Zwei Tage später träumte ich von einem Weg, der durch eine grüne Rasenfläche geteilt war. Ich gehe auf der einen Seite entlang, auf der anderen Seite höre ich Schritte, doch ich sehe nichts.

‚*Alexandra! Bist du das?*'

‚*Ja, das bin ich.*'

‚*Aber warum sehe ich dich nicht?*'

‚*Es gibt zwei Gründe: Erstens glaubt jemand noch nicht ganz an meine Auferstehung, deshalb kann ich mich nicht materialisieren, und zweitens...*

‚*Warst du das am Spiegel?*'

Leises Gelächter:

‚*Ja. Hast du einen Schreck bekommen?*'

‚*Nein.*'

Wer von den Angehörigen ist es wohl, der nicht an ihre Auferstehung glaubt? In der Nacht zum 11. Juni (bevor wir auf den Friedhof gingen) träumte ich, dass Alexandras Mutter und ich zu dem Grab kamen. Ich schaue gleichsam durch die Erde hindurch und sehe dort einen absolut leeren Raum. Verständnislos rufe ich aus: ‚*Da ist ja überhaupt niemand!'„*

(Natürlich nicht, fügen wir von uns aus hinzu. Da war auch vorher niemand, nur ein toter Körper, die Seele war schon lange in einer anderen Dimension. Und die Tatsache, dass eine normale, ganz gewöhnliche Frau, deren es ringsum Millionen gibt, eine überhaupt nicht physische Verbindung zum Zustand des Grabes spürte und sich bewusst wurde, dass von dort etwas fortgegangen ist, ist viel wert. Wohl kaum jemand, der das Grab seiner Angehörigen besucht hat, hat einen derartigen Zustand erlebt. – A. P.).

„Ab dem Zeitpunkt, an dem ich wieder begann, mit Alexandra durch meine Träume zu kommunizieren, spüre ich auch wieder ihre Hilfe. Jetzt habe ich die Möglichkeit einer kostenlosen Ausbildung bekommen, eine gute und interessante Arbeit. Und sogar ein Karrieresprung. Sie ist wieder bei mir. Ich weiß es!"

Das ist das unabhängige Zeugnis von Galina Borissowna über den laufenden Auferweckungsprozess ihrer Tochter. Mehr noch, dieselben Beobachtungen beschreiben auch Verwandte anderer Aufzuerweckender. Der Vergleich dieser Beobachtungen bietet sehr seriöses Material für Forscher bei der Entdeckung so genannter Standardverfahren und technologischer Phasen. Doch mir erscheint es jetzt wesentlich wichtiger, die Aufmerksamkeit der Leser nicht auf Dutzende parallel verlaufender Prozesse zu verteilen, sondern diese genauer und intensiver anhand eines Beispiels zu beleuchten. Fahren wir also damit fort, aus den Tagebuchaufzeichnungen von Galina Borissowna zu zitieren:

„*28.05.01.*

Offensichtlich gibt es im Weltall keine Zufälle. Als ich zur Metro ging, habe ich mich daran erinnert, wie ich vor kurzem im Theater war. Auf dem Spielplan stand ‚Der letzte Don Juan' von Edward Radsinski. Als ich in der Pause gemeinsam mit Natascha Sotnikowa die Treppe herunterging, sahen wir direkt vor uns zwei junge Mädchen. Eine von ihnen war die Schönheit selbst. Natascha und ich waren begeistert, wenn man das so sagen kann. Ich aber dachte sofort an meine Tochter. Ich erzählte Natascha davon, nur hatte Alexandra eine andere Form der Hüfte, und ich dachte (der Gedanke an die Auferweckung ist bei mir jede Sekunde vorhanden, man kann sagen, ich atme ihn wie die Luft): ‚Soll doch Alexandra Idealmaße (solche Formen, wie sie dieses Mädchen hatte) nach dem Prinzip des Goldenen Schnittes haben, wie es sich die Natur, der Schöpfer ausgedacht hat.' Auch das Kostüm, das das Mädchen anhatte, war einfach superschick. Wieder hatte ich den Gedanken: ‚Das ist der Stil von Alexandra und ihre Lieblingsfarbe.' Ich sah sie förmlich darin.

Ich stieg in die Metro ein und begann, Grabovois Buch ‚Auferweckung' zu lesen (sonst habe ich einfach keine Zeit, ich würde es zu gerne am Schreibtisch, in Ruhe, mit einer Leselampe lesen).

Ich lese Seite 86, Punkt 9 ‚Die Steuerung des Körpers bei der Auferweckung'. Ich habe mich schon mehrmals davon überzeugt, dass das kein Zufall ist. Ich lese das Buch ohne Eile (eigentlich hätte ich es gern schneller), es ergibt sich einfach so. Mein Gedanke wird gleichsam von jemandem geführt, der ihn dann im Buch bestätigt und mich von der Richtigkeit der Gedanken überzeugt und zwingt, die Einzelheiten gründlich und nicht nur nebenbei durchzuarbeiten.

29.05.01.

Ich wollte nicht aufstehen. Meine Gedanken überschlagen sich. Ich bin wieder in das Dorf zurückgekehrt, an jenen Morgen. In meinem Unterbewusstsein ist die Zahl 12 (ein Wortspiel: drei (als Summe), einer in dreien, drei in einem, zwölf). Ich sehe wieder den grünen Wald, die Weite, das Feld. Ganz deutlich sehe ich Alexandra in einem dreiteiligen Hosenanzug aus schwerer Seide, mit schwarzen Sandalen, den langen Blazer an einem Finger über die Schulter gehängt. Nur unter der Weste sehe ich mal eine weiße, mal eine violette Bluse. Die Hosen fließen geradezu ihre Beine entlang.

Bei G. P. Grabovoi lese ich Punkt 17. ‚Die Formgebung für das Bild des Aufzuerweckenden vom Standpunkt Ihres Bewusstseins'. Wieder ins Schwarze getroffen!!! (Ja, Galina Borissowna! Man muss es wirklich ernstnehmen und nicht nur mit dem Strom schwimmen. – A. P.).

Ich denke schon an die Zukunft des Kindes, und das ist gut! Von den Gedanken der Mutter hängt vieles ab – man muss ihre Zukunft leidenschaftlich wollen und sehen. Man darf keinen Druck ausüben; die Wahl liegt natürlich bei ihr.

Mein Mädchen war eines von den ‚harten' Organisationstalenten (ich habe immer zu ihr gesagt: ‚Alexandra, ich beneide deine zukünftigen Untergebenen nicht!'). Doch ihr großer Vorteil lag darin, dass sie gutmütig war und sich nach einem Streit schnell wieder beruhigte. Ich träume davon und wünsche es mir, sie bei solchen Männern zu sehen wie im Zentrum, als ihre Helferin, Mitstreiterin, Schülerin...

Zu den Zähnen: Ich war in der Poliklinik in der Sprechstunde bei unseren Zahnärzten Jaroschewitsch und Kolesnikowa. Sie erstellen zusammen mit Andrej Igorjewitsch Poletajew aus dem Institut für Molekularbiologie das Gutachten über die Regeneration der Zähne. Ich hatte den Eindruck, sie trauten ihren Augen nicht: Sie schauten immer wieder nach und faßten sie an...

Lena Jaroschewitsch sagte: Ich traue meinen Augen, wenn ich mit einem Löffel daran klopfe. In Marinas Augen waren Begeisterung und Verwunderung zu sehen.

Im Zahnfleisch, in der Tiefe (rechts), hat sich noch eine harte Stelle gebildet. Bei dem Backenzahn links unter der Krone tritt ein Sekret aus dem Zahnfleisch aus. Vor drei Jahren war mir vorgeschlagen worden, diesen Zahn entfernen zu lassen. Auf der Wurzel hat sich eine Pulpa gebildet. Aber mein behandelnder Arzt hat mich zweimal innerhalb von 2,5 Jahren therapiert, indem er ein Medikament in die Wurzel einführte.

Jetzt tut der Zahn nicht weh, doch ich habe ständig den Gedanken, daß da etwas mit ihm vorgeht, daß irgendwelche Prozesse im Gang sind.

Das Ergebnis war folgendes Gutachten:

‚Bei der Untersuchung der Patientin G. B. Kusnezowa wurde eine teilweise sekundäre Adentie des Oberkiefers festgestellt. Alveolarfortsätze von blaßrosa Farbe, beim Abtasten schmerzempfindlich, glatt, ohne Knochenauswüchse.

Eine weitere Untersuchung.

Am Oberkiefer wurde eine Vergrößerung der Knochenauswüchse im Bereich des sechsten und des dritten Zahns (entsprechend) nach dem Typ der Knochenauswüchse festgestellt. Beim Abtasten sind die Knochenauswüchse leicht schmerzempfindlich, es sind spitze Enden zu ertasten. Die Kieferränder und das Knochengewebe sind bland, die Schleimhaut hat eine blaßrosa Farbe, am Rand des Alveolarfortsatzes ist visuell eine Verdickung des Knochenkamms festzustellen.

Zahnärztin Kolesnikowa'"

Lassen wir zunächst Galina Borissownas stomatologische Odyssee beiseite und schauen uns durch das Hellsehen an, wie der Aufbau der Körper jener vonstattengeht, die irgendwann aus dem Leben geschieden sind, und jetzt dank den neuen Entwicklungsmöglichkeiten des menschlichen Soziums die Chance haben, aus dem Jenseits ins Diesseits zurückzukehren.

Beginnen wir mit dem Gegenteil. Was passiert, wenn ein Mensch stirbt?

Wenn ein Mensch stirbt, geht zuerst seine Seele, sie geht nicht allein, sondern zusammen mit dem durchdringenden Geist. Diese Diade ist immer zusammen. Nach ihnen entschwindet das Bewusstsein. Das ist alles! Keine Seele, kein Geist, kein Bewusstsein. Übrig bleibt, was unsere Wissenschaftler so gern untersuchen – der physische Körper. Dort laufen noch irgendwelche chemischen und physikalischen Reaktionen ab. Dort steuern noch irgendwelche kleinen Programme, die speziell für diese Ebene geschaffen sind, irgendetwas, regulieren etwas. Doch den Menschen gibt es schon nicht mehr, weil die Seele zusammen mit dem Geist gegangen ist. Und der Geist ist die Energie des Lebens, das, was Wachstum gibt und es beschränkt.

Mit Hilfe des Geistes können sich Zellen teilen, ist er nicht vorhanden, können sie sich nur zerlegen. Die Seele ist das Leben. Und der Geist ist die Energie des Lebens. Sowohl ein Kräutlein als auch das Schaf Dolly als auch der Hund Tusik haben das Leben. Der Geist ist überall, in allem. Und das ist nicht irgendein Wölkchen, wie ihn sich die Menschen gemeinhin vorstellen. Das ist Energie, die einen Aufbau und eine Struktur hat. Wir stecken den Stecker des Fernsehers in die

Steckdose, und der Bildschirm leuchtet auf. Wendet man das analog auf den Menschen an, ist der Fernseher der Körper, die Energie ist der Geist, das Bild auf dem Bildschirm ist das Bewusstsein, und der Schaltkreis des Fernsehers, sein Funktionsprinzip, ist die Seele. Doch das ist nur als Analogie zulässig, denn das Bewusstsein ist hundertmal höher und komplizierter, das ist das Prinzip der des Raumes. Und im Gegensatz zum Fernseherempfänger ist das Bewusstsein sehr kompliziert aufgebaut: Es hat Tausende Bildschirme, Tausende Kanäle, und auf jedem Kanal läuft ein anderer Film.

In unserer Wahrnehmung der Welt gehen Igor Arepjew und ich nach dem, was sich uns erschlossen hat, davon aus, dass keine der allgemein üblichen neurolinguistischen Konstruktionen zufällig ist, umso mehr solche wie Gott, die Seele, der Geist und das Bewusstsein. Diese Wörter sind ursprünglich und haben eine Schlüsselfunktion; sie, und genau sie, sind die Grundlage und beteiligt an der Bildung der Welt, der Religion, der Philosophie, der exakten Wissenschaften und der Sprache als zusammenfassender Struktur.

Das Wissen, das wir nutzen und mit dessen Hilfe wir Ergebnisse erzielen, die vom Standpunkt der orthodoxen Wissenschaft nicht möglich sind, zeugt davon, dass gerade die geistigen Strukturen des Weltalls der Ursprung allen auf der Erde Vorhandenen und der Umwandlungsfaktor der Realität sind.

Unsere Praxis beweist, dass bestimmten Denkoperationen des Menschen in seinem Bewusstsein durchaus physische Resultate entsprechen. Mit anderen Worten – wir haben reale Anzeichen dafür, dass mentale Reaktionen der inneren Welt beginnen, Objekte der äußeren Welt zu beeinflussen. Das ist zum Beispiel die Genesung von Menschen, die vom Standpunkt der modernen Medizin an unheilbaren

Krankheiten erkrankt sind, die Regeneration verlorener Organe und Gewebe des Menschen.

Eine vollständige Struktur, in der bereits sowohl die Ebene der materiellen als auch die Ebene der geistigen Organisationen vorhanden ist, ist ein dreieiniges Gebilde: Seele, Geist, Bewusstsein. Daraus ergibt sich die Notwendigkeit, diese Begriffe und eine Reihe anderer vom Standpunkt unserer Forschungen und unserer Praxis aus zu definieren, die unmittelbar mit ihnen verbunden sind. Umso mehr, als diese Dreieinigkeit imstande ist, ein eigenes Feld der dynamischen Realität zu reproduzieren, in der der Geist der Materie nicht entgegensteht. Und hier passt so gut wie selten einmal die Behauptung Platons, dass die Gelehrten die Wahrheit nicht erfinden, sondern sie entdecken.

In dem Glossar, das wir Ihnen hier vorlegen, ist nicht nur unsere Arbeit, also von Arcady Petrov und Igor Arepjew zusammengefasst, sondern auch, und zwar in erster Linie, die Arbeit des Akademiemitgliedes Grigori Petrowitsch Grabovoi.

Los geht's...

Gott: Der wahre Mensch, Schöpfer und Erschaffer der Ewigkeit und Unendlichkeit. Als causa mundi des Kosmos und des Universums, ist er in jeglicher Welt reflektiert und in seinem geistigen Erscheinungsbild allem von ihm in der Vergangenheit, der Gegenwart und der Zukunft Erschaffenen ebenbürtig. Indem er das Aussehen des Menschen angenommen hat, hat Gott ein materielles, persönliches Erscheinungsbild in der Welt seiner Existenz, deren Mittelpunkt er ist. Die Reproduktion der Welt erfolgt auf der Grundlage des Gesetzes, dass das Bild des Menschen zur Schaffung jedes Elementes der Welt nach dem Prinzip der Selbsterschaffung führt.

Gott ist ewig, er ist niemals gestorben und stellt deshalb

die Grundlage dar, die alle Elemente und Strukturen des Weltalls reproduziert. In der göttlichen Realität existiert der Zeitbegriff nicht.

In der Welt der Schöpfung ist Gott die Trias der Seele, des Geistes und des Bewusstseins, die Strukturen seiner Persönlichkeit von einem Wesen sind und ihre Tätigkeit im physischen Raum als Söhne des Schöpfers, das heißt als Schöpfer, personifizieren.

Die Seele ist die Substanz des Anbeginns des Anbeginns, die sich teilweise außerhalb der Wahrnehmung des Menschen befindet, da sie diese Wahrnehmung, das heißt das Bewusstsein, bildet. Die höchste Entwicklungsform der Information. Ein Prinzip, das sich selbst durch die Struktur realisiert.

Die Seele ist ewig, unerschütterlich und existiert als Organisationsstruktur der Welt., Sie ist es, die den Prozess der Sichtbarmachung des Physischen im Physischen und des Materiellen im Materiellen realisiert. Von ihr kann man sagen, dass sie die Welt der Welten, das Leben der Leben, der Tempel der Tempel, das Wort der Wörter, die Wahrheit der Wahrheiten, das Gute des Guten, das Maß der Maße, die Tiefe der Tiefen, Licht und Reflexion, das Einheitliche im Ganzen ist. Sie ist alles. Gerade in der Seele entwickelt sich die Information, der Raum und die Zeit.

Das erste, was vom Schöpfer im Prozess der eigenen Reproduktion geschaffen wurde, ist die Seele, und er hat sie in einem speziellen verabsolutierten Raum platziert.

Für das Verständnis des Aufbaus der Welt muss man wissen, dass der Schöpfer die Ursache ist, die Seele das Prinzip, der Geist die Handlung der Seele und das Bewusstsein die Struktur.

Der Geist ist eine Vektorstruktur, die die Impulse der Seele oder des Bewusstseins beim Übergang vom Äußeren ins Innere und vom Inneren ins Äußere sowie vom Sichtbaren ins Unsichtbare und umgekehrt realisiert.

Der Geist zeigt, gibt Hinweise und erschafft und ist gleichzeitig ein System der Informationskontrolle. Der Geist ist das Durchdringende, Gestattende und Überbringende. Gerade der Geist ist es, der als Träger des Lichts die Information von der Seele zum Bewusstsein und zurück überträgt. Im physischen Raum wird er als Energie erkennbar. Deshalb sagt man: „Wo der Gedanke hingeht, dorthin geht auch die Energie, wo die Energie hingeht, dorthin geht auch das Blut."

Das Bewusstsein ist die Projektion der Seele im Bereich der Vergegenständlichung, die es ermöglicht, im evolutionären Entwicklungsprozess die Realität der Welt in der unendlichen Zeit und im Raum adäquat zu reflektieren. Der Bereich der Gegenreaktion auf ein Ereignis, das heißt der Prozess der eigenen Bewusstmachung und Reflexion der Erscheinungen der Welt durch den lokalen Faktor eines Menschen, eines Tieres, einer Pflanze oder jeglichen anderen physischen Objekts. Gerade durch die Struktur des Bewusstseins interagiert die Seele mit der physischen Realität. Im weitesten Sinne ist das Bewusstsein die Struktur, die die geistige und physische Materie vereint. Die gesamte äußere Welt ist auf der Grundlage des Bewusstseins aufgebaut, das durch das Gehirn vermittelt, jedoch nicht von ihm hervorgebracht wird.

Die Quelle des Bewusstseins ist vom Bereich der Wahrnehmung durch die Materie getrennt. Die Quelle des Bewusstseins und die Bereiche der Wahrnehmung sind als eine der Strukturen der Welt anzusehen. Durch die Veränderung des Bewusstseins und der Wahrnehmung kann man die Welt verändern.

In unserer Wissenschaft werden die Prinzipien der Zeit als Bewusstseinselemente eines Typs und der Raum als Struktur der Zeit angesehen. Daraus folgt, dass der Raum in Bezug auf das Bewusstsein des Menschen sekundär ist und dass er bei einer bestimmten Konzentration und Entwicklung des Raumes beginnt, sich den Willensimpulsen des Menschen unterzuordnen.

Jedes Bewusstseinselement beinhaltet alles, was mit der gesamten äußeren Welt und damit auch mit den Elementen des Bewusstseins anderer Wesen verbunden ist.

Das Bewusstsein kann alltäglich, erweitert oder wahrhaftig sein.

Das alltägliche Bewusstsein nimmt das gemittelte Ergebnis der Vorstellungen derer über die Welt, die daran leben, als Realität wahr. Im alltäglichen Bewusstseinszustand kann sich auf der informationellen Ebene im Prinzip kein Objekt mit irgendeinem äußeren Objekt oder sich selbst überschneiden, da der Bewusstseinsbereich vom Bereich der Wahrnehmung des Bewusstseins getrennt ist und der Reaktionsintervall den abgetrennten Zeitbereichen des Verständnisses entspricht.

Das erweiterte Bewusstsein ist die Struktur, die es der Seele ermöglicht, den Körper auf der Grundlage des Prinzips der Unendlichkeit des Raumes und der Ewigkeit durch die Übertragung der Masse des Bewusstseins auf die Masse der Wahrnehmung zu steuern. In dieser Phase der Bewusstseinsstrukturierung wird die Welt in all ihren Zusammenhängen wahrgenommen, und es entsteht die Möglichkeit, Signale der inneren und äußeren Welt sowie Energien auf bestimmte Funktionen zu konzentrieren. In diesem Fall funktioniert die Optik des

Bewusstseins nach dem Prinzip der Interaktion der Gravitation: Je höher die Konzentration, umso präziser ist die Reaktion des Raumes auf die Einwirkung eines Impulses. Das Bewusstsein dieser Ebene erkennt das gesamte Geschehen und kontrolliert die ganze Situation, sowohl im Bereich der herangeholten Ereignisse als auch im Bereich der entfernten Ereignisse.

Das wahrhaftige Bewusstsein verfügt über die Eigenschaft zur Reflexion der gesamten Realität in jedem seiner Segmente, das heißt in jedem Segment des wahrhaftigen Bewusstseins existiert gleichzeitig die gesamte Realität und entwickelt sich gleichzeitig mit der ganzen Welt in all ihren Erscheinungsformen. Es widerspiegelt die gesamte Realität der Welt in einem beliebigen Raum, zu einem beliebigen Zeitpunkt. In diesem Zustand ist eine Überschneidung der ursprünglichen Informationen über ein Objekt mit der sich entwickelnden Information über das Objekt selbst möglich, was die Möglichkeit zur Auferweckung eines Menschen oder zur Wiederherstellung eines beliebigen Objektes bietet.

Das wahrhaftige Bewusstsein ist eine Form des Raumes und der Zeit, die in der Ewigkeit und Unendlichkeit der Schöpfung reflektiert ist.

Versuchen wir zusammenzufassen:

Seele plus Geist ist die geistige Struktur, dass Betriebsprinzip der Steuerung über das Bewusstsein. Diese Dyade verfügt über eine große Macht und kann eine Dimension des Raumes in eine andere überführen. Die Erscheinungsform der Seele in der Dynamik des Geistes bringt Gefühle hervor.

Der Geist ist der Wille des Schöpfers, der Impuls, der das Licht des Wissens der Seele vom Äußeren ins Innere und vom Inneren über die Seele ins Äußere, vom Sichtbaren ins Unsichtbare und zurück überträgt, wenn der Schöpfer mit dem Hirtenstab schlägt und spricht: „So sei es!". Für jedes Objekt gibt es eine Reflexion im Bereich der Information. Deshalb ist in der Hierarchie der Entscheidungsfindung verankert: Der Geist steuert das Bewusstsein. Der Geist ist die Aktion der Seele, er existiert außerhalb von Raum und Zeit.

Das Bewusstsein ist die verallgemeinernde Reaktion des Objekts auf das informationelle Milieu. Es kann dementsprechend nur dort entstehen, wo eine – äußere oder innere – Information vorhanden ist. Und wie wir bereits festgestellt haben, ist die höchste Entwicklungsform der Information die Seele. Deshalb ist im allgemeinen Sinne das Bewusstsein die Struktur, die die geistige und physische Materie vereint.

Das Vermögen, mit dem eigenen Bewusstsein zu arbeiten, kann zu einer radikalen Veränderung der Struktur der Welt führen. Und nicht mehr die Welt wird die Struktur des Menschen bestimmen, sondern genau umgekehrt. Genau das geschieht auch, wenn zu Igor und mir Menschen mit Krebs oder Aids kommen: Wir verändern die Situation in der Welt des jeweiligen Menschen. Denn der gesamte Raum der Welt ist auf der Grundlage des Bewusstseins aufgebaut. Und das Bewusstsein kann gegebenenfalls jegliches Element der Realität reproduzieren, zum Beispiel eine Gallenblase, die durch das Skalpell eines Chirurgen viele Jahre zuvor aus dem Körper entfernt worden war. Gerade das Bewusstsein kann durch seine Techniken die Prozedur des physischen Prozesses ersetzen, weil alle Erscheinungen der Welt durch den lokalen Faktor des Menschen reflektiert sind. Vielen ernsthaften Wissenschaftlern wird eine solche literarische Beschreibung eines komplizierten biophysikalischen Prozesses wohl kaum interessant erscheinen. Deshalb extra für sie: Die

Einleitung des Wachstums innerer Organe und Gewebe wird durch einen Einwirkungsimpuls erreicht, der auf die Chromosomenabschnitte ausgerichtet ist, die informationell für die Funktion des verlorenen Organs verantwortlich sind. So ist es verständlicher, oder?

Das Bewusstsein ist eine Form der Vernunft. Und die Vernunft ist die Idee der Inkarnation des Menschen. Teilt man das russische Wort für „Vernunft ", erhält man zwei Bestandteile – „einmal" und „Klugheit". Und nun finde einer den Beginn des Endes, mit dem der Beginn endet. Das ist ein Aufruf, kein Wortspiel, sondern das Bestreben, Ihr Bewusstsein, verehrter Leser, zu wecken.

Und nun noch einige Definitionen, die Ihnen helfen werden, die Ereignisse dieses Buches richtig wahrzunehmen.

Die Realität ist die Verbindung des Umfangs der Information mit der Grenze seiner Wahrnehmung. Wobei das Tatsächliche und das Reale nicht unbedingt identisch sein müssen.

Die Information ist der Punkt der Verbindungen der Welt, die im Bewusstsein sichtbar werden. Sie kann sowohl statisch als auch dynamisch sein. In der materiellen Welt tritt die Information über die Form in Erscheinung. Die Dynamik der Information ist die Veränderung ihres Umfangs oder der Form.

Die Zeit ist einerseits gleichsam vorhanden, andererseits existiert sie im normalen Verständnis nicht. Überlegen Sie einmal, was sich auf welcher Seite befindet. Auf der Seite, wo sie vorhanden ist, kann man die Zeit als einen gewissen Transformator des Raumes betrachten. Das sind sozusagen Linien, über die die Dynamik der Ereignisse übertragen wird.

Das Element der Zeit kann man auch bezüglich der Informationsstrukturen betrachten. In diesem Fall hängt die Zeit vom

Bewusstsein des Menschen ab. So kann man die Zeit auch als Punkt der Koordinaten der Anbindung des Bewusstseins an die Ereignisse von Ursache und Wirkung der äußeren Welt definieren.

Auf der Ebene der realen Ereignisse nimmt das Bewusstsein die Information genau an den Schnittpunkten der horizontalen und vertikalen Zeitstrukturen wahr. Der Vektor der Zeit ist ein Steuerungsinstrument.

Und der letzte Begriff, den wir für das Verständnis der Philosophie von Auferweckung und unsterblicher Existenz benötigen, ist der Raum.

Der Raum ist eine Konstruktion des Bewusstseins für die Realisierung der Aktionen von Seele, Geist und Körper. In der Entwicklungsdynamik des Plans des Schöpfers geht er schrittweise in die Struktur der Seele über. In der Religion nennt man das die Vereinigung des Himmelreiches und des irdischen Reiches. Viele mögen das verwirrend finden: Was war denn nun primär – der Raum, das Bewusstsein oder der Körper? Quälen Sie sich nicht. An allem Anfang war Gott, der all das bereits hatte.

Im Folgenden werden wir noch mehrfach auf diese Konstanten des Weltalls zurückkommen. Und nicht nur auf sie; wir werden den Teil ihrer Definition ergänzen und das Verständnis vom Aufbau des Kosmos und der Erde, dem Leben und dem Menschen nach und nach erweitern.

Und nun geben Sie acht: ich eröffne Ihnen die Technologie der Auferweckung. Die Menschen erhalten sie zum ersten Mal, seit Jesus das Bewusstsein geweckt hat. Das ist der Wille des Schöpfers, und wir führen ihn aus, indem wir fortsetzen, was Grigori Petrowitsch Grabovoi begonnen hat. An dieser Stelle mag manch einer sarkastisch lächeln und, ähnlich wie Hera, als sie in ihrem Palast die Okeanide Elektra erblickte, mit dem Finger an die Schläfe tippen – das steht ihm frei. Denn die Entscheidung fällt der Mensch selbst, und er ist selbst für die Folgen der von ihm getroffenen Entscheidungen verantwortlich. Wahrscheinlich werden Sie, nachdem Sie die nächsten Seiten gelesen haben, nicht sofort jemanden auferwecken oder die Unsterblichkeit erlangen können, doch Sie haben eine verlässliche Orientierung, dank der Sie der Wahrheit entgegen streben können.

Zuerst müssen Sie das Bild des aufzuerweckenden Menschen sehen, dann seine Konturen. Die nächste Handlung ist es, das Bild und die Kontur zusammenzufügen.

Die Kontur ist eine lebendige Form. Sie reflektiert die ganze Welt und ihre allumfassenden Verbindungen. Die Grenze der Kontur trennt das Äußere und das Innere.

Schaffen Sie im Inneren einen Informationspunkt – den Zellkern. Stellen Sie ihn sich in der Idealform vor, als Maß einer Zelle – ohne Krankheiten oder Schäden. Sie entspricht vollständig dem Begriff der NORM. In diesem Fall entsteht ein Wahrnehmungselement, doch nutzen Sie für die Visualisierung keine Kenntnisse aus Anatomieatlanten und Lehrbüchern über den Körperbau. Ihr Bewusstsein versteht wesentlich besser als alle Fachleute, was in Ihrem Körper wie aufgebaut ist, und wird alles ganz von selbst aufbauen. In diesem Moment gibt ihre Seele das angeforderte Wissen an das Bewusstsein weiter.

Dann beginnt sich die Zelle zu teilen. Aus dem Mittelpunkt entsteht gleichsam ein Kelchblatt, dann ein zweites, ein drittes und ein viertes. Und schon ist die Blüte aufgegangen – die Blüte der Seele.

Haben Sie schon einmal von Flüssigkristallen gehört, die sich im Zellkern befinden? Nein? Das ist nicht schlimm. Stellen Sie sich einfach links neben der Blüte der Seele einen Kristall des Bewusstseins vor und fügen Sie den Flüssigkristall und den, den Sie sich vorstellen, zusammen, denn das ist nicht ganz ein und dasselbe. Doch zweifeln Sie nicht – Ihre Seele verfügt über Wissen, das Ihnen helfen wird.

Das Bewusstsein ist schon der Austritt in die Realität, es ermöglicht der Seele, den Körper zu steuern.

So haben wir also die Form (die Kontur), die Füllung (die Blüte), das Kelchblatt (den inneren Inhalt) und den Kristall – das, was sich im Inhalt als Steuerungsmechanismus befindet.

Jetzt brauchen wir einen Impuls. Er muss kräftig und schnell sein. Erinnern Sie sich, ich habe davon gesprochen, als wir die Arbeit mit den Archivierungspunkten erörtert haben. Sie geben den Impuls – und die Zellteilung beginnt. Sie beginnt unter dem Einfluss des Durchdringenden und des Einheitlichen, der Bewegung und des Lebens. Mag das auch erst einmal in kleinen, winzigen Umfang erfolgen, doch das ist das wahre Leben, das alle Elemente, die vom Schöpfer vorgesehen sind, und keine in Laboratorien geklonten Monster enthalten wird.

Die Zellen teilen sich. Es ist nötig, die Vielzahl in einem einheitlichen Ganzen zu vereinen. In der Kontur, im Bereich des Sonnengeflechts, stellen Sie sich horizontal das Zeichen für die Unendlichkeit vor und versetzen Sie es im Uhrzeigersinn in Bewegung. Nur durch die Unendlichkeit können wir die Vielzahl bekommen, und aus der Vielzahl das Einheitliche.

Der Weg der Seele führt zum Kristall, oder zum Logos, wo die Seele die Verbindungen der Welt entlangläuft. Die Verbindungen der Welt sind unendlich. Sie sind sichtbar und werden über das Hellsehen als silberne oder goldene Fäden um den Kristall, die Blüte, den Abschnitt oder den Bereich wahrgenommen. Sieht man sich das von oben an, erkennt man, wie die Seele über diese Fäden läuft.

So erschließt sich die Unendlichkeit der inneren Welt mit Hilfe der Seele und des Weges der Seele.

Die Seele tritt unterwegs in den Kristall, die Blüte, den Abschnitt, den Bereich hinaus und begibt sich durch den Heiligen Geist auf den Weg über die Verbindungen der Welt. Sie erreicht die Unendlichkeit, wo sie Wissen aufnimmt, einen Abschnitt schafft und die Vielzahl aufbaut. Danach kehrt sie aus dem Himmelreich zurück und durchläuft wieder den Bereich, den Abschnitt, die Blüte und den Kristall, wodurch sie das Leben erhält. Auf diesem Weg gelangt sie auf die Erde, wo sie das körperliche Leben erlangt.

Der Geist tritt in die Seele ein, der den Weg für den Bereich des Bewusstseins bereitet. Letzterer tritt in den Abschnitt der Seele ein.

Danach beginnt der Mensch zu atmen. Sein Herz beginnt zu schlagen. Er atmet ein, aus der äußeren Welt atmet er in die innere Welt ein und in die äußere Welt aus, wodurch er durch das Durchdringende und Einheitliche ein Bewusstsein und eine Seele erhält.

Vielen Lesern wird eine solche Technik entweder sehr eigenartig oder sehr schwierig erscheinen. Das verstehe ich. Doch glauben Sie mir: Sie sind niemals allein. Bei jeder guten Tat, die sie vollbringen, werden Sie viele Helfer finden. Viele von ihnen sind unsichtbar. Na und? Sehen Sie, wie Sie unseren geringeren Brüdern helfen.

Sieht man sich Zeichnungen von den Nestern afrikanischer Termiten an, ist es schwer zu glauben, dass das nicht das Werk einer hochentwickelten Zivilisation ist. Die Kugeln, die krugartigen und glockenförmigen Kuppeln, deren Wände von Reihen in Spiralen nach oben verlaufender Säulen gebildet werden, das komplizierte System von Galerien, die sich überschneiden oder ineinander übergehen. Und all das ist tadellos richtig, als wäre es geschmiedet. Wie können solche winzigen Insekten, die noch dazu blind sind, über keinerlei Zeichnung verfügen und nicht in der Lage sind, sich ihre Werke von der Seite zu betrachten, so riesige Bauten errichten, solche Pyramiden und Kathedralen? Der südafrikanische Biologe Eugène Marais hat viel Zeit damit verbracht zu beobachten, wie die Termiten in ihren Bauten Breschen schlagen. Sie streben von allen Seiten der Öffnung entgegen und beginnen zu arbeiten, wobei sie ganz präzise die komplizierte Form ihrer Behausung wiederaufbauen, als würden sie einem genauen Plan folgen. Marais führte ein einfaches, aber wirkungsvolles Experiment durch. Er zerstörte den Gipfel eines Termitenhügel und steckte eine dünne Metallplatte in die Bresche, die den Erbauern auf beiden Seiten jegliche Möglichkeit zur Kommunikation nahm. Dessen ungeachtet bauten die Termiten zwei Hälften auf jeder Seite der Platte. Als er die Platte entfernte, passten beide Hälften des Termitenhügels ideal zueinander. Die Bauten der Termiten bilden ganze Siedlungen. Das ist vergleichbar mit den Ausmaßen von Arkaim, der legendären Stadt der Menschen aus der Bronzezeit.

Ein noch erstaunlicheres Beispiel kollektiver Organisationen geben manchmal die Kolonien der einfachsten Wesen, die manchmal so harmonisch zu einem Ganzen vereint sind, dass es schwierig ist, diese vom individuellen Wesen zu unterscheiden. Am weitesten fortgeschritten sind dabei die Röhrenquallen, deren Kolonien eine ganze Reihe von „Individuen" bilden, die im offenen Ozean leben und über ein recht kompliziertes Verhalten verfügen, wobei jedes einzelne Wesen in dieser Kolonie spezialisiert ist und bestimmte Funktionen ausführt.

Betrachten wir eine der Arten der Röhrenquallen als Beispiel einer solchen Organisationen. Im oberen Teil der Kolonie befindet sich ein Organismus, der sich in eine gasgefüllte Blase verwandelt hat. Darunter ist eine Reihe von Organismen, die sich in Wasserwerfer verwandelt haben, die für die Bewegung der gesamten Kolonie einen Wasserstrahl ausstoßen. Durch aufeinander abgestimmte Handlungen und entsprechend der Größe der Austrittsöffnung verändern sie die Bewegungsrichtung, was es der Kolonie ermöglicht, sich in jeglichen Höhlen fortzubewegen. Weiter unten am Halm befinden sich die „Futterbeschaffer" der Kolonie. Sie bringen lange Halme hervor, mit denen sie ihre Beute greifen, sie verdauen und mit den Nährstoffen alle anderen Artgenossen versorgen. Kleine schuppenähnliche Wesen legen sich dicht um den Halm und schützen ihn vor physischen Beschädigungen. Und schließlich existieren noch die Sexualorganismen, die Gameten produzieren, die die Grundlage für neue Kolonien bilden.

Solche spezialisierten Gemeinschaften von Individuen in einer Kolonie treten schon wie Organe in einem Organismus auf, und einige von ihnen sind sogar durch ein einheitliches Nervensystem miteinander verbunden. Derartige Lebensformen können sowohl als Kolonien als auch als Organismen betrachtet werden, obwohl sie von völlig individuellen Wesen gebildet werden. Es lässt sich erahnen, dass derartige Formen auch dem Kosmos im Ganzen und der menschlichen Gemeinschaft eigen sind.

Heutzutage hat die Wissenschaft eine große Menge Beobachtungen gesammelt, die einen zwingen zu akzeptieren, dass eine Erklärung der biologischen Wirklichkeit mit den Begriffen „Instinkt", „Verhaltensmuster", „Aufzeichnung der Information auf der genetischen Ebene" usw. nicht möglich ist. In den zahlreichen Arbeiten zur Ethologie - der Lehre vom Verhalten der Tiere - wird umfangreiches Material angeführt, das zu folgender Schlussfolgerung führt: Das Leben einer ganzen Reihe „kollektiver" Wesen zeugt vom Vorhandensein eines Phänomens, das die Biologen mit dem Begriff einer „über dem Organismus stehenden Vernunft" definiert haben.

Das gibt doch zu denken, oder?

Der Weg von oben nach unten ist der Weg der ursprünglichen Schöpfung, das Tragen des Himmels hinunter, zur Erde.

Dann kehrt alles auf demselben Weg zurück, wobei die Erde in den Himmel gehoben wird. Auf diese Weise verbinden sich Himmel und Erde und kommen ins Gleichgewicht, wobei sie in der ersten Phase bis zur größtmöglichen Komprimierung oder Konzentration des Bewusstseins gehen und sich in der zweiten Phase in den Geist und die Seele ausbreiten. Nach der zweiten Aktion wird nicht mehr die Welt die Struktur des Menschen bestimmen, sondern der Mensch die Struktur der Welt. Die BEFREIUNG tritt ein.

Die Überschneidung der ursprünglichen Information über den Menschen mit der sich entwickelnden Information über ihn selbst im Bereich der Verbindungen der Wirkung hat stattgefunden.

Doch das bedeutet nicht, dass Sie den Auferweckten in genau diesem Moment auch sehen. Es gibt noch das Problem der Verbindung der Inkarnation. Die Vergangenheit, die Gegenwart und die Zukunft sind voneinander unabhängige Strukturen oder, richtiger gesagt, Bereiche des Bewusstseins, selbst in Bezug auf den Impuls des Bewusstseins dessen, der auferweckt, oder vom Standpunkt dessen aus, der auferweckt wird.

Grigori Grabovoi drückt diese letzte Prozedur mit einer griffigen Formulierung aus: Die Vergangenheit muss berücksichtigt, die Zukunft gestaltet und die Gegenwart auf die Technologie ausgerichtet werden. Es werden einige Monate vergehen (dieser Zeitraum ist für jeden Auferweckten individuell recht verschieden), und die Menschen, die einander lieben, können sich wieder treffen und in völliger Eintracht mit dem Willen des himmlischen Vaters unzertrennlich sein, wie es einst von seinem Sohn Jesus Christus vorhergesagt wurde, um den Weg der Seele durch das Unendliche in das Endliche, vom Himmlischen zum

Irdischen zu sehen und zu steuern.

Viele Geheimnisse birgt der dunkle Schleier des Kosmos. Noch vor kurzem wurden die Entfernungen, die Sterne und Planeten voneinander trennen, als Leere bezeichnet. Doch das ist verwunderlich: Als die Astronomen die Galaxien beobachtet haben, kamen sie zu einer erstaunlichen Schlussfolgerung - für die Erklärung der Umlaufbahnen der Himmelskörper reicht die sichtbare Masse nicht aus. Es muss eine „verborgene" Masse existieren, in der mehr als 90 Prozent der gesamten Masse des Universums konzentriert sind. Also auch die Energien! Es werden Vermutungen laut, dass die „verborgene" Masse im physischen Vakuum zu suchen ist.

Suchet, so werdet ihr finden!... Doch was werdet ihr finden?

* * *

Leider verstehen viele Wissenschaftler, besonders diejenigen, die auf dem Gebiet der Genetik arbeiten, überhaupt nicht, welches gefährliche Spiel sie mit dem Weltall spielen. Und wer ist ihr Partner in diesem wahnsinnigen Spiel – das Leben oder Tod? Ich zitiere den Beitrag „Das Phantom der DNA" („Fantom DNK") aus der Zeitung „Soverschenno sekretno" („Ganz geheim" - Nr. 5/2001): „Freiwillige, die sich dazu hergaben, für die Wissenschaft zu leiden, hat es bei uns in Russland immer zur Genüge gegeben. Seien es nun Genetiker, Biologen oder Biochemiker. Sie schonen sich nicht. Besonders, wenn es um den genetischen Apparat des Menschen geht. Einer dieser ‚Kamikazeflieger' war ein Kollege Pjotr Garjajevs. Mit einem Laserstrahl hat er die DNA des eigenen Spermas untersucht. Danach schloss er den Strahl in den Laserresonator ein, erweiterte das Bündel der Laserstrahlung und geriet selbst in dessen Wirkungsbereich. Die Photonen wurden in Funkwellen umgewandelt (das ist eine bekannte wissenschaftliche Tatsache, die nach den Angaben des Journalisten von Garjajevs Gruppe erst kürzlich entdeckt wurde), lasen die Informationen aus den Chromosomen des Wissenschaftlers in der Küvette ab und stürzten augenblicklich auf den Experimentator ein. Er fühlte sich sofort schrecklich unwohl und wäre fast gestorben. Selbst Garjajev, der sich in diesem Moment in der Nähe befand (ob er wohl gerade vorbeiging? - A.P.) verspürte am eigenen Leib die verhängnisvolle Einwirkung der Funkwellen. Auch sein Befinden verschlechterte sich schlagartig. Das ist meiner Ansicht nach ein Beispiel für den klassischen Ausspruch: Verstand schafft Leiden. Was sollte einem auch sonst einfallen, wenn man derartiges liest.

... Als eine Gruppe von Wissenschaftlern unter der Leitung Pjotr Garjajevs versuchte herauszufinden, was mit den physikalischen Feldern von Zellkernen während ihrer Zerstörung passiert und die DNA auf 43 Grad Celsius erwärmte, erschien auf dem Oszillographen das Signal ‚SOS' (wahrscheinlich das Spektrum des SOS-Signals - A.P.). Es tat den DNA-Molekülen ‚weh', und sie ‚klagten' gleichsam über ihren ‚Schmerz'. Doch das Schlimmste begann, als die Temperatur weiter erhöht wurde. Die Flüssigkristalle, auf denen die Erbinformation in der DNA aufgezeichnet wird, schmolzen, die hohen genetischen Entwicklungsprogramme des Organismus wurden gelöscht, und es war so ein Chaos von ‚Tönen' zu ‚hören'! Der Oszillograph (offensichtlich ist der Korrelator gemeint - A.P.) wäre beinahe über sein Maß hinausgegangen. Die Flüssigkristalle der DNA-Moleküle starben... und die ‚Schreie' bestätigten diesen Tod."

Übrigens kann man den „Gesang" der DNA oder ihre „Schreie" seit kurzer Zeit auch hören. Im Labor eines der Moskauer

Institute der Russischen Akademie der Wissenschaften ist es Garjajevs Gruppe gelungen, die Funkwellen-"Stimmen" der DNA-Moleküle aufzuzeichnen. Es fällt schwer, das zu glauben? Dennoch ist es bereits eine wissenschaftliche Tatsache, eine der Tatsachen, die Akademiemitglieder wie Krugljakow anerkennen.

... Irgendwie hatte Pjotr Petrowitsch Garjajev wieder einmal DNA „geschmolzen". Es muss wohl nicht extra gesagt werden, dass es ein Bild des Jammers war, ihr akustisches Feld auf dem Oszillographen anzusehen, da die DNA „litt". Sie war dabei zu sterben. Nachdem die notwendigen „Messungen" durchgeführt waren, gaben die Wissenschaftler normale, nicht erhitzte DNA in den bereits erkalteten und gereinigten Küvettenabschnitt des Gerätes. Und stellen Sie sich vor, sie verhielt sich genauso wie vorher die geschmolzene! Es waren dieselben" Schreie", derselbe Ausschlag der Anzeige, obwohl man ihr nichts getan hatte. Daher rührten auch die Vermutungen darüber, dass das Phantom eines ermordeten Menschen über eine hohe biologische Aktivität verfügt und auf die unterschiedlichsten Weisen die in der Nähe befindlichen Menschen beeinflussen kann. Es wäre gut, wenn man versuchte, sich vorzustellen, wie alle Phantome geschmolzener und gequälter Zellen, zugrunde gerichteter Wälder, Seen, Flüsse, Ozeane und des darin befindlichen Lebens unser aller Lebensraum beeinflussen. Und dann noch der Luftraum, die Böden und die unterirdische Welt.

So möchte man auch fragen: Was spielen wir eigentlich? Wellenimmunität? Wieder die Grippeimpfungen, die Aidsimpfungen? Meine Herren Wissenschaftler, Dozenten und Doktoren, ich muss Sie enttäuschen - alle chemischen, genetischen und Wellenmanipulationen mit Genmaterial gehen nicht spurlos vorüber. Selbst wenn unter den konkreten Laborbedingungen niemand Schaden nimmt, wird die Information über das Ereignis vom planetaren Informationsfeld festgehalten und, ob Sie das wollen oder nicht, kann jederzeit mit jedem positiven oder negativen Archivierungspunkt im Raum in nicht vorhersagbare Interaktionen treten. Vielleicht wissen Sie nicht, dass diese existieren? Das macht es den anderen Menschen aber nicht leichter. Denn all dieser Krebs, Aids, und andere bedrohliche Erkrankungen, die auf den Menschen zukommen, sind das Ergebnis einer solchen wissenschaftlichen Tätigkeit. Der Raum ist psychophysisch und liest und fixiert ständig das Geschehen, was immer Sie auch tun. Was wollten Sie: eine lebende Zelle, eine Partikel des Weltalls quälen oder töten? Die ruinöse Orientierung des Bewusstseins wird durch das planetare Feld, genauer gesagt, das Bewusstsein der Erde, festgehalten. Warum sollte man sich also dann über Vulkanausbrüche, Wirbelstürme und technogene Katastrophen wundern. Der Planet Erde hat ebenfalls Gefühle und eine Kraft, er hat das Recht zu reagieren. Und manchmal gibt er der Menschheit die Früchte ihrer denkerischen Bemühungen zurück. Ihr sollt sozusagen am eigenen Leib erfahren, was ihr mit mir macht.

Verstehen Sie mich richtig, ich bin nicht dagegen, dass die Menschen sich mit Wissenschaft befassen. Ich bin dagegen, dass sie es auf eine solche Weise tun.

In Garjajevs Labor wurde untersucht, was mit physikalischen Feldern von Zellkernen während ihrer Zerstörung geschieht. Zu diesem Zweck wurden sie in ein solches Temperaturregime versetzt, dass die Flüssigkristalle, auf denen die Erbinformation der DNA aufgezeichnet wird, begannen zu schmelzen. Und dementsprechend starb zusammen mit den Kristallen das genetische Programm für die Entwicklung des Organismus. Als in den gereinigten Küvettenabschnitt des Gerätes, in dem die DNA geschmolzen worden war, eine lebendige Zelle eingebracht wurde, verhielt sie sich in diesem Gerät genauso wie ihre Vorgängerin, obwohl die Hitze diesmal nicht eingeschaltet war.

Ich habe diese Tatsache absichtlich wiederholt. Damit Sie, lieber Leser, sie sich merken und darüber nachdenken. Was sagt uns das? Dass die Information über ein beliebiges Ereignis – sei es gut oder schlecht – niemals spurlos verschwindet, sie bleibt und wirkt für immer.

Das heißt man darf keinen Apfel essen, wenn man nicht die Technologie erlernt hat, mit deren Hilfe Äpfel erschaffen werden. Ich meine ein System direkter Verbote, die in der Wissenschaft wirken müssen, und keinen banalen physiologischen Prozess.

Eine Krankheit, die versucht, zu den Kristallen in den Zellkernen vorzudringen, kämpft um jedes noch so nichtige Element der Informationsstrukturen und versucht, darin Verwirrung zu stiften, ihnen Schaden zuzufügen. Das ist ein richtiger Krieg, in dem Viren, Bakterien und Mikroben Teil einer unsichtbaren mächtigen Armee sind, die den Menschen bekämpft. Wer hätte gedacht, dass all diese dunklen Kräfte in Wissenschaftlern, die die biblische Geschichte mit dem Apfel vergessen haben, einen so mächtigen Verbündeten finden. Dabei ist der Sinn dieser Geschichte sehr einfach. Es ist gesagt worden: Iss den Apfel nicht – so hätte man es auch tun müssen. Denn auf das Wissen, erst recht auf das Wissen des Schöpfers, muss man sich zuerst einmal vorbereiten. Mit anderen Worten: Alles hat seine Zeit. Denn nach allem zu greifen, was man noch nicht gelernt hat zu nutzen, ist sowohl gefährlich als auch unanständig. Umso mehr wenn es darum geht, Wissen zu erhalten und dabei Leben zu zerstören. Denn die Zelle des Menschen hat auch ein eigenes Bewusstsein, einen Intellekt und ihre eigene Lebensaufgabe. Indem sie sie vernichten, setzen die Forscher, ohne es selbst zu wissen, im informationellen Raum riesige Programme zur Unterwerfung und Vernichtung der Menschen in Gang. Der Tod einer einzigen lebenden Zelle im Labor, außerhalb ihrer natürlichen Alterungsmechanismen, kann damit enden, dass sehr viele Menschen sterben werden, die überhaupt nichts mit diesen wahnsinnigen Experimenten zu tun haben. Richtiger gesagt, sie sterben schon jetzt und bezahlen so für die ehrgeizigen Neugier ihrer Brüder im Geiste. Ich weise noch einmal darauf hin: Die völlige Zerstörung eines der grundlegenden Informationselemente führt zur Zerstörung des Informationsobjektes. Und die Zelle, ihr Kern und die DNA sind genau so ein Grundelement. Wie auch der Forscher selbst, Pjotr Garjajev, vermutet, ist die Information eines Zellkerns mehr, als ihm früher schien: „Es gibt eine indirekte Bestätigung dafür, dass auf der DNA auch die Sprache, bildlich ausgedrückt, des Schöpfers aufgezeichnet ist."

Das heißt, Garjajev gibt zu, dass in den Kristallen, die er schmilzt, der Intellekt des Schöpfers eingeschlossen ist, der in ihnen die ursprüngliche Information in Form von Codes hinterlegt hat, gemäß denen sich auch alles Lebende auf der Erde entwickelt. Und wenn das Programm gestört ist, werden Missgeburten geboren, vermehren sich die Krankheiten auf der Welt, leidet die Menschheit unter dem Verlust des Sinnes ihrer Existenz.

Das oben Gesagte dient nicht dazu, den ersten Stein auf einen der Forscher zu werfen, sondern dazu, sie zur Vorsicht zu mahnen. Denn sie haben das Haus des Schöpfers betreten. Sollte man sich in seinem Haus wirklich so unangemessen verhalten wie ein Sondereinsatzkommando?

Das ist auch nicht ungefährlich.

Vielleicht erscheinen einigen Rittern der Wissenschaft mit ihrem Leitspruch „ich will alles wissen" meine Warnungen als moralinsauer.

„Wie oft denn noch, nun reicht es doch wirklich, du Pedant." Ich möchte sie an ein altes koreanisches Märchen erinnern. Zu einem Ehepaar kam ein Weiser und fragte: „Möchtet ihr fliegen lernen?" „Ja, das möchten wir!" „Hier habt ihr Zaubermäntel, ihr müsst sie nur anziehen, drei Knöpfe schließen – und schon erhebt ihr euch in die Lüfte. Um aber..." „Wir wissen Bescheid, wir wissen Bescheid!", riefen die ungeduldigen Eheleute. „Gib sie nur schnell her!" Sie zogen die Mäntel an, schlossen jeweils drei Knöpfe und flogen los. Sie waren lange geflogen, dann war es Zeit, nach Hause zurückzukehren. Aber wie sie wieder herunterkommen sollten, wussten sie nicht, denn sie hatten den Alten nicht bis zu Ende angehört. Sie drehten die Knöpfe hierhin und dorthin – es klappte nicht. Ist das Ende klar?

Es wird Zeit, dass unsere Empiriker und Positivisten nicht nur einen Zug im Voraus, sondern zehn bis zwanzig bedenken und nicht nur die Dame (also sich selbst), sondern alle Figuren auf dem Schachbrett des Weltalls sehen. Das wichtigste aber ist, die Spielregeln zu kennen, gegen die sie im Streben nach vermeintlichem Erfolg ständig verstoßen.

In der letzten Zeit kommen in unser Zentrum immer mehr Mitarbeiter von Laboratorien, die dem Geheimnisschutz unterliegen, und bitten uns, ihnen zu helfen. Sie haben irgendwelche Ideen erarbeitet und sind in die Geheimnisse des Kerns eingedrungen, nicht vorsichtig, sondern mit Gewalt, und plötzlich haben sie festgestellt, dass in ihrem direkten Umfeld die Menschen, die ihnen am nächsten stehen – ihre Kinder, Ehefrauen, Eltern –, erkranken, und zwar an unheilbaren Krankheiten. Und auch sie selbst haben mit ihrer körperlichen und seelischen Gesundheit bezahlt: Einer ist ein wenig blind durch einen irreversibel voranschreitenden Verkalkungsprozess der Gefäße des Sehapparates, einer hat langsam begonnen zu „vegetieren", das heißt dadurch, dass Informationen in den Neuronen des Gehirns gelöscht worden, hat er langsam sein Wissen und seinen Intellekt verloren.

Warum passiert das? Es ist nicht schwer zu erraten: wenn Sie einem beliebigen Objekt des Lebens Gewalt antun – sei es eine Zelle oder ein Mensch –, reift im Informationsfeld der Erde sofort ein Gegenstück zu Ihnen heran, und ein Gegenschlag wird vorbereitet. Manchmal ein schneller, unverzüglicher, manchmal ein langer, lehrreicher zu dem Zweck, Sie der Wahrheit näher zu bringen. Das ist wie letzte Frage, wenn sie der Ewigkeit in die Augen sehen: „Wofür habe ich das alles getan?"

Und Sie dürfen nicht schweigen, Sie müssen antworten. Doch wie sollen Sie antworten? Ich wollte mich über andere erheben oder der Reichste sein und habe auf dem Weg zu meinem Traum Druck auf die Menschen ausgeübt? Oder: „Ich habe Geld dafür bekommen, also habe ich es getan"? Ich kann es Ihnen gleich sagen, keine dieser Antworten wird Ihnen angerechnet werden. Wenn ich kranke, vom Leben gezeichnete Menschen sehe, möchte ich ihnen natürlich helfen. Doch es bleibt die Frage: Wofür sind sie so bestraft worden? Diese Frage darf nicht nur in meiner Seele erklingen. Die Menschen, die das Leben so gebeutelt hat, müssen ebenfalls über die Ursachen des Geschehens nachdenken. Denn ein richtiges Überdenken der eigenen Taten und ein gerechtes Urteil über sich selbst setzen im Organismus häufig den gegenläufigen Prozess in Gang – den Genesungsprozess. Das heißt, die Gesundheit des Körpers hängt direkt von Ihrer geistigen Gesundheit und davon ab, ob Sie die Stimme Ihrer Seele hören oder nicht. Von der Reue aus ehrlichem Herzen. Das ist keine Technologie? Sie ist ungewöhnlich? Einverstanden. Und trotzdem ist genau das eine Technologie. Und die Ergebnisse sind durchaus statistisch bedeutsam.

Es kommen also Mitarbeiter verschiedener Laboratorien mit Geheimnisschutz und bitten uns um Hilfe. Sie haben sehr viel mit der Natur experimentiert. Jetzt experimentiert die Natur mit ihnen. Einmal kam ein solcher Kamerad zu uns: stark, sogar kräftig, mit kurz geschnittenen Haaren Ein echter Oberst. Er heißt Sergej Alexandrowitsch. Es steht schlecht um ihn: Er erblindet nicht von Tag zu Tag, sondern von Stunde zu Stunde. Im Moskauer Helmholtz-Institut für Augenkrankheiten haben sie alles Mögliche versucht, trauen sich aber nicht, ihm Hoffnung auf eine Genesung zu machen. Und es bestand nicht nur die Aussicht zu erblinden. Auch der Rollstuhl war bereits nahe liegende Realität.

Das Grundproblem war die Großhirnrinde. Um es bildlich auszudrücken, die graue Substanz des Gehirns ist der Computer, die weiße die Antenne. Die Antenne weigerte sich, die Informationen, die sie erhielt, an den Computer weiterzugeben. Obwohl sowohl oben, auf der Ebene der Antenne, als auch unten, auf der Ebene des Computers, alles funktionierte.

Wir sehen uns die Augen an – die Nerven sind weiß. Sie müssten aber rot sein. Der Blutzufluss ist also nicht ausreichend. Die Stauung beginnt bereits im Bereich der Halswirbelsäule. Dabei ist ein Zufluss in Richtung des Gehirns durchaus vorhanden, ein Abfluss aber de facto nicht. Bei einem solchen Bild muss man sich nicht darüber wundern, dass der Mensch blind ist, sondern darüber, dass er überhaupt noch lebt. An der Hypophyse ergibt sich ein sehr seltsames Bild: Das Blut stellt de facto seine Bewegung ein. Unter der Hypophyse, im Bereich des Türkensattels, behindert etwas den Abfluss.

Ductus venosus - zu geringer Blutdruck. Im Arterienblut aber ist alles normal. Wir gehen in die Gefäße. Innen an den Wänden ist etwas Weißliches wie der Kesselstein an den Wänden eines Teekessels.

Das ist Kalzium. Und weiter, beginnend mit dem Halsstamm, überall Stauungen und Thromben. Multiple Sklerose. Was dazu führt, wissen die Mediziner nicht. Deshalb wachsen Sergej Alexandrowitsch die Haare wie bei einer Leiche, sie stehen in Büscheln in alle Richtungen ab. Der Elektrolythaushalt ist gestört. Das Blut ist dicker geworden. Der Oberst sagt, dass er in letzter Zeit überhaupt kein Wasser mehr trinkt und keine Lust hat, Fleisch zu essen. Der Organismus macht seine Wünsche einfach nacheinander zunichte.

Man kann natürlich viele Laborwerte untersuchen und die physischen Ursachen der Erkrankung feststellen. Doch wenn wir uns die Reihe der Ereignisse ansehen, die Sergej Alexandrowitsch in seine derzeitige jammervolle Lage gebracht hat, wird uns in erster Linie ein Laboratorium gezeigt, dessen Wände gefliest sind und in dem die gesamte Ausrüstung aus rostfreiem Stahl besteht. Hier hat unser neuer Schützling gearbeitet. Mäuse, Ratten, Hamster. An den Pfoten werden ihnen Einschnitte zugefügt. In diese kleinen Wunden führt man irgendwelche Viren ein. Es ist klar, dass Sergej Alexandrowitsch mit der Entwicklung von bakteriologischen Waffen beschäftigt war. In diesem Labor werden neue Viren gesucht, die eine Zelle augenblicklich vernichten können. Außerdem werden hier Stimulanzien für eine psychotrope Beeinflussung des Menschen erarbeitet. Zu uns kam er nicht nur als Patient (obwohl dieser Aspekt, sich an unser Zentrum zu wenden, völlig realistisch ist), sondern auch als Mensch, der unsere Technologie studiert und versucht zu verstehen, was sich dahinter verbirgt. Die Lüge, die der Zielstellung innewohnt, behindert ihn und uns gleichermaßen sehr. Wenn er nur wüsste, wie sehr sie behindert...

Wir versuchen, ihm zu helfen, doch die Unaufrichtigkeit oder, genauer gesagt, die Halbherzigkeit des Obersten wirft ihn und uns immer wieder von den der Krankheit abgetrotzten Positionen zurück.

Jetzt hat die Krankheit schon viele ihrer vormals unverrückbaren Bastionen aufgegeben. Sergej Alexandrowitsch geht es wesentlich besser als früher. Er wird nicht mehr von Verwandten an der Hand geführt, wenn er zu uns ins Zentrum kommt, er kann sogar schreiben, wenn auch mühevoll, aber er liest auch schon große Schrift. Es ist zu bemerken, dass in seinem Inneren geistige Arbeit abläuft. Und im Gegensatz dazu, dass er uns von Zeit zu Zeit seinen Traum mitteilt, in sein angestammtes Labor zurückzukehren, ist bei ihm ein Zweifel zu bemerken: Soll ich das wirklich tun? Er hat sich wohl noch nicht entschieden, zu welchem Ufer er dem Strom seiner Mühsal entsteigen will. Offensichtlich werden wir auch in künftigen Büchern auf dieses Sujet zurückkommen müssen. Denn es muss eine Wahl getroffen werden. Und davon, wie diese ausfällt, hängt nicht nur die Gesundheit eines konkreten Menschen, sondern wesentlich mehr ab. Denn jeder Mensch interagiert über die Verbindungen der Welt mit dem gesamten Weltall.

Die Kristalle der Zellkerne, mit denen in den Laboratorien vieler Länder Gestapo gespielt wird, enthalten die wertvollste Information über den Menschen und die Menschheit. Jede Beschädigung wirkt sich sofort auf konkrete Menschen und die Gesellschaft im Ganzen aus.

Es ist eine seltsame Situation entstanden, Einerseits bringt die wissenschaftlich-technische Entwicklung der Gesellschaft die Menschheit der demiurgischen Macht wahrhaftig näher, die es ermöglicht, die Prozesse der Sphäre der Materie und der Sphäre des Vakuums des Raumes des Universums zu beeinflussen. Andererseits unterscheiden sich die konzeptionellen Positionen zu den grundlegenden Richtungen unserer Wahrnehmung von der Welt nur unwesentlich von den Ansichten nicht nur des 19., sondern sogar des 18. Jahrhunderts.

Natürlich finden sich in der wissenschaftlichen Sammelbüchse des zwanzigsten Jahrhunderts viele prophetische und heuristische Überlegungen und Schlussfolgerungen. Ohne besonders nachzudenken, kann man aus dem Stehgreif zwei Dutzend genialer Vertreter nennen, die vor der Relativität des modernen Wissens und dem globalen Gefahren gewarnt haben: Poincaré, Ziolkowski, Saint-Exupéry, Stanisław Lem, Asimov, Mamardaschwili, Sacharow und andere. Doch für die überwiegende Masse unserer Zeitgenossen sind das seltsame Käuze, die der Welt die Zunge herausstrecken – wie Einstein auf dem berühmten Foto.

Millionen normaler Intellektueller lesen ihre Werke zur Erbauung, wie die Verkäuferin aus dem Gemüseladen vor dem Einschlafen in einem Thriller blättert, der einem das Blut in den Adern gefrieren lässt, um ihr alltägliches kümmerliches Dasein zu kompensieren. Große Ideen finden nicht den Weg durch die Quartals- und Fünfjahrpläne wissenschaftlicher Institute und Laboratorien, durch die Absperrungen von Krankenhäusern und Polikliniken. Das Sein bestimmt das Bewusstsein – dieser schauerliche Teil der Formel des Weltalls hat seine Aktualität noch nicht eingebüßt. Und dabei könnte es auch andersherum sein: Wie das Bewusstsein – so das Sein. Und welche Haltung die Laborleiter jeder neuen Produktion von Prophezeiungen und Warnungen gegenüber beim Rauchen auf dem Flur auch einnehmen mögen, wenn sie an ihren Arbeitsplatz zurückgekehrt sind, greifen sie wieder zum alten, lange gewohnten und vertrauten Handwerk. Mit der Begründung, sie seien doch nur kleine Leute. Sie denken nicht einmal daran, sich auf eine Stufe mit Gott und seinen Aufgaben zu stellen und ein Gefühl von Verantwortung ihm gegenüber zu empfinden.

Die Forscher können sich immer noch nicht über die

Wahrhaftigkeit jener Vorstellungen klar werden, auf deren Grundlage selbst die allerbesten Ergebnisse erzielt wurden. Und das zieht viele grundlegende Positionen der modernen Wissenschaft in Zweifel, macht die Dogmatisierung jeglicher Gesetze und Theorien vollkommen unzulässig, da sich in unserer sich verändernden Welt alles verändert – darunter auch Theorien, Gesetze, Wahrheiten. Deshalb ist es besser, sich nicht an eitlen menschlichen Schlussfolgerungen zu orientieren, sondern an den Geboten Gottes. Das sollte besser heute als morgen begriffen werden, da es dann zu spät ist.

Die modernen wissenschaftlichen Anschauungen führender Theoretiker wie zum Beispiel David Bohms mit seinem holographischen Modell des Universums, wo das Bild, das dem Ausgangsträger vollständig identisch ist, sein eigenes abgetrenntes, selbstständiges Leben führen kann, und des Neurologen Karl Pribram, der herausgefunden hat, dass die Hardware des Computers in groben Zügen dem Gehirn des Menschen entspricht, helfen, die uns vertraute Realität in eine neue Kosmogonie zu überführen und die Grundlage des Lebens zu berühren – die allumfassende Kraft, die bis in Wissenschaftskreisen üblicherweise als Höhere Vernunft bezeichnet wird.

Die Entwicklung und die wissenschaftliche Erschließung der Möglichkeiten, die sich eröffnet haben, können die Ausgaben des Staates in vielen Bereichen seiner Tätigkeit erheblich senken und gleichzeitig die Effizienz der Arbeit in krisengefährdeten und finanzintensiven Bereichen wie der Bildung, der Medizin, der Astrophysik, der Ökologie, der Kernenergie, der Erkundung von Bodenschätzen, der Überwachung von Atomkraftwerken, Erdöl- und Erdgasleitungen, dem Bankwesen und den Finanztransaktionen sowie vielen anderen entscheidend erhöhen.

Und nun, da Sie es schon kaum noch erwarten können, lassen

Sie uns in einen der Kristalle des Zellkerns, in das Allerheiligste, sehen, aber behutsam und vorsichtig, ohne Gewalt. Und beachten Sie: Das ist die informationelle Ebene, nicht die physische.

In den Kristall kann man nur über die dunkle Ebene gelangen. Das ist ein großes Problem. Das heißt, es gelangt nicht jeder hinein, sondern nur derjenige, der keine verlogenen Ziele in seiner Seele hat, keine egoistischen Bestrebungen, der bereit ist, sich für andere zu opfern und nicht andere für sich. Das ist der erste Zugangscode. Wenn Sie ihn richtig eingeben, sind Sie schon drin. Doch zuerst sehen wir uns den Kristall von außen an.

Er ist sehr schön und ähnelt einem geschliffenen Brillanten. Er ist länglich. Das eine Ende ist spitz, das andere eine fünfeckige Fläche, haargenau so wie das sowjetische Qualitätssiegel. Das Fünfeck ist das Zeichen des Lebens. Zählt man die Flächen des Kristalls zusammen, sind es von oben, von dem Fünfeck aus, 24 (vierundzwanzig Alte waren am Thron). Unten an der Spitze des Kristalls sind es 12 Flächen. Doch nicht alle Flächen sind zu sehen, es gibt auch verborgene Flächen.

Der Kristall ist ein sehr komplexes Gebilde. Hier ist alles ein Symbol, alles ein Code, alles chiffriert. Hier, sagen wir, ist seine Kante. Doch was steht dahinter? Denn die Kante ist nicht unbedingt der Schnitt zweier Flächen, es ist die Berührung einer Vielzahl von Projektionen. Doch nicht nur über die Geometrie muss man nachdenken, wenn man es mit dem Werk des Schöpfers zu tun hat.

Die Engländer haben eine Formulierung: data base - was nichts anderes ist als eine Datenbank. Doch nicht nur an die Informationen, die man haben möchte, muss man denken, wenn man sich im Haus des Vaters umsieht.

In jeder Fläche des Kristalls ist eine Information enthalten, die direkt mit jeder der Flächen, die sie an den gemeinsamen Kanten berühren, zusammenhängt. Sich überschneidende Informationen. An den Schnittpunkten kann man Verweise auf alles andere finden. Das ist bequem. Doch sollte man sich um persönliche Bequemlichkeiten kümmern, wenn man an das Haus des Vaters klopft?

Wenn man eine beliebige Fläche des Kristalls betrachtet, kann man darin eine genaue Adresse, die Koordinaten jeder der Kanten, erhalten. (Seiner Struktur nach ist dieser Kristall analog zu den „Hypertexten", auf denen das Internet basiert.) Doch wenn Sie das Haus des Vaters betreten, haben Sie dann etwa vor, allein durch sein Weltall zu wandern? Ich warne Sie: Sie werden die Adresse von allem sehen, doch nicht von dieser Höhle.

Der Geist weist den Weg, verbindet die Koordinaten. Wenn man dorthin sieht, wo es nötig ist, weiß man genau, warum man krank ist. Das ist, als würde man Karteikarten benutzen. Ist eine Niere krank, sieht man unter dem Buchstaben „N" nach und findet die Niere, und dort steht alles darüber, womit die Niere interagiert.

Der Kristall ist Wissen. Der Strahl geht dort hin und gelangt in die Seele. Die Sonne hat diesen Strahl geschickt. Erreicht er die Ionosphäre der Erde, trifft der Strahl auf ihre biegsame, elastische Oberfläche; es entsteht eine Resonanz, und er wird sofort über die Kanäle innerhalb des Vakuums an jeden Kristall übertragen, für den er bestimmt ist.

Damit sollten wir es fürs Erste wohl bewenden lassen.

Doch ich kann mich nicht einer kleinen Nachbemerkung enthalten.

In einem Kinderfilm hat sich ein Zauberer besonnen und seine okkulte Betätigung aufgegeben. „Warum?", fragt ein Besucher erstaunt. Der Diener des Zauberers erklärt es ihm: „Er hat begriffen, dass man die

Menschen nicht an Wunder heranlassen darf. Es gibt viele Menschen auf der Welt, aber nur wenig Gewissen. Es reicht nicht für alle."

Die Erfahrungen der Menschheit überzeugen uns davon, dass höhere Energien ein höheres Niveau der Moral erfordern. Leider versuchen die Menschen, jegliches neue Wissen nicht zu geistigen, sondern zu pragmatischen, utilitären Zwecken zu nutzen. Zum Nutzen für sich selbst, den anderen zum Schaden. Das Ergebnis ist neues Unglück. Die Atomenergie, das sind auch Hiroshima und Tschernobyl. Die leistungsfähige Rechentechnik hat Computerviren und Betrüger wie Hacker hervorgebracht. Wenn Sie also mit ihrem Bewusstsein dem Hohen und Himmlischen nahe kommen, vergessen Sie nicht das Vermächtnis Bulat Schalwowitsch Okudschawas: „Ach, wäre nur das Trachten rein. Dann findet sich auch alles andere."

Natürlich, viele Gesetzmäßigkeiten unserer und anderer Welten kennen wir nicht und verstehen sie nicht. Dennoch nutzen wir sie, entweder einer Eingebung folgend oder indem wir die Wiederholbarkeit der Erscheinungen beobachten.

Doch jetzt geht es um etwas anderes. Es geht um das Verhältnis der Kraft der Gefühle zur Kraft der Vernunft, wie Michail Prischwin die Moral definiert hat. Denn alles Unglück, von dem hier die Rede war, rührt gerade von ihrem Defizit her. „Ehrenwort, er wird nicht explodieren!", versicherten die Atomphysiker, als sie den Reaktor des Atomkraftwerks Tschernobyl übergaben. Dieses Ehrenwort ist in offiziellen Dokumenten festgehalten. Des Weiteren existieren Computerviren nicht einfach von sich aus in der Natur, sie werden von eigentlich gar nicht schlechten Fachleuten geschaffen und verbreitet. Diese sind entweder zu zielstrebig oder psychisch krank. Und dass die Popmusik immer psychedelischer wird, dass darin magische Formeln satanistischer Kulte verwendet werden und sich das Publikum im Ergebnis für eine bestimmte Zeit in Zombies verwandelt? Es wird behauptet, dass sich die Menschheit insgesamt doch in der Tugend vervollkommnet, vielleicht hat deshalb der Psychoterror in der letzten Zeit bedrohliche Formen angenommen. Ein Krieg der Welten sozusagen.

Ende der 80er Jahre war Anatolij Kaschpirowskij ein Idol der sowjetischen Fernsehzuschauer. Es wird geschrieben, er lebe jetzt in New York und führe weiterhin übersinnliche Séancen durch. Sein Publikum ist allerdings um Längen kleiner: Gemeindemitglieder in Kirchen und Synagogen. (Die Geistlichen gestatten es ihm, ihre Gotteshäuser für so ungewöhnliche Praktiken zu nutzen.) In den Gotteshäusern mancher Ländern wird noch ganz anderes zugelassen, um die Schäfchen zusammenzutreiben. Es geht übrigens nicht um den persönlichen Misserfolg des Heilers, der sich fast schon als neuer Messias wähnte. Es geht um seine Methoden.

Die Nutzer okkulter psychischer Energien betonen gewöhnlich, dass ihr Hauptziel die Therapie sei, die Heilung von Kranken mit nichttraditionellen Mitteln der Einflussnahme. So hat Kaschpirowskij in seinen Fernsehséancen immer wieder verkündet: „Ich gebe nur Gutes, ich gebe nur die Einstellung auf das Gute!" Man konnte nur raten, was der Heiler selbst unter dem Guten versteht und was die Millionen seiner Zuschauer.

Die Seele ist kein gestanztes Bauteil, kein Standardgefäß für die Aufnahme irgendwelcher Fluida. Sie ist immer individuell, dafür sind wir auch Persönlichkeiten. Jeder hat insbesondere seine eigenen Vorstellungen von Gut und Böse. Und völlig verschiedenen Menschen eine allgemeine „Einstellung" einer nicht besonders ausgeklügelten, von Heiligkeit sehr weit entfernten Übersinnlichkeit anzubieten, ist zumindest Aberglaube.

Diejenigen, die mit übersinnlichen Fähigkeiten mit einem großen Publikum in riesigen Sälen arbeiten, sind inzwischen vergleichsweise selten. Die Mehrheit zieht es vor, die Patienten individuell zu behandeln. Doch hier treten dieselben weltanschaulichen Fragen auf: Was ist die Norm in Bezug auf die Gesundheit, was ist Erfolg im Leben und schließlich – was ist Glück? Der Einfluss auf den Patienten erfolgt auf der Ebene der Feinmaterie, des Unterbewusstseins, der Seele (jeder Schule des Übersinnlichen hat ihre eigene Terminologie). Und was passiert bei dieser Intervention mit der Seele?

Hier ein kleiner Überblick über Werbeanzeigen: Die „Magister der höheren sündenfreien Magie" versprechen, den Ehemann zurückzubringen und die „absolute Beseitigung der Nebenbuhlerin". Was heißt denn absolut? In jeder Beziehung, also auch auf der physischen Ebene? „Sie werden das Ergebnis sofort spüren", versprechen die Magister. Das heißt dann wohl: die Rivalin wird vor Ihren Augen getötet.

„Ich bringe Ihre Liebsten zurück. Real. Sündenfrei, zuverlässig." „Die ganze Magie! Schnell wirkende sündenfreie Zaubersprüche." „Ich befreie Sie vom Verderben, dem bösen Blick, Familienflüchen, vom Kranz der Ehelosigkeit, vom Mal der Einsamkeit, Gewicht verlieren ohne Diäten." Und in diesem Stil geht es weiter.

Aus den Hunderten von Anzeigen, vor denen die heutigen Zeitungen strotzen, ist es leicht, den Kreis der Probleme auszumachen, denen Beherrscher des Übersinnlichen und Parapsychologen heute gegenüberstehen. Alles, was im Leben mit Eitelkeit und Egoismus zu tun hat, alle möglichen materiellen Güter werden fast sofort versprochen. Einer weißen Maus wird eine Elektrode ins Gehirn eingepflanzt und das Zentrum des Vergnügens stimuliert. Mehr braucht sie nicht, sie ist glücklich, will nicht einmal fressen. Und so geht es, bis sie einfach verhungert.

Das traurigste daran ist, dass derartige Heiler keine Hemmungen haben, den modernen Hang des Philisters zur Religion auszubeuten. Als ob sie nicht wüssten, dass keinerlei Magie „sündenfrei" sein kann. Sie begreifen nicht, dass „mächtige Talismane für Geschäftsleben und erfolgreichen Handel" Götzen im Tempel des Goldenen Kalbs sind. Gut und Böse begreifen sie höchst primitiv, eindeutig, wie auch ihre vertrauensselige Klientel. Sie haben ein oberflächliches Verständnis von Krankheiten, alltäglichen und anderen Wirren als rein negativen Erscheinungen.

Sowohl dieses als auch das vorangegangene Buch sind im Grunde eine Erforschung des Bewusstseins und der inneren Welt des Menschen. Im Verlauf dieser Forschung haben Igor Arepjew und ich entdeckt, dass dem Bewusstsein im Prinzip alles zugänglich ist – von den ersten Tagen der Schöpfung bis hin zu Ereignissen, die noch nicht eingetreten sind. Wenn sie in das Zauberland der Archetypen gelangen, wo das Virtuelle tatsächlich real wird, verlieren viele Menschen die Orientierung, beginnen, alles nicht als Weg, sondern als das Erreichen eines gewissen Zauberstatus der Existenz wahrzunehmen. Deshalb erinnert mich die Tatsache, dass sich einige Leute mit Affichierungen wie Magier, Zauberer, Hierophant usw. selbst definiert haben, eher an ein Krankheitsbild.

Es kann durchaus sein, dass einige dieser Medien tatsächlich meinen, die Gabe des Heilens sei ihnen von oben und nicht „von unten" geschickt worden. Aber dennoch säen sie Böses, denn sie geben kleinbürgerlichen Sorgen und dem komfortablen Wohlbefinden „der kleinen Leute" nach, also des normalen Kleinbürgers, der weit entfernt ist von geistigem Anspruch. In der Bibel heißt es: Das Böse in der Welt ist unausweichlich, doch Kummer über den, durch den es auf die Welt kommt.

In seinem Buch „Der Aufstand der Massen" führt José Ortega y Gasset folgende Anekdote an: Ein Zigeuner kam zur Beichte. Der Priester fragt: „Mein Sohn, kennst du die zehn Gebote Gottes?" „Ich wollte sie eigentlich auswendig lernen, Padre, doch bei uns im Zigeunerlager sagt man, dass sie bald abgeschafft werden sollen." Es sieht so aus, als würden wir in diesem Zigeunerlager leben.

Sicher wird nun der eine oder andere einwenden, dass auch die Diener der orthodoxen Kirche sich mit dem Heilertum befassen. Ja, doch auf prinzipiell anderer Grundlage.

Zum Hegumen German (Tschesnokow) ins Dreifaltigkeitskloster von Sergijew Possad kommen Menschen aus ganz Russland, um sich behandeln zu lassen. (Ich habe mit großer Hochachtung im vorangegangenen Buch über ihn berichtet.) Seit vielen Jahren befreit er Menschen von seelischen Krankheiten, die in der Sprache der Kirche als Besessenheit bezeichnet werden. Die Prozedur der Teufelsaustreibung beginnt mit seiner Predigt „ Vor Austreibung böser Geister aus dem Menschen". Hier einige Auszüge aus dieser Predigt. Ich zitiere sie nach der Ausgabe der Predigt von 1998:

„Sünder und Gottlose wollen, selbst wenn sie krank darniederliegen, auf keinen Fall die Sündhaftigkeit ihres Körpers erkennen... nein, sie liegen darnieder und sagen: ‚Verderben wurde über mich gebracht, die Menschen sind böse, sind Zauberer, sie haben Verderben über mich gebracht.'

Doch du, Mensch, sündige nicht!"

Vater German behandelt nicht nur, er belehrt auch. Es stellt sich heraus, dass Krankheiten und Unglücke die Folge, das Resultat unseres unrechten Lebens oder des Lebens unserer Vorfahren sind. Und dann, nach der Heilung, ruft der Hegumen German dazu auf, ein geistliches Leben zu führen und nicht flüchtigen Vergnügungen nachzujagen.

Wie leichtsinnig wirken doch in einem solchen Kontext die Versprechen der verschiedensten Magister, die Probleme des Klienten sofort und zuverlässig zu lösen. „Für das gesamte restliche Leben", wie eine Gesundbeterin verspricht. So ist es normal, faule Seelen dürsten nach Hilfe von außen und erhalten, was sie mit ihrer Faulheit verdient haben.

Wir rufen Sie hingegen zu etwas anderem auf: Begreifen Sie, dass keine Erkrankung grundlos entsteht. Suchen Sie in sich selbst, in Ihren Gedanken, in Ihren Taten die Quelle des Unheils. Manchmal allerdings muss wirklich jemand für seine Angehörigen bezahlen – für seine Eltern oder Vorfahren. In jedem Fall aber gibt es einen Grund. Der Mensch selbst muss mit der Arbeit seiner Seele seine Gesundheit und sein Glück erlangen und bewahren. Eine solche Position ist ganz im Geiste aller Weltreligionen. Wir helfen Ihnen nur, den Weg zu sehen. Den Weg zur Wahrheit.

* * *

Um uns herum tauchen immer neue Figuren auf. Aus der Ukraine ist eine junge hübsche Frau gekommen, Katerina. Sie hat wunderschöne helle Haare. Ein ausdrucksvolles Kumanengesicht. Eine eigenartige Symbiose der hellhäutigen Slawen und der asiatischen Steppenbewohner. Manchmal, wenn sie sich aufregt, treten ihre Wangenknochen sehr stark hervor, und ihr Gesicht nimmt antike, mächtige, gefährliche Züge an. Doch eine Sekunde später tilgt ein Lächeln das innere Wesen mit äußerem Glanz.

Sie sagt, dass sie extra aus der Ukraine gekommen ist, um Igor und mich zu bewachen. Sie erzählt, sie hätte einen Traum gehabt und darin die obersten Heiligen des Himmels gesehen, die ihr befohlen haben, alles stehen und liegen zu lassen und genau uns zu finden. Dass das ihre Mission sei. Dass sie in Mykolajiw zwei Kinder zurückgelassen habe und nun hier sei, als unser Bodyguard.

Für mich klingt das wie eine Komödie. Igor nimmt sie wesentlich ernster.

Ich versuche, der Freiwilligen zu erklären, dass niemand ein solches Opfer von ihr verlangt – die Kinder allein zu lassen und ehrenamtlich irgendeine Wachtätigkeit zu übernehmen.

„Aber das war ja nicht meine Idee, ich bin gezwungen worden", erklärt Katja. „Man hat mich einfach gezwungen, mein Haus, meine Arbeit und meine Kinder zu verlassen und hierher zu euch zu kommen."

„Wer?"

„Ihr seid doch die Hellseher, seht nach, wer hinter mir steht."

Wir sehen nach. Hinter Katjas Rücken sind wirklich einige Dutzend Heilige und helle Würdenträger erkennbar geworden. Was will man dazu sagen? Danach begann sie auf einmal, sich in unsere Arbeit mit den Patienten einzumischen – aktiv und demonstrativ. Sie hat ihre eigenen Technologien, und zwar ausgesprochen wirkungsvolle. Doch zu sagen, dass das die hohe Schule wäre, hieße, stark zu übertreiben. Aus irgendeinem Grund gefällt sie mir nicht. Ich versuche, möglichst wenig mit ihr zu reden.

Einige Wochen später ist Katjas Aktivität so stark angewachsen, dass sie buchstäblich alles ausfüllt. Jeden Morgen kommt sie früher als

Igor und ich zur Arbeit, setzt sich ins Büro und führt die Sprechstunde durch, als hätte ihr das wirklich jemand aufgetragen.

Manchmal versuche ich, Einwände zu erheben, und setze sie ins Empfangszimmer. Doch es hilft nichts, sie wartet ab, bis ich fortgehe, und schleicht sich wieder ins Büro. Igor verjagt sie nicht, sondern heißt sie im Gegenteil willkommen. Als ich ihn eines Tages für diesen meines Erachtens falschen Schritt angefahren habe, gestand er mir plötzlich:

„Erinnerst du dich, wie mir im Reich des Herren zwei Engel auf das Pferd geholfen haben? Ich hatte damals überhaupt keine Kraft mehr."

„Ich erinnere mich."

„Siehst du, einer dieser Engel war Katja."

„Bist du sicher?"

„Es scheint mir so."

„Du hättest dich erst bekreuzigen sollen, wenn es dir so scheint", riet ich ihm.

„Aber du hast doch selbst gesehen, wer hinter ihr steht. Das ist doch die helle Hierarchie."

Eine Woche später begann Igor schon offen, sogar ein wenig auf Konfrontation bedacht, die Sprechstunde zusammen mit Katja durchzuführen. Als sie eine so mächtige Unterstützung verspürte, begann die helle Gesandte, sich in alles einzumischen, alles in die Hand zu nehmen. Unsere Mitarbeiter können sie nicht ausstehen. Dank ihr gleicht unser Zentrum inzwischen einer kleinen psychiatrischen Heilanstalt. Doch Igor sieht nichts und will nicht sehen. Er unterstützt die seltsame Hochstaplerin offen.

Ständig orakelt Katja irgendetwas. Sie sagt, in ihrem Auge sei irgendein Objektiv eingebaut, durch das all unsere Handlungen kontrolliert werden. Sie versucht, von Grigori Petrowitsch empfangen zu werden, doch irgendwie klappt es bei ihr nicht. Ständig versucht sie irgendetwas zu klären, sich irgendetwas auszudenken. Doch was?

Eines Tages brachte sie irgendein Gebet mit ins Zentrum. Sie läuft mit diesem Blatt um mich herum und murmelt ohne Unterlass. Ich bin kein großer Anhänger kirchlicher Rituale, bin aber auch kein Gegner davon. Doch wenn etwas so aufdringlich Tag für Tag immer wieder heruntergebetet wird, nervt mich das. Eines Tages habe ich es nicht mehr ausgehalten und sie gebeten:

„Katerina, geh in die Kirche und lies es dort."

„Aber so hören Sie doch, Arcady Naumowitsch, was das für Worte sind!" Und sofort begann sie zu deklamieren:

„Aus dem Punkt des Lichts in Gottes Geist
Möge das Licht in den Geist der Menschen strömen.
Möge das Licht auf die Erde herabkommen!
Aus dem Punkt der Liebe im Herzen Gottes
Möge die Liebe in die Herzen der Menschen strömen.
Möge Jesus auf die Erde zurückkehren!
Aus der Mitte, in der der Wille Gottes bekannt ist,
Möge das Ziel den kleinen Willen der Menschen lenken -
Das Ziel, dem die Lehrer bewusst dienen.
Aus der Mitte heraus, die wir das Menschengeschlecht nennen,
Möge der Plan der Liebe und des Lichtes wahrwerden,
Auf dass die Tür, hinter der das Böse ist, geschlossen sei.
Mögen das Licht, die Liebe und die Kraft
Den Plan auf der Erde wiederherstellen."

„Das sind gute Worte", bestätigte ich, etwas milder gestimmt.

„Dann sagen Sie: ‚Amen!'"

„Amen!", gab ich nach.

Katjas Augen weiteten sich auf einmal, und ihre Lippen begannen zu zittern.

„Licht", rief sie aus. „Ich sehe das Licht." Und sie lief aus dem Büro. Einige Minuten später kam sie mit Igor zurück.

„Warum ist ein Lichtstrahl von oben gekommen, als Arcady Naumowitsch ‚Amen!' gesagt hat, wer ist er?"

Igor musste lächeln.

„Katja, soll ich vielleicht Sanitäter für dich rufen?", schlug ich vor. „Igor und ich stellen dieses Licht speziell bei unseren Lektionen und der Diagnostik ein. Das ist doch nicht schwierig."

Doch dieses unerwartete Licht hat Katja sehr lange beschäftigt. Sie hat noch mehrmals versucht, nicht nur von mir, sondern auch von unseren Mitarbeitern herauszubekommen, wann sonst noch auf meinen Willen hin Licht aufgetaucht sei. Es war wie in einer unserer beliebtesten Krimiserien.

Keine Ahnung, was Katja dieses Mal geträumt hatte. Doch nach der Sache mit dem Gebet und dem Licht begann sie auf einmal zu leiden. Ihre rechte Hand fing an, sehr stark zu schmerzen. Uns erklärte sie, dass ein Mann sich direkt vor ihren Augen mit der Kreissäge die Finger abgesägt hatte und sie sofort begonnen hatte zu helfen. Sie hatte das Blut gestillt und das Energiefeld um die Stümpfe herum geschlossen. Sie hatte ihm also einfach geholfen, doch da sie niemand um Hilfe gebeten und sie sozusagen spontan gehandelt hatte, würde ihr nun die Hand wehtun. Wir versuchten, ihr zu helfen, und eine Zeit lang ging es ihr besser, doch dann kehrten die Schmerzen wieder zurück.

In der Zeit, die Katja um uns ist, sind ihre Haare nachgewachsen, und nun sind schwarze Ansätze zu sehen. Die Blondine ist also nicht echt. Die Aureole der Instabilität um unsere freiwillige Leibwächterin erweitert sich ebenfalls. Niemand kann sie mehr ertragen, die Mitarbeiter des Zentrums setzen Katerina offen zu, doch das ist ihr, wie man im Volksmund sagt, Jacke wie Hose.

Sie sagt offen Übles über Grigori Petrowitsch und nennt seinen Sekretär einen Teufel, weil er sie nicht zu seinem Chef lässt. Das alles passt so gar nicht zum Bild des Engels, als der sie sich selbst vorstellt, und das, so eigenartig es auch ist, von Igor bestätigt wird. Wenn Engel wirklich so sind wie Katja, ist es doch besser, Atheist zu bleiben. Ihretwegen haben Igor und ich begonnen, uns zu streiten.

„Du und ich haben mit den Jahren so viele schwere Prüfungen absolviert, haben alle Schwierigkeiten miteinander geteilt", sagte ich meinem Freund. „Habe ich dir vielleicht jemals irgendwelche Bedingungen gestellt oder gesagt: Ich helfe dir bei dem und dem, wenn du das und das für mich tust? Ich habe einfach getan, was getan werden musste, ohne jegliche Bedingungen und ohne jemanden in ein Abhängigkeitsverhältnis zu bringen. Und kaum taucht diese Schönheit aus der Ukraine auf, sehen wir beide uns seltener und arbeiten wesentlich weniger als früher. Sie ist bei dir schon in jeder Hinsicht auf dem ersten Rang. Mehrere Stunden täglich beschäftigst du dich mit ihr mit unseren Technologien. Bist du denn sicher, dass sie die ist, für die sie sich ausgibt?"

Igor war verlegen, beharrte aber auf seinem Standpunkt:

„Aber du hast doch selbst gesehen, dass hinter ihr die Hierarchie der Hellen Mächte steht!"

„Na und?" Thoth-Hermes hat sich auch mit dem Namen Gottes getarnt. Wie sie alle Ereignisse interpretiert, macht alles zu einem Mythos. Wollen das nicht diejenigen erreichen, die sie geschickt haben? Und außerdem hast du gesagt, dass der Engel, der dir aufs Pferd geholfen hat, lichtblond war. Bei Katja aber sind die Wurzeln ihrer schwarzen Haare sehr deutlich zu sehen. Sie ist keine Blondine, sondern das ganze Gegenteil. Erinnerst du dich, Kyrill hat uns gewarnt, dass der Engel der Finsternis kommen würde. Ist das nicht gerade der Fall? Um sie herum verläuft doch alles sehr ungünstig."

„Sie hat schwarze Haare?", fragt Igor zurück.

„Ja. Und ihr Gesicht ist irgendwie von den Kumanen. Siehst du das wirklich nicht? Ich habe das Gefühl, deine Wahrnehmung ist gestört."

Igor schwankt, hält aber dennoch dagegen:

„Die helle Hierarchie hat sie geschickt."

„Und selbst wenn es eine Helle ist", schreie ich schon fast. „Warum dann dieser Druck? Und wer würde überhaupt, selbst wenn er zu den Hellen gehört, eine so seltsame Entscheidung treffen – eine Mutter monatelang von ihren Kindern zu trennen? Und wieder alles vom Standpunkt der Macht aus. Achte darauf, wie sie sagt: ‚Tut, was ich gesagt habe. Ihr seht doch, wer durch mich die Anweisungen gibt!' Wer spricht denn durch sie? Der Schöpfer spricht direkt mit uns, er braucht keine Vermittler. Wenn der Vater zu mir sagt: ‚Ihr seid von niemandem abhängig, hört auf euer Herz', ist das verständlich. Das sind die Worte dessen, der die Freiheit und den Willen des Menschen achtet. Und es ist mir völlig egal, für welche Hierarchie sie auftritt. Ich habe den Vater, und ich habe nicht vor, irgendwelche anderen – besseren oder stärkeren – Väter zu suchen. Übt man einmal Verrat, wird man immer Verrat üben.

Sollen sich von mir aus alle in den Hierarchien – der dunklen wie der hellen – gegen den Vater verbünden, ich werde an der Seite des Vaters sein. Er redet mit uns, er lehrt uns. Und das, was er uns lehrt, wird täglich durch die Gesundheit der Menschen bestätigt. Wir haben wegen dieser Katja schon viele Tage verloren. Das ist wie die Geschichte mit Kyrill. Die Tage gehen dahin, und wie sollen wir das Versäumte wieder aufholen? Grigori Petrowitsch lässt solche Leute einfach nicht an sich heran. Hör doch mal zu, was sie im Zentrum verbreitet: ‚Warum müsst ihr denn auferwecken, bald kommt Jesus und erweckt alle.' Sagt uns das etwa der Schöpfer? Es passt nicht…"

Am nächsten Tag nach unserem, wenn auch kleinen, so doch vorhandenen Zerwürfnis hielt mich auf dem Flur unser Schüler Sergej an.

„Arcady Naumowitsch, ich möchte mit Ihnen reden."

„In Ordnung, gehen wir in mein Büro, dort sind wir ungestört."

Ich setze mich in den Sessel. Sergej lässt sich neben mich nieder.

„Ich habe gestern mit Katja gearbeitet", sagt er. „Im Inneren habe ich deutlich ihre informationelle Struktur oder ihr Wesen gesehen."

„Irgendetwas an diesem Wesen hat dich misstrauisch gemacht", ermuntere ich Sergej, weil ich sehe, dass er verlegen ist.

„Dort ist ganz eindeutig ein Teufel – mit Hörnern und Hufen. Er verbirgt sich hinter einem dunklen Schleier. Doch einige Male war es deutlich zu sehen. Ich denke, sie wird manipuliert. Sehen Sie sich an, wie sie spricht. Wie ein Fernseher, dessen Stecker in die Steckdose gesteckt wird. Und wenn die Stromversorgung auf einmal gekappt wird, und so war es schon mehrmals, sind ihre Augen sofort leer, und in ihrem Kopf ist nicht ein Lichtblick."

Natürlich habe ich das, was Sergej gesagt hat, an Igor

weitergegeben. Auch Katja kamen Sergejs Beobachtungen zu Ohren. Sofort zettelte sie einen Skandal an und forderte ein Schiedsgericht bei Grigori Petrowitsch.

Ich wollte dieses Objekt der Schizophrenie nicht zu Herrn Grabovoi schleppen, doch Igor wollte unbedingt einen Schlusspunkt unter Katjas Geschichte setzen und, wie er sagte, zur Wahrheit vordringen. Wir fuhren zu dritt zu ihm. Auf dem Flur waren wie immer drei Dutzend Menschen. Außerdem noch zehn Leute im Empfangszimmer. Wir sagten dem Sekretär Georgij, dass wir darum bitten, für etwa zwanzig Minuten empfangen zu werden. Bei mir dachte ich: ‚Mit dieser Dame wird man nicht in zwanzig Minuten fertig.'

Doch Grigori Petrowitsch wies über seinen Sekretär unsere seltsame Leibwächterin dennoch ab und bat nur Igor und mich in sein Büro.

Jedes Mal, wenn ich Grigori Petrowitsch begegne, taucht ein Wort wie ein Schlüssel zu der Situation in meinem Bewusstsein auf. Das Wort heißt „Selbstbeherrschung". Es ist erstaunlich, wie Herr Grabovoi seine Emotionen im Griff hat. Was auch geschieht, wie wild die Situationen auf den Amplituden der menschlichen Leidenschaften auch sein mögen, die in sein Büro drängen, er ist immer ausgeglichen, durch nichts zu erschüttern, korrekt, und vor allem weiß er, was zu tun ist und wie er helfen muss.

So mussten auch wir jetzt nicht einmal etwas erklären. Er erläuterte sofort präzise und ruhig das Wesen des Geschehens.

„Jungs, das ist doch ganz einfach. Man nimmt ein Foto. In diesem konkreten Fall wurde es während des Armageddons gemacht, als die gesamte heilige Hierarchie die Schlacht beobachtete. Dann wird das Negativ ein bisschen in der Sonne beleuchtet, und das war's – fertig ist die Kulisse. Wenn euer Mädchen also sagt: ‚Schaut her, wer hinter mir steht, wer mich geschickt hat', wird euch in diesem Moment eine Dekoration gezeigt. Das in der Sonne beleuchtete Negativ."

Er macht uns keine Vorwürfe, erklärt nur. Doch zwischen seinen Worten ist Unverständnis zu erkennen: Wie konntet ihr euch nur so an der Nase herumführen lassen? Ihr seid auf so einen simplen Trick hereingefallen.

Igor ist verlegen. Bei ihm funktioniert das Hellsehen besser als bei mir. Doch es hat sich herausgestellt, dass meine Intuition uns in diesem Fall präziser gelenkt hat als sein Sehvermögen.

„Außerdem habt ihr noch gesagt, dass sie Schmerzen in der Hand hat", fährt Grigori Petrowitsch fort. „Sieht ihr etwa nicht, was sie in der Hand hält?"

„Einen Speer?", dämmert es Igor endlich.

„Ja, einen Speer. Und zwar keinen gewöhnlichen. Sie hat sich einfach immer noch nicht entschieden, wem von uns dreien sie mit diesem Speer einen Schlag zufügen soll. Der Schlag muss präzise und zielsicher sein. Die Verbindungen zwischen den Komponenten unserer Konstruktion sind sehr dünn. Wie soll man sie mit einem so dicken Stock treffen? Und so sucht sie nach einem Platz, um das Ziel nicht zu verfehlen."

„Und wir hätten sie fast noch mit in Ihr Büro gebracht", sage ich mit einem verspäteten Verständnis für die Gefahr, der wir nur rein zufällig entkommen sind.

„Kein Problem", reagiert Grigori Petrowitsch ruhig. „Erstens trägt sie im Moment keinen Speer. Und das heißt, es gibt noch jemanden, den ihr nicht seht und dem sie ihn anvertrauen konnte. Denn einen solchen Speer stellt man nicht einfach in die Ecke. Man kann ihn nur von Hand zu Hand weitergeben wie einen Staffelstab. Zweitens müsst ihr eure künftigen Ereignisse betrachten und einen Schutz aufbauen oder die Reihe der Ereignisse verändern, wenn sie euch nicht passt. Denn wir beschäftigen uns schließlich mit dem gesteuerten Hellsehen. Gesteuert – begreift ihr, was sich hinter diesem Wort verbirgt?"

Wir beredeten mit Grigori Petrowitsch noch einige anstehende Probleme und verabschiedeten uns. Im Flur stürzte sich Katja auf uns:

„Habt ihr die Sache mit mir geklärt?"

„Das haben wir, fahren wir zurück", schlug ich weniger vor, als dass ich es anordnete.

Katja sieht Igor abwartend an.

Er bestätigt es.

„Fahren wir, Katerina, jeder zu sich nach Haus. Es ist schon spät. Morgen im Büro besprechen wir alles."

Sie spürt an seiner Stimme, dass sich im Verhältnis zu ihr alles recht radikal verändert hat, und will sich nicht mit einem solchen Ausgang abfinden. Sie dreht sich auf dem Absatz um, geht ins Empfangszimmer und stürzt, nachdem sie den Sekretär von Herrn Grabovoi, der einen Kopf größer ist als unsere ungebetene „Leibwächterin", zur Seite gestoßen hat, in das heiß ersehnte Büro. Georgij, der ihr hinterher gestürzt war, kommt eine Minute später allein wieder heraus. Grigori Petrowitsch hatte sich dennoch entschlossen, allein mit ihr fertig zu werden.

Etwa fünfzehn Minuten später kommt Katerina zu uns. Sie ist ein ganz anderer Mensch. Darüber, warum sie hierhergekommen ist, was sie klären wollte, verliert sie kein Wort. Schweigend gehen wir zum Auto, schweigend steigen wir ein und fahren nach Puschkino. Katja schaut die ganze Fahrt über aus dem Fenster. Als sie uns den Kopf zuwendet, hat sie klare, besänftigte Augen. Man hat das Gefühl, sie habe alle ihre aufdringlichen paranoiden Ideen vergessen. Erst ganz in der Nähe von Puschkino sagt sie mit ruhiger, normaler Stimme:

„Was habe ich für eine Sehnsucht nach meinen Kindern."

Am nächsten Tag ist Katerina einfach verschwunden. Sie ist in ihre Heimatstadt Mykolajiw zurückgekehrt. Der Speer aber, den sie mitgebracht hatte, machte einige Zeit später auf höchst unerwartete Weise von sich reden, und zwar in Aktion.

Am nächsten Tag, während Igor Patienten empfing, setzten Sergej und ich uns hin, um uns über diese ganze seltsame Situation mit Katja klar zu werden. Und sofort sahen wir auch das beleuchtete Stück Film und was sich dahinter verbarg – das heißt es also, die richtige Orientierung des Bewusstseins zu bekommen. Es war eine Collage, in die Gruppen der obersten Ränge der Heiligen in weißen und goldenen Gewändern geschickt eingeklebt waren. Doch warum hatten wir diese eklatante Statik vorher nicht gesehen? Alles war in Unbeweglichkeit erstarrt wie auf einem gewöhnlichen Foto. Obwohl auch das nur eine Fotografie ist. Nur eine sehr große und in Kulissen geklebte. Katja hatte eindeutig irgendetwas wie Hypnose eingesetzt, damit wir die ungewöhnliche Unbeweglichkeit der Figuren nicht bemerkten. Doch bei Igor und mir wirkt eine normale Hypnose nicht. Das heißt, es gibt noch irgendwelche Technologien, die wir nicht erlernt oder nicht begriffen haben.

Jetzt sehen wir uns an, was hinter dem Filmstreifen ist. Dort lümmeln vier mittelmäßige Teufel in Sesseln herum. Woher kommen sie? Schließlich ist nach Igors und meinen Feldzügen unten, auf den Ebenen, keiner mehr übriggeblieben. Wahrscheinlich haben sie sich irgendwo versteckt und abgewartet. Dann haben sie sich umgesehen. Die Chefs waren weg, es war überhaupt niemand mehr da. Was sollten sie tun? Das eigene Wesen kann man schließlich nicht einfach verändern. Millionen von Jahren haben sie sich nur in Gemeinheiten geübt und sich als Missetäter vervollkommnet. So haben sie offensichtlich auch beschlossen, zu versuchen, etwas zu verändern.

Sie haben nachgeschaut, wer denn da auf der Erde durch ihr Ressort läuft. So haben sie sozusagen eine freischaffende Missetäterin für die verantwortungsvolle Arbeit angeworben. Wahrscheinlich haben ihr dabei nicht einmal erklärt, was sich unten für eine Leere und Ruhe ausgebreitet hat. Sie haben sich auf ein Vabanquespiel eingelassen – entweder alles zu gewinnen oder alles zu verlieren. Das ist eben ihr Charakter – sie haben einen Hang zu Extremen. Mit einem Wort: Spieler. Wahrscheinlich haben sie so irgendwann auch ihre Seele verspielt?

Die Teufel haben Sergej und mich ebenfalls gesehen und sofort alles begriffen. Es kam ihnen nicht einmal in den Sinn, irgendwohin zu flüchten oder sich zu verstecken. Andererseits – wohin hätten sie flüchten, wo sich verstecken sollen? Sie sind jetzt schließlich vogelfrei. Eine Flucht würde alles nur schlimmer machen. Dann könnten sie gleich an Ort und Stelle ausgelöscht werden. Da ist eine Zeit angebrochen – nicht die Menschen fürchten die Teufel, sondern die Teufel die Menschen. Sie grunzen mit ihren Schweineschnäuzchen und machen ein schuldbewusstes Gesicht. Doch sie bitten um nichts. Sie begreifen, dass sie bis zum Hals in der Tinte sitzen.

Wir packten sie fein säuberlich am Schlafflittchen wie Katzenkinder, die etwas ausgefressen hatten, und trugen sie zum Abgrund, wo unter dem versiegelten Deckel die große Reinigung des dunklen Teils des Weltalls im Gange ist. Genau dort hinunter schickten wir sie nun. Sie plumpsten in diesen energetischen Teufelsmixer, sie wurden im Kreis herumgeschleudert und begannen zu schreien wie

Katzen, wenn man ihnen den Schwanz ein klemmt. Wir verschlossen den Deckel wieder, und mein Doppelgänger mit dem Buch unter dem Arm versiegelte ihn wieder sorgfältig.

Als sie damit fertig waren, schauten wir weiter, wohin Katja wohl ihren Stachel gegeben hatte. Wer hat ihn jetzt, wer versteckt sich neben ihm?

Wir sehen die Hand, die den Speer entgegengenommen hat. Sie ist glatt und ebenmäßig. So eine Haut kann nur ein junger Mann oder eine Frau haben.

Der Speer aber ist kein gewöhnlicher Speer. Der Schaft ist schwarz. Am Ende hängt ein Fähnchen. Dieser Speer ist von irgendeinem früheren Armageddon übrig geblieben. In seinem Inneren ist ein Informationsmechanismus. Bei einem Volltreffer öffnet sich das Endstück, und am Ende entsteht ein energetischer Torus. Nur der Volltreffer ist ein Problem. Das ist schließlich nicht die physische Ebene, sondern die informationelle. Dort gibt es eigene Verwirrspiele, Schutzmechanismen, Fata Morganen und Illusionen. Und einen Schlag kann man nur ein einziges Mal ausführen. Man wird wohl kaum die Möglichkeit bekommen, dieses Ding ein zweites Mal zu benutzen. Und wem man den Schlag versetzt, ist auch eine wichtige Frage. Trifft man daneben, verliert man seine letzte Chance. So hat sich auch Katerina gequält und Komplexe gehabt. Gegen Ende ist sie sogar ab und zu hysterisch geworden: die Zeit verrann, aber wen sie mit dem Speer stechen sollte und wohin, war nach wie vor unklar. Dabei wird jeder Teufel nervös.

Wir begannen, die Ebenen auf versprengte Bewohner hin zu durchsuchen. Alles leer. Doch in einem der Räume auf der untersten Ebene sehen wir einen alten Tisch im Empirestil. Darauf liegt ein Buch.

Ein Stuhl steht daneben. Abseits steht irgendein Paravent, hinter dem Schatten zu erahnen sind. Anscheinend ist das ihr Büro. Wir sahen hinter den Paravent und erblickten durchsichtige Statuen in Lebensgröße eines Menschen. Wie Puppen. Doch das ist jetzt. Früher waren es Archonten. Besser gesagt, ihre Prototypen. Das ist wie das Jackett über der Stuhllehne im Büro des Chefs. Sieht jemand hinein, hat man den Eindruck, der Chef wäre irgendwo in der Nähe. Vielleicht ist es auch wirklich so – wer weiß? Aber bei denen ist alles so sehr auf Angst aufgebaut, dass sich kein Schlauberger gefunden hat, der hinter den Paravent gesehen hätte. So lief dort alles von morgens bis abends unter dem wachsamen Auge der Puppen, obwohl das bei denen problematisch war, ich meine den Morgen und den Abend. Überall ringsumher Fackeln und Lampen. Mit Tageslicht sah es schlecht aus. Um so ein Leben ist wirklich niemand zu beneiden.

Wir sehen uns die Informationsspuren an – und finden sofort eine uns vertraute. Hier hat Lapschin gearbeitet. Und er ist überhaupt kein Archont, sondern die Sechs beim Archonten. Als sich die Zeit dem Ende der Zeiten zu nähern begann, hat er auf einmal geschlossen, dass hinter den Schattenwänden nicht die Archonten selbst sitzen, sondern ihre Prototypen. Auf jeden Fall hatte er genügend Grips, um nicht hinter den Paravent zu sehen. Er hatte begriffen, dass auch wenn dort Puppen sitzen, eine informationelle Spur seines Eindringens bleiben wird und von ihnen fixiert werden wird. Deshalb begann er sehr vorsichtig, in das Buch zu sehen, das auf dem Tisch lag.

Dieses Buch war vom Satan selbst. Und es war mit Blut geschrieben. Technologien zur Steuerung von Ereignissen. Auf dem dunkelbraunen Einband war ein großer Kreis, darin ein Dreieck, ein Pentagramm und darüber ein rotes Auge, umgeben von zwölf Symbolen.

Und so begann er, im Verborgenen dieses Buch zu lesen: Er hat Angst, ist nervös, sein Schwanz wackelt wie bei einer erschrockenen Katze, aber dennoch liest er. Er denkt an den Karrieresprung.

Zuerst las er sehr gründlich. Dann geriet er in Eile und fing an, Seiten auszulassen. Dann hat er überhaupt nur noch geblättert. Er beschloss, sich herauszuwinden und das Buch durch die Ebenen zur Erde zu schleppen.

Die Rechnung war richtig: Unwichtig, wer du jetzt bist, denn alles wird letztendlich durch die Inkarnation in menschlicher Gestalt entschieden. Was du als Mensch erreichst, das wird für alle Zeiten festgehalten. Wieder wirkte die Psychologie des Spielers: Alles oder nichts! Denn wenn nichts herauskommt, wird er auch unten gefragt und oben wahrscheinlich zu Staub zermalmt werden. Doch der Teufel hatte sich entschieden.

Er begann, das Buch durch die Ebenen zu schleppen. Und in der vierten Ebene ist es wie eine unsichtbare Membran: Ihn lässt man durch, das Buch aber nicht. Er hätte natürlich jemanden um Hilfe bitten können. Doch wie hätte er fragen sollen – das hätte geheißen, er hätte seine Macht teilen müssen? Damit hatte Wjatscheslaw immer unglaubliche gedankliche Schwierigkeiten.

Er kehrte zurück und begann wieder zu lesen. Er las bis zur Hälfte, und hier tat sich plötzlich die Möglichkeit einer Inkarnation in Feodossija auf. Ein dreijähriger Junge hatte mit seinen Gedanken rein zufällig einen Tunnel zwischen den Räumen geschaffen. Das nutzte Wjatscheslaw aus. Er führte einen Austausch durch.

„Was sollen wir denn nun mit diesem Buch tun?"

„Es vielleicht verbrennen", schlägt Sergej vor

„Und was wird mit den Menschen, die von unten zur Inkarnation aufgebrochen sind?", frage ich.

„Sie werden auch verschwinden."

„Was ist dann mit der Harmonie? Lass es uns analytisch betrachten."

Sergej versteht die Aufgabe. Er beginnt mit der Analyse.

„Wenn das Buch brennt, wird das Volumen der individuellen Information der Teufel in der Inkarnation ebenfalls vernichtet. Früher wurde diese Information nicht getilgt. Der Teufel nistet sich in einem Kind ein – und sieht die gesamte feinmaterielle Welt. Doch das Wissen ist noch in verborgener, latenter Form. Es versteht nicht, warum er außer der physischen Welt auch die energetische und die informationelle Welt sieht. Es denkt, dass alle anderen das genauso sehen. Doch dann, mit zehn bis zwölf Jahren, geht das Wissen plötzlich aus dem statischen Bereich in den dynamischen über. Der Teufel beginnt, seine Mission zu erfüllen, und je nach den erzielten Ergebnissen erhält er dann einen neuen Status in der Dunklen Hierarchie.

„Und wenn wir als Aufgabe nicht die Vernichtung des Buches, sondern seine Transformation, seine Erleuchtung stellen?", frage ich Sergej. Für ihn ist das jetzt nicht einfach nur ein interessantes Abenteuer in seinem Leben, sondern das Erlernen der Technologien. „Schließlich ist dort jedes Blatt das Leben eines Menschen."

„Dann sterben die Menschen nicht, sondern sie verändern sich. Sie hören auf, den Dunklen Mächten zu dienen. Die Erleuchtung findet statt."

„Wollen wir es also versuchen?"

Sergej freut sich.

Wir richten den Strom des Heiligen Geistes auf die Mitte des Buches. Der Kreis lodert auf, brennt aber nicht, sondern schmilzt gleichsam. Neun Sektoren füllen sich mit Feuer. Raum und Zeit werden komprimiert. Das Buch verfügt über ein Schutzsystem, doch es funktioniert nicht.

Jetzt arbeiten wir mit zwei Strahlen; außer dem silbernen haben wir auch noch den goldenen Strahl in den Prozess einbezogen. Auf dem Einband werden ihre ganzen magischen Zeichen noch immer durchgeschüttelt wie bei einem Erdbeben. Sie vibrieren eindeutig. Doch das Buch brennt nicht, sondern wird transformiert.

Die Buchstaben, die darin mit Blut geschrieben waren, werden ganz normale, gedruckte Buchstaben. Das Wissen der Zerstörung wird gegen schöpferisches Wissen ausgetauscht. Auf dem Einband ist ihr früheres Zeichen abgeblättert, die rote Sphäre hat sich völlig gelöst, und anstelle ihrer magischen Zeichen sind dort silberne Tierkreiszeichen entstanden.

Das Pentagramm und die Sphäre, die abgeblättert sind, schrumpfen ebenfalls. Darunter befindet sich ein hellblauer Flor, auf dem sich deutlich ein Kreuz abzeichnet. Danach wird das Buch durchsichtig und löst sich gleichsam auf, es verschwindet. Wir sehen Punkte über Moskau, Sankt Petersburg, Astrachan und Murmansk. Es sind nicht viele, etwas mehr als vier Dutzend. Das sind Archivierungspunkte, über die das Buch mit seinen Nutzern verbunden war. Jetzt geht ihr gesamtes Wissen in die Statik über, und sie können keinen Vorteil mehr gegenüber anderen Menschen haben. Mehr noch, ein Lichtfünkchen ist in ihnen aufgetaucht. Und wenn sie es richtig einsetzen, können sie eine Chance auf Vergebung erhalten. Obwohl sich diese Menschen seinerzeit freiwillig in den Dienst der Dunklen gestellt haben. Haargenau so, wie sich Rekruten den Ort für ihren künftigen Wehrdienst aussuchen: Ich möchte auf ein U-Boot, ich zur Artillerie und ich zu den Raketentruppen.

So haben es auch die hier abgesprochen: Ihr gebt mir ein gutes Leben auf der Erde, und ich gebe euch dafür meine Seele. Sie haben sich allem Anschein nach geeinigt. Wer von ihnen konnte denn wissen, dass mit dem Armageddon eine solche Konfusion entsteht. Schließlich glaubt jeder an das Beste: die Dunklen an das beste Dunkle, die Hellen an das Helle. Und wie geht es aus? Das weiß Gott allein.

So war's also mit Katja, von der man nicht wusste, woher sie aufgetaucht und wohin sie verschwunden war. Sergej sah sie ganz überraschend im letzten Moment, wie sie im Zug an einem Fenster saß. Sie hatte Tränen in den Augen. Es bleibt zu hoffen, dass das Tränen der Reue und der Reinigung waren.

Aber dennoch und noch einmal und noch einmal: Warum geht das, was als persönliches Sujet Igors und meines Bewusstseins auftaucht, plötzlich fließend, manchmal auch recht abrupt, über die persönlichen Grenzen des eigenen Denkens hinaus und wird zu einem gesellschaftlich bedeutsamen Prozess? Wer sind wir? Und warum geschieht das uns?

* * *

Niemand kann leben, ohne sich gebraucht und bedeutsam zu fühlen. Niemand! Doch wie soll man leben, wenn man nicht einmal weiß, wer man wirklich ist? Unsere schnell vorbeiziehenden Leben sind, wie sich herausstellt, nur Szenen und Akte eines nicht enden wollenden Laufes durch den Kreis der Inkarnationen. Wir verwenden riesige Kräfte, um etwas zu erreichen, um jemand zu werden, doch das alles ist keinen roten Heller wert: Wenn das Ziel falsch ist, sind die Errungenschaften illusorisch. Man kann der abgefeimteste Betrüger der Welt werden, und plötzlich erfährt man, dass man als Ergebnis seiner Bemühungen dazu verdammt ist, eine neue Windung des Lebens zu beginnen, in der man das Opfer derer ist, die man in der vorherigen Inkarnation betrogen hat. Das ist dann der Lohn für List und Tücke. Und Mörder werden zu den Zielscheiben anderer Mörder und mussten in vollem Umfang das Böse am eigenen Leib erfahren, dass sie in vorhergehenden Leben gesät haben. Nur dass das leider kaum jemand weiß und begreift.

Ich möchte erfahren, wer ich bin und woher ich komme. Ich möchte mir über meine früheren Inkarnationen klarwerden: Wer war ich, was habe ich getan? Kann ich auf meine Vergangenheit stolz sein oder muss ich verschämt die Augen senken, wenn ich dem Blick anderer Menschen begegne? Und ich bitte Natascha aus Iwantejewka, wieder in die Bibliothek des Tals der Könige zu gehen und nachzusehen, ob es dort nicht irgendeine Information über mich, über Igor, über Grigori Petrowitsch gibt.

Wir treffen uns in Puschkino, in unserem Zentrum. Viele der Schüler des Zentrums, die bereits von den erstaunlichen Dingen gehört haben, die Natascha im Modus des Hellsehens berichtet, wollen ebenfalls daran teilnehmen. Wir gestatten es denen, bei denen der Bildschirm des inneren Sehens schon gut genug funktioniert. Stenografen haben wir genug.

Natascha ist in der ägyptischen Bibliothek. Ich sage ihr vor:

„Frage den Hüter der Bibliothek, ob es hier ein Buch über mich, über Igor und über Grigori Petrowitsch gibt."

Natascha nimmt ein sehr altes Buch. Sie liegt es auf das Pult und sagt:

„Dieses Buch kann man von der einen Seite lesen und von der anderen ansehen."

„Was ist dir lieber?"

„Es anzusehen wie einen Film."

„Dann sieh es dir an."

Die Bilder beginnen zu laufen. Da ist wieder der Olymp. Der bekannte Palast, wo Hera in dem Saal mit dem großen Becken ihren Dienerinnen Befehle erteilt.

Hera ist herausgeputzt und erregt. Sie setzt sich auf den Thron (die Stufen führen aus dem Becken direkt an ihn heran). Sie hat alle verjagt und ist ärgerlich. Ein Mädchen tritt ein, das irgendwie an die heutige Natascha erinnert (es hat lange Haare). Sie gibt eine Schriftrolle von Poseidon, also von ihrem Vater, ab. Hera liest. Poseidon rät Hera, einem bestimmten Menschen nichts „Schlechtes" zu tun. Hera wird böse und wirft Natascha die Schriftrolle ins Gesicht.

Die Göttin sagt Natascha, dass diese ein Niemand sei und dass kein Gott ihr einen Ratschlag geben dürfe. Das war's, sie jagte das Mädchen aus dem Palast. Jetzt geht unsere Kundschafterin zwischen den Bäumen die Allee entlang.

Links hinter Natascha fliegt Cupidus her. Natascha geht schnell und ist erregt. Cupidus beruhigt sie.

„Cupidus - das ist Igor", teilt uns Natascha plötzlich erstaunt aus ihrer fernen Vergangenheit mit.

Sie geht weiter. Sie tritt aus der Zypressenallee hervor, zu den Seiten stehen verschiedene Paläste. Einer von ihnen ist im Stil der Flora, der andere im Stil der Fauna. Das sind die Merkmale oder Unterschiede. „Außerdem wird hier erzählt, wie Thoth die Macht ergriffen hat", unterbricht sie sich für einen Augenblick. „Soll ich lesen?"

„Ja, schau nach", bejahte Igor.

„Hermes ist zu jedem Gott gegangen und hat ihn davon überzeugen wollen, dass man sein Wissen nicht mit den Menschen teilen muss, dass die Götter höher sind als der Schöpfer. Er hat eine Verschwörung angezettelt, konnte aber nicht alle überzeugen. Trotzdem war die Mehrheit dafür, und die anderen mussten sich fügen. Auch Hephaistos ließ sich von der Eloquenz des Hermes überzeugen. Es hat sich ein „Kreis" gebildet, und Hera gesellte sich sofort dazu.

Einige verließen den Olymp. Pan zum Beispiel, der Gott des Waldes. Hermes' Argument war die Finsternis, die in seinem Rücken stand. Hermes sagte, dass die Dunklen Mächte die Oberhand gewinnen können, wenn die Götter nicht zustimmen. Die Finsternis ist eine der Hypostasen des vierten Sohnes der Natur."

„Klar", mische ich mich in die Demonstration der Ereignisse ein. „Aber lass uns nachsehen, was dort mit den drei Kindern ist, die du schon gesehen hast und von denen eines dich gerade getröstet hat."

„Ich kehre in den Palast zurück, wo ich das vorige Mal war. Demeter und Aphrodite unterhalten sich. Demeter hält sich ständig zwischen den beiden Jungen. Das Buch kann kein Licht in die Frage bringen, wer diese drei Brüder sind. Sie haben irgendeine besondere Stellung. Und es scheint, als wären die Frauen, in deren Obhut sie sind, nicht ihre Mütter.

Demeter liebt den Jungen sehr, sie hängt an ihm und will nicht, dass er weiß, dass sie nicht seine richtige Mutter ist. Dieser Junge ist Arcady Naumowitsch. Ich höre, wie Demeter und Aphrodite ihr Gespräch fortsetzen: Sie kritisieren Hera, reden über ihre eigenen Probleme. Demeter weiß: Wenn der Junge ein bestimmtes Buch liest, wird er arbeiten müssen. Und er ist noch klein. Wie auch beim letzten Mal will sie nicht, dass er eine solche Verantwortung übernimmt.

Wie seltsam: An diesen Kindern kann man keine Familienzugehörigkeit erkennen, weder mütterlicherseits noch väterlicherseits. Sie genießen nur ihre Erziehung auf dem Olymp. Diese Göttinnen unterrichten sie einfach.

Dort ist ein geflochtenes Bett. Der Junge, den Demeter erzieht, liegt sehr gern darin. Eigentlich ist er für ein solches Körbchen schon etwas groß. Demeter ist immer in seiner Nähe. Auf dem Kopf trägt sie einen Ährenkranz, um die Schultern eine mittelblaue Stola.

Die Göttin aber, die bei Grigori Petrowitsch ist, trägt einen Kranz aus Lorbeerblättern. Sie hat Bücher und einen Globus in der Hand und ähnelt einer strengen Mathematiklehrerin. Im Bauwesen kennt sie sich gut aus.

In Igors Nähe ist nicht nur Aphrodite. Da ist noch irgendein Mann. Niemand sieht ihn. Seine Gesichtszüge verändern sich ständig. Er kann eine Mauer oder eine unüberwindbare Grenze werden. Er ist imstande, alles zu zerteilen. Dieser Mann spricht sehr wenig, doch wenn er etwas gesagt hat, ist es endgültig! Er hat es gesagt, und dabei bleibt es.

Jetzt sehe ich ein anderes Bild. Arcady Naumowitsch ist das älteste der Kinder; er ist ungefähr acht Jahre alt. Er liegt in seinem geflochtenen Körbchen. Er spielt dort gern den Kleinen."

Natascha sagt das nicht giftig, sondern stellt es einfach fest, doch mir ist es etwas unangenehm. Ich weiß ja, dass ich selbst bei der Arbeit sehr gern eine horizontale oder halbliegende Position einnehme. Um mich herum verteile ich Bücher und Kladden. Und so verbringe ich viele Stunden hintereinander. Und wenn irgendjemand von meinen Angehörigen versucht, mich mit meiner ständig horizontalen Lage aufzuziehen, winde ich mich mit einem Scherz heraus: „Ich arbeite zwar nur im Liegen, dafür aber vornehm." Das ist aus einem Gedicht von Nikolaj Anziferow über die Bergleute. Eine Andeutung.

So lange habe ich also schon das Laster, meinen Produktionsprozess möglichst komfortabel zu gestalten. Man kann sagen, das aus der Tiefe der Jahrhunderte der Vorwurf ertönte: Da hast du aber lange gelegen. Andererseits hat sich das nie auf die Arbeitsproduktivität ausgewirkt...

„Grigori Petrowitsch ist gekommen. Er hat ein Buch mitgebracht. Es hat einen grünen Einband. Wieder versucht Demeter, meine Wiedervereinigung mit der bevorstehenden Arbeit zu verhindern. Igor ist irgendwohin geflogen und schaut sich von oben an, was Grigori Petrowitsch mitgebracht hat. Er ist neugierig. Der Mensch, der bei Igor ist, ist sichtbar geworden und hat Demeter ein Handzeichen gegeben, sie solle beiseitetreten.

Sie gehorchte, doch irgendwie nur teilweise. Und sie war sehr unzufrieden.

Grigori Petrowitsch sagt: ‚Nach dem Willen des Vaters habe ich dir ein Buch mitgebracht. Und nun gehört es dir.'

Und er klemmt Ihnen das Buch unter den Arm. Er dreht sich um. Ja, dort auf dem Tisch liegen Papierblätter. Sie sind weiß. Als das Buch unter den Arm geklemmt wurde, ist der Text auf ihnen von selbst erschienen.

Grigori Petrowitsch geht zum Ausgang. Dort hängt Igor unter der Decke. Grigori Petrowitsch bleibt wieder stehen und sagt: ‚Ich muss nun gehen und das ausführen, was der Vater mir aufgetragen hat. Wenn ich zurückkomme, bleibe ich für immer bei euch.'

Das war's, die Bilder sind zu Ende. Das Buch hat sich geschlossen."

***

Nach dieser Reise auf den antiken Olymp waren die Fragen weniger geworden. Ähnliches habe ich auch früher schon in Ausschnitten gesehen. Jetzt fügt sich manches irgendwie zusammen. Doch gleichzeitig war mir nach wie vor der Mechanismus der materialisierten Virtualität völlig unklar, dessen höchst konkrete und instrumentell nachweisbare Tätigkeit Tag für Tag deutlich wurde.

Das waren keine von der Wirklichkeit abgesonderten Empfindungen meines Bewusstseins. Umso mehr, als an dem ganzen Geschehen nicht nur mein Bewusstsein beteiligt war. Die Ereignisse konnte man in keiner Weise als Gedankenspiel betrachten, da die im Ergebnis sichtbar werdenden Effekte nicht nur innerlich, sondern auch äußerlich waren und Hunderte von Menschen in ihren Sog zogen.

Gleichzeitig spürte ich, dass Igor und ich uns gleichsam Schicht für Schicht durch die Flöze des Bewusstseins hindurcharbeiteten, das in seinen unendlichen Lagen die gesamte Geschichte des Weltalls von den ersten Tagen der Schöpfung bis in unsere Zeit beherbergte. Doch dieser Vorstoß war aus irgendeinem Grund nicht unsere persönliche Angelegenheit, sondern völlig unmittelbar an die Evolution der gesamten Menschheit gekoppelt. Im Grunde war das eine Transformation des Bewusstseins, die wie eine Gebirgslawine das Bewusstsein Hunderter, Tausender, Zehntausender anderer mit sich riss und die Welt, in der wir leben, auf diese Weise irreversibel veränderte.

Am selben Abend setzten Igor und ich uns hin, um durchzusehen und zu überdenken, was Natascha uns erzählt hatte.

Zunächst sah sich Igor die Gesamtsituation an.

„Hermes hat seine Struktur vor langer Zeit aufgebaut. Mit wessen Hilfe, wissen wir. Der Tod hat keine Struktur. Sie ist ein Niemand. Der Name des Todes ist Niemand. Und Migen ist ebenfalls niemand. Auf

Hermes' Rat hat er den weiblichen Aspekt in die männliche Grundlage genommen. In dieser Paarung ist einer irre, der andere zu klug. Deshalb hat Hermes auf dem Olymp auch das Tor über eine Frau geschaffen, die sich eine fremde Grundlage angeeignet hat.

Als Migen auf den Rat seiner Mutter hin, die durch ihren Erbfehler bedrückt war, dem Menschen seine Kraft einhauchte, hauchte er ihm auch seine männliche Grundlage ein und wurde sofort selbst zum Tod. In ihm blieb nur die weibliche Grundlage. Doch sein Aussehen war männlich. Und höchst abstoßend. Wir haben es gesehen. Wohin sollten sich die Götter danach wenden? Hermes hatte sie fest in der Hand.

Dann hat der Vater die Ebenen geteilt – in links und rechts. Die einen stellten sich rechts auf die anderen links. Manch einer ist auch ganz nach unten gegangen. Alles war außerordentlich demokratisch. Die einen gehörten von nun an zum Irdischen, die anderen zum Himmlischen. Jedem das Seine. Der Termin kam heran, und jeder ging in sein Haus. Wer zur Erde gehörte, ging auch in die Erde. Eine Unsterblichkeit haben sie nicht, nur Reinkarnation, bis zum Ende ihrer Tage. Doch warum nimmt die Erde die Menschen in sich auf, warum ändert sich nichts an der Situation? Darüber müssen wir uns noch klar werden. Irgendwas an den komplizierten kosmischen Wechselbeziehungen haben wir noch nicht ganz begriffen. Du hast wahrscheinlich Recht, dass du dich so bemühst, das zu erforschen. Um die Zukunft zu kennen, muss man die Vergangenheit verstehen."

Igor hatte mich gelobt, was bei ihm selten vorkommt. Doch mich interessiert die Situation mit den Jungen immer mehr. Igor wahrscheinlich auch, doch von irgendwoher kommen ständig Informationen über Hermes.

„Selbst im Dunklen gibt es eine noch schrecklichere Kraft, die nicht zu steuern ist. Sie ist tief unter der Erde. Hermes ist hinabgestiegen, um dieses Geheimnis der Geheimnisse zu enträtseln. In seiner Hand hielt er eine Fackel, und er ging aus einer Höhle in die andere, ins tiefste Erdinnere, wo ein See aus schwarzem Wasser erstarrt ist.

Er stellte sich auf einen Stein über diesem Wasser und sagte: ‚Schwarze Mutter, ich bin gekommen, um mit dir ein Bündnis zu schließen. Komm mit mir. Ich zeige dir den Weg zur Zerstörung.' ‚Ich kann nicht', stöhnte das schwarze Wasser, in dem das Gesicht einer Frau deutlich wurde und sich an der Oberfläche zeigte. ‚Selbst das Licht deiner Fackel ist mir unerträglich.'

Hermes antwortete ihr, dass er es nicht löschen kann, weil er sonst den Rückweg nicht fände. Er sagt: ‚Ich möchte gegen den himmlischen Vater auftreten, für ihn und für dich.',,

An dieser Stelle wurde ich stutzig.

„‚Für ihn.' Wen meint er damit?"

„Warte, ich könnte sonst die Information verlieren", bat Igor. Sie sagt: ‚Wenn du den Sieg davonträgst, komme ich heraus und lösche das Licht. Wenn du verlierst, werde ich in kleinen Bächen auseinanderfließen. Wenn Licht auf mich fällt, werde ich austrocknen. Für dich halte ich die Hitze des Feuers deiner Fackel aus. Doch zehre mich nicht aus. Hebe die Fackel auf, ich benetze dich mit meinem Wasser.'

Hermes hob die Fackel auf, und er wurde von einer schwarzen Welle fortgespült. Nur seine Brust, auf der sich der Widerschein vom Licht seiner Fackel zeigte, berührte das schwarze Wasser nicht.

Wieder sagt sie: ‚Geh. Gib ihm sein Feuer und kehre zu mir zurück. In dir ist jetzt meine Kraft; niemand wird dich besiegen können.',,

„Das heißt also, wir sind gegen Hermes selbst in die Schlacht gezogen", konnte ich mich wieder nicht eines Kommentars enthalten.

„Und darum hat er den Tod in die unteren Ebenen entführt, als der Vater ihn an den Grat der Wahrheit gestellt hat, sein Herz ist ja nicht von schwarzem Wasser benetzt worden."

„Ja, so ist es", bestätigte Igor. „Nun zu den Jungen.

Grigori Petrowitsch kam mit einem Buch und wollte es dir übergeben. Das Buch ist Verantwortung. Und mein Bruder kreist ständig um seine Pflegemutter oder Erzieherin herum – was ist dir lieber? Er wird geliebt und gehätschelt. Ihm steht nicht der Sinn nach einem Buch. Und der zweite Bruder…"

„Sprichst du von dir?", unterbreche ich ihn.

Igor antwortete nicht. Er fuhr fort, als hätte es die Frage nicht gegeben:

„ Der zweite Bruder hat Pfeil und Bogen. Er lernt schießen. Er hat Spaß daran. Aphrodite hat ihm gezeigt, wie er die Sehne spannen und richtig zielen muss. Und niemand hat gesehen, dass dieser Junge, als er geschossen hat, auf einem sehr schmalen, rasiermesserscharfen Grat gestanden hat. Er hat zu schießen gelernt, als er auf dem Grat der Wahrheit stand. Und neben ihm war ein anderer Lehrer, den niemand gesehen hat."

„Das heißt, alle haben zu tun, und ich liege müßig im geflochtenen Körbchen?"

„Aber nein, als Grigori Petrowitsch gegangen ist, bist du aus deinem Körbchen herausgekrochen. Du bis zum Tisch gegangen und hast begonnen zu lesen. Du hast deinen Kopf auch nicht mehr hierhin und dorthin gedreht. Du musst das Buch schreiben und es den Menschen übergeben. Das ist ein besonderes Buch: das Buch des Lebens, das Buch der Zeiten. Es ist noch nicht geschrieben. Das Buch, das du jetzt schreibst, ist ein anderes."

„Und was war dann?"

„Wir sind selbstständig geworden. Ich habe wie früher gelernt, allein auf dem Grat zu stehen."

„Habe ich auch einen Grat?"

„Ja. Aber es ist ein anderer."

„Kannst du darauf stehen?", fragte ich nach.

„Mein Grat ist für dich schmal, für mich aber breit. Bei deinem Grat ist es umgekehrt: Für mich ist er schmal, für dich aber breit."

„Und was haben wir dann getan?"

„Dann hast du mit Grigori Petrowitsch überlegt, wie man das Reinkarnationssystem perfektionieren kann, das System Drache. Die Dunklen haben es, als es durch den Abgrund Da'at zu ihnen heruntergefallen ist, aus Dummheit auseinandergenommen und ihr eigenes Reinkarnationssystem geschaffen. Der eine hat ein Rubinauge bekommen, der andere eine schwarze Kralle. Mit diesen Kinkerlitzchen laufen sie bis heute herum. Dann habt ihr das Fahrrad erfunden und anschließend Werke gebaut. Mit den Werken ist es eilig. Die Erde stellt sich in die Mitte des Weltalls wie ein Punkt der Homöostase. Hast du das verstanden?"

„Ja. Die Reinkarnation hängt mit den kleinen Drachen zusammen?"

Igor sieht mich forschend an.

„Irgendwie hast du zu diesem kleinen Drachen ein unausgeglichenes Verhältnis. Grigori Petrowitsch hat ihn gemacht. Und du hast ihn wie ein Idiot zu dir in die Sephira geschleppt."

„Und du?"

„Und der andere Idiot hat aus Leibeskräften gestoßen, als er gesehen hat, dass ihr keine Kraft mehr habt. Der kleine Drache ist in den Abgrund Da'at gefallen. Du hast dich festgekrallt und wolltest ihn nicht loslassen. Du stecktest schon bis zur Taille darin. Was glaubst du wohl, warum du hier, in der Reinkarnation mit den Nieren, der Leber, der Bauchspeicheldrüse, dem Blinddarm, der Gallenblase, der Osteochondrose und ähnlichen netten Dingen an der Gürtellinie zu tun hast? Das kommt alles daher."

„Hättest du bloß nicht gestoßen", meckere ich.

„Hättest du bloß nicht gezogen." Igor blieb hartnäckig.

Einige Tage später war auch Katjas übler Speer zu spüren. Eine der Schülerinnen, die übrigens lange vor der „Leibwächterin" aus Mykolajiw ins Zentrum gekommen war, kam damit in Igors Sprechstunde. Sie redete über dieses und jenes und schmetterte auf einmal beiläufig die Spitze der Hölle nach Igor. Doch sein Schutz funktionierte. Der Speer fiel, abgeschmettert von dem Schutz, herunter, auf die leeren Ebenen der Dunklen und polterte mit dumpfem Klopfen die Stufen zu den vakanten Thronen der dunklen Herrscher herab.

Die Terroristin beobachtete Igor neugierig, denn sie hatte nicht begriffen, ob der Schlag sein Ziel verfehlt hat oder nicht. Er überlegte in diesem Moment auch, was er mit einer solchen Schülerin machen sollte. Er beschloss, sie lieber zur Umerziehung zu behalten, und stieß ihr einen hellen Strahl in das dunkle Herz. Von hier geht nun die schrittweise Erleuchtung der geheimnisvollen weiblichen Seele aus.

Und unten konnte den Speer niemand auffangen – im dunklen Reich herrscht nun gähnende Leere. Wir haben ihn später zerbrochen und ihn auf einen Haufen alter Rüstungen und Waffen geworfen.

So ist also das Leben– im Traum und im Wachen.

Kapitel 8

Endlich haben Igor und ich begonnen, uns einen lange gehegten Traum zu erfüllen, nämlich uns über den Lipidstoffwechsel klar zu werden. Das Thema, das unmittelbar mit meiner eigenen Gesundheit zusammenhängt, ist für mich persönlich aktuell. Es war nur so, dass ich vorher nie genügend Zeit hatte, um das Thema zu erforschen. Und jetzt war ich sozusagen durch die Notwendigkeit dazu gezwungen. Völlig zufällig haben wir nämlich entdeckt, dass die Lymphe ein eigenständiges Programm zum Kampf gegen Krebs und Aids hat. Unter bestimmten Bedingungen kann sie die Zellen des Virus aus dem Organismus ausleiten. Das Programm wird über geometrische Codes in Gang gesetzt.

Eine Störung des Lipidstoffwechsels senkt in der Regel die Aktivität des Menschen. Sehen wir uns zunächst einmal an, wovon der Tonus abhängt. Vor allem die Hypophyse, die Nebennieren und die Gefäßwände selbst. Es gibt auch noch Bereiche in der Wirbelsäule, die diesen Prozess im Ganzen kontrollieren, sowie die Schilddrüse. Ihr Steuerungssystem sind die Hormone.

Wir beobachten, wie die weißen Lipidkügelchen ins Blutplasma gelangen. Sie bewegen sich durch die Arterien und gelangen nicht in die Venen. Deshalb wird aus den Achselhöhlen aktiv Schweiß ausgeschieden. Auch die Lipome am Körper hängen mit dem Lipidstoffwechsel zusammen.

Die Lymphe ist, so wie wir sie sehen, kein Hilfssystem, sondern ein Hauptsystem, und zwar ein autonomes. Sie kann selbstständige Entscheidungen treffen. Sie kann sogar die Steuerung durch das Gehirn abschalten. Doch all das geschieht auf der Informationsebene. Deshalb arbeitet Grigori Petrowitsch so gern mit der Geometrie. Es ist wirklich sehr bequem. Dort, in den Zellkernen, sehen wir Erscheinungsformen von Zylindern, Dreiecken und Ensembles anderer geometrischer Figuren. Wandelt man einige von ihnen in Fünfecke um, erhält der Organismus eine wesentliche Unterstützung für seine Arbeit. Hat man ihre Interaktionsmechanismen zuvor eingeschränkt, kann man zum Beispiel die Information einer Krebszelle auf die Lymphe übertragen und sie danach aufspalten und zerlegen. Über die Verbindungen, die den Organismus zusammenhalten, wirkt sich diese Informationsprozedur der Umwandlung recht schnell auf das entstandene Krankheitsbild aus.

Mit Steinen hingegen kann man das nicht machen. Sie haben bereits eine andere Geometrie. Die Steine muss man in Sandkörner zerlegen. Aber wie? Leitet man aus dem Zucker beispielsweise den formgebenden Kristall aus, zerfällt der Zucker. Auf der informationellen Ebene ist der Archivierungspunkt genau zu erkennen, der das gesamte kristalline System des Steins hält. Wir wirken darauf ein und wandeln es in Fünfecke um.

Alles hat einen Zusammenhang: der Lipidstoffwechsel und die Nierensteine. Sind in den Nieren Steine, wird der Blutfluss verlangsamt. Die Folge davon sind Ansammlungen von Schlacke, Gewichtszunahme, Fettleibigkeit und ein verringerter Tonus. Eins beeinflusst das andere. Doch auch der Genesungsprozess kann über die eigentliche Ursache analog in Gang gesetzt werden. Unter den in dieser konkreten Situation für den Organismus schädlichen sechseckigen Informationskonstruktionen muss man die dominierende herausfinden. Das heißt, man muss den Chef aller Sechsecke finden. Und dann muss man in der Lage sein, es in ein Fünfeck umzuwandeln, das dem Qualitätssiegel ähnelt. Auf der Tiefenebene ist eine solche Situation irgendwie mit den Kohlenstoff- und Siliziumorganisationsformen des Lebens verbunden.

Der Kohlenstoff – das sind wir, da er die Grundlage der organischen Chemie darstellt. Und das Silizium ist die andere, die Tiefenform des Lebens, man kann sagen: das Protoleben. Die Erdkruste besteht fast zu 90 Prozent aus siliziumhaltigen Verbindungen. Und sie ist insgesamt wie ein riesiger Kristall. Und dieser Kristall ist eine Form der Ordnung, eine Form des Lebens. Leider hat die Menschheit in dem Bestreben, mit aller Macht das Ferne, die Randgebiete des Universums, zu erkennen, den ihr am nächsten liegenden aller Planeten des Weltalls, nämlich den eigenen, nur sehr schwach erforscht. Augenscheinlich werden wir im nächsten Buch noch einmal auf dieses Thema zurückkommen, vorerst aber haben wir ein sehr wichtiges Chefsechseck im Bereich der Brust gefunden. Sein Kompetenzbereich sind die Leber, die Nieren und die Nebennieren. Wir haben seine Geometrie verändert und die Aufmerksamkeit sofort auf die Prozesse innerhalb der Nieren umgelenkt. Wir schauen nach und trauen unseren Augen nicht: Die Nierensteine haben begonnen zu schmelzen wie Zucker. Wir fügten ein wenig Wasser hinzu (wenn schon experimentieren, dann richtig!). Die Steine rutschen herab und zerfallen. Sie werden durch das Wasser in das Harnableitungssystem hinausgespült. Wir haben das Radikal in der Mitte entfernt, und alles ist zerfallen.

Der Prozess des Blutflusses wird direkt vor unseren Augen beschleunigt. Die Lipide schaffen es nicht, sich zu Schlacken zu gruppieren. Alles geht schnell vorbei. Es ist zu bemerken, wie die Belastung des Herzens schwächer geworden ist. Das Herz hat es nun leichter.

Ist Ihnen klar, warum? Die Nieren sind ein Filter. In diesem Fall war der Filter verstopft. Er wurde gesäubert und von Unrat befreit. Das heißt, der Blutfluss wird stärker. Denn dieser ganze Müll hatte ein bestimmtes Volumen eingenommen und die Bewegung des Blutes zu den Organen behindert. Wenn das Blut ohne ausreichenden Druck zum Herzen fließt, sehen wir auch äußere Erscheinungsformen: Atemnot und ein Schweregefühl im Körper.

Die Lymphe übernimmt in diesem Fall die wichtigsten Belastungen und gibt dem Menschen gleichsam ein zusätzliches Zeitlimit: Sozusagen, achte auf deine Gesundheit, ändere etwas an der Situation, lass es nicht schleifen.

So kann man also über die Geometrie, über Symbole, das Problem lösen. Symbole muss man sehr ernst nehmen. Hitler zum Beispiel hatte einmal einen Traum. Er sah das Zeichen Christi – den Buchstaben X. Mit diesem Buchstaben kann man sehr gut arbeiten und hervorragende Ergebnisse erzielen. Doch derjenige, der ihm diesen Buchstaben gezeigt hatte, wollte etwas anderes. Er riet ihm, den Buchstaben in zwei Teile zu teilen und zu verbiegen. Sie kennen sie: „SS". Was dabei herausgekommen ist, ist ebenfalls bekannt.

Viele Menschen werden, nachdem sie das vorliegende Buch gelesen haben, sagen, das sei ein Mythos. Doch was ist ein Mythos? Ich werde es Ihnen erklären: Das ist das, was DORT war, wovon man aber HIER weiß. Und wenn ein Mythos in unserer Welt verwirklicht wird, ist er bereits kein Mythos mehr, er ist REALITÄT. Wenn zum Beispiel Igor und ich hätten Menschen vom Krebs heilen wollen, es uns aber nicht gelungen wäre. Dann wäre es also ein Mythos gewesen, dass es zwei Menschen auf der Welt gibt, die ohne Arzneien und Geräte Menschen heilen können. Funktioniert es aber, ist der Begriff „Mythos" bereits unpassend.

Oder ich sage Ihnen: WER DIE EWIGKEIT STEUERT, LEBT EWIG. Warum kommen mir solche Gedanken? Und sind sie ihnen etwa noch niemals gekommen? Doch sie lesen das und vergessen es wieder. Sie gehen zu Ihrer Arbeit und vertiefen sich in Ihre eigenen Probleme.

Igor und ich machen es hingegen anders: Wir beginnen, darüber nachzudenken und zu forschen, ob eine unsterbliche Existenz und die Auferweckung Verstorbener tatsächlich möglich ist. Denn unter den Verstorbenen sind viele Menschen, die uns nahe stehen und uns teuer sind. Und eines Tages wachen wir auf. Das kann an jedem beliebigen Ort passieren, nicht unbedingt im Bett. Wir beginnen auf einmal einfach, nicht in jenem schmalen Spektrum elektromagnetischer Wellen zu sehen, in dem wir früher gesehen haben, sondern wesentlich breiter gefächert. So breit gefächert, dass wir neben uns ganze Welten mit ihren Bewohnern und den Vater entdecken, der diese ganze Vielfalt geschaffen hat. Und der regelmäßig mit einem Krug in der Hand in seinen Garten kommt und jede Blumen gießt, die ihn um Hilfe bittet.

Er gießt eine Blume, doch die Verbindungsfäden bauen sich zu allen anderen auf. Und die Blume sagt: „Ich lebe! Es geht mir gut!" Und alle anderen wiederholen ihre angenehmen Worte: „Wir leben, es geht uns gut." Und sie sagen das nicht nur in einem Raum, sondern in allen, die uns jetzt zugänglich sind.

Alles hängt miteinander zusammen, alles ist untereinander verbunden. Auch das Wort, das im Anfang war. Und das, das wir jetzt aussprechen.

Der Logos, die Blume der Seele, die Kristalle des Bewusstseins. Die das Einheitliche in der Vielfalt teilen - das sind ewige Wahrheiten. Sooft man nachschaut, sooft sieht man etwas Neues.

Wenn die Blume des Lebens, die Blume der Seele, bei einem Menschen erblüht, wird die Knospe bald bei allen aufbrechen.

Der Vater hat im Garten Blumen gegossen. In seiner Hand hielt er einen Krug, vielleicht aber auch einen Kelch – die Allegorie der Seele. Die Blumen sind ebenfalls Seelen, Seelen von Menschen.

Der Vater gibt aus seiner Seele der Blume, die im lebenden Organismus, eine Hilfestellung. Er schenkt ihm seine Aufmerksamkeit, seine Sorge, seine Liebe

Das Wasser ist das Bewusstsein. Es fällt nach unten und trägt die Information in sich. Es verbindet sich mit dem Boden, und auch das ist ein Bewusstseinsbereich. Der Bewusstseinsbereich mit der darin eingeschlossenen Information wird durch eine Pflanze aufgesogen und korrigiert, während er nach oben steigt, die Schädigungen des Organismus.

Das ist das Bild, aber auch die Technologie und das Wissen. Indem wir diese Technologie nach dem Willen des Schöpfers nutzen, setzen wir die Auferweckungsprozeduren in Gang. Und nun sagen uns auch andere Menschen schon: „Wir sehen unsere Angehörigen, wir sehen eine andere Welt, und wir begreifen jetzt, wie alles aufgebaut ist."

Hören wir doch noch einmal, was diejenigen beobachten und sehen, die am Auferweckungsprogramm teilnehmen. Denn sie gehen als erste jenen Weg, der schon bald von vielen gegangen werden wird. In ihren Tagebüchern ist jede Kleinigkeit, jedes Detail von außerordentlich großer Bedeutung.

Blättern wir noch einmal im Tagebuch von Galina Borissowna Kusnezowa:

„22. Juli 2001.
Wir sind mit dem Freund meiner Tochter Olga, Islam Umarow, ins Dorf gekommen. Wir haben beschlossen, an der frischen Luft am Lagerfeuer Abendbrot zu essen. Während meine Tochter das Abendessen

vorbereitete, zündeten Islam und ich das Lagerfeuer an. Ich schaute ihn an, und es schien mir, als sei er durch irgendetwas beunruhigt. Ich fragte ihn: ‚Islam, ist irgendetwas nicht in Ordnung?' Er sagte: ‚Ich habe so ein Gefühl, als würde mich ständig jemand beobachten.' Ich erzählte ihm ganz kurz über Alexandra und den Auferweckungsprozess, der in Gang gesetzt wurde.

Als wir am Lagerfeuer zu Abend aßen, beobachtete ich alle. Das Gespräch kam wie von selbst auf neue Therapiemethoden und einen anderen Ansatz beim Wissen und bei der Wissenschaft.

Plötzlich sagt Islam: „Ganz ehrlich, Leute, seht ihr es wirklich nicht?'

Mein Schwager fragte: ‚Was denn?'

Islam antwortete: ‚Sie (Alexandra) hat Olga gerade am Zopf berührt und ihre Mutter an der Schulter, sie steht hinter uns.'

Visuell ist Alexandra nicht zu sehen, ich drehte mich nicht um, um sie nicht zu erschrecken (darüber bin ich bereits hinaus).

Olga erstarrte irgendwie.

In diesem Moment begann auch Alexander, mein Schwager, irgendetwas zu sehen. Er sagt: ‚Jetzt geht sie im Haus herum.'
- Zum Schlafen brachte ich den Gast in Alexandras Zimmer (da ist jetzt unser Gästezimmer). Ich hatte bemerkt, dass in diesem Zimmer alle gut schlafen und morgens feststellen, dass sie noch nie so gut geschlafen haben und sich noch nie so beflügelt und jünger gefühlt haben. Es muss dazu gesagt werden, dass wir früher immer Gäste hatten, dass Feste und Feiern besonders gern bei uns gefeiert wurden. Meine Mädchen liebten es, Gäste zu empfangen.

Am Morgen hatte ich noch ein Gespräch mit Islam. Es stellte sich heraus, dass Islam am Morgen mit Alexandra gesprochen hatte.

Kurz sagte er folgendes:
‚Sie liebt Sie sehr. Bis zum August hat sie noch Zeit nachzudenken. Sie liebt dieses Haus, doch sie möchte nicht allein darin sein.' ‚Und in der Stadt?' ‚Mama hat kein Haus', hat sie gesagt. ‚Sie ist nicht die Hausherrin - sie wohnt zu Besuch. Ich denke darüber nach...'
Er hat sie in dem gestreiften Kleid wie auf dem Foto gesehen und ihn ihrem grauen Kostüm."

Nicht nur bei Galina Borissowna sehen Angehörige und Bekannte einige Fragmente der sich vollziehenden Auferweckung. Ich schrieb bereits darüber, dass Igor und ich Prozesse zur Rückholung unserer Angehörigen in Gang gesetzt haben. So ist Igor aus seinem Trosna zurückgekehrt und erzählt:

„Meinen Großvater haben schon vier Leute gesehen. Zweimal hat ihn Lenara, meine Frau, gesehen. Zu Lebzeiten hat sie ihn nicht gekannt. Er ist vor elf Jahren gestorben. Damals ging sie noch zur Schule. Sie ist zur Nachbarin gekommen, und dort sitzt irgendein Mann. Wobei sich die Nachbarin so benimmt, als wäre überhaupt kein Mann im Zimmer. Das kann doch nicht sein! Die eine sieht einen Menschen und die andere nicht! Aber Lenara beschreibt ihn. Sogar seine Lieblingskappe, seinen karierten Anzug, sein kariertes Hemd. Das ist er, mein Großvater. Ein sehr akkurater und gestrenger Mensch. Er hat sieben Jahre gekämpft, hat viele Auszeichnungen bekommen und nie mit ihnen geprahlt. Wir wissen nicht einmal, wo er gekämpft hat und wofür er die Auszeichnungen bekommen hat. Ein sehr strenger, aufrechter Mensch."

Charakteristisch für diese Beschreibungen ist die Tatsache, dass das stufenweise Vorgehen bei der Prozedur der Auferweckung deutlich zum Tragen kommt. Das ist kein Zufall. Es ist nämlich so, dass der Mensch das Resultat von Zerfalls- und Syntheseprozessen ist. Das ist den Prozessen thermonuklearer Reaktionen sehr ähnlich. Zuerst werden wir in Negatives und Positives getrennt, dann erfolgt die Teilungsprozedur nach Inkarnationen, danach wird am untersten Punkt der Desintegration einer ehemals einheitlichen Struktur der gegenläufige Prozess der Synthese in Gang gesetzt. Die Energie, die sowohl beim Zerfallsprozess der Persönlichkeit als auch beim Prozess ihrer Synthese freigesetzt wird, ist die wertvollste im Kosmos, psychische Energie. Wir selbst benötigen sie. Denn gerade mit der Hilfe dieser Energie kann der Mensch, wenn er die Vereinigung all seiner Hypostasen und infolgedessen die Ganzheitlichkeit erreicht, globale Umwandlungen des Universums und des Kosmos realisieren. So wird eines der Gesetze des Weltalls realisiert: AUS DEM EINHEITLICHEN EINE VIELZAHL, AUS DER VIELZAHL EIN EINHEITLICHES.

Alles muss man gründlich sammeln: die gesamte vorherige Erfahrung, alle Angelegenheiten längst vergangener Zeiten und sogar die Zukunft, die hier noch nicht angebrochen, dort aber schon längst vergangen ist. Dabei haben die Aufzuerweckenden - erinnern Sie sich, ich habe es ihnen erzählt – in der ersten Zeit eine diskrete Zeitauffassung. Sie nehmen die Realität wie einen Diafilm wahr. Sie sehen beispielsweise eine Rose. Und auf dem nächsten Dia eine Rose, auf der eine Biene sitzt. Und nun muss man es noch schaffen, sich bis zum nächsten Dia darüber klarzuwerden, wie diese Biene dorthin gekommen ist. Die unterschiedliche Verlaufsgeschwindigkeit der Zeit dort und hier erfordert eine ernsthafte Adaptation der Wahrnehmung. Wenn ein Mensch sich an alles erinnert, über alles nachdenkt, erhält er das Recht, seine Ereignisse der Zukunft zu gestalten, und tritt in den Modus der unsterblichen Existenz unmittelbar im physischen Körper ein.

Über die Synthese, nachdem er in sich negative und positive Energien, die sichtbare und die unsichtbare Welt ins Gleichgewicht gebracht hat. Der Mensch, der die Ganzheitlichkeit erreicht hat, wird zur Grundlage der Homöostase des Weltalls. Eine sehr bequeme Position. Doch auch eine verantwortungsvolle. Er kann alles, doch alles, was er kann, muss er mit dem gestellten Ziel und der Notwendigkeit abwägen. Und sich an seine Verantwortung erinnern. Denn auch Thoth war einst ein solcher Mensch, der alles konnte. Und er nannte sich Gott. Eine Zeit lang war er sogar auch ein Gott. Aber der Mensch – er war nicht, er ist. Und nennen Sie sich nicht Gott, auch wenn Sie tatsächlich einer werden. Denn Sie erringen Ihre Göttlichkeit im Unterschied zu dem, der sie erschafft.

Auferweckung und Unsterblichkeit sind eine sehr hohe Technologie. Sie ist multilinear ausgerichtet. Sie ist schwieriger als die Mer-Ka-Ba-Technologie, von der Drunvalo Melchizedek in seinen Arbeiten über die Sakralgeometrie berichtet hat. Mer-Ka-Ba ist sehr nützlich und hervorragend. Doch man muss begreifen, dass die Grundlage davon eine statische Informationsquelle ist. Im Lichte jener Ereignisse, die auf der Erde um die Jahrtausendwende so rapide vonstattengegangen sind, ist das bereits Vergangenheit. Es ist interessant als Geschichte der Frage, wird aber kaum bei der Lösung der Aufgaben helfen, vor denen die Menschheit heute steht. Es gibt die unverrückbaren Gesetze des Kosmos, und das wichtigste von ihnen lautet: *Wenn auch nur ein Mensch imstande ist, die kosmischen Informationsvolumina auf der Ebene neuer Technologien wahrzunehmen, werden alle vorherigen Kenntnisse lediglich ein Appendix zu dem, was er erkennt.*

Die Hauptsache sind jetzt die Techniken der Seele und des Geistes, die noch niemand jemals auf der Erde beschrieben hat, mit Ausnahme einzelner Elemente der Techniken der Auferweckung. Die gesamte Menschheitsgeschichte ist ein Roman über nicht in Erfüllung Gegangenes, nicht Verwirklichtes, nicht Erreichtes. Und das alles nur, weil der geistliche Aspekt unserer Existenz nicht erkannt, nicht erforscht und nicht im nötigen Maße gefordert wurde.

Es gibt eine solche Wissenschaft, die Psychologie. Das ist genau jene Wissenschaft, die die Seele erforschen soll. Doch die Fachleute, die sich mit dieser Disziplin befassen, können sich bis heute nicht entscheiden, was ihr Forschungsgegenstand ist. Das ist traurig und lustig zugleich, am meisten aber ist es traurig.

* * *

Sergej, der Sohn von Ljudmila Michailowna Litowtschenko, ist aus England gekommen. Er wohnt in Guildford und ist Doktorand an der Londoner Universität. Seine Mutter hat ihm alles Mögliche über Igor und mich erzählt. Außerdem entwickelte sich die Geschichte mit Caroline sozusagen vor seinen Augen. Er selbst hat seine eigenen Unklarheiten im Leben, mit denen er sich schon lange auseinandersetzen wollte. So kann Sergej zum Beispiel mit der Kraft des Gedankens auf seinen eigenen Wunsch das Licht an der Ampel umschalten. Oder er wird von Zeit zu Zeit unsichtbar. Seine Angehörigen holten ihn vom Flughafen ab: die Mutter, der Vater und die Schwester. Er geht an ihnen vorbei erst in die eine Richtung, dann in die andere. Seine Angehörigen sehen durch ihn hindurch wie durch Glas, doch sie sehen ihn nicht. Es wäre in Ordnung, wenn das nur einmal passiert wäre. Doch das ist sozusagen eine Standardsituation.

Sergej ist noch recht jung. Von Hause aus ist er Jurist. In England bereitet er sich auf die Verteidigung seiner Habilitation in Rechtswissenschaften vor. Zu unserem Treffen sind viele Leute gekommen – Sergejs Mutter, unsere eigenen Leute und die Mitarbeiter. Alle sind neugierig.

Als Sergej und ich uns bekannt machten, rieb sich Igor die Hände.

„Ich wollte schon lange, dass ihr euch kennen lernt. Nun habt ihr euch also kennen gelernt."

Sowohl Sergej als auch ich sehen ihn verständnislos an: Warum freut er sich so, was will er andeuten?

Kurze Zeit später ging uns ein Licht auf. Sergej hatte sich gerade ein paar Tage mit uns unterhalten, als sich ihm plötzlich das Hellsehen erschloss. Es funktionierte mit voller Kraft, als hätte er es seit seiner Geburt gehabt. Und das erste, was er sah, war eine Welt, die mit ihren sichtbaren und verborgenen Erscheinungsformen die öffentliche Aufmerksamkeit der Erdenbewohner bereits seit Langem in Spannung hielt. Die sattsam bekannten Ufos, die in letzter Zeit in den verschiedensten Ländern offen auftauchen, obwohl sie es früher vorzogen, sich unter dem Deckmantel von Naturanomalien zu verbergen. Die alarmierende Tatsache, dass auf der Erde eine andere Vernunft, eine andere Zivilisation, fremde Intelligenz anwesend ist. Sie werden die Grauen genannt, und genau vor ihnen hat uns der Dämon Kyrill gewarnt, besser gesagt, er hat uns mit ihnen erschreckt. Er hatte ihre Welt als Konföderation bezeichnet. Und als Sergej im Modus des Hellsehens begann, von ihnen zu sprechen, benutzte auch er diese Bezeichnung: Konföderation.

„Ich befinde mich beim intergalaktischen Rat der Konföderation", sagte Sergej auf einmal, buchstäblich inmitten unseres Gespräches zu einem völlig anderen Thema. „Das ist eine andere Welt, nicht unsere. Niemand kann mich sehen. Es hat sich einfach ein Tunnel gebildet, so etwas wie ein riesiges Fernrohr. Und aus irgendeinem Grunde kann ich von hier aus alles sehen und hören, was dort vor sich geht."

Sergej spricht ruhig und gleichmäßig. Es ist ihm mit jeder Faser anzusehen, dass ihn seine erste Erfahrung des Hellsehens einer parallelen Welt selbst erstaunt.

Ich wollte Igor fragen, woher Sergej diesen Zutritt durch die Tunnel zwischen den Räumen hat. Doch ich fürchtete, den Verbindungskanal zu kappen. Außerdem wurde bald danach alles klar. Vorerst aber lauschten wir dem Bericht darüber, was in einer der Zwischenwelten vor sich ging. Wir hörten ihm zu, ohne mein Büro zu verlassen.

„Ich sehe einen riesigen ovalen Saal. In der Mitte steht ein Tisch. An diesem Tisch sitzen ungefähr zwölf Personen. Sie sind sehr groß, über zwei Meter. Sie haben riesige, ellipsenförmige Augen. Auf den Tribünen sitzen wie im Zirkus oder im Stadion Tausende anderer Wesen. Äußerlich ähneln sie den Menschen, nur haben sie sehr große Augen und einen kleinen Mund. Doch das sind keine Menschen. Sie toben, brüllen, zetteln Skandale an. Das sind keine Menschen. „Sie haben eine andere Organik", richtete Sergej noch einmal unsere Aufmerksamkeit darauf.

„Weshalb brüllen sie?", versuche ich, den Vorgang in die Hand zu nehmen.

„Die Ergebnisse der letzten Ereignisse auf der Erde passen ihnen nicht. Die Umstellung der Informationsfelder führt dazu, dass unsere Welt sich aktiv entwickeln wird. Gleichzeitig ist ihre Welt dabei zu verlöschen. Bei ihnen sind viele Krankheiten aufgetaucht, die sie früher in unserem Raum entsorgen konnten."

„Das heißt ihre Blüte ging zu unseren Lasten?", frage ich zurück.

„Ja", bestätigt Sergej. „Jetzt hat sich all das, was sie zu uns abgeworfen haben, gegen sie gerichtet. Sie sind in Panik geraten. Sie fordern eine erneute Prüfung der letzten Ergebnisse. Und sie drohen, einen Krieg gegen die Menschheit zu beginnen."

„Einen Krieg der Sterne?"

„Ja, genau so ist es", bestätigte Sergej. „Sie haben mächtige Kriegstechnik, Atomwaffen und andere militärische Vorteile. Sie arbeiten schon lange auf der Erde, sie haben hier ihre Vertreter, ihre Statthalter und Basen. Sie haben die Menschen gut erforscht und sind bereit, die Probleme mit Waffengewalt zu lösen, entgegen den Gesetzen des Kosmos."

„Und die in der Mitte, die an dem Tisch sitzen, worüber reden sie?"

„Das sind Friedensrichter. Sie werden so genannt. Sie haben Zweifel, doch es sieht so aus, als könnten sie nichts tun. Sie wollen nicht leben wie die Menschen - mit Krankheiten und Leid."

„Geh fort", befahl Igor auf einmal. „Man hat dich bemerkt. Sie sehen eine energetische Linse in der Höhe."

Sergej verließ schnell den Modus des Hellsehens und sah uns mit leuchtenden Augen an. Es hatte den Anschein, dass er mit seinen neuen Möglichkeiten sehr zufrieden war.

„Es wird Zeit, uns darüber klarzuwerden: who is who?", schlug ich vor.

„Dann müssen wir zu zweit durch die Sephiroth spazieren", schlug Igor vor.

Es sah so aus, als wüsste er schon alles, was dort geschehen sollte. Die Konföderation und die Drohung mit dem Krieg der Sterne schienen ihn nicht sonderlich in Aufregung zu versetzen. Als ich ihn fragte, warum er so ruhig ist, antwortete Igor lakonisch:

„Das ist schon die Vergangenheit. Sie werden in die Vergangenheit davongetragen wie die olympischen Götter."

Doch buchstäblich ein paar Tage später mussten wir den Grauen wieder begegnen. Und das war keine einfache Begegnung. Vorerst aber klärten wir mit Sergej, woher er diese phänomenalen Möglichkeiten zur transgalaktischen Wanderung hatte.

Wie Igor es uns geraten hatte, machten wir uns auf den Weg in die Sephiroth. Und ohne Zeit für den Weg selbst zu verlieren, den Igor und ich zurücklegen mussten, ehe wir uns im Kosmischen Computer eingerichtet hatten, ging Sergej sofort in die linke Reihe, in die Sephira des Saturns. Dort sah er sich um. Er sah irgendeine kleine Wolke und setzte sich im orientalischen Schneidersitz darauf wie auf ein weiches Sofa. Ich erlitt deshalb einen leichten Schock. Es ist nämlich so, dass man auf diese Weise nicht in einem Sephira eintreten kann! Dort gibt es eine Wache, dort gibt es Codes und einen komplizierten Einlassmechanismus. Den muss man kennen. Sergej kannte ihn.

Direkt vor ihm tauchte wie aus dem Nichts eine Pyramide auf und begann, sich zu drehen. Um die Wolke entstanden sechs Stäbchen und legen sich um sie wie Kelchblätter um einen Blütenkelch. Aus der Pyramide ging die Information direkt zu Sergej.

„Andere brauchen dafür ein ganzes Leben, und du hast sofort alles machen und dein Bewusstsein erweitern können", staunte ich laut.

Plötzlich begann Sergej zu sprechen, und es wurde klar, warum alles so rasant verläuft.

„Im alten Indien hielt man mich für einen Gott."

„Na und?", beeilte ich mich, seine mögliche Übergeschwindigkeit in dieser Richtung zu dämpfen. „Ein Gott eben. Wie du siehst, reißt das hier niemanden vom Hocker. Am Ende der Zeiten treten in der Regel sehr hohe Wesen in die Inkarnation ein. Wie sollte man sonst in die Neue Zeit gelangen? Steig in die Arbeit ein, Junge."

„Die Sephiroth kann man zu einer Fläche zusammenlegen, wobei jede Kante der Übergang in eine andere Sephira ist. Es entsteht ein Atom. Es ist klein. Und es ist groß. Hier ist so viel Information, das kann man an einem Tag gar nicht alles aussprechen. Alles verändert sich so schnell. Ich fürchte, die Orientierung zu verlieren. Was soll ich tun?"

„Du kannst hier erschaffen, was du willst", sage ich Sergej vor.

Doch er ist nicht zu Experimenten aufgelegt.

„Ich möchte mich im hintersten Winkel des Kosmos verkriechen und nachdenken", sagt Sergej.

„Du kannst auch hier nachdenken. Niemand wird dich stören. Du kannst ein paar Millionen Jahre nachdenken oder sogar länger."

„Schau dich einmal um", schlägt Igor vor. „Siehst du daneben den Tempel?"

„Ja, er ähnelt einem antiken Tempel – mit Säulen und einem Giebel. Hinter ihm ist ein weiterer Tempel - wie ein hellblauer Kristallblock."

„Genau", bestätigt Igor. „Und vor dem Tempel ist ebenfalls eine kleine Wolke.

„Ja, es sitzt jemand darauf."

„Sie genauer hin, wer ist es?"

„Das ist doch Arcady Naumowitsch."

Alle um uns herum lachen. Wir schütteln einander die Hände. Nun haben wir uns auch dort kennen gelernt.

* * *

Am nächsten Tag brachte Sergej seine schriftlich festgehaltenen Eindrücke darüber mit, was sich zu Hause abspielte, 24 Stunden nach unserer Reise in die Sephiroth. Ich zitiere das Dokument wörtlich.

„26. Juli 2001. 7.00-11.00 Uhr

Nachdem ich nach der Entdeckung, die wir im Zentrum gemacht hatten, zu mir gekommen war und mir gesagt hatte, dass ich wirklich ich bin und dass es daran keinen Zweifel geben kann, habe ich mich wieder auf den Weg in die Sephiroth gemacht. Nachdem ich in meine Sphäre eingetreten war, setzte ich mich wieder im Lotussitz auf die Wolke und begann, ein Buch zu lesen, dass sich dort befand. Nach einiger Zeit wurde mir klar, dass das meine eigenen Aufzeichnungen sind, die ich vor Tausenden von Jahren gemacht hatte. Und dieses Buch im Wesentlichen verschiedenen Methoden zur nichtinvasiven Therapie von Krankheiten ohne Arzneimittel gewidmet ist. Außerdem wurde in dem Buch von den Geheimnissen der Levitation, der Teleportation, der Materialisierung und der Dematerialisierung berichtet. Gleichzeitig enthielt es verschiedene Voraussagen.

Um das alles zu lesen, braucht es viel Zeit. Wesentlich mehr, als ich in diesem Moment darauf verwenden wollte. Deshalb verließ ich die Sphären, begann zu üben, wie man mit möglichst geringem Energieaufwand in eine Sephira hinein und wieder hinaus geht und wie man das möglichst schnell und unauffällig tut. Das Ergebnis stellte sich ungefähr nach einer Stunde ein: Ich konnte sofort in der Mitte der Sphäre, an meinem Platz, erscheinen, und wenn ich wieder ging, an meiner Stelle die kleine Figur eines goldenen Buddhas hinterlassen, den ich in einer Pyramide mit einer sehr interessanten Konstruktion versteckte (und schützte).

Als ich mein Ziel erreicht hatte, beschloss ich nachzusehen, was sich dort außerhalb meiner Sephira noch befindet. Ich fand mich augenblicklich an der oberen Sphäre wieder, doch im Unterschied zu meinen Besuchen aus einem vorigen Leben rotierte ich nicht um sie herum, sondern saß mit dem Rücken zu ihr. Hier traf ich direkt von Angesicht zu Angesicht auf den indischen Heiligen Sai Baba. Ich hatte das Gefühl, dass er extra auf mich gewartet hatte. Ich grüßte ihn, doch plötzlich trug es ihn durch den Orbit davon. An seiner Stelle erschienen drei graue Wesen. Ich kniete nieder und verbeugte mich, als ich sie begrüßte, und wandte mich gleichzeitig mit einem Gebet an den Schöpfer. Die Alten warfen ihre grauen Hüllen ab und standen nun mit ihrem wahrhaftigen Aussehen vor mir. Sie gaben mir zu verstehen, dass es mir gestattet sei, durch das Feuer zu gehen, das plötzlich hinter ihnen aufgetaucht war. Was ich auch getan habe.

Auf der anderen Seite der Feuerwand erblickte ich den Schöpfer. Ich grüßte ihn. Auch er begrüßte mich seinerseits. Sein Gesicht war von sehr großem Ausmaß. So groß, dass außer seinem Gesicht und den Händen, in denen er eine große leuchtende Sphäre hielt, nichts zu sehen war. Zunächst war sein Blick nur auf die Sphäre konzentriert, die er hielt. Es war klar, dass ihn irgendetwas, irgendein Problem, ernsthaft beunruhigte. Er reichte mir die Sphäre, doch ich konnte mich nicht entschließen, sie zu nehmen. Dann lächelte der Schöpfer, als wollte er sagen: Nimm die Sphäre nur, nimm sie, hab keine Angst. Ich nahm die Sphäre und sah hinein. Dort, im Inneren, war eine entstehende Galaxis.

Nachdem ich ihrer Entstehung eine Weile zugesehen hatte, ging ich an die Erfüllung meiner unmittelbaren Pflichten. Ich befand mich in irgendeinem Haus, wo ungefähr zwölf Wesen an einem runden Tisch saßen. In der Mitte stand auf einem Untersatz eine ebensolche Sphäre wie die des Schöpfers. Auf der Tagesordnung stand die Unzufriedenheit der Konföderation mit dem Ausgang des letzten Armageddons. Das hatte ich auch gestern schon verstanden, so dass ich nicht mehr erfuhr, als ohnehin bereits bekannt war.

Ich war wieder in meiner Sphäre (gegen 09.00 Uhr), A. N. Petrov war bereits dort und arbeitete an seinem Buch. Ich grüßte ihn, doch er war so in seine Arbeit vertieft, dass er mich anscheinend nicht bemerkte. Dann begann ich, mein Buch zu lesen, das erste Kapitel über den Aufbau der Zelle. Ich kam bis zur Ebene der Bildung einer Pflanzenzelle. Es gelang mir sogar, Gemüse zu materialisieren. Dann kamen die Seiten über den Aufbau des Menschen – es wurde gezeigt, dass der Mensch aus drei Energien besteht. Außerdem wurden mir noch ein sehr interessantes Molekül und eine Acht gezeigt, die man kippen konnte und auf der sich etwas entlang bewegte.

Danach folgte eine kurze Einführung in die Teleportation und das Auseinanderdriften der Räume. Es war Zeit für eine Pause. Ich verließ die Sephira. Für eine Sekunde sah ich Igor. Dann erschien nach und nach die Kreuzigung. Mal erschien sie, mal verschwand sie wieder. Als sie wieder einmal erschienen war, sagte ich: ‚Guten Tag, Grigori Petrowitsch. Ich wusste, dass Sie das sind. Hören Sie auf, sich zu verstecken.' Eigenartig, dass ich so etwas sagte. Ich bin diesem Menschen vorher nie begegnet und habe seinen Namen nur von Arcady Naumowitsch und Igor gehört. Einen Augenblick später erschien Herr Grabovoi, und wir begrüßten einander. Dann verabschiedeten wir uns. Und ich beschloss, dass ich etwas essen sollte, doch weil ich wusste, dass ich in der physischen Welt wegen der Leere im Kühlschrank nichts zu essen hatte, begann ich, Gemüse zu schaffen und in den Magen zu teleportieren. Ich muss zugeben, dass das Hungergefühl tatsächlich nach und nach verging. Damit war auch alles beendet."

An den darauffolgenden Tagen verfolgten Igor und ich mit Interesse, wies Sergej in seiner Sephira saß und das Buch las. Es sah aus, als gefiele es ihm. Es ist zu sehen, wie er sich in das Gelesene hineindenkt, wie sich sein Bewusstsein erweitert. Wir bemühten uns, ihn nicht zu stören. Denn das ist Arbeit, und er hat im Leben seine Bestimmung. Er muss seine Arbeit machen, seine Mission erfüllen. Sie ist keineswegs einfach und hängt mit der Synthese der sieben wichtigsten Religionen zusammen.

Übrigens, zu den Religionen:

Wir haben Kali wieder besucht. Wie wir bereits wissen, ist ihr ein Junge geboren worden – Ganesha. Er ist sehr putzig, er hat den Kopf eines Elefantenjungen. Shiva ist in der Nähe des Platzes, doch die Grenze zwischen Licht und Finsternis hat er nach wie vor nicht überschritten. Wir versuchen herauszufinden, warum.

Irina ist mit ihrer Übersetzung des Liedes nicht weitergekommen. Nach den Ereignissen, die sich unlängst mit Kalis zweiter Hypostase, dem Tod, zugetragen hatten, war sie in eine kreative Starre verfallen. Bei ihr geht alles drunter und drüber: Sie fühlt sich schlecht, und bei ihrer Arbeit übt die Chefin immer stärkeren Druck aus. Irina hat die Möglichkeit verloren, die Ereignisse zu steuern, und die Situation läuft ihr aus dem Ruder. Eine sehr gefährliche Phase. Irina schafft in ihrem Bewusstsein eine negative Information, als ob bei ihr alles sehr schlecht wäre und ihr das Leben irgendwie misslungen sei. Die Menschen in ihrer Umgebung nehmen die negativen Schwingungen auf und beginnen, zu ihren Ungunsten mit ihr zu spielen.

Sie sollte sich darüber klar werden, dass die Situation mit Kali gefährlich ist und sich auf viele Menschen auswirken kann. Sie hat mit der Göttin einen Vertrag, und niemand außer ihr selbst kann diesen Vertrag annullieren. Nur die Erfüllung ihrer übernommenen Pflichten kann die entstandene Situation ins Reine bringen.

So geht es schließlich nicht: Man erbittet alles für sich, nimmt sich alles, und wenn die Zeit kommt, dafür zu bezahlen, weiß man nicht, was man tun soll. Natürlich fangen die Probleme mit der Gesundheit an. Bei Irina sind schon Gebilde in der Gallenblase entstanden. Man muss ihr irgendwie helfen, aber wie?

Sie befindet sich im Zustand der Prostration: Sie tut nichts, möchte die Situation nicht analysieren, schwimmt mit dem Strom der Ereignisse, wie ein Holzspan, der weder einen eigenen Willen noch ein eigenes Ziel hat. Wo soll man auf diese Weise ankommen? Irina muss aufwachen – ihre Ziele und Aufgaben eindeutig benennen, einen Arbeitsplan aufstellen und es den Ereignissen nicht gestatten, sie zu steuern, sondern im Gegensatz dazu lernen, die Ereignisse zu steuern. Das ist nicht einfach, doch einen anderen Weg gibt es nicht. Zumindest nicht für sie.

* * *

Andrej Igorjewitsch Poletajew aus dem Institut für Molekularbiologie befasst sich in der letzten Zeit sehr intensiv mit der Regeneration von Zähnen. Was mit Galina Borissowna Kusnezowa passiert ist, war ein guter Stimulus. Sie geht regelmäßig zu den Zahnärzten zur Untersuchung, und diese halten akribisch alle positiven Veränderungen fest. Die Zähne wachsen – daran zweifelt inzwischen niemand mehr. Sie wachsen und wiederholen den gesamten natürlichen biologischen

Zyklus. Andrej Igorjewitsch ist sich sicher, dass die Möglichkeit besteht, den Regenerationsprozess beschleunigt durchzuführen. Doch er ist gleichzeitig auch davon überzeugt, dass die Technologie in einem engen Zusammenhang mit der Dematerialisierung steht. Deshalb hat er verschiedene Experimente vorbereitet. Das einfachste von ihnen ist die Dematerialisierung einer Büroklammer. Wir setzen uns mit einigen Kameraden, die das Experiment beobachten, in mein Büro. Auf ein leeres Blatt Papier, auf dem Poletajew die Anfangszeit des Experiments festhält und unterschreibt, wird eine Büroklammer gelegt.

Unsere Aufgabe ist es zu erreichen, dass die Büroklammer zumindest für eine bestimmte Zeit verschwindet und dass dieses Ereignis mit der Videokamera festgehalten werden kann. Wir haben es schon ungefähr zweimal versucht, konnten aber kein positives Ergebnis erzielen.

Die Analyse die wir gewöhnlich nach misslungenen Experiment durchführten, hat uns jedes Mal irgendwelche Details der Dematerialisierungstechnologie aufgezeigt, die wir nicht berücksichtigt hatten. Es hat den Anschein, dass ein so schrittweises Erreichen des Ergebnisses Teil der Technologie des Lernens ist. Wenn du gefallen bist, musst du wieder aufstehen. Wenn du noch einmal fällst, steh wieder auf und geh weiter. Wenn du es leid bist zu fallen, aufzustehen und weiter zu gehen, ist das dein Problem. Du kannst nach nichts streben und daran glauben, dass alles irgendwann von selbst zu dir kommt.

Wenn wir mit der Dematerialisierung arbeiten, nutzen wir die Technologie der zwei Sphären. Wir schauen gleichsam aus dem Inneren einer der Sphären, wo sich am äußeren Teil die Büroklammer befindet. Am Verbindungspunkt der zwei Sphären gibt es einen bestimmten Schnörkel. Das heißt, die Sphären haben sich nicht nur berührt und eine

Konstruktion aus zwei Kugeln gebildet, sie haben sich auch noch am Berührungsort, also am Verbindungspunkt, gegeneinander gedreht. An diesem Ort bildet sich nicht nur ein Durchgang von der äußeren Seite in die innere, dort bildet sich noch eine Sphäre. Sie hat eine andere Farbe als die beiden ersten primären. Die Farbe ist in unserem Fall überhaupt eine der wichtigen Bedingungen des Experimentes. Wir haben viel damit gearbeitet und wissen schon, dass ein und dasselbe vom Standpunkt unserer Wahrnehmung aus völlig unterschiedliche Farben haben kann. So erscheinen zum Beispiel die drei Grundfarben, die Welt erschaffende Konstanten sind – Schwarz, Weiß und Silber – in Wirklichkeit als Erscheinungsform einer Farbe, des ursprünglich blendend leuchtenden Absoluten. Ist ein Strom des Absoluten auf Sie gerichtet, sehen Sie Weiß, führt er von Ihnen weg, sehen Sie Schwarz. Das ist wie ein weißes (ausstrahlendes) Loch und ein schwarzes (verschlingendes) Loch. Wenn Sie in den Strom des Absoluten eintreten und sich darin mit derselben Geschwindigkeit wie er selbst bewegen, sehen Sie den silbernen Strahl des Heiligen Geistes. Deshalb reicht es nicht aus, Sphären zu sehen und den Weg zu kennen, wie man eine Büroklammer vom Äußeren ins Innere, aus der sichtbaren Welt in die unsichtbare versetzt. Es genügt auch nicht, dass sie über die für den derartige Manipulationen notwendige Kraft verfügen, Sie brauchen auch noch das Wissen, wie man mit der Farbe arbeitet, was zuerst zu tun ist und was anschließend.

    Wir wissen, wie wir unsere Büroklammer über die Grenze heben müssen, die das Innere vom Äußeren trennt. Und zwar auf dem kürzesten Weg. Doch das löst nicht das Problem, selbst unter Berücksichtigung dessen, was ich oben aufgeführt habe. Man braucht auch noch die Zulassungen durch das Bewusstsein. Es muss die Übertragung des Objektes von der äußeren Seite auf die innere und umgekehrt sanktionieren.

Theoretisch ist alles einfach. Das Wissen aktiviert das Bewusstsein. Letzteres schafft sofort eine Projektion des Verschwindens oder der Dematerialisierung des einen oder anderen Gegenstandes. Der Gegenstand wird sofort dematerialisiert oder in die vierte Dimension hinausgeleitet. Wenn man in diesem Moment nicht die Zeit misst, werden sich die Registriergeräte überhaupt nicht sicher sein, ob es eine Büroklammer gegeben hat. Denn in der vierten Dimension gibt es keine Zeit.

Das erste Mal, als Igor die Zeit nicht gemessen hat, begann die Büroklammer, irgendwohin in die Höhle des Tisches, ins Innere herunterzufallen. Und niemand hat es bemerkt. Das muss man unbedingt berücksichtigen, um vorwärts zu kommen. Denn das sind überhaupt keine Wunder. Es sind Technologien. Man kann sie beherrschen, man kann sie nutzen. Im Grunde ist das schon sehr nah an der Nanotechnologie. Nicht in dem Sinne nahe, dass es identisch wäre, sondern auf der Ebene des Nachdenkens über den Übergang zur Steuerung der Wirklichkeit mit Hilfe des Bewusstseins, des Geistes, der Seele.

Dieses Mal haben wir uns bemüht, vieles von dem zu berücksichtigen, was ich Ihnen zuvor bereits erzählt habe. Sehen wir uns einmal an, was dabei herausgekommen ist. Ich führe das Beobachtungsprotokoll an, das A. I. Poletajew erstellt hat.

„BESCHREIBUNG DES EXPERIMENTS

Die vorliegende Beschreibung wurde anhand der Ergebnisse eines Experiments erstellt, das am 29. Juli 2001 von den Mitarbeitern des

Zentrums Arcady Naumowitsch Petrov, Igor Witaljewitsch Arepjew und Galina Borissowna Kusnezowa unter Beteiligung des Mitarbeiters des W.- A.- Engelhardt-Institutes für Molekularbiologie Andrej Igorjewitsch Poletajew als Beobachter durchgeführt wurde.

Ziel des Experiments: Versuch, den räumlich-zeitlichen Status eines physikalischen Körpers von geringem Ausmaß zu verändern.

Als Objekt wurde für das Experiment eine Standardbüroklammer aus einer weichen eisenhaltigen Legierung ausgewählt.

Das Objekt wurde auf dem Tisch im Büro Nr. 1 des Zentrums platziert. Das Objekt befand sich auf einem weißen Blatt Papier mit der handschriftlichen Aufschrift: 29. Juli 2001/15.40/ Poletajew. Um den Versuchsverlauf zu protokollieren, war geplant, eine Videokamera des Typs CCD FX410 der Firma SONY, die im Format NTSC aufzeichnet, sowie einen digitalen Fotoapparat PowerShot S 100 der Firma CANON zu verwenden, der im Aufzeichnungsmodus Macro Mode funktioniert.

Während der Vorbereitung der Apparate für die Aufzeichnungen erklärte mir I. W. Arepjew plötzlich, dass die Videokamera nicht funktionieren wird.

Vor dem Beginn des Experiments (um 15.40 Uhr - 15.45 Uhr) stellte sich heraus, dass sich die Kamera im Aufnahmemodus nicht einschalten ließ, obwohl sie im Wiedergabemodus funktionierte. (Die Untersuchung des Zustandes der Kamera, die am Abend desselben Tages vorgenommen wurde, hat gezeigt, dass der Ausfall mit zwei schlechten Kontakten im Umschalter zwischen den Modi der Kamera zusammenhing; ein Ausfall dieser Art ist später nie wieder vorgekommen. - A. P.) Aus diesem Grunde erfolgte die Aufzeichnung während des Experimentes ausschließlich mit Hilfe des digitalen Fotoapparates.

Nach dem Beginn des Experimentes um 15. 40 Uhr bemerkte

ich, dass ich auf einmal imstande war, die Abbildungsschärfe der in der Umgebung zu beobachtenden Gegenstände nach eigenem Gutdünken zu verändern, was ich früher nie an mir bemerkt hatte. Das Experiment wurde in einem durchschnittlich beleuchteten Raum (500-1000 Lux) durchgeführt. Dabei konnte das mit den Augen subjektiv wahrzunehmende Bild von absolut scharf (wie bei direkter Tageslichtbeleuchtung) bis dunkel-verschwommen (äquivalent zu einer weit fortgeschrittenen Abenddämmerung) variiert werden. Beim ersten Versuch, das Experiment durchzuführen, registrierte der Fotoapparat die Abbildung eines Objektes.

Das Wiederholungsexperiment (15.50 Uhr - 16.00 Uhr) war bei mir von denselben Besonderheiten der visuellen Wahrnehmung der Gegenstände in der Umgebung begleitet wie das erste. Nachdem der zweite Versuch durchgeführt worden war, wurde ein Foto gemacht. Der Fotoapparat registrierte das teilweise Verschwinden des Objektes und das völlige Verschwinden der Aufschrift zur Registrierung des Experimentes mit meiner eigenen Unterschrift.

Beide Fotos wurden unter identischen Bedingungen ohne Veränderung der Einstellungen des digitalen Fotoapparates gemacht.

Die Teilnehmer des Experimentes, die ihre Aufmerksamkeit auf den Gegenstand konzentriert hatten, teilten mit, dass sie zum Zeitpunkt der Konzentration den Gegenstand als in einem Lichtkreis befindlich und über dem Tisch hängend wahrgenommen haben.

Nach Beendigung des Experimentes habe ich meinerseits einen Kommentar formuliert, dessen Quintessenz folgende ist: Der Versuchsgegenstand hat seinen Status als zu beobachtendes physikalisches Objekt deshalb nicht vollständig verändert, weil die Aufgaben und Koordinaten seiner Versetzung im Raum-Zeit-Kontinuum nicht formuliert worden waren."

Selbst dieser Teilerfolg brachte uns ernstzunehmendes Material, um die Methode der Regeneration voranzubringen. Bereits nach einigen Tagen entdeckte eine unserer Patientinnen zu ihrem Erstaunen während einer Untersuchung nicht nur die Wiederherstellung der Funktion ihrer Nebennieren, sondern auch die Dematerialisierung der Platinklammern, die ihr während eines chirurgischen Eingriffs eingesetzt worden waren. Da die Patientin selbst professionelle Medizinerin war und den Verlauf der Untersuchung auf dem Bildschirm verfolgte, tauschte sie sich natürlich mit dem Arzt, der die Untersuchung durchführte, über die verschwundenen Klammern aus. Die Erschütterung, die sie bei der Dematerialisierung ihrer Klammern erlebte, ist vergleichbar mit jener, die ein Mensch empfindet, der sich beispielsweise urplötzlich aus Moskau nach Paris versetzt sieht. Gerade noch hat er in der einen Welt gelebt, und plötzlich ist er in einer ganz anderen.

Doch nicht nur wir denken über neue Technologien nach. In der Presse wird immer häufiger von neuen Entdeckungen der Wissenschaftler berichtet, die mit gewaltsamen Methoden immer tiefer in die Geheimnisse der Zelle, des Zellkerns und der DNA eindringen. Wir achten die Wissenschaftler und sind überhaupt nicht gegen die Wissenschaft. Mehr noch, wir sind selbst ein Teil von ihr. Doch es muss einen Ehrenkodex beim Erlangen von Wissen geben. Es ist eine Sache, wenn einen die höhere Vernunft unter Berücksichtigung der eigenen ethischen Einstellung von einem Geheimnis des Weltalls zum nächsten führt. Doch es ist eine ganz andere Sache, wenn lebendigem Biomaterial Gewalt angetan wird und gestapoähnliche Untersuchungen an den Zellkernen, den Chromosomen und der DNA durchgeführt werden.

Hier ist noch eine alarmierende Mitteilung, die aus Australien kam. Es wurde ein neuer Virus geschaffen, von dem einige Gramm Millionen Menschen in Sekundenschnelle töten können. Ich habe in diesem Buch bereits berichtet, dass das Böse durch den Menschen auf der Erde eine formgebende und energetische Entsprechung in feinmaterieller Form erhält. Das heißt, dass wir selbst in der Welt Phantome schaffen, die im unsichtbaren Raum ihre eigene unabhängige Existenz erlangen und anschließend danach streben, in der Welt des Menschen in Form von Krankheiten sichtbar zu werden - Krebs, Aids usw. Diese Krankheiten treten in der feinmateriellen Welt in Form von Teufeln unterschiedlicher Art, Drachen, Wesen wie dem Unsterblichen Koschtschei und ähnlichen Ekeln auf, je nach nationalem und kulturellem Kontext. Und von globalen Begriffen: Schicksal, Tod, Fatum. Das heißt, alles, was uns quält, was uns am Leben hindert und unsere Existenz vergiftet, was unsere Träume und Bestrebungen zum Scheitern verurteilt, entspringt unserem Neid, unserer Boshaftigkeit, unserer Gemeinheit, unserem Verrat, unseren Egoismus. Wenn Sie irgendwelche Schmerzen haben, erinnern Sie sich daran, wie Sie sich anderen Menschen gegenüber verhalten haben, was Sie ihnen gewünscht und wie Sie ihnen geholfen haben. Und daran, was ihre Vorfahren getan haben. Das Böse hat sich über Jahrtausende angesammelt. Die Konzentration des Bösen hat so genannte „Wesen" geschaffen, die dann zu Katastrophen in unserer Welt werden. Vom Menschen selbst hängt ab, welche Wesen in seiner Umgebung die Mehrheit haben – die Guten oder die Bösen, Engel oder Teufel. Und es ist schon lange Zeit, über die Bedeutung der Worte „Quintessenz", „Wesen", „Seiendes" nachzudenken.

Hier ist also eine weitere Neuschöpfung. Gestatten Sie, dass ich zitiere:

„Kürzlich haben Wissenschaftler der Australian National University in Canberra, die unter der Leitung von Doktor Ronald Jackson arbeiten, die Schaffung eines neuen mutierten Virus bekanntgegeben, der das Immunsystem des Menschen zerstört.

Das Auftauchen dieses Virus war ein unerwartetes Ereignis. Zunächst war das Ziel der australischen Wissenschaftler friedlich. Sie versuchten, mit Hilfe gentechnischer Manipulationen die Eigenschaften des Mäusepocken-Virus so zu verändern, dass es den Mäusen die Fähigkeit zur Fortpflanzung nahm. Auf diese Weise wollten die Forscher eine neue biologische Waffe gegen Mäuse und Ratten erschaffen. Die Wissenschaftler fügten in das Genmaterial des Mäusepocken-Virus ein Gen ein, das in der Lage ist, die eigenen Eizellen des Weibchens wie Fremdkörper zu zerstören oder abzustoßen. Natürlich würden die Mäuse, die von dem Virus befallen sind, die Möglichkeit verlieren, Nachkommen zu zeugen... doch statt des geplanten Virus kam ein Mäusepocken-Virus mit einer massiv erhöhten Fähigkeit zum Auslösen einer Erkrankung auf die Welt. Das in das Mäusepocken-Virus eingefügte Gen hat das Immunsystem der Versuchstiere vollständig zerstört. Infolgedessen begannen die Viren, sich ungebremst zu vermehren, wodurch die Mehrheit der Mäuse getötet und die überlebenden Mäuse stark geschädigt wurden. Es starben sogar jene Tiere, die gegen das gewöhnliche Mäusepocken-Virus eine Immunität aufgebaut hatten.

Leider sind die Viren der menschlichen und der Mäusepocken miteinander verwandt. Wenn die Möglichkeit besteht, in das Virus der menschlichen Pocken das entsprechende Gen einzufügen, entsteht eine höchst gefährliche Situation. Wenn man bedenkt, dass die ursprünglichen Pocken als ausgerottet gelten und vorbeugende Impfungen dagegen bereits seit geraumer Zeit nicht mehr durchgeführt werden, ist das mutierte Virus einfach eine Superwaffe, die in der Lage ist, einen großen Teil der Menschheit auf der Erde zu vernichten!

Mehr noch, es ist höchstwahrscheinlich, dass das Einfügen einiger menschlicher Gene in das Genmaterial der harmlosesten Viren, zum Beispiel eines normalen Schnupfenvirus, diese in eine fürchterliche biologische Waffe verwandeln kann. Gerade deshalb haben Doktor Jackson und seine Kollegen, nachdem sie diese fürchterliche Entdeckung gemacht hatten, sofort die australische Regierung und das Militär davon in Kenntnis gesetzt. Danach wurde die Entscheidung getroffen, die gewonnenen Daten in der öffentlichen Presse zu publizieren, um auf diese Weise die allgemeine Aufmerksamkeit auf derart gefährliche Perspektiven zu richten.

Praktisch niemand von den bedeutenden Wissenschaftlern zweifelt an der Wahrhaftigkeit des Phänomens selbst, dass die Mitarbeiter der Universität in Canberra beschrieben haben. Der Nobelpreisträger auf dem Gebiet der Immunologie Peter Doherty, der im wissenschaftlichen Forschungskrankenhaus in Memphis (USA) arbeitet, hat die gewonnenen Daten sehr hoch eingeschätzt und die Besonderheit des Phänomens unterstrichen, dass durch eine relativ einfache genetische Manipulation die Fähigkeit von Viren rapide ansteigt, eine Krankheit auszulösen. Im Einzelnen hat er gesagt: ‚Mikroorganismen die Fähigkeit zu verleihen, das Immunsystem des infizierten Organismus massiv zu stören und so eine tödliche Krankheit hervorzurufen, ist ein Laborphänomen, das von wissenschaftlichem Interesse ist und natürliche Befürchtungen in Bezug auf die Produktion und den Einsatz bakteriologischer Waffen hervorruft.'

Herzlichen Glückwunsch, durch die Bemühungen von

Wissenschaftlern, für die sie möglicherweise auch noch solide Honorare und öffentliche Anerkennung einfordern, wurde ein neues Monster der feinmateriellen Welt geschaffen. Es wird sich eine bestimmte Zeit lang im unsichtbaren Raum formieren. Schließlich haben sie auch ihre Wachstums- und Reifezyklen. Und der unsichtbare Raum befindet sich nicht im Andromedanebel (dort allerdings auch), sondern ganz in unserer Nähe, buchstäblich neben uns. Dann wird das neue Monster, wie die Plakate der Polizei auf Moskaus Straßen aufrufen, aus dem Schatten treten. Und wenn es heraus tritt, erinnern Sie sich bitte an die Steuern, mit denen derartige Projekte finanziert werden. Vielleicht ist es wirklich an der Zeit, denen, die die Gelder verteilen, die uns abgenommen werden, zu sagen, wofür man sie ausgeben darf und wofür nicht. Und zwar nicht nur in Russland, sondern in allen Ländern der Welt. Denn das entstehende Unglück ist uns allen gemeinsam. Was in einem Land beginnt, wird auch um das nächste keinen Bogen machen.

* * *

Bereits einige Tage, nachdem ich diese, wie mir schien, letzten Seiten meines Buches geschrieben hatte, nahmen die Ereignisse eine Wendung, die Igor und mich unmittelbar mit einer der Welten in Berührung brachte, die einen negativen Einfluss auf die irdischen Ereignisse haben. Es waren genau jene Grauen, vor denen wir bereits zweimal gewarnt worden waren. Leider hatten wir diesen Warnungen nicht die nötige Bedeutung beigemessen. Sie waren dabei, ihre lange Diskussion zu beenden. Und sie hatten eine Entscheidung getroffen. Sie wollten nicht in der Vergangenheit, in ihrer kollabierenden Welt, verschwinden. Sie beschlossen, sich in unsere Welt durchzuschlagen.

Die Ereignisse begannen in der Nacht. Und ich hielt es zuerst für einen Traum. Ich sah mich in irgendeinem Sessel, der einem Zahnarztstuhl ähnelte. Das war's aber auch schon mit der Ähnlichkeit. Denn an die Armlehnen des fast bis in die Horizontale nach hinten geklappten Sessels war ich mit breiten Metallbögen spezieller Befestigungen gefesselt. Sie behinderten den Blutkreislauf nicht, doch als ich versuchte, mit meinen Händen ihre Stabilität zu testen, gaben sie nicht einen einzigen Millimeter nach. Ich war sehr fest an den Sessel gekettet.

Neben dem Sessel herrschte ein emsiges Treiben von etwa anderthalb Dutzend Wesen. Sie waren sehr groß, mehr als zwei Meter, und hatten riesige dunkle Augen unter einer dicken Hautfalte, wo bei den Menschen die Augenbrauen liegen. Auf der Erde sind diese Wesen unter der Kollektivbezeichnung „die Grauen" bekannt. Diese Bezeichnung gibt den ersten Eindruck wieder, wenn man die Ankömmlinge kennen lernt. Ihre Hautfarbe ist grau oder, wie auch gesagt wird, erdfarben. Die Bekleidung ist ebenfalls grau oder braun.

Um mich herum haben sie irgendwelche Geräte aufgestellt. Am Kopfende stand neben mir ein Nachtschränkchen. Darauf waren Instrumente verteilt, die denen eines Chirurgen ähnelten. Mir schien, dass sie eine Operation vorbereiteten, und mein erster Gedanke war natürlich der Gedanke, mich zu schützen.

Mit der Hilfe des Bewusstseins schuf ich als sofort einen violetten Strahl und begann, damit alle um mich herum krabbelnden Außerirdischen zu löschen. Das Verfahren erwies sich als recht wirkungsvoll, Panik brach aus. Die Grauen wurden nacheinander einfach von der violetten Lippen der Finsternis aufgeleckt, die ich mit Hilfe meines Bewusstseins steuerte. Die Reaktionen der Sterbenden glichen voll und ganz denen, die Menschen in einer ähnlichen Situation zeigen würden. Sie bedecken sich mit ihren Händen, versteckten sich hinter den Möbeln, hockten sich hin.

Als keine Experimentatoren mehr um mich herum übrig waren, ging ich mit dem violetten Strahl vorsichtig über die Fesseln, die mich hielten, und befreite mich.

Einen Augenblick später war ich wieder in meinem Bett, doch schlafen wollte ich nicht mehr. Zum Glück war es schon morgen, und ich entschied mich aufzustehen.

Zwei Stunden später begannen Igor und ich, die entstandene Situation zu analysieren. Der Traum erwies sich als Realität. Die Ereignisse hatten tatsächlich stattgefunden. Mehr noch – sie fanden immer noch statt.

„Ja, ich sehe sie", bestätigte Igor. „Haben die aber viel Blech angeschleppt! Wollten sie dir die Brust aufschneiden oder was?"

„Wo geht denn das alles vor sich?"

„In den Sephiroth, unterhalb des Abgrundes Da'at."

„Wie haben sie mich dorthin geschleift? Und wie bin ich von da wieder weggekommen?", bitte ich Igor, Klarheit in die Vergangenheit zu bringen.

„Wie sie dich dorthin geschleift haben?", fragte Igor zurück. „Sie haben dich genommen und dorthin gebracht. Das ist doch eine ganze Welt, eine Zivilisation. Was die für Wissen haben! Und was das Wegkommen betrifft - so ist es nicht ganz."

„Was meinst du?" Ich wurde hellhörig.

„Einer deiner Bewusstseinsbereiche ist dort geblieben. Sie haben ihn wie ein Hologramm wieder zu einem ganzen Objekt entfaltet. Verstehst du? Das heißt, mein Herr, nicht Sie sind dort weggekommen, das ist es."

„Aber ich habe sie doch mit dem violetten Strahl gelöscht."

„Na und? Dann hast du vielleicht zwei Dutzend gelöscht. Wen hast du denn wieder gelöscht? Die, die in deiner Nähe waren. Und weiter hinten – hast du nicht gesehen, wer da steht?"

„Wer?"

„Sie nennen sie Richter. Das sind die Wichtigsten bei ihnen. Sie stehen an der Seite, schauen und schweigen. Sie haben übrigens alle übersinnliche Fähigkeiten. Es ist ihnen völlig egal, wie viele da sterben – ein Dutzend, hundert, tausend. Sie wollten irgendetwas anderes. Und es ist durchaus möglich, dass sie bekommen haben, was sie wollten. Sie haben dieses Monogramm im Sessel und sind, wie es aussieht, mit dieser Tatsache sehr zufrieden.

„Nun hol mich da schon raus", hetze ich meinen Freund.

„Rausholen ist gut - wie denn? Das ist doch eine ganze Welt. Sie haben hierher mit der Gravitationsumwandlung einen Tunnel zwischen den Räumen gemacht. Sie haben ihn wie ein Rohr in unsere Sephiroth hinausgesteckt. Und sie sehen dort hinein. Wo ist ihre Galaxie? Jetzt sehe ich sie. Ihre Sphäre. Wenn man mit dem Bewusstsein dort hinein geht, sehen sie dich genauso wie sich selbst. Ich habe dort einen grünen Stock hineingesteckt, und er ist blau geworden. Ich habe vorsichtig meine Hand hineingesteckt, und sie wurde pelzig. Ich nehme mit meinem Bewusstsein jetzt ihre Welt so wahr, wie sie sie selbst sehen."

„Sei vorsichtig."

„Sie versuchen, unser System der Sephiroth zu verstehen. Gerade jetzt, in diesem Augenblick, sehen sie mich gegenüber ihres Rohres zwischen den Räumen. Und sie sehen mich so, dass ich ihnen ähnele, wie sie mich sehen wollen. Doch es ist nicht so. Auch dich sehen sie wie sich selbst. Und auch das ist nicht richtig. Daraus folgt, dass unser

Wesen so bleibt, wie es ist, das Äußere sich aber verändert. Warum? Weil ihr Raum, ihre Realität und ihr Bewusstsein genau so denken."

„Was führen sie im Schilde?" Ich bin beunruhigt.

„Das, was sie im Schilde führen, wird härter als der Krieg der Sterne. So sieht es also aus, wenn man alles richtig miteinander verbindet", lobte Igor die Grauen. „Sie denken in großem Maßstab. So haben sie es beschlossen. Sie müssen den Ersten nehmen, den sie sehen. Sie haben sich herausgelehnt, und da wart ihr in eurer Sephira vor dem Tempel auf dem Wölkchen. Sie haben euch genommen, um sich mit euch zu schützen, euch als Schild zu benutzen und unter Schutz dieses lebenden Schwellenwertes ihre Welt in unserer Welt hinauszustülpen. Der Gedanke ist derselbe wie bei Aids, der Schutz muss überlistet werden. Sie haben euer Hologramme herausgestellt, und die Wache der Sephira erhält auf die Anfrage „eigenes-fremdes" die entsprechende Antwort – euer pummeliges Konterfei. Der Wache ist es vertraut. Sie haben wirklich alles genau berechnet. Sie sind hierher vorgedrungen und forschen. Und ich stehe untätig da, die Wache der Sephira sieht alles, weiß aber nicht, wie sie sich entscheiden soll. Toll!"

„Lass uns nach der Analogie sehen, was vor sich geht. Wie wollen sie ihre Ziele erreichen? Woran erinnert uns das am meisten? Hierher sind sie also vorgedrungen und haben sich umgesehen. Was also weiter?"

„Das ist doch wie mit dem Hologramm: Sie haben einen Bewusstseinsbereich genommen und das gesamte Volumen entfaltet."

„Oder eine Zelle, und daraus machen sie, was sie wollen?"

„Ja, es ähnelt der Regeneration."

„Ist die Technologie ähnlich?", frage ich nach. „Dann lass es uns analysieren."

„Die Regeneration - wir konzentrieren uns auf einen Bewusstseinsbereich, und in allen Bewusstseinsbereichen erscheint ein Organ, das übertragen wird und heranwächst. So ist es doch?"

„Ja, so ist es."

„Und hier, um das Bewusstsein zu erschaffen, dass herausgelöst wurde und sich dir gegenüber befindet? Muss man sich konzentrieren, um den Bewusstseinsbereich heranzuholen oder zu extrahieren? Denn durch diesen Bewusstseinsbereich können sie Ereignisse verschiedener Art erschaffen."

„Und wenn wir in die Vergangenheit zurückgehen?", schlage ich Igor vor.

„Na und? Die Gegenwart existiert schon. Der Bewusstseinsbereich ist wie das Fernsehen: Wenn er nicht den ersten Kanal zeigt, zeigt er eben den zehnten."

„Gestern hat es das noch nicht gegeben. Und nun ist es schon da."

„Zweifelhaftes Volk huscht an den Sephiroth hin und her. Wir müssen sie fangen, damit sie nicht hochklettern. Aber wie? Schau nur, mit wem sie sich schützen."

„Wenn wir in der Sephira wären! Dort gibt es eine Wache. Aber wir sind eben nicht in der Sephira. Hier bedarf es optischer Kenntnisse. Wenn du in zehn Spiegel schaust, was siehst du? Wie macht man eine Transfluenz? Warum wird ein Foto entwickelt, erscheint ein Bild in Form von Tönen und Halbtönen und wird dann fixiert?"

„Ein chemischer Vorgang: Gelatine, Silber, die Berührung mit dem Entwickler."

„Die Verbindung des einen mit dem anderen ergibt die Entwicklung, die es in der Realität gibt. Das heißt, aufnehmen kann man es gestern, entwickeln aber - heute oder in zehn Tagen. Doch wie soll man das Bewusstsein entfalten, wenn irgendein Fragment fehlt? Sie haben eine Kopie gemacht. Das Bewusstsein selbst kann man schließlich nicht konfiszieren."

„Indem sie eure Abbildung hierher schmuggeln, erhalten sie die Fokussierung unserer beiden Sephiroth. Was kommt heraus, wenn sich zwei Sephiroth vereinigen?", fragte Igor zurück.

„Ein Bild der Realität."

„Genau."

„Sie müssen jetzt nur noch die Fokussierung nach diesen zwei Sephiroth machen, die erhaltene Abbildung entwickeln und ihre Welt, die aber schon das darin eingebaute Fragment der unseren enthält, in unsere hinausschleppen."

„Das ist so ähnlich wie Gentechnik."

„Ja, vielleicht geht es gar nicht um dich oder um mich, sondern um irgendeine Frau oder irgendeinen Mann, die in ihrem Labor sitzen die DNA des Menschen zerstückeln oder sie mit der DNA von irgendeinem Schweinchen kreuzen, und im Ergebnis entsteht eine parallele Welt. Diese Welt hätte unter anderen Umständen nicht die geringste Chance gehabt, sich hier festzusetzen, jetzt aber bekommt sie die hervorragende Möglichkeit, in den Organismus unseres Weltalls, in unseren Raum, einzudringen, was sich sofort auf die Gesundheit konkreter Menschen sowohl in Russland als auch in Australien oder auf den Galapagosinseln auswirkt, falls dort Menschen leben."

„Die Fokussierung unserer beiden Sephiroth ergibt die Vereinigung, die Interaktion. Ein Kristall wird von einem anderen Kristall angezogen, und wir sehen das Bild, das entwickelt wird. Sie nutzen das Prinzip der Entwicklung, um einen Durchgang zu bekommen."

„Und tatsächlich?", erkundige ich mich, obwohl ich die Antwort weiß.

„Ihr steht links. Aber ich stehe nicht rechts. Ich stehe in der Mitte. Es sind schon zwei Wächter der Sephira in Bereitschaft. Wenn sie jetzt den Durchgang schließen, bleiben Fragmente des Bewusstseins einiger unserer Kameraden bei den Grauen. Und das wäre bei ihrer Neugier nicht wünschenswert. Das ist das Problem. Wir müssen ihren Film in unseren Raum holen, aber nicht den ganzen, sondern nur in dem Teil, der uns interessiert. Sie haben schon genügend ihrer Kulissen an deinem Bild aufgebaut. Sie arbeiten flink. Wenn wir ihnen jetzt also ein sehr grelles Licht in das Rohr schicken, belichten wir ihnen alles, doch zuerst müssen wir das kleine Fragment, das wir brauchen, dort herausholen."

„Und was sind das für Kulissen?"

„Sie bauen ihre Welt dazu: Gebirge, Wüsten, grauen Stein und ihre Städte. Bild für Bild haben sie aufgeschichtet. Und nun warten sie, dass wir ihnen Licht geben. Sie haben wirklich alles genau berechnet, diese Schmarotzer. Und hinter den Bildern stehen die von ihnen, die übersinnliche Kräfte haben und den Durchbruch leiten. Und da hinter stehen sie überhaupt ohne Zahl. Eine ganze Welt. Wenn sie sich hier herein drängeln, entsteht ein Wirbelsturm. Und unsere gesamte Welt wird nach und nach durch den Abgrund Da'at in ihren Raum getragen werden, sie aber drängen aus ihrem Raum in unseren. Wir gehen von der Makroebene auf die Mikroebene über, sie aber von den Mikroebene auf die Makroebene. Wir haben jetzt die besten Entwicklungschancen im gesamten Weltall. Deshalb haben sie auch beschlossen zu tauschen."

„Sie wollen Licht. Wie viel brauchen sie denn?", frage ich nach.

„Das habe ich mir auch schon überlegt", sagt Igor nachdenklich. Und es ist ihm deutlich anzusehen, dass seine Nachdenklichkeit diesen durchtriebenen Brüdern der Vernunft nichts Gutes verheißt.

„Wie machen sie denn ihren Film? Unser Auge ist in der Lage, grob gerechnet 24 Bilder pro Sekunde wahrzunehmen. Was, wenn wir nun 40 oder 50 Bilder gesehen haben? Dann erscheint noch eine Welt. Sie haben 20 bis 30 Bilder zur Wahrnehmung hinzugefügt, und es bildet sich eine weitere Welt. Irgendwelche lustigen Menschen beginnen, durch das Leben zu rennen. Sie fallen aus ihrem Raum heraus, laufen ein paar hundert Meter und kehren zu sich, in ihre eigene Welt, zurück. 30 Bilder sind beispielsweise die Ebene der Dunklen, 50 Bilder der Raum der Grauen. Dort gibt es vielleicht eine Million solcher Welten. Wenn die Welt der Grauen zu Ende ist, beginnt irgendeine andere, eine gestreifte. Tausende Bildschirme des Bewusstseins, und auf jedem läuft ein eigener Film."

Wie wird ein Trickfilm gemacht? Genauso machen sie ihn: ein Stück Film, darauf eine Zeichnung. Die Zeichnungen werden in einer bestimmten Reihenfolge angeordnet. Ein Päckchen solcher Filmstreifen – Bild für Bild – ist schon ein Film. Alles wird lebendig, eine Dynamik entsteht, die Handlung entwickelt sich, Ereignisse laufen ab. Der Wolf rennt dem Hasen hinterher und brüllt: ‚Na warte!' Man kann es auch umgekehrt machen, dann jagt der Hase den Wolf. 25 Bilder pro Sekunde. Zeigt man die Bilder mit einer größeren Geschwindigkeit, können Sie nichts mehr erkennen. Doch das heißt nicht, dass Ihr Gehirn das Geschehen überhaupt nicht fixiert. Es fixiert es, kann es aber (bisweilen) nicht als visuelles Bild wiedergeben. Und in diesem Fall wird von Intuition gesprochen. Vertraut ihr der Mensch, errät er gleichsam das, was in der Wirklichkeit außerhalb der Möglichkeiten seiner persönlichen Wahrnehmung geschieht. Und er weiß, dass es real geschieht, obwohl er das Geschehen nicht sieht. Konkret leben die Grauen mit einer höheren

Geschwindigkeit. Das ist ihr Vorteil, aber auch ihr Nachteil. Denn sie haben einen Intellekt, aber keine Seele. Das heißt, die Besonderheiten ihres Denkens kommen denen der Computerintelligenz nahe.

Ausgehend von dieser Wahrnehmungsgeschwindigkeit kann man berechnen, welche konkrete Belichtung in ihren Tunnel zwischen den Räumen geleitet werden muss, um alle Filme, die sie für die Interaktion mit dem Heiligen Geist vorbereitet hatten, nicht zu entwickeln, sondern im Gegenteil zu belichten.

Wir fanden eine Lösung. Doch wir haben noch nie etwas Ähnliches gemacht. Wir haben einfach keine Praxis, wie man das nicht theoretisch sonder praktisch tut. Wir schwanken. Und unsere Unsicherheit wird durch die Verbindungen der Welt weitergegeben. Plötzlich taucht neben uns der Schöpfer selbst auf. Seine Miene verrät, dass er ärgerlich ist. Offensichtlich erzürnt auch den Vater die Unverschämtheit, mit der die Grauen in einer Welt, die ihnen nicht gehört, auf fremdem Gebiet, vorgehen. Gleich wird etwas geschehen. Und es geschieht.

Igor hat mitgedacht und im Bruchteil einer Sekunde aus ihrer Kulisse das Filmstück mit meinem Bewusstseinsbereich herausgezogen. Danach nimmt der Vater Igor beiseite, und aus seinem Hirtenstab schlägt unerträglich grelles Licht in den Tunnel zwischen den Räumen. Er belichtet nicht einfach nur, was sie vorbereitet hatten, er schmilzt die Bilder und verbrennt alles, was sich hinter diesen Kulissen verbirgt. Die gesamte Galaxie, die versucht hatte, in unsere Welt einzudringen und sie zu unterwerfen, geht sofort zu Grunde.

Nun ist der Vater zufrieden. Er sieht uns an und sagt: „Ihr müsst in der Lage sein, eure Welt zu verteidigen. Handelt entschlossen." Dann ist er verschwunden.

Wieder bleiben Igor und ich zu zweit zurück.

„Lass uns alles noch einmal analysieren", schlage ich vor.

„In Ordnung", stimmt mein Freund, mein Bruder und mein Retter zu.

Er lässt in seinem Bewusstsein noch einmal die Ereignisse Revue passieren, die soeben geschehen sind und so seltsam und für unsere Welt so gefährlich waren.

„Die erste Besonderheit ist, dass sie ein umgekehrtes optisches Sehvermögen haben. Von mir aus erscheint das, was abläuft, nahe. Als ich es von ihrer Seite aus betrachtet habe, war es fern. Der Abstand aber verändert sich nicht, doch betrachtet man es von der einen Seite, ist es fern, von der anderen hingegen nah. Man muss nur näher herangehen, und schon ist man in ihrem Film.

„Wenn man ihnen Licht gibt, setzt man ihren Film in Gang", präzisiere ich.

„Man muss also das Fragment mit dem eigenen Bewusstsein heranholen, beleuchten und sofort wegnehmen. Jedes kleine Quadrat des Filmstreifens hat etwas Weißes, etwas Dunkles und eine Grenze. Und wenn du es belichtest, belichtest du das ganze Bild. Triffst du aber die Mitte, erwacht das Bild zum Leben. Und wenn es nun eine Million Bilder sind? Kann ich sie alle belichten? Anscheinend kann ich es! Andererseits, wie der Vater sagt: ‚Geht ihr dabei nicht kaputt?' Dann denke ich, werde ich es heranholen, es ganz schnell, augenblicklich, wegnehmen und danach sofort belichten. Den ganzen Film."

„Das Licht kann belichten, es kann aber auch den Film verbrennen", rücke ich seinen Fokus wieder etwas zurecht.

„Das kann man tun. Man muss nur wissen, wie. Was den Film betrifft, so gibt es dort Tausende Flächen. Ich habe sie sofort ausgewählt und begonnen, sie heranzuholen. Es hat sehr schnell funktioniert.

Der Bewusstseinsbereich begann näher zu kommen, ist wieder heraus und in einen hinteren Winkel gegangen, in einen entfernten Bewusstseinsbereich, aber bereits hier, auf dieser Seite. Und der nähere Bereich hat begonnen, die Flächen zu beleuchten. Und als sie beleuchtet wurden, habe ich gesehen, dass diese Quadrate Strahlung abbekommen haben. Sie wurden belichtet."

„Wie haben sie es geschafft, ein Stück meines Bewusstseins fortzutragen? Vielleicht tragen sie morgen das nächste Stück fort. Wie machen sie das?" Wieder geriet ich aufgrund der Tatsache, dass ich kürzlich entführt worden war, in Aufregung.

„Wie? Sie stehlen, verstanden? Sie erschaffen ein Bild, das gleichsam gefährlich für dich ist. Du beginnst, sie mit dem Violett zu löschen. Wenn so eine starke Strahlung davon ausgeht, ist es einfach, den Koordinatenpunkt zu berechnen. Und das, was zuerst wie ein Film im Traum ablief, wird Realität. Sie erobern eine Partikel deines Bewusstseins, und auf der Grundlage dieser Partikel entfalten sie das gesamte Hologramm. Dann wird dieses Hologramm wie ein Schild aufgestellt, sie stellen sich unter seinen Schutz und bringen einen zwischen den Räumen verlaufenden Tunnel, der wie das Objektiv eines Fotoapparates aufgebaut ist, in die Sephiroth. Genauer gesagt, ähnelt seine Funktion der eines Objektivs. Als der Strahl losging, haben sie ihn einfach belichtet. Die Entfernung ist dort nicht. Du hast begonnen, sie zu verbrennen, doch jene Richter, das heißt ihre allerbesten Spezialisten im Übersinnlichen, haben das in diesem Moment sehr genau beobachtet. Es war ihnen völlig egal, wie viele von ihnen du dort verbrennst. Sie haben geschaut und die Koordinaten berechnet. Sie haben es geschafft, einen Film einzulegen, einen einzigen Film – mehr haben sie nicht geschafft. Doch es hat ihnen gereicht. Als ihr angefangen habt, euch zu bewegen, konnten sie so etwas nicht mehr tun. Das anzusehen, war nicht auszuhalten, schrecklich, als ihr begonnen habt, sie rotieren zu lassen."

„Wie haben sie mich in diesen Sessel geschleift und daran gekettet?"

„Na, das ist doch nicht schwer – sie haben dich gefangen, das war alles."

„Was redest du denn da? Gefangen – und Schluss! Und dich fangen sie nicht?", Ich bin empört über seine ruhige Reaktion auf meine Gefangennahme.

„Nein. Ich merke es sofort, wenn ich gefangen werde. Früher bin ich so oft hinterrücks gefangen worden. Jetzt habe ich ein sehr gutes Gespür dafür", erklärt Igor.

„Und wenn sie mich wieder fangen? Denn wenn man vor so einer Wahl steht, ist es doch klar, dass man die Welt retten muss. Ich werde dir doch leidtun?", baue ich ein schwieriges Dilemma auf.

„Aber natürlich. Lass uns überlegen, was wir machen müssen, damit sich so etwas nicht wiederholt."

„Sie haben es nicht geschafft, die Information weiterzugeben?"

„Nein." Das heißt, wenn die violette Farbe zurückgeht, gibt sie in diesem Moment einen Impuls. Sie haben ihn dem Bewusstsein abgenommen. Es ist eine schwache Reflexion von nur einem Bewusstseinsbereich. So haben sie ihn auch abgenommen. Mehr haben sie nicht geschafft. Ihr habt euch eines Besseren besonnen. Ihr habt begonnen zu kämpfen, Dann seid ihr gegangen. Doch das Bild ist geblieben. Sie vergrößerten den Bewusstseinsbereich, rekonstruierten anhand dessen das gesamte Bild und stellten es nach vorn. Sie hatten ein Ziel: in unsere Welt zu gelangen.

Sie haben euren Bewusstseinsbereich aufgestellt. Hundert Meter dahinter ihre eigenen Inhalte. Sie stellen immer wieder Filmstreifen auf. Sie warten auf das Licht und sind sich sicher, dass es bald da sein wird. Dass es kommen wird. Die Welt wird entwickelt werden und ihre eigene Entwicklung aufnehmen. Wie willst du sie dann noch stoppen? Das ist eine riesige Menge von Galaxien. Eingedrungen sind sie aber in Form einer Galaxie. Und zwar der führenden. Sie haben ein Fragment genommen, um sich aber weiter zu entwickeln, müssen sie ein Ergebnis erhalten. Aber das Ergebnis ist nicht vorhanden. Sie haben euer Bewusstsein genommen, um dadurch ihre eigene Welt zu entwickeln. Doch die Welt gibt es auf dem Filmstreifen nicht. Dort gibt es nur euch. Sie brauchen Licht. Dann entsteht eine Dynamik, und alles beginnt sich zu entwickeln.

Und diese Entwicklung kann man dann herausziehen und auf die Galaxie, auf die Universen übertragen. Genauer gesagt, verkaufen. Was kostet ein Stückchen Technologie? So viel. Und sie müssen nicht viel abschneiden. Das ist das größte Übel für uns. Sie werden die ganze Welt mit Waffen überschwemmen."

„Ist Ihre Technologie das Rohr aus dem Raum, wie ein Appendix?", frage ich nach, weil ich mich an das Gespräch mit Kyrill vor langer Zeit erinnert habe. „Kopieren sie den Organismus?"

„Genau", stimmt Igor zu. „Über den Appendix verläuft die Projektion der linken Hemisphäre auf die rechte. Genauer gesagt, verlief. Jetzt ist die gesamte Galaxie vernichtet."

„Die Dunklen haben aufgehört, Krach zu schlagen, jetzt haben die Grauen angefangen."

„Dort sind von der Galaxie 20 Prozent übrig geblieben. Doch ihnen steht jetzt nach nichts der Sinn. Sie haben keinen Anführer und keine Geräte. Die anderen Welten sind zurückgeblieben."

„Jetzt schauen die andern und denken: Was ist passiert? Diese Richter haben auch eine Illusion für das ganze Volk geschaffen."

„Jetzt sehe ich mir meinen Arm an, und er ist völlig normal. Ganz genau, die Richter haben Illusionen geschaffen", stimmt Igor zu. „Sie sind fast wie Menschen. Doch sie haben eine sehr graue Welt: Steine und Wüsten. Und jetzt ist sie unserer ähnlich geworden. Natur ist entstanden, schön und vielfältig. Wobei das sofort passiert ist – das Licht ist durchgedrungen, und alles wurde lebendig. Selbst Wasser ist entstanden. Für sie ist das ein Wunder. Sie haben vor ihren Augen und in ihrem Bewusstsein braunes Glas, wegen ihrer Richter. So tragen sie es nun und sehen alles so. Und nun sind Farben aufgetaucht. Die Welt verändert sich, Farben sind aufgetaucht. Bilder unserer Welt sind in ihren Raum gedrungen. Dann ist es also so, dass wir ihnen sogar geholfen haben?"

„Hauptsache, es bringt etwas", stimme ich zu. „Vielleicht werden sie jetzt nicht mehr so aggressiv sein?"

* * *

An unser Zentrum wenden sich die Menschen nicht nur, damit wir ihnen bei Therapien helfen. Ich habe bereits erwähnt, dass wir schon mehr als ein Jahr mit Irina Karyschewa arbeiten, einer der interessantesten Übersetzerinnen altindischer Texte. Gegenwärtig übersetzt sie den berühmten Dichter Kalidasa, und zwar sein Lied über die Liebe „Kumarasambhava".

Igor Arepjew, vor kurzem noch ein Milizoffizier, der sich niemals für Esoterik oder altindische Literatur interessiert hat, hilft Irina mit Hilfe des Hellsehens, den tieferen, der Aufmerksamkeit eines normalen

Menschen verborgenen Sinn des Werkes zu erfassen.

Hier ist das Stenogramm dieser Arbeit.

Irina: „Beim letzten Mal sind wir bei der ‚Rede der Götter an den Schöpfer' stehen geblieben, nicht wahr?"

Arepjew. „Ich weiß, wo wir stehen geblieben sind."

Irina: „Der Schöpfer sagte: Seid mir willkommen, die ihr über große Kraft verfügt. Die ihr über große Kraft verfügt, weil er gleichzeitig lange Arme habt. Eure eigene Macht wird von den Kräften und Energien unterstützt."

Arepjew: „Wohin der Gedanke geht, dorthin geht auch die Energie, und wo Energie ist, dort ist auch Kraft. Das geschieht deshalb, weil der Gedanke von Energie umgeben ist und die Information durch den Raum gedrückt wird. Und genau dieses Drücken ist die Kraft."

Irina: „Dann muss es also heißen: Eure eigene Macht wird von den Energien unterstützt."

Arepjew: „Und das ist der Gedanke, er wird als lange Arme übersetzt. Gedanken gibt es schließlich viele: Sie denken an die Arbeit, an Zuhause usw. Daraus folgt, dass der Gedanke von den Energien unterstützt und seitens der Kraft einem Druck ausgesetzt wird. Das sieht so aus ... und wird so dargestellt... Von diesem Punkt hier zu diesem Punkt - das ist der Gedanke. Er wird von den Energien unterstützt und seitens der Kraft einem Druck ausgesetzt, doch gleichzeitig ist es ein Arm. In der Mitte ist der Arm. Und genau so steht es dort auch geschrieben. Und indem wir ihn heranholen oder in die Ferne rücken, indem wir also den Abstand zwischen den Punkten verändern, erhalten wie die Realität. Machen wir weiter?"

Irina: „Der Schöpfer sagt: Eure Gesichter sind wie Sterne, die matt im Winter leuchten. Warum bleibt dieses eigene Leuchten nicht so erhalten wie früher?"

Arepjew: „Es ist alles richtig. Hier ist von der Spiegelreflexion die Rede, das heißt von der Realität. Er spricht über das Bewusstsein. Hier ist der Text überhaupt sehr direkt. Sie haben das ursprüngliche Licht verloren."

Irina: „Die Waffe der Götter, die kein Licht ausstrahlt, weil sie erloschen ist, ähnelt dem stumpfen Ende des Blitzstrahls der Indra , die Vritra getötet hat."

Arepjew: „Der Schöpfer ist vollkommen, er erschafft immer solche Texte, dass ich einfach nur staunen kann.

Das Ausstrahlen des Lichts ist überhaupt absolut. Das zeugt erstens davon, was ich gerade aufgezeichnet habe: der Gedanke – die Energie – die Kraft. Und zweitens erleuchtet das Licht. Doch welches Licht – das Licht des Wissens. Und der Schöpfer wendet sich an sie: Ihr habt dort irgendeinen Schimmer, aber kein Licht, ihr müsst eure Seelen öffnen und zu mir kommen, dann werdet ihr jenes Licht erhalten, dass ich euch gebe, und mit diesem Licht könnt ihr erschaffen, auferwecken, Welten umgestalten usw. Ich gebe es euch schon, warum nehmt ihr es nicht wahr? Der Text ist ganz direkt."

Irina: „Außerdem der unüberwindliche Feind, das Seil in der Hand Vritras, das bei dem, der die Kraft verloren hat, Mutlosigkeit auslöst... Wegen des Fesselns mit dem Seil sind sie weise gegen das Schlangengift, das seine Kraft verloren hat..."

Arepjew: „Wie soll man das übersetzen? Er spricht über das Bewusstsein, er vergleicht es mit einem geraden Gedanken. Dann spricht er über das Seil – euer Gedanke ist verschlungen und nicht gerade, weil er auf die Spur der Schlange gelangt ist. Doch der Weg der Seele und des Bewusstseins muss gerade sein... Der Vater hat Recht – man muss es begreifen... Das wird schwer zu lesen sein. Das Seil in der Hand – der Gedanke im Bewusstsein... das Seil... die Kraft im Bewusstsein, die das Licht haben soll... das ist das Schlüsselwort."

Irina: „Meine Übersetzung im Text heißt: der Arm, der den Streitkolben zurückgeworfen hat wie der gebrochene Ast eines Baumes, der durch das Leiden des Bewusstseins erschüttert ist."

Arepjew: „noch einmal... die Kraft ist im Bewusstsein, das das Licht hat... und das Bewusstsein, das verzerrt ist – ist wie der Streitkolben, den die Hand nicht hält."

Irina: „Eine Hand wie der gebrochene Ast eines Baumes. Das ist ein Ausdruck und der zweite – das durch das Leiden erschütterte Bewusstsein - sagt schon etwas über die Niederlage..."

Arepjew: „Ein vierfacher Sinn in einem Wort. Der Gedanke, die Energie, die Kraft und diese Verzerrung. Ja, wenn der Mensch diese Verzerrung hat, ist er wie der gebrochene Ast eines Baumes, und dieser erleidet eine Niederlage... das ist auf der physischen Ebene... der Vater gibt den Text für die Menschen... Und der dritte Text: das hier (er zeigt etwas auf der Zeichnung). Über das Bewusstsein, das eine Niederlage erlitten hat – das ist der gebrochene Ast des Baumes."

Irina: „Da sind der Geist, die Seele und das Bewusstsein, ich habe dieses Wort gewählt..."

Arepjew: „Das ist ein dreifacher Sinn. Den vierfachen Sinn aber hat er uns gegeben. Der vierte Sinn verbirgt sich im Begriff. Er stellt die Verzerrung als den gebrochenen Ast im Bewusstsein dar. Und das ist bereits der Begriff.

Vier Reflexionen in einem Wort: der Gedanke, die Energie und die Kraft... wie soll man das nun übersetzen? Der Gedanke, die Energie und die

Kraft, wie ein gebrochener Ast, der sich im Bewusstsein widerspiegelt. Durch den gesamten Begriff: verstanden - durchgegangen! Das sind die Schlüsselwörter des letzten Textes. Er gibt gleich vier Bedeutungen. Sie stehen oben ja auch geschrieben. Wieder ein Schlüsselwort, das nicht richtig ist, die Verzerrung...Warum seid ihr gekommen? Der Vater fragt es ganz direkt. Wollt ihr das Licht der Seele, gebe ich es euch, für die Verzerrung seid ihr bei mir falsch. Sucht lieber die Verzerrung in euch selbst: ihr seid krank, es gibt keine Auferweckung, keine Schöpfung, nur Kriege. Das ist Klartext. Ja, er ist den Göttern nicht besonders gewogen. Er hat die Götter auf das Bewusstsein hingewiesen. Die Weisen sprachen vom wahren Bewusstsein. Man muss verstehen, dass die Linie der Gedanke ist, er verläuft hier, er verläuft durch die Unendlichkeit, doch er ist endlich. Das heißt, das, was der Mensch in ihn hineinlegt, kann alles sein. Wenn der Mensch erkrankt, wird die Information einem Druck ausgesetzt, es entsteht ein Krankheitsbild. Auf der Zellebene kommt es beispielsweise zu einer Rötung – einer Verdichtung, einer Geschwulst... damit das nicht geschieht, sagt der Vater: Wendet euch an das Bewusstsein, das jede Zelle steuern wird. Das gibt die Auferweckung, das ewige Leben, die Befreiung von den Krankheiten. Gebt das an die Menschen weiter, gebt es an alle weiter. Doch begreift es, sonst erhaltet ihr eine Verzerrung. Begreift, was ich euch ursprünglich gegeben habe. Ansonsten werdet ihr (die gebrochenen Äste eines Baumes) wieder hierher kommen. Der Vater hat bereits damals den Göttern zu verstehen gegeben, dass sie sich im Kreis drehen und wieder hierher kommen werden, wenn sie das Licht der Seele und das Wissen nicht nutzen werden. Ein Mensch, der schreibt, muss begreifen, worüber er schreibt!"

Irina: „Ich habe ein Stückchen des Textes übersetzt, und wieder

begannen meine Magenschmerzen. Ich musste mich unterbrechen – die Anspannung! Ich habe zu wenig Kraft, um damit fertigzuwerden."
Arepjew: „Der Text ist eindeutig, und er ist vollkommen. Damit kann man sich und andere Menschen heilen. In dieser Form gibt es vier Formeln, darin ist von allem die Rede. Viel oder wenig… für mich ist sehr viel darin! Das Wesen der Auferweckung. Das ist nicht mit den Leiden eines Menschen oder von tausend Menschen zu messen. Wie ist es zu messen? Ein vierfacher Sinn ist für die Götter in einem Wort. Das heißt, es muss auch einen fünften geben – das muss geprüft werden. Und einen sechsten, um es zu begreifen und zu übersetzen. In der Bibel werden für die einzelnen Abschnitte gleich ungefähr zehn Varianten gegeben. Wenn man es liest, ist es das Gleiche. Liest man es noch einmal, ist es bereits etwas anderes… das Bewusstsein!.. Die Wahrnehmung ist eine andere. Warum wird das gegeben? Für den Begriff. Für eine zehn Begriffe, und du siehst das wahre Bild. Du wirst die Wahrheit steuern. Man muss das richtige Licht in der Seele haben, das Licht des Wissens. Lest nicht einfach so, sondern um zu helfen. Und man muss sich mit dem entsprechenden Seelenzustand an den Text setzen – man muss wissen, was man übersetzt. Und das Wort „Begriff" ist das Schlüsselwort! Man muss begreifen, womit man sich befasst, wofür und wie."
Irina: „Man lässt mich nicht arbeiten und übersetzen…"
Arepjew: „Das darf nicht sein. Entweder du kannst es, oder du musst absagen. Wir machen uns schließlich auch um jeden einzelnen Menschen Gedanken.
Man kann im Kreis gehen, man kann aber auch an Ort und Stelle stehen und richtige Entscheidungen treffen. Begreifen, wie das Leben läuft, welche Änderungen man vornehmen muss. Ich denke, man sollte nicht im Kreis herumrennen. Mit dem Text ist alles in Ordnung, doch man

muss auch das reale Leben sehen, sehen, was vor sich geht, und es real wahrnehmen. Darin liegen das Interesse und das Verständnis von allem. Das ist meine Meinung. Wir können uns ins Büro setzen, einen Text bis zum achten Kapitel übersetzen, und das Leben fließt danach anders an uns vorbei, die Ereignisse verlaufen etwas anders... Vielleicht muss man gleichzeitig leben und begreifen, was man tut?! Dabei ist der Mensch nicht isoliert. Er ist nützlich. So ist es sogar interessanter. Erst in der Realität. Der Schöpfer sagt: Ich gebe euch das Licht, die Freiheit. Schafft. Seid kreativ. Für alle. Seht nicht zu Boden, ich sehe euch direkt ins Gesicht. Ihr geht doch einen großen Umweg. Ihr müsst mit dem Begriff vom Bewusstsein beginnen. Doch er ist verzerrt, wie soll man nun ahnen, wohin man gehen soll? Die Grenzen sind verzerrt. Es bedarf der objektiven Wahrheit, um sie zu korrigieren. Es gibt viele Varianten... Hier geht es auch um Prozesse in der Tiefe. Wir haben uns fünf Positionen einer Richtung angesehen. Außer dem Wissen erhaltet ihr auch noch die Technologie – das ist schnell und viel...

Das Licht der Seele, das Licht des Geistes und das Licht des Bewusstseins – das sind die drei Bestandteile! Derjenige, der das Licht der Seele gibt, gibt das Licht des Wissens. Er gibt dem Bewusstsein das Licht. Und es wird durch den Begriff gegeben. Der Gedanke ist es, der einen Abschnitt gibt, verschiedene Abschnitte und von der Unendlichkeit spricht. Das Endergebnis. Und es gibt eine optische Form, das Licht. Und wir sind am Licht angekommen. Wir gehen anders. Wir nehmen das Licht des Wissens, leuchten damit und kommen damit vorwärts."

Eine Woche später brachte Irina diesen Text. Lauschen Sie der Stimme der Zeit, der Stimme des großen Geheimnisses, und versuchen Sie zu begreifen, wovon die Götter reden.

„1. Zu jener Zeit kamen die von Taraka zu überwindenden Götter mit

Indra an der Spitze zum Heim Brahmas, das Licht ausstrahlte.

2. Brahma erstand vor ihren matt gewordenen wunderbaren Gesichtern, wie die Sonne bei Sonnenaufgang vor den schlafenden Lotusblüten in den Teichen ersteht.

3. Die Götter verneigten sich vor dem, der alles erschaffen hat und der vier Gesichter hat, und wandten sich, wie es sich gehört, an den Meister der Redekunst:

4. ‚Wir grüßen dich, Trimurti, der bis zur Erschaffung der Welt einer war, danach drei Eigenschaften herauslöste und das Ziel erreichte.

5. O Ungeborener, du hast die Gewässer mit deinem Namen befruchtet und wirst deshalb die Quelle der ganzen Welt genannt.

6. Du einziger, der du die Energie mit deinen drei Formen herausgelöst hast, bist die Ursache für Schöpfung-Erhalt-Zerstörung geworden.

7. Mann und Frau sind zwei Partikel deiner selbst, geschaffen aus dem Wunsch, eine unterschiedliche Form zu erschaffen, ausgestattet mit der Fähigkeit, Nachkommen zu haben und wie du Vater und Mutter geheißen zu werden.

8. Mit dem Maß deiner eigenen Zeit hast du die Nacht vom Tage getrennt wie jene Schöpfung und Zerstörung aller Wesen, die Traum und Wachen ist.

9. Du, der du keinen Uterus hast, bist der Uterus der Welt, du, der Unsterbliche, bist das Ende der Welt, du, der Ursprungslose, bist der Ursprung der Welt, du, der du nicht herrschst, bist der Herrscher der Welt.

10. Du kennst dich durch dich selbst, du erschaffst dich durch dich selbst, du handelst mittels deiner selbst, und in dir selbst verbirgst du dich auch.

11. Du bist flüssig und fest wegen der Verbindung, du bist groß und klein, du bist leicht und schwer, du bist sichtbar und unsichtbar, und du bist frei beim Zeigen deiner Kraft.

12. Du bist die Quelle der Sprache, zuerst wird der Laut „om" auf drei Weisen ausgesprochen, und durch das Ritual der Opferung erwirbt man die himmlische Frucht dessen.

13. Man sagt, du seist Materie, die sich für den Menschen aktiviert habe, man weiß, du bist ein Mensch, der sie unbeteiligt betrachtet.

14. Du bist auch der Vater der Väter, auch der Gott der Götter, auch der Höchste der Höchsten und der Schöpfer der Götter.

15. Du bist das Opfer und jener, der das Opfer bringen wird, du bist die Nahrung und jener, der die Nahrung verschlingen wird, Unendlicher, du bist der Wissende und jener, der wissen wird, du bist das Objekt, und jener, der betrachten wird, der Allerhöchste.'

16. Das war ihre Rede, die von Herzen kam, die dem Ziel entsprach, die der Schöpfer gnädig anhörte und dann den Göttern antwortete.

17. Der Anfang der vierfachen Antwortrede, die mit den vier Mündern des ältesten Meisters gesprochen wurde, war folgender:

18. ‚Willkommen, die ihr mittels langer Arme über riesige Kraft verfügt, deren Macht durch die eigenen Energien unterstützt wird.

19. Eure Gesichter gleichen den matt leuchtenden Wintersternen, warum ist euer Leuchten nicht mehr so hell wie früher?

20. Die Waffe der Götter, die kein Licht ausstrahlt, ähnelt dem stumpf gewordenen Ende des Blitzstrahls der Indra, die Vritra getötet hat.

21. Jetzt ist das Seil, das in der Hand Vritras dem Feind gegenüber erbarmungslos ist und Mutlosigkeit beim Besiegten auslöst, wie eine Schlange, die durch die Anwendung eines Mantras gegen das Gift ihre Kraft eingebüßt hat.

22. Die Hand, die den Streitkolben nicht drückt, ist wie der gebrochene Ast eines Baumes, das durch das Leiden verzerrte Bewusstsein Kuberas spricht bereits von der Niederlage.

23. Und Jama berührt die Materie mit einem Stab, dem das Licht geraubt wurde und der deshalb nutzlos geworden ist wie ein verloschener Kornbrand.
24. Warum sind diese Adityas, die durch den Verlust des Lichtes erstarrt sind, sichtbar geworden, als wären sie auf einem Bild abgebildet?
25. Wie man aus der Rückbewegung des Wassers den Schluss darüber ziehen kann, dass der Fluss des Wassers gebremst wird, so kann man aus dem unterbrochenen Wind den Schluss über die Verwirrung der Maruts ziehen.
26. Selbst die Köpfe der Rudras, die mit um den Kopf gelegten Haaren mit den herabhängenden Hörnern der Monde geschmückt waren, neigten sich demütig, als sie den zerstörerischen Laut ‚hum' erkannten.
27. Warum macht ihr Ruhmreichen die allgemeingültigen Regeln zu Ausnahmen und flüchtet vor den stärksten Feinden?
28. Oh Kinder, sagt, warum ihr alle hierhergekommen seid, denn ich erschaffe Welten, und ihr verteidigt sie.'

Die Übersetzung Irina Karyschewas ist noch nicht vollkommen, sie muss noch einiges daran tun. Ich habe diesen Text lediglich als Beispiel für die gemeinsame Arbeit zweier Profis angeführt – eines Hellsehers und einer Übersetzerin.

Denn Igors und meine Praxis ist den Aufgaben eines Übersetzers grundlegend sehr nahe. Das, was in der unsichtbaren Welt existiert, tritt früher oder später in die irdische Ebene ein. Natürlich, nicht alles ist vollkommen automatisch, sowohl die hellen als auch die dunklen Kräfte fördern den Übergang. Die Heiler fördern diesen Prozess, indem sie das Negativ vernichten und das Positiv verwenden. Wir suchen die optimalen Wege und Methoden zur Übertragung der Information von einer Ebene auf die andere.

Und hier, bei der Übertragung der Information, zeigt sich unsere Verwandtschaft mit den Übersetzern (man möge mir das Wortspiel verzeihen). Die Bilder, Symbole und Begriffe, die uns in der unsichtbaren Welt umgeben, sind den irdischen adäquat, doch nicht mit ihnen identisch. Sie tragen dasselbe Wesen, doch die Ausdrucksform ist eine andere. In „verschiedenen Sprachen" wird über ein und dasselbe gesprochen. Der Herr und die Lehrer sprechen in unserer Muttersprache, doch verstehen wir sie vollkommen richtig? Hinzu kommt noch eine Schwierigkeit: Dort erscheint das Problem im Ganzen, hier im konkreten Einzelfall.

Was uns von den Übersetzern unterscheidet, ist vielleicht nur die Tatsache, dass ein Literat sich zwei oder drei Tage lang mit einer einzelnen Zeile quälen kann, uns diese Zeit aber meist fehlt: Der Kranke ist in einer Krise, es muss schnell und präzise gehandelt werden, bei einem Fehler droht ein tödlicher Ausgang.

Sowohl Übersetzer als auch Hellseher müssen unbedingt über einen möglichst reichen Wortschatz verfügen. Und zwar kein Schatz, der irgendwo fein säuberlich gehütet wird; er sollte als Munition benutzt werden, die man immer bei sich trägt und die immer einsatzbereit ist. Das Wort ist der Ausdruck eines Begriffs, eines Bildes, einer Idee; je mehr Wörter es sind, umso präziser kann man die Idee definieren, umso näher an der objektiven Wahrheit wird das geschaffene Bild sein, umso richtiger wird man die „von oben" angebotene Technologie verstehen.

Über dieses Problem sind alle gestolpert, die es mit dem Wort zu tun hatten, von den alttestamentarischen Propheten bis hin zu unseren Zeitgenossen. Andrei Bely schrieb 1933 an Fjodor Gladkow. „Schreiben Sie die Wahrheit, (...) die Wahrheit zu schreiben ist leicht, doch manchmal braucht es Jahrhunderte, damit das Wort der Wahrheit heranreift, und dann ist es ein Wort, das Steine verstoßen kann. Gewöhnlich packt einen die Verzweiflung über die eigene sprachliche Unbeholfenheit, das Unvermögen, wenn man klar denken will..."

* * *

Nun neigt sich also das zweite Buch unserer Trilogie dem Ende zu.

All diese Beobachtungen, Aufzeichnungen und Wörter sind wie das Flussbett des Bächleins des Lebens, das sich durch die Schichten der Zeiten seinen Weg bahnt, um in den riesigen Fluss der menschlichen Existenz zu münden. Alles dafür Notwendige ist bereits vorhanden. Es ist nur ein bisschen wenig Wasser. Und das Wasser ist das Bewusstsein. Von eben diesem Wasser ist in der Bibel die Rede. Wenn man weiß, was sich hinter jedem Wort verbirgt, erschließt sich der Sinn des heiligen Buches ganz anders. Von der Auferweckung ist darin die Rede, von der unsterblichen Existenz.

Wenn das Flussbett da ist, muss es auch Wasser geben. Sonst kann das Flussbett zuwachsen. Man muss die Breite und die Weite des Flusses sehen. Dann begreift man, wie die Flüsse erschaffen werden, die in den Ozean fließen. Mit unserem Bewusstsein erweitern wir den Fluss und stärken ihn. Das vermag jeder. Sie können es, doch Sie lassen sich ablenken, sehen nach rechts, nach links, nach oben, nach unten, auf irgendwelche Kleinigkeiten.

Lassen Sie sich nicht ablenken, füllen Sie das Bett ihres Flusses mit Wasser. Säubern Sie das linke Ufer, das rechte und den Grund. Dann wird das Wasser im Fluss sauber sein.

Sie wollen den Weg des Bewusstseins sehen? Aber den Weg haben

Sie doch. Und Sie haben das Flussbett. Schauen Sie es an, betrachten Sie den Fluss des Lebens und überholen Sie ihn. Dann können Sie den Fluss und Ihr Schicksal lenken.

Wie passen diese Worte doch zur Regeneration, zur Auferweckung, zur Unsterblichkeit. Begreifen Sie ihren Sinn und lassen Sie es nicht zu, dass der Fluss des Bewusstseins Sie überholt. Und dann werden Sie sehen, wo der Fluss beginnt und wo er endet. Obwohl er endlos ist, doch auch im Unendlichen ist das Endliche vorhanden, wenn es nicht ewig wird.

Das ist sie, die Wahrhaftigkeit. Viele haben sie gesucht, viele haben davon gelesen. Doch wer hat es begriffen? Was ist das Flussbett, was ist das Wasser? Wenn es die Bewusstseinsbereiche betrifft, sehen Sie, dass es unter Ihnen sein kann, dass Sie Ihren Organismus steuern können, dass Sie andere Menschen heilen können.

Was ist das Rad des Schicksals? Und was ist ein Bewusstseinsbereich? Ist es nicht ein und dasselbe? Was ist das Wasser? Ist es nicht das, was in diesem Rad, in diesem Fluss, im Bewusstseinsbereich enthalten ist? Und was ist die Kraft des Flusses? Das ist das Bewusstsein, das den Gedanken führt. Wenn Sie erreicht haben, dass Sie den Bewusstseinsbereich steuern, steuern Sie den Gedanken. Dann werden Sie sehen, wohin Sie sich auch umdrehen, wohin Sie auch schauen – sowohl der Gedanke als auch die Kraft des Gedanken werden sich dorthin ausrichten, wohin sich in der Folge der Fluss ausrichtet. Sie drehen diesen Fluss aus einem Bereich in einen anderen, aus einer Zelle in eine andere. Und aus einem Rad in das andere. Und Sie sind unabhängig. Wenn Sie den Verbindungen der Welt nicht untergeordnet sind, dann sind Sie auch die Welt.

Der Fluss ist das Bewusstsein und der Gedanke, der über das

Bewusstsein gleitet. Der Fluss selbst kann sowohl sehr weit in die Breite als auch in die Länge fließen, weil das menschliche Bewusstsein sehr breit und sehr tief sein kann. Und das menschliche Bewusstsein kann alle Bereiche des Kosmos einnehmen – sowohl in die Breite als auch in die Ferne wie auch in die Tiefe. Doch der Mensch hat die Möglichkeit, sich über diese Parameter zu erheben und sowohl die Breite als auch die Tiefe und die Länge zu steuern. Die Reihe der Ereignisse zu steuern, die Vergangenheit, die Zukunft und die Gegenwart zu steuern. Die Ereignisse zu verändern, Menschen zu heilen und aufzuerwecken, Organe zu regenerieren. Man kann sogar die Zeit steuern und von der Zeit unabhängig sein.

Das, was hier aufgezählt wurde, betrifft die drei Räume. Doch jener, der das erschaffen hat, befindet sich im vierten, fünften oder zehnten Raum. Er ist von den drei Räumen unabhängig. Die Tiefe wird in jenen Bereichen mit der Skala des Verstandes gemessen, die Breite mit dem Intellekt und die Länge mit dem durchdringenden Gedanken. Das ist es, was begriffen und studiert werden muss.

Damit sich ein Bereich mit dem anderen verbindet, ist das Denken nötig. Und das Denken verbindet einen Bereich mit dem anderen, den anderen mit dem zehnten, den zehnten mit dem hundertsten, den hundertsten mit dem millionsten. Und so weiter. Und es ist zu sehen, wie das Denken funktioniert. Es kann sich wie eine Spirale bewegen, wie geometrische Figuren, einfach chaotisch und in verschiedenen Richtungen. Es ist zu sehen, wie das Bewusstsein mit der Seele über den Geist interagiert, das Wissen nimmt – und eine Heilung sich vollzieht. Die Seele wartet darauf, dass die Bewusstseinsbereiche und das Bewusstsein selbst in die Seele eindringen und ihr Wissen dafür nehmen, um den physischen Körper zu heilen, jenen Körper, der ein

Teil der Seele ist. Der Geist betrifft immer sowohl die Seele als auch das Bewusstsein und verbindet sie miteinander. Er verbindet sie so, wie der Mensch sich an Gott, an den himmlischen Vater wendet. Der Geist verbindet sie so wie die Menschen, die eine Hand ausstrecken, damit ihnen geholfen wird, sich an den himmlischen Vater wenden.

Der physische Körper ist wie das Universum von den Verbindungsfäden durchdrungen. Jede kleine Zelle ist mit der Seele, dem Geist und dem Bewusstsein verbunden, jede kleine Zelle zieht es zur Seele, zum Geist zum Bewusstsein, damit ihr geholfen wird, damit ihr gerade beim Wachsen, bei der Regeneration, bei der Auferweckung Hilfe zuteil wird. Sie bitten um Hilfe, sie und alles Lebendige – wie der Stein, wie die Blumen, wie die Erde, wie der Himmel. Das alles sind Erscheinungsformen des Himmlischen Vaters, das alles sind Verbindungen, das alles ist das Bewusstsein und die Seele, das alles ist der Geist – und sie alle sind eins.

Erheben Sie sich über den Fluss, und Sie werden immer bei Gott sein. Erheben Sie sich über Ihr Bewusstsein, und Sie werden anderen helfen können. Sie werden immer Schöpfer sein. Um immer retten, helfen und nützlich sein zu können, wie es der Vater tut. Und um ein Imker zu sein, der den Bienenstock hegt. Malen und ein Künstler zu sein wie der Vater und den Menschen Freude zu schenken, Freude in die Welt zu bringen. Um ein Gärtner zu sein wie der Vater und alles zu lieben, was existiert und was durch Arbeit erschaffen wurde. Und alles, was vom Vater erschaffen wurde, wird Sie lieben. Machen Sie eine Form wie der Vater. Und bringen Sie die Elemente des Bewusstseins darin ein. Machen Sie sich in dieser Form sichtbar, damit die Form Sie mit Liebe beschenkt und selbst in ihrem Bild sichtbar werde, wie auch Sie im Bild des Vaters sichtbar geworden sind. Und Sie sind alle gemeinsam in den

Verbindungen der Welt sichtbar geworden.

Möchten Sie, dass ich Ihnen die Welt zeige? Behandeln Sie sie mit Liebe. Denn wenn Sie sie lieben werden, wird es Ihnen hundertfach vergolten werden. Die Welt ist der MENSCH, der sie erschaffen hat. Versuchen Sie, das zu sehen, was Sie jetzt lesen werden.

Der Thron des Himmlischen Vaters. Zu seinen Füßen, in der Mitte ist ein Punkt. Ein Punkt, von dem aus alles beginnt und mit dem alles enden kann. Der Vater trägt heute Weiß. In der letzten Zeit erscheint er immer häufiger in weißen Gewändern. Auch sein Gesicht ist jünger geworden. Seine Haare sind weniger grau. Und das ist kein Zufall, sondern es hängt mit einigen globalen Ereignissen im Kosmos zusammen.

In der Hand hält der Vater einen Hirtenstab. Er ist farblos. An dem Hirtenstab sind drei Ringe – ein schwarzer, ein weißer und ein silberner. Die Spitze des Hirtenstabes krönt die Erdkugel. Warum die Erde? Weil der Vater nirgendwo anders etwas nach seinem Bilde und ihn gleichend geschaffen hat. Und auch, weil hier sein Thron ist. Und auch, weil das sein Wille ist.

Der Thron steht auf vier Sphären. Die Sphären sind der Logos, das Maß aller Dinge, der Himmel und die Ewigkeit. Der Logos ist das Wort des Vaters, das Maß aller Dinge ist er selbst, der Himmel ist das, was er geschaffen hat, die Ewigkeit ist das, was er erreicht hat. Es sind noch zwei Ströme rechts und links neben dem Vater – die weiße Farbe und die schwarze Farbe.

Zwei große Kristalle befinden sich an den Lehnen des Throns. Links ist der Kristall des Lebens, und er wird in eine Blume transformiert. Das ist der Tag und der Morgen.

Der andere Kristall nimmt die Ströme des Lebens in sich auf, und die Blume schließt sich – der Abend, die Nacht. So verläuft es immer.

Am Zeigefinger des Vaters ist sein Ring. Die Farbe seines Steins ist hellblau. Der Hirtenstab stützt sich auf das Universum, und es dreht sich. Auch die Erdkugel am oberen Ende des Hirtenstabes dreht sich. Und die obere und die untere Rotation hängen voneinander ab und beeinflussen sich gegenseitig.

Unten tritt Feuer aus dem Hirtenstab aus. Das Feuer wird vom Wasser abgelöst, das aus dem Hirtenstab fließt. Die drei Ringe stoßen Blitz und Donner aus – nacheinander oder gleichzeitig.

Vor dem Vater steht ein großer Tisch. Darauf liegt ein Buch. Auf dem Buch liegt eine linke Hand. Links neben dem Buch steht ein Leuchter. Von ihm aus beleuchten sieben Feuer die Hälfte des Tisches. Der eine Teil des Tisches ist hell, der andere dunkel.

Rechts sind sieben Rosse verschiedener Farbe und ein Streitwagen. Das eine Rad ist die Seele, das andere das Bewusstsein und das, dass zwischen ihnen liegt, der Heilige Geist.

Was sich über dem Vater befindet, ist eins und verändert sich nie. Das, was vor uns liegt, wurde vom Vater geteilt. Dort gibt es den Tag und die Nacht, das Gute und das Böse. Und es kann von dem einen durchdrungen werden und wird von Zeit zu Zeit durchdrungen.

Hinter dem Thron des Vaters befindet sich das, was baut und erschafft. Die Menschen nennen es das nie Gesehene. Der Vater aber steuert es und sagt, dass es steuerbar ist und immer sein wird. Es kommt vor, dass er es als Ewigkeit bezeichnet. Es kommt vor, dass er es als Kraft bezeichnet. Doch wie man es auch nennt, für ihn ist es immer steuerbar und wird von ihm gesteuert.

Der Vater entschwindet in die Kraft, um zu schaffen. Und nähert sich den Menschen bereits mit der Schöpfung. Er bereitet uns den Weg.

Den Weg der Kinder zum Vater.

Das Buch wurde am 08.04.2001 begonnen und am 08.08.2001 vollendet.

Inhaltsverzeichnis

Kapitel 1	34
Kapitel 2	109
Kapitel 3	156
Kapitel 4	224
Kapitel 5	281
Kapitel 6	432
Kapitel 7	484
Kapitel 8	568